·执业医师资格考试通关系列·

# 中西医结合执业医师资格考试
# 真 题 解 析

## （医学综合）

吴春虎　主　编

阿虎医考研究组　**组织编写**

全国百佳图书出版单位
中国中医药出版社
·北　京·

**图书在版编目（CIP）数据**

中西医结合执业医师资格考试真题解析/吴春虎主编 . —北京：中国中医药出版社，2023.1

执业医师资格考试通关系列

ISBN 978 - 7 - 5132 - 7780 - 8

Ⅰ. ①中… Ⅱ. ①吴… Ⅲ. ①中西医结合 - 资格考试 - 题解 Ⅳ. ①R2 - 031

中国版本图书馆 CIP 数据核字（2022）第 160629 号

---

**中国中医药出版社出版**

北京经济技术开发区科创十三街 31 号院二区 8 号楼

邮政编码 100176

传真 010 - 64405721

河北省武强县画业有限责任公司印刷

各地新华书店经销

开本 787 × 1092 1/16 印张 15.75 字数 495 千字

2023 年 1 月第 1 版 2023 年 1 月第 1 次印刷

书号 ISBN 978 - 7 - 5132 - 7780 - 8

定价 79.00 元

网址 www. cptcm. com

**服 务 热 线 010 - 64405510**

**购 书 热 线 010 - 89535836**

**维 权 打 假 010 - 64405753**

**微信服务号 zgzyycbs**

**微商城网址 https∥kdt. im/LIdUGr**

**官 方 微 博 http∥e. weibo. com/cptcm**

**天猫旗舰店网址 https∥zgzyycbs. tmall. com**

如有印装质量问题请与本社出版部联系(010 - 64405510)

# 使 用 说 明

  中西医结合执业医师资格考试是评价申请中西医结合执业医师资格者是否具备从事医师工作所必需的专业知识与技能的考试。由于重点、难点较多，广大考生在复习考试中感觉困难重重，本考试已成为专业基础较薄弱、信心不足的考生从医之路上一道难以跨越的门槛。

  无论哪个类别的考试，真题无疑都是考生应优先选择的复习资料。考生通过真题，一方面可以检验复习效果，另一方面，也可以巩固知识、了解出题趋向、摸索考点分布。为了帮助考生更好地复习和掌握考试要点，我们广泛征求考生、考试组织者及命题人员等多方面的意见，组织北京中医药大学的优秀博士、硕士研究生（均为一次通过考试者）编写了这本《中西医结合执业医师资格考试真题解析》。

  全书内容按 2020 版中西医结合执业医师资格考试最新大纲进行梳理，按科目排列，细化到考点，真题与考点相对应，层次清晰，重点明确。考点后标注"★"的，表明该考点为重点、高频考点，高频考点一目了然，以求让考生心中有数，合理安排复习时间。

  所有试题均是全真试题，题后附有正确答案、考点以及解析。解析采取了选项解析法，除了帮助考生掌握正确答案的含义外，还尽可能地对干扰选项进行分析，使考生能够举一反三，触类旁通，尤其适合基础薄弱、时间紧迫的考生。

  书中收录了原卷真题 2000 道，其中以近十年的真题为主，以使考生能更好地了解考试动向，把握考试脉搏，从而使考生更有针对性地进行重点复习、提高成绩，顺利通过考试。

# 目　录

# 中医基础理论

## 【A1 型题】

**1. 首先提出"内伤脾胃，百病由生"的医家是**

A. 张从正　　　　B. 李杲

C. 朱震亨　　　　D. 刘完素

E. 吴鞠通

考点：中医学理论体系的发展

解析：李杲提出"内伤脾胃，百病由生"，认为疾病的发生多与脾胃内伤有关。他对脾胃升降理论多有阐发，并创立了甘温除热等理论和方法，为后世补土派（补脾派）医家的代表。张从正主张"邪气"致病说，"病由邪生"，"邪去则正安"，倡导以汗、吐、下三法攻邪祛病，为后世攻下派（攻邪派）医家的代表。朱震亨提倡"相火论"，谓"阳常有余，阴常不足"，主张滋阴降火，对"相火"学说有所发挥，为后世养阴派（滋阴派）医家的代表。刘完素受运气学说的影响，强调"六气皆从火化"，"五志过极皆能生火"之说，对火热病机多有所阐发，用药偏于寒凉，为后世寒凉派医家的代表。吴鞠通著《温病条辨》，创立三焦辨证，并发展了三焦湿热病机和临床湿温病辨证规律。故本题选 B。

**2. 关于中医整体观的说法错误的是**

A. 人体是一个有机整体

B. 自然与社会恒动

C. 人和社会是一个整体

D. 五脏与六腑是一个整体

E. 人和环境相互统一

考点：整体观★

解析：整体观的内容：①人体是一个有机整体，五脏一体观、形神一体观。②人与自然环境的统一性。③人与社会环境的统一性。故本题选 B。

**3. 中医学"证"的概念是**

A. 疾病症状与体征的概括

B. 对疾病症状与体征的调查认识

C. 对疾病症状与体征的分析了解

D. 疾病过程中某一阶段的病理概括

E. 疾病全过程的总体属性、特征和规律

考点：辨证论治★

解析：证，是疾病过程中某一阶段或某一类型的病理概括，一般由一组相对固定的、有内在联系的、能揭示疾病某一阶段或某一类型病变本质的症状和体征构成。证是病机的外在反应。病机是证的内在本质。故本题选 D。

**4. 同病异治的实质是**

A. 证同治异　　　　B. 证异治异

C. 病同治异　　　　D. 证异治同

E. 病同治同

考点：辨证论治

解析：同病异治是指同一种疾病，由于发病的时间、地区以及患者机体的反应性不同，或处于不同的发展阶段，所表现出的证不同，因而治法各异。故本题选 B。

**5. 因中气下陷所致的久痢、脱肛及子宫下垂，都可采用升提中气法治疗，是属于**

A. 因人制宜　　　　B. 同病异治

C. 异病同治　　　　D. 审因论治

E. 虚则补之

考点：辨证论治★

解析：异病同治是指不同的疾病，在其发展过程中，由于出现了相同的证，因而采用同一方法治疗。因中气下陷所致的久痢、脱肛及子宫下垂属于不同的疾病出现相同的证。故本题选 C。

**6. 构成宇宙本原的是**

A. 天气　　　　B. 精气

C. 阳气　　　　D. 阴气

E. 地气

考点：精气是构成宇宙的本原★

解析：精气学说的基本内容：①精气是构成宇宙的本原。②精气的运动与变化。③精气是天地万物的中介。④天地精气化生为人。故本题选B。

**7. 天地万物相互联系的中介是**

    A. 天气          B. 地气

    C. 精气          D. 阴阳

    E. 阳气

考点：精气是天地万物的中介★

解析：参见6题。故本题选C。

**8. 对自然界相互关联的某些事物或现象对立双方属性的概括是**

    A. 阴阳          B. 五行

    C. 精气          D. 藏象

    E. 经络

考点：阴阳的含义

解析：阴阳，是中国古代哲学的一对范畴，是对自然界相互关联的某些事物或现象对立双方属性的概括。五行，即木、火、土、金、水五种物质及其运动变化。精，又称精气，在中国古代哲学中，是指一种充塞宇宙之中的无形（指肉眼看不见的物质）而运动不息的极细微的物质，是构成宇宙万物的本原。藏象，是指藏于体内的内脏及其表现于外的生理病理征象及与自然界相通应的事物和现象。经络，是经脉和络脉的总称，是运行全身气血，联络脏腑形体官窍，沟通上下内外，感应传导信息的通路系统，是人体结构的重要组成部分。故本题选A。

**9. "阴阳之征兆"指的是**

    A. 寒热          B. 上下

    C. 水火          D. 晦明

    E. 动静

考点：阴阳的含义

解析：一般的说，凡是运动的、外向的、上升的、弥散的、温热的、明亮的、兴奋的都属于阳；相对静止的、内守的、下降的、凝聚的、寒冷的、晦暗的、抑制的都属于阴。寒热、动静、明暗是阴阳的标志性属性，而水火皆具备，"水火者，阴阳之征兆也"。故本题选C。

**10. 四季分阴阳，则春为**

    A. 阴中之阳          B. 阳中之阳

    C. 阳中之阴          D. 阴中之阴

    E. 阴中之至阴

考点：事物阴阳属性的绝对性和相对性

解析：阴阳之中复有阴阳，属性相反的两种事物或一事物内部相互对立的两个方面可以划分阴阳，而其中的任何一方又可以再分阴阳，即

所谓阴中有阳，阳中有阴。例如：四季阴阳属性中，春夏为阳，秋冬为阴。春为阴中之阳，夏为阳中之阳，秋为阳中之阴，冬为阴中之阴。故本题选A。

**11. 以昼夜分阴阳，后半夜为**

    A. 阴中之阳          B. 阳中之阴

    C. 阳中之阳          D. 阴中之阴

    E. 阴中之至阴

考点：事物阴阳属性的绝对性和相对性

解析：属性相反的两种事物或一事物内部相互对立的两个方面可以划分阴阳，且其中的任何一方又可以再分阴阳，即所谓阴中有阳，阳中有阴。例如昼为阳，夜为阴。白天的上午与下午相对而言，则上午为阳中之阳，下午为阳中之阴。夜晚的前半夜与后半夜相对而言，则前半夜为阴中之阴，后半夜为阴中之阳。故本题选A。

**12. "阴阳离决，精气乃绝"所反映的阴阳关系是**

    A. 对立制约          B. 互根互用

    C. 相互交感          D. 互为消长

    E. 相互转化

考点：阴阳互根互用★

解析：阴阳互根，是指一切事物或现象中相互对立着的阴阳两个方面，具有相互依存、互为根本的关系，即阴和阳任何一方都不能脱离另一方而单独存在，每一方都以相对的另一方的存在作为自己存在的前提和条件。阴阳互用，指阴阳双方具有相互资生、促进和助长的关系。如"独阴不生，独阳不长""阴阳离决，精气乃绝""阳损及阴""阴损及阳"。阴阳对立制约指属性相反的阴阳双方在一个统一体中的相互斗争、相互制约和相互排斥。如"阴胜则阳病，阳胜则阴病""阳虚则寒，阴虚则热"。阴阳交感，是指阴阳二气在运动中相互感应而交合，亦即相互发生作用。如"天地氤氲，万物化醇；男女构精，万物化生"。阴阳消长是阴阳运动变化的一种形式，而导致阴阳出现消长变化的根本原因在于阴阳之间存在着的对立制约与互根互用的关系。由阴阳对立制约关系导致的阴阳消长主要表现为阴阳的互为消长，有阴长阳消、阳长阴消、阴消阳长、阳消阴长4种形式。由阴阳互根互用关系导致的阴阳消长主要表现为阴阳的皆消皆长，有阴随阳消、阳随阴消、阴随阳长、阳随阴长4种形式。如四时气候的变化，寒暑的更易。阴阳转化，指事物的总体属性在一定条件下可以

向其相反的方向转化。如"重阴必阳，重阳必阴""寒极生热，热极生寒"。故本题选 B。

**13.** "天地氤氲，万物化醇"体现的阴阳关系是
A. 阴阳交感　　B. 阴阳互根
C. 阴阳消长　　D. 阴阳对立
E. 阴阳转化

考点：阴阳交感互藏★

解析：参见 12 题。故本题选 A。

**14.** 下列各项，可用阴阳消长来解释的是
A. 阳虚则寒　　B. 阳长阴消
C. 寒者热之　　D. 阴损及阳
E. 阴盛则阳病

考点：阴阳的消长★

解析：参见 12 题。故本题选 B。

**15.** 言脏腑之阴阳，脾为
A. 阴中之阳　　B. 阴中之阴
C. 阴中之至阴　　D. 阳中之阴
E. 阳中之阳

考点：阴阳学说在组织结构和生理功能方面的应用

解析：阴阳学说认为，宇宙间凡属相互关联且又相互对立的事物或现象，或同一事物内部相互对立的两个方面，都可以用阴阳来概括分析其各自的属性，所以用它可以来划分脏腑和形体组织的阴阳属性。如五脏分阴阳。心肺居于上属阳，心属火，主温通，为阳中之阳。肺属金，主肃降，为阳中之阴。肝、脾、肾居下属阴，肝属木，主升发，为阴中之阳。肾属水，主闭藏，为阴中之阴。脾属土，居中焦，为阴中之至阴。故本题选 C。

**16.** "阴中求阳"的治法适用于
A. 阴虚　　B. 阳虚
C. 阴盛　　D. 阳盛
E. 阴阳两虚

考点：阴阳学说在疾病预防和治疗方面的应用★

解析：阴阳之间存在着互根互用的关系。当阴阳发生病理性变化时可以出现阴阳互损的情况。阴阳互损导致阴阳两虚，所以临床上应采用阴阳双补的治疗原则。对阳损及阴导致的以阳虚为主的阴阳两虚证，当补阳为主，兼以补阴，此法就是阴中求阳。对阴损及阳导致的以阴虚为主的阴阳两虚证，当补阴为主，兼以补阳，即为阳中求阴。如此则阴阳双方相互资生，相互为用。故本题选 B。

**17.** "阴中求阳"的理论依据是
A. 阴阳交感　　B. 阴阳对立制约
C. 阴阳转化　　D. 阴阳互根互用
E. 阴阳消长

考点：阴阳学说在疾病预防和治疗方面的应用★

解析：参见 16 题。故本题选 D。

**18.** "壮水之主，以制阳光"的治法，最适于治疗
A. 阴盛则寒之证
B. 阴虚则热之证
C. 阴盛伤阳之证
D. 阴损及阳之证
E. 阳损及阴之证

考点：阴阳学说在疾病预防和治疗方面的应用

解析：阴阳之间如果出现了平衡失调就会发生疾病。阴阳偏衰时机体就出现虚证的表现，根据"虚则补之"，即补其不足的治疗原则，应采用补的方法进行治疗。分而言之，阴偏衰产生的是"阴虚则热"的虚热证，治疗当滋阴制阳，用"壮水之主，以制阳光"的治法进行治疗。故本题选 B。

**19.** 火的特性是
A. 曲直　　B. 稼穑
C. 从革　　D. 炎上
E. 润下

考点：五行的特性★

解析：木曰曲直，火曰炎上，土爰稼穑，金曰从革，水曰润下。故本题选 D。

**20.** 五行中"土"的特性是
A. 炎上　　B. 润下
C. 稼穑　　D. 曲直
E. 从革

考点：五行的特性★

解析：参见 19 题。故本题选 C。

**21.** 具有润下特性的是
A. 木　　B. 火
C. 土　　D. 金
E. 水

考点：五行的特性★

解析：参见 19 题。故本题选 E。

**22.** 一年季节中，"长夏"所属的是
A. 木　　B. 火
C. 土　　D. 金

E. 水

考点：事物与现象的五行归类

解析：春属木，夏属火，长夏属土，秋属金，冬属水。故本题选 C。

**23. 按五行属性分类，属土者是**
　　A. 生　　　　　　B. 长
　　C. 化　　　　　　D. 收
　　E. 藏
　　考点：事物与现象的五行归类★
　　解析：按五行属性分类，五行中属木者为生，火者为长，土者为化，金者为收，水者为藏。故本题选 C。

**24. 下列关于五行生克规律的叙述，错误的是**
　　A. 木为水之子
　　B. 火为土之母
　　C. 水为火之所不胜
　　D. 金为木之所胜
　　E. 木为土之所不胜
　　考点：五行相生与相克★
　　解析：五行的相生规律有木生火，火生土，土生金，金生水，水生木。故木为水之子，火为土之母。五行相克的规律有木克土，土克水，水克火，火克金，金克木。故水为火之所不胜，金为木之所不胜，木为土之所不胜。故本题选 D。

**25. 五行中火的"所胜"是**
　　A. 水　　　　　　B. 木
　　C. 土　　　　　　D. 金
　　E. 火
　　考点：五行相克★
　　解析：五行相克次序是：木克土、土克水、水克火、火克金、金克木。在五行相克关系中，任何一行都具有"克我"和"我克"两方面的关系。《黄帝内经》把相克关系称为"所胜""所不胜"关系："克我"者为"所不胜"，"我克"者为"所胜"。水克火、火克金，水为火的"所不胜"，金为火的"所胜"。故本题选 D。

**26. 根据情志相胜法，可制约大怒的情志是**
　　A. 喜　　　　　　B. 思
　　C. 悲　　　　　　D. 恐
　　E. 惊
　　考点：五行相克★
　　解析：五行对应的情志分别为：怒、喜、思、悲、恐。五行相克次序为木克土、土克水、水克火、火克金、金克木。根据情志相胜法，可为：怒克思，思克恐，恐克喜，喜克悲，悲克

怒。故本题选 C。

**27. 五行调节事物整体动态平衡的机制是**
　　A. 生我　　　　　B. 我生
　　C. 克我　　　　　D. 我克
　　E. 制化
　　考点：五行制化★
　　解析：五行制化是指五行之间既相互资生又相互制约，维持平衡协调，推动事物间稳定有序的变化与发展。故本题选 E。

**28. 脾病及肾，体现的关系是**
　　A. 母病及子　　　B. 子病及母
　　C. 相乘传变　　　D. 相侮传变
　　E. 母子同病
　　考点：五行相乘★
　　解析：五行相乘，是指五行中一行对其所胜的过度制约或克制。五行相乘的次序与相克的次序相同，即木乘土，土乘水，水乘火，火乘金，金乘木。事物属性的五行归类中，脾属土，肾属水，脾病及肾，即土乘水，属于相乘传变。故本题选 C。

**29. 烦躁易怒，导致的咳嗽属下列哪种五行生克关系**
　　A. 相侮　　　　　B. 相生
　　C. 相克　　　　　D. 相乘
　　E. 制化
　　考点：五行相侮
　　解析：烦躁易怒代表肝，咳嗽代表肺，肝属木，肺属金，金克木，木侮金。据题干，肝病导致了肺病，为相侮。故本题选 A。

**30. 下列各项中，属于母病及子的是**
　　A. 肺病及肾　　　B. 肝病及肾
　　C. 肺病及心　　　D. 心病及肝
　　E. 脾病及肾
　　考点：五行的母子相及★
　　解析：母病及子指五行中的某一行异常，累及其子行，导致母子两行皆异常。肺为金脏，肾为水脏。金生水，肺病及肾属于母病及子。肝病及肾、心病及肝属于子病犯母，肺病及心属于相侮，脾病及肾属于相乘。故本题选 A。

**31. "见肝之病，知肝传脾"的病机传变是**
　　A. 木克土　　　　B. 木乘土
　　C. 土侮木　　　　D. 母病及子
　　E. 子病犯母
　　考点：五行学说在疾病治疗方面的应用
　　解析：根据五行生克乘侮理论，五脏中一脏

有病，可以传及其他四脏而发生传变。如肝有病可以影响到心、肺、脾、肾等脏。心、肺、脾、肾有病也可以影响肝脏。不同脏腑的病变，其传变规律不同。因此，临床治疗时除对所病本脏进行治疗之外，还要依据其传变规律，治疗其他脏腑，以防止传变。如肝气太过，或郁结或上逆，木亢则乘土，病将及脾胃，此时应在疏肝平肝的基础上预先培其脾气，使肝气得平，脾气得健，则肝病不得传于脾。如《难经·七十七难》所说："见肝之病，则知肝当传之于脾，故先实其脾气。"这里的"实其脾气"，是指在治疗肝病的基础上佐以补脾、健脾。<u>故本题选 B。</u>

**32. 关于六腑描述错误的是**
    A. 多呈中空的囊状或管腔形态
    B. 胆、胃、小肠、大肠、膀胱、三焦的总称
    C. 传化物而不藏
    D. 藏精气而不泻
    E. 实而不能满

    考点：五脏、六腑、奇恒之腑的分类

    解析：六腑是胆、胃、小肠、大肠、膀胱、三焦的总称。五脏共同的生理特点是化生和贮藏精气，六腑共同的生理特点是受盛和传化水谷。如《素问·五脏别论》说："所谓五脏者，藏精气而不泻也，故满而不能实。六腑者，传化物而不藏，故实而不能满也。"奇恒之腑在形态上中空有腔与六腑相类，功能上贮藏精气与五脏相同，与五脏六腑有明显区别，故称之。藏精气而不泻为五脏的生理特点。<u>故本题选 D。</u>

**33. 心的主要生理功能是**
    A. 主藏血        B. 主神志
    C. 主运化        D. 主统血
    E. 主疏泄

    考点：心的生理功能 ★

    解析：心的主要生理功能是主血脉和藏神。心藏神，又称主神明或主神志，是指心有统帅全身脏腑、经络、形体、官窍的生理活动和主司精神、意识、思维、情志等心理活动的功能。<u>故本题选 B。</u>

**34. 心主神志最主要的物质基础是**
    A. 津液        B. 精液
    C. 血液        D. 宗气
    E. 营气

    考点：心的生理功能 ★

    解析：血是神志活动的物质基础之一，如

《灵枢·营卫生会》说："血者，神气也。"心血，即在心脏与血脉中化生和运行的血液。心血充足则能化神养神而使心神灵敏不惑，而心神清明，则能驭气以调控心血的运行，濡养全身脏腑、形体、官窍及心脉自身。<u>故本题选 C。</u>

**35. 肺主通调水道的功能主要依赖于**
    A. 肺主一身之气
    B. 肺司呼吸
    C. 肺输精于皮毛
    D. 肺朝百脉
    E. 肺主宣发和肃降

    考点：肺的生理功能 ★

    解析：《素问·经脉别论》称"主行水"为"通调水道"。肺主行水，是指肺气的宣发肃降作用推动和调节全身水液的输布和排泄。<u>故本题选 E。</u>

**36. 被称为"水之上源"的脏是**
    A. 肝               B. 心
    C. 脾               D. 肺
    E. 肾

    考点：肺的生理功能

    解析：肺主行水。肺以其气的宣发与肃降运动输布水液，故说"肺主行水"。又因为肺为华盖，故称"肺为水之上源"。<u>故本题选 D。</u>

**37. "脾主升清"的确切内涵是**
    A. 脾的阳气主升
    B. 脾以升为健
    C. 脾气散精，上归于肺
    D. 与胃的降浊相对而言
    E. 输布津液，防止水湿内生

    考点：脾的生理功能 ★

    解析：脾主升清，是指脾气的升动转输作用将胃肠道吸收的水谷精微和水液上输于心、肺等脏，通过心、肺的作用化生气血，以营养濡润全身。<u>故本题选 C。</u>

**38. 肝主疏泄是指**
    A. 肝调畅情志活动
    B. 肝调畅全身气机
    C. 肝促进脾胃运化
    D. 肝促进血行和津液代谢
    E. 肝调节月经和精液的排泄

    考点：肝的生理功能 ★

    解析：肝主疏泄，指肝气具有疏通、畅达全身气机的作用。<u>故本题选 B。</u>

**39. 肝藏血的生理功能是指肝**

A. 贮藏血液
B. 调节血量
C. 统摄血液
D. 贮藏血液和调节血量
E. 化生血液与统摄血液

考点：肝的生理功能

解析：肝藏血的生理功能是指肝具有贮藏血液、调节血量和防止出血的功能。**故本题选 D。**

**40.** 五脏中，具有"刚脏"特性的是
A. 心　　　　　　B. 肺
C. 脾　　　　　　D. 肝
E. 肾

考点：肝的生理特性

解析：肝为刚脏，是指肝气主升主动，具有刚强的生理特性而言。肝在五行属木，木性曲直，肝气具有木的冲和条达、伸展舒畅之性能。肝有主疏泄的生理功能，性喜条达而恶抑郁。肝内寄相火，主升主动，皆反映了肝为刚脏的生理特性。**故本题选 D。**

**41.** 《素问》关于"丈夫八八"在生理上的表现是
A. 阳气衰竭于上，面焦，发鬓颁白
B. 肾气衰，发堕齿槁
C. 肝气衰，筋不能动，天癸竭，精少
D. 齿发去
E. 三阳脉衰于上，面皆焦，发始白

考点：肾的生理功能★

解析：《素问·上古天真论》中说："丈夫八岁，肾气实，发长齿更。二八，肾气盛，天癸至，精气溢泻，阴阳和，故能有子。三八，肾气平均，筋骨劲强，故真牙生而长极。四八，筋骨隆盛，肌肉满壮。五八，肾气衰，发堕齿槁。六八，阳气衰竭于上，面焦，发鬓颁白。七八，肝气衰，筋不能动。八八，天癸竭，精少，肾脏衰，形体皆极，则齿发去。"**故本题选 D。**

**42.** 肾主纳气的主要生理作用是
A. 使肺之呼吸保持一定的深度
B. 有助于元气的固摄
C. 有助于精液的固摄
D. 有助于元气的生成
E. 有助于肺气的宣发

考点：肾的生理功能★

解析：肾主纳气，是指肾气有摄纳肺所吸入的自然界的清气，保持吸气的深度，防止呼吸表

浅的作用。人体的呼吸功能，由肺所主，其中呼气主要依赖肺气的宣发作用，吸气主要依赖肺气的肃降作用。但吸入的清气，由肺气的肃降作用下达于肾，必须再经肾气的摄纳潜藏，使其维持一定的深度，以利于气体的交换。**故本题选 A。**

**43.** 主要表现为血液生成和运行上的相互为用、相互协同的两脏是
A. 心与肺　　　　B. 肺与肾
C. 肝与肾　　　　D. 肝与脾
E. 心与脾

考点：心与脾的关系★

解析：心与肺的关系，主要表现在血液运行和呼吸吐纳之间的协同调节。肺与肾的关系，主要表现在水液代谢、呼吸运动及阴阳互资三个方面。肾与肝的关系，有"肝肾同源"或"乙癸同源"之称，主要表现在精血同源、藏泻互用以及阴阳互滋互制方面。肝与脾的关系，主要表现在疏泄与运化的相互为用、藏血与统血的相互协调关系。心主血而脾生血，心主行血而脾主统血。心与脾的关系，主要表现在血液生成方面的相互为用及血液运行方面的相互协同。**故本题选 E。**

**44.** 在气的生成和水液代谢方面关系密切的是
A. 心与肺　　　　B. 心与肾
C. 肺与脾　　　　D. 肝与脾
E. 肺与肝

考点：肺与脾的关系★

解析：肺司呼吸而摄纳清气，脾主运化而化生谷气。肺主行水，脾主运化水液。肺与脾的关系，主要表现在气的生成和水液代谢两个方面。心与肾的关系，主要表现在"心肾相交"，包括水火既济、精神互用、君相安位。肺与肝的关系，主要表现在人体气机升降的调节方面。余参见43题。**故本题选 C。**

**45.** "乙癸同源"应归属于
A. 肝与心的关系
B. 肝与肾的关系
C. 肝与脾的关系
D. 肾与脾的关系
E. 肝与肺的关系

考点：肝与肾的关系★

解析：心与肝的关系，主要表现在行血与藏血以及精神调节两个方面。脾与肾的关系主要表现在先天与后天的互促互助、水液代谢方面的关系。余参见43、44题。**故本题选 B。**

**46. 具有精神互用关系的两脏是**
  A. 心与肺　　　　B. 心与肾
  C. 肺与脾　　　　D. 肝与脾
  E. 肺与肝
  考点：心与肾的关系★
  解析：参见43、44题。故本题选B。

**47. 下列关于五脏外合五体的叙述，错误的是**
  A. 心合脉　　　　B. 肝合爪
  C. 脾合肉　　　　D. 肺合皮
  E. 肾合骨
  考点：五脏与五体的关系★
  解析：心在体合脉，肺在体合皮，脾在体合肉，肝在体合筋，肾在体合骨、生髓。故本题选B。

**48. 与四肢肌肉壮实有关的是**
  A. 脾主运化　　　B. 心主血脉
  C. 脾主统血　　　D. 肾藏精
  E. 胃主受纳水谷
  考点：五脏与五体的关系★
  解析：脾在体合肉，是指脾气的运化功能与肌肉的壮实及其功能发挥之间有着密切的联系。全身的肌肉，都有赖于脾胃运化的水谷精微及津液的营养滋润，才能壮实丰满，并发挥其收缩运动。故本题选A。

**49. 脾之液为**
  A. 汗　　　　　　B. 涕
  C. 泪　　　　　　D. 唾
  E. 涎
  考点：五脏与五液的关系★
  解析：肝之液为泪，心之液为汗，脾之液为涎，肺之液为涕，肾之液为唾。故本题选E。

**50. 与肺相应的是**
  A. 夏季　　　　　B. 春季
  C. 长夏　　　　　D. 冬季
  E. 秋季
  考点：五脏与季节的关系★
  解析：五行与自然界四时阴阳相通应，肺气通于秋。人体肺脏主清肃下行，为阳中之少阴，同气相求，故与秋气相应。心气通于夏，脾气通于长夏，肝气通于春，肾气通于冬。故本题选E。

**51. "太仓"指的是**
  A. 三焦　　　　　B. 胃
  C. 小肠　　　　　D. 脾
  E. 大肠
  考点：胃的生理功能★
  解析：胃主受纳水谷，是指胃气具有接受和容纳饮食水谷的作用。饮食入口，经过食管（咽）进入胃中，在胃气的通降作用下，由胃接受和容纳，暂存于其中，故胃有"太仓""水谷之海"之称。故本题选B。

**52. 具有"喜润恶燥"特性的脏腑是**
  A. 肝　　　　　　B. 肺
  C. 脾　　　　　　D. 胃
  E. 大肠
  考点：胃的生理特性★
  解析：胃喜润恶燥，是指胃当保持充足的津液以利水饮食物的受纳和腐熟。胃的受纳腐熟，不仅依赖胃气的推动和蒸化，亦需胃中津液的濡润。胃中津液充足，则能维持其受纳腐熟的功能和通降下行的特性。故本题选D。

**53. 小肠的生理功能是**
  A. 主运化　　　　B. 主通调水道
  C. 主津　　　　　D. 主传化糟粕
  E. 主受盛化物
  考点：小肠的生理功能★
  解析：小肠的主要生理功能是主受盛化物和泌别清浊。大肠的主要生理功能是主传化糟粕和主津。肺主行水，是指肺气的宣发肃降运动推动和调节全身水液的输布和排泄，《素问·经脉别论》称作"通调水道"。脾的主要生理功能是主运化和主统血。故本题选E。

**54. 被称为"孤府"的是**
  A. 胃　　　　　　B. 小肠
  C. 大肠　　　　　D. 膀胱
  E. 三焦
  考点：三焦的概念
  解析：部位三焦，包含了上至头、下至足的整个人体，已经超出了实体六腑的概念。张介宾等医家将其称之为"孤府"。故本题选E。

**55. 不属表里关系的是**
  A. 脾与胃　　　　　　B. 大肠与肺
  C. 肝与胆　　　　　　D. 心与心包
  E. 膀胱与肾
  考点：五脏与六腑之间的关系
  解析：脏与腑的关系，即是脏腑阴阳表里相合的关系。脏属阴主里而腑属阳主表，一脏一腑，一表一里，相互配合，组成心与小肠、肺与大肠、脾与胃、肝与胆、肾与膀胱等脏腑表里关系，体现了阴阳、表里相输相应的"脏腑相合"

关系。故本题选 D。

**56. 人的精神活动由脑与何脏主司**

    A. 肾          B. 脾

    C. 心          D. 肝

    E. 肺

    考点：脑与脏腑精气的关系

    解析：人的精神活动，包括思维、意识和情志活动等，都是客观外界事物反映于脑的结果。思维意识是精神活动的高级形式，是"任物"的结果。脑为髓海，主人的思维意识和记忆，是精神活动的枢纽。脑的生理病理统归于心而分属于五脏，心是君主之官，五脏六腑之大主，神明之所出，故将人的意识、思维及情志活动统归于心，称之曰"心藏神"。故本题选 C。

**57. 与女子胞关系密切的脏腑是**

    A. 心、肝、脾、肺、冲脉、督脉

    B. 心、肺、肝、肾、冲脉、带脉

    C. 心、肝、肺、肾、冲脉、督脉

    D. 心、肺、脾、冲脉、带脉、任脉

    E. 心、肝、脾、肾、冲脉、任脉、督脉、带脉

    考点：女子胞与脏腑经络的关系

    解析：女子以血为本，经水为血液所化，月经的来潮和周期，以及孕育胎儿，均离不开气血的充盈和血液的正常运行。五脏之中，女子胞与心、肝、脾、肾的关系尤为密切。女子胞与冲、任、督、带及十二经脉，均有密切关系。其中与冲脉和任脉联系最紧密。冲、任二脉，同起于胞中。冲脉与肾经并行且与阳明脉相通，能调节十二经气血，与女子月经排泄关系密切，有"冲为血海"之称。任脉与足三阴经相会，能调节全身阴经，为"阴脉之海"。任脉又与胎儿孕育密切相关，故有"任主胞胎"之称。故本题选 E。

**58. 下列各项，人体之精的功能正确的是**

    A. 防御          B. 固摄

    C. 凉润          D. 化血

    E. 气化

    考点：人体之精的功能

    解析：人体之精的功能：繁衍生命、濡养、化气、化血、化神。故本题选 D。

**59. 与气的生成相关的是**

    A. 心、肝、脾胃

    B. 肺胃、肝、肾

    C. 肺、脾胃、肾

    D. 肝、脾胃、肾

    E. 心、肺胃、肾

    考点：人体之气的生成

    解析：与气生成的相关脏腑：①肾为生气之根：肾藏先天之精，并受后天之精的充养。先天之精化生元气。②脾胃为生气之源：脾主运化，胃主受纳，共同完成对饮食水谷的消化和水谷精微的吸收。水谷之精化生水谷之气。③肺为生气之主：肺主气，主司宗气的生成，在气的生成过程中占有重要地位。故本题选 C。

**60. 激发和促进人体的生长发育及生殖功能的是气的**

    A. 推动作用      B. 温煦作用

    C. 防御作用      D. 固摄作用

    E. 中介作用

    考点：人体之气的功能★

    解析：气的推动作用是指阳气的激发、兴奋、促进等作用。主要体现于：①激发和促进人体的生长发育及生殖功能。②激发和促进各脏腑经络的生理功能。③激发和促进精血津液的生成及运行输布。④激发和兴奋精神活动。故本题选 A。

**61. 具有推动呼吸和行血功能的是**

    A. 心气          B. 肺气

    C. 营气          D. 卫气

    E. 宗气

    考点：宗气之气的分类★

    解析：宗气的生理功能主要有行呼吸、行血气和资先天三个方面的功能。故本题选 E。

**62. 津的分布部位是**

    A. 髓          B. 脑

    C. 孔窍          D. 骨节

    E. 脏腑

    考点：津液的基本概念

    解析：质地较清晰，流动性较大，布散于体表肌肤、肌肉和孔窍，并能渗入血脉之内，起滋润作用的，称为津。质地较稠厚，流动性较小，灌注于骨节、脏腑、脑、髓等，起濡养作用的，称为液。故本题选 C。

**63. 津液输布的通道是**

    A. 血府          B. 经络

    C. 腠理          D. 三焦

    E. 分肉

    考点：津液的输布

    解析：津液的输布主要是依靠脾、肺、肾、

肝和三焦等脏腑生理功能的协调配合来完成的：①脾气转输布散津液。②肺气宣降以行水。③肾气蒸腾气化水液。④肝气疏泄促水行。⑤三焦决渎利水道。三焦为水液和诸气运行的通路。<u>故本题选 D</u>。

**64. 大出血病人出现气脱的生理基础是**
    A. 气能生血    B. 气能行血
    C. 气能摄血    D. 血能载气
    E. 血能养气
    考点：气与血的关系★
    解析：气能生血：气能参与、促进血液的化生。血液的化生以营气、津液和肾精作为物质基础，在这些物质本身的生成以及转化为血液的过程中，每一个环节都离不开相应脏腑之气的推动和激发作用，这是血液生成的动力。气能行血：气能推动与调控血液在脉中稳定运行。血液的运行主要依赖于心气、肺气的推动和调控，以及肝气的疏泄调畅。气能摄血：气能控制血液在脉中正常循行而不逸出脉外。气的摄血主要体现在脾气统血的生理作用中。血能养气：指血液对气的濡养作用，血足则气旺。血能载气：是指气存于血中，依附于血而不致散失，赖血之运载而运行全身。大失血的病人，气亦随之大量丧失，往往导致气的涣散不收，漂浮无根的气脱病变，称为气随血脱。<u>故本题选 D</u>。

**65. 治疗血瘀需补气体现了**
    A. 气能生血    B. 气能行血
    C. 气能摄血    D. 血能载气
    E. 血能养气
    考点：气与血的关系★
    解析：参见64题。<u>故本题选 B</u>。

**66. 在十二经脉走向中，足三阴经是**
    A. 从脏走手    B. 从头走足
    C. 从足走胸    D. 从足走腹
    E. 从手走头
    考点：十二经脉的走向规律★
    解析：手之三阴，从脏走手。手之三阳，从手走头。足之三阳，从头走足。足之三阴，从足走腹。<u>故本题选 D</u>。

**67. 同名阳经交接于**
    A. 四肢部    B. 肩胛部
    C. 头面部    D. 胸部
    E. 背部
    考点：十二经脉的交接规律
    解析：十二经脉的交接规律：①相为表里的

阴经与阳经在四肢末端交接。②同名手足阳经在头面部交接。如手阳明大肠经与足阳明胃经交接于鼻翼旁，手太阳小肠经与足太阳膀胱经交接于目内眦，手少阳三焦经与足少阳胆经交接于目外眦。③足手阴经在胸部交接。<u>故本题选 C</u>。

**68. 三焦经在上肢的循行部位是**
    A. 外侧前缘    B. 内侧中线
    C. 外侧后缘    D. 内侧前缘
    E. 外侧中线
    考点：十二经脉的分布规律★
    解析：十二经脉在四肢的分布特点是，阴经行于内侧面，阳经行于外侧面。上肢外侧为阳明在前，少阳在中，太阳在后。所以手少阳三焦经在上肢的循行部位是外侧中线。<u>故本题选 E</u>。

**69. 与足太阳膀胱经相表里的经脉是**
    A. 足厥阴肝经    B. 足少阳胆经
    C. 足阳明胃经    D. 手太阳小肠经
    E. 足少阴肾经
    考点：十二经脉的表里关系★
    解析：手足三阴与三阳经，通过各自的经别和别络相互沟通，组成六对表里相合关系。如手阳明大肠经与手太阴肺经相表里，手少阳三焦经与手厥阴心包经相表里，手太阳小肠经与手少阴心经相表里，足阳明胃经与足太阴脾经相表里，足少阳胆经与足厥阴肝经相表里，足太阳膀胱经与足少阴肾经相表里。<u>故本题选 E</u>。

**70. 按十二经脉的流注次序，肝经向下流注的经脉是**
    A. 膀胱经    B. 胆经
    C. 三焦经    D. 心经
    E. 肺经
    考点：十二经脉的流注次序★
    解析：手太阴肺经→手阳明大肠经→足阳明胃经→足太阴脾经→手少阴心经→手太阳小肠经→足太阳膀胱经→足少阴肾经→手厥阴心包经→手少阳三焦经→足少阳胆经→足厥阴肝经→手太阴肺经，如此循环无端。<u>故本题选 E</u>。

**71. 约束纵行诸经的经脉是**
    A. 冲脉    B. 任脉
    C. 督脉    D. 阴维脉
    E. 带脉
    考点：带脉的循行特点和基本功能
    解析：带脉能约束纵行的诸经，固护胞胎，主司带下。冲脉调节十二经气血，又称"十二经脉之海"或"五脏六腑之海"。督脉调节阳经气血，为"阳脉之海"。任脉调节阴经气血，为"阴脉之海"。阴维脉有维系联络全身阴经的作用。**故本题选 E。**

**72. 具有约束骨骼、屈伸关节功能的是**

    A. 正经           B. 经筋

    C. 经别           D. 皮部

    E. 奇经

    *考点：经筋的生理功能★*

    *解析：*经筋多附于骨和关节，具有约束骨骼，主司关节运动的功能。如《素问·痿论》说："宗筋主束骨而利机关也。"**故本题选 B。**

**73. 下列属于体质特点的是**

    A. 先天可调性    B. 静态不变性

    C. 绝对稳定性    D. 形神一体性

    E. 后天持续性

    *考点：体质的特点*

    *解析：*体质的特点：先天遗传性、差异多样性、形神一体性、群类趋同性、相对稳定性、动态可变性、连续可测性和后天可调性。**故本题选 D。**

**74. 偏阳体质治疗时应注意**

    A. 慎用温热以防伤阴

    B. 温补益火

    C. 补气培元

    D. 健脾芳香化湿

    E. 慎用寒凉伤阳之药

    *考点：体质与诊治*

    *解析：*偏阳质者，多发实热证，当慎用温热伤阴之剂。偏阴质者，多发实寒证，当慎用寒凉伤阳之药。体质偏阴者宜温补益火，忌苦寒泻火。素体气虚宜补气培元，忌耗散克伐。痰湿质者宜健脾芳香化湿，忌阴柔滋补。**故本题选 A。**

**75. 常兼他邪伤人的邪气是**

    A. 风邪           B. 寒邪

    C. 暑邪           D. 湿邪

    E. 燥邪

    *考点：风邪的性质及致病特点★*

    *解析：*风为百病之长：一指风邪常兼他邪伤人致病。故凡寒、湿、暑、燥、热诸邪，常依附于风而侵袭人体，从而形成外感风寒、风湿、风热、风燥等证。二指风邪伤人致病最多。风邪终岁常在，且风邪伤人，无孔不入，表里内外均可伤及，易发生多种病证。**故本题选 A。**

**76. 六淫邪气中，具有"阻遏气机"特点的是**

    A. 风           B. 暑

    C. 湿           D. 寒

    E. 火

    *考点：湿邪的性质及致病特点★*

    *解析：*湿为阴邪，易损伤阳气，阻遏气机。因湿为重浊有质之邪，侵入最易留滞于脏腑经络，阻遏气机，使脏腑气机升降失常，经络阻滞不畅。**故本题选 C。**

**77. 燥、火（热）邪的共同致病特点是**

    A. 扰神           B. 炎热

    C. 伤津           D. 动血

    E. 生风

    *考点：燥邪、火（热）邪的性质及致病特点★*

    *解析：*燥邪的性质及致病特点：①燥性干涩，易伤津液。②燥易伤肺。火（热）邪的性质及致病特点：①火热为阳邪，其性燔灼趋上。②火热易扰心神。③火热易伤津耗气。④火热易生风动血。⑤火邪易致疮痈。燥、火（热）邪的共同致病特点是伤津。**故本题选 C。**

**78. 最易损伤心肝脾的致病因素是**

    A. 劳逸失度    B. 外感六淫

    C. 情志内伤    D. 饮食失宜

    E. 痰饮

    *考点：情志内伤的致病特点*

    *解析：*由于心肝脾三脏在人体生理活动和心理活动中发挥着重要的作用，故情志内伤最易损伤心肝脾三脏。**故本题选 C。**

**79. 七情刺激，易导致心气涣散的是**

    A. 喜           B. 怒

    C. 悲           D. 恐

    E. 惊

    *考点：情志内伤的致病特点★*

    *解析：*"喜则气缓"是指过度喜乐，导致心气涣散不收，重者心气暴脱或神不守舍的病机变化。临床可见精神不能集中，甚则神志失常，狂乱，或见心气暴脱而致大汗淋漓、气息微弱、脉微欲绝等症。**故本题选 A。**

**80.《素问·举痛论》中对过度劳力而耗气的描述是**

    A. 积劳成疾    B. 劳伤筋骨

    C. 久卧伤气    D. 劳则气耗

    E. 久立伤骨

    *考点：过度劳累★*

    *解析：*劳力过度，即过度劳伤形体而积劳成

疾，或是病后体虚，勉强劳作而致病。其病变特点主要表现在两个方面：一是过度劳力而耗气，出现少气懒言，体倦神疲，喘息汗出等。《素问·举痛论》说："劳则气耗。"二是劳伤筋骨。长时间用力太过，则致形体组织损伤，久而积劳成疾。《素问·宣明五气》说："久立伤骨，久行伤筋。"故本题选 D。

**81. 依据《素问·宣明五气》理论，久卧易伤及的是**

　　A. 气　　　　　　　　B. 血

　　C. 肉　　　　　　　　D. 精

　　E. 筋

　　考点：过度劳累★

　　解析：《素问·宣明五气》说："久立伤骨，久行伤筋，久视伤血，久坐伤肉，久卧伤气。"故本题选 A。

**82. 发病广泛，变化多端的致病病因是**

　　A. 风邪　　　　　　　B. 火邪

　　C. 疠气　　　　　　　D. 痰饮

　　E. 瘀血

　　考点：痰饮的致病特点

　　解析：痰饮的致病特点：阻滞气血运行；影响水液代谢；易于蒙蔽心神；致病广泛，变幻多端。风邪的性质及致病特点：风性轻扬开泄，易袭阳位；风性善行而数变；风性主动；风为百病之长。火邪的性质及致病特点：火热为阳邪，其性燔灼趋上；火热易扰心神；火热易伤津耗气；火热易生风动血；火热易致疮痈。疠气的致病特点：发病急骤，病情危笃，传染性强，易于流行；一气一病，症状相似。瘀血的致病特点：易于阻滞气机；影响血脉运行；影响心血生成；病位固定，病证繁多。故本题选 D。

**83. 腹部见青紫包块，包块部位固定，多为刺痛，夜间痛甚。属于**

　　A. 瘀血　　　　　　　B. 痰饮

　　C. 癥病　　　　　　　D. 结石

　　E. 血热

　　考点：瘀血致病的症状特点

　　解析：瘀血致病，症状错综复杂，其主要病证特点如下：①疼痛：一般表现为刺痛，痛处固定不移，拒按，夜间痛势尤甚。②肿块：瘀血积于皮下或体内则可见肿块，肿块部位多固定不移。若在腹部可表现为局部青紫，肿胀隆起。③出血。④色紫暗。⑤可表现出肌肤甲错，脉涩或脉结代。故本题选 A。

**84. 疾病发生的基础是**

　　A. 正气被伤　　　　　B. 正气不足

　　C. 邪气内生　　　　　D. 邪气亢盛

　　E. 邪气损正

　　考点：正气不足是发病的基础

　　解析：正气不足是疾病发生的基础。正气具有抵御外邪入侵、驱邪外出、修复调节、维持脏腑经络功能的协调等作用，正气的强弱可以决定发病的证候性质，正虚则可感邪、生邪而发病，排除 A。邪气是发病的重要条件，排除 C、D、E。故本题选 B。

**85. 发病的重要条件是**

　　A. 正气被伤　　　　　B. 正气不足

　　C. 邪气内生　　　　　D. 邪气偏盛

　　E. 邪气损正

　　考点：邪气是发病的重要条件

　　解析：正气不足是疾病发生的基础，邪气是发病的重要条件。故本题选 C。

**86. 感受邪气后，并不立即发病，病邪在体内潜伏一段时间，或在诱因的作用下，过时而发病的是**

　　A. 感邪即发　　　　　B. 徐发

　　C. 继发　　　　　　　D. 合病

　　E. 伏而后发

　　考点：伏而后发★

　　解析：伏而后发是指感受邪气后，并不立即发病，病邪在体内潜伏一段时间，或在诱因的作用下，过时而发病。感邪即发又称为卒发、顿发，即感邪后立即发病。徐发，又称为缓发，是指感邪后缓慢发病。继发是指在原发疾病的基础上，继而发生新的疾病。合病是指外感病初起时两经同时受邪而发病。故本题选 E。

**87. 阳损及阴的病机是指**

　　A. 阳气虚损，气化不利，水湿阴寒，病邪积聚

　　B. 阳气偏盛，消灼阴液，阴液亏损

　　C. 阳热内盛，深伏于里，格阴于外

　　D. 阳气虚损，阴气失制而偏盛

　　E. 阳气虚损，累及阴液化生不足

　　考点：阴阳互损★

　　解析：阴损及阳，是指由于阴精或阴气亏损，累及阳气生化不足或无所依附而耗散，从而在阴虚的基础上又导致了阳虚，形成了以阴虚为主的阴阳两虚。阳损及阴的病机是指阳气虚损，累及阴液化生不足。故本题选 E。

中医基础理论

· 11 ·

**88. 最易发生阴阳互损的脏是**

A. 心　　　　　　　B. 肝

C. 脾　　　　　　　D. 肺

E. 肾

考点：阴阳互损★

解析：阴阳互损，是指在阴或阳任何一方虚损的前提下，病变发展影响另外一方，形成阴阳两虚的病机。在阴虚的基础上，继而导致阳虚，称为阴损及阳。在阳虚的基础上，继而导致阴虚，称为阳损及阴。阴阳双方存在着相互依存、相互资生、互为化源和相互为用的关系，一方亏虚或功能减退，不能资助另一方或促进另一方的化生，必然导致另一方的虚衰或功能减退。由于肾为五脏阴阳之本，故无论阴虚或阳虚，多在损及肾之阴阳及肾本身阴阳失调的情况下，才易发生阴阳互损的病理变化。故本题选 E。

**89. 真寒假热或真热假寒的病机是**

A. 阴阳偏盛　　　　B. 阳偏衰

C. 阴阳格拒　　　　D. 阴阳互损

E. 阴阳离决

考点：阴阳格拒★

解析：阴阳格拒，是在阴阳偏盛基础上由阴阳双方相互排斥而出现寒热真假病变的一类病机，包括阴盛格阳和阳盛格阴两方面。阴阳相互格拒的机理，在于阴阳双方的对立排斥，即阴或阳的一方偏盛至极，壅遏于内，将另一方排斥格拒于外，迫使阴阳之间不相维系，从而出现真寒假热或真热假寒的复杂病变。所以，以阴阳失调来阐释真寒假热或真热假寒，其病机是阴阳格拒。故本题选 C。

**90. 与内寒病机关系密切的脏腑是**

A. 心、脾、肾

B. 脾、胃、肾

C. 肺、胃、大肠

D. 肝、心、脾

E. 肝、脾、肾

考点：寒从中生★

解析：寒从内生又称"内寒"，是指机体阳气虚衰，温煦作用减退，阳不制阴而虚寒内生的病理变化。多因先天禀赋不足，阳气素虚，或久病伤阳，或外感寒邪，过食生冷，损伤阳气，以致阳气虚衰所致。常见面色苍白，畏寒喜热，四肢不温，舌质淡胖，苔白滑润，脉沉迟弱或筋脉拘挛，肢节痹痛等。内寒病机多见于心脾肾。故本题选 A。

**91. 属于防止病邪侵害的是**

A. 形与神俱，尽终天年

B. 饮食有节，谨和五味

C. 调摄精神，内养真气

D. 避其邪气，药物预防

E. 劳逸结合，不可过劳

考点：未病先防★

解析：未病先防，包括：①养生以增强正气。其措施主要有：顺应自然。养性调神。护肾保精。形体锻炼。调理饮食。针灸、推拿、药物调养等。②防止病邪侵害。其措施有：避其邪气。药物预防以防止病邪伤害。故本题选 D。

**92. 适用于真寒假热的治疗是**

A. 热因热用　　　　B. 寒因寒用

C. 通因通用　　　　D. 塞因塞用

E. 寒者热之

考点：反治★

解析：反治指顺从病证的外在假象而治的一种治疗原则。适用于疾病的征象与其本质不相符的病证，即病有假象者。由于采用的方药性质与病证假象性质相同，故又称"从治"。包括：①热因热用，即以热治热，是指用热性药物来治疗具有假热征象的病证。适用于阴盛格阳的真寒假热证。②寒因寒用，即以寒治寒，是用寒性药物来治疗具有假寒征象的病证。适用于阳盛格阴的真热假寒证。③通因通用，即以通治通，是用通利的药物来治疗具有通泻症状的实证。适用于"大实有羸状"的真实假虚证。④塞因塞用，即以补开塞，是用补益药物来治疗具有闭塞不通症状的虚证。适用于"至虚有盛候"的真虚假实证。寒者热之，是正治法，适用于实寒证。故本题选 A。

**93. 通因通用适用于治疗的病证是**

A. 食积泄泻　　　　B. 脾虚腹胀

C. 血虚经闭　　　　D. 肾虚尿闭

E. 血虚便秘

考点：反治★

解析：参见 92 题。故本题选 A。

**94. "通因通用"适用于治疗的病证是**

A. 实证　　　　　　B. 虚证

C. 虚实错杂证　　　D. 真虚假实证

E. 真实假虚证

考点：反治★

解析：参见 92 题。故本题选 E。

**95. 用补益药物治疗具有闭塞不通症状的虚证，**

其治则是

    A. 实者泻之    B. 虚者补之

    C. 通因通用    D. 塞因塞用

    E. 攻补兼施

  考点：反治★

  解析：参见92题。**故本题选D。**

**96. 用寒远寒，用热远热属于**

    A. 扶正祛邪    B. 因地制宜

    C. 因人制宜    D. 因时制宜

    E. 未病先防

  考点：三因制宜★

  解析：因时制宜是指根据时令气候节律特点，来制定适宜的治疗原则。以季节而言，由于季节间的气候变化幅度大，故对人的生理病理影响也大。如夏季炎热，机体当此阳盛之时，腠理疏松易汗出，即使感寒，辛温发汗之品不宜过用以免伤津耗气或助热生变。寒冬季节人体阴盛而阳气内敛，腠理致密，此时若出现热病证，则慎用寒凉之品，以防损伤阳气。《素问·六元正气大论》所说："用寒远寒，用凉远凉，用温远温，用热远热，食宜同法。"**故本题选D。**

**97. 不属于养生原则的是**

    A. 因人而异    B. 调养脾肾

    C. 形神兼养    D. 顺应自然

    E. 未病先防

  考点：养生的原则

  解析：养生的原则：①顺应自然。②形神兼养。③调养脾肾。④因人而异。未病先防属于治未病的概念。**故本题选E。**

**【B1型题】**

    A. 肝病及心    B. 肝病及肾

    C. 肝病及肺    D. 肝病及脾

    E. 脾病及心

**98. 属五行相乘传变的是**

**99. 属五行相侮传变的是**

  考点：五行相乘与相侮★

  解析：因为木乘土，肝病及脾属五行相乘传变。金侮木，肝病及肺属五行相侮传变。**故98题选D，99题选C。**

    A. 母病及子    B. 子病及母

    C. 相乘传变    D. 相侮传变

    E. 母子同病

**100. 脾病及肾，体现的关系是**

**101. 土壅木郁，体现的关系是**

  考点：五行相乘与相侮★

  解析：相乘，是相克太过致病。引起五脏相乘的原因有二，一是某脏过盛，而致其所胜之脏受到过分克伐。二是某脏虚弱，不能耐受其所不胜之脏的正常克制，从而出现相对克伐太过。相侮，是反向克制致病。形成五脏相侮亦有两种情况，即太过相侮和不及相侮。太过相侮，是指由于某脏过于亢盛，导致其所不胜无力克制而反被克的病理现象。由于脾的五行归属是土，肾是水，正常情况下土克水，病理情况下则是相乘，所以脾病及肾，体现的关系是相乘传变。肝属木，木克土，但是当脾脏发生病理性亢奋时肝木不但不能制约脾土，反被脾土所制。所以，土壅木郁，体现的关系是相侮传变。**故100题选C，101题选D。**

    A. 泻南补北    B. 扶土抑木

    C. 滋水涵木    D. 培土生金

    E. 佐金平木

**102. 心肾不交的治法是**

**103. 肝阳上亢的治法是**

  考点：五行学说在疾病治疗方面的应用★

  解析：泻南补北法又称为泻火补水法、滋阴降火法。适用于肾阴不足，心火偏旺，水火不济，心肾不交之证。扶土抑木法适用于木旺乘土或土虚木乘之证。滋水涵木法适用于肾阴亏损而肝阴不足，甚或肝阳上亢之证。培土生金法是健脾生气以补益肺气的治法。主要用于脾气虚衰，生气无源，以致肺气虚弱之证。佐金平木法适用于肺阴不足，右降不及的肝火犯肺证。**故102题选A，103题选C。**

    A. 益火补土法    B. 金水相生法

    C. 抑木扶土法    D. 培土制水法

    E. 泻火补水法

**104. 肾阳虚不能温脾，以致脾阳不振，其治疗宜采用**

**105. 肾阴不足，心火偏亢，以致心肾不交，其治疗宜采用**

  考点：五行学说在疾病治疗方面的应用★

  解析：益火补土法适用于肾阳衰微而致脾阳不振之证。金水相生法用于肺阴亏虚，不能滋养肾阴，或肾阴亏虚，不能滋养肺阴的肺肾阴虚证。培土制水法适用于脾虚不运，水湿泛滥而致水肿胀满之证。余参见 102、103 题。故 104 题选 A, 105 题选 E。

    A. 化生血液     B. 贮藏精气
    C. 满而不能实     D. 藏而不泻
    E. 受盛传化水谷

**106. 五脏的共同生理特点是**
**107. 六腑的共同生理特点是**
    考点：五脏、六腑、奇恒之腑的分类
    解析：五脏共同的生理特点是化生和贮藏精气，六腑共同的生理特点是受盛和传化水谷。如《素问·五脏别论》说："所谓五脏者，藏精气而不泻也，故满而不能实。六腑者，传化物而不藏，故实而不能满也。"故 106 题选 B, 107 题选 E。

    A. 藏精     B. 行水
    C. 藏神     D. 统血
    E. 藏血

**108. 心的生理功能是**
**109. 肾的生理功能是**
    考点：心、肾的生理功能★
    解析：心主血脉，藏神。肾藏精，主生长发育生殖与脏腑气化，主水，主纳气。肺主气，司呼吸，主行水，朝百脉，主治节。脾主运化，主统血。肝主疏泄，主藏血。故 108 题选 C, 109 题选 A。

    A. 心     B. 脾
    C. 肺     D. 肝
    E. 肾

**110. 被称为"封藏之本"的是**
**111. 被称为"罢极之本"的是**
    考点：肾的生理功能、五脏与五体的关系★
    解析：《素问·六节藏象论》："肾者，主蛰，封藏之本，精之处也。"肝在体合筋。筋依赖肝血的濡养。肝血充足，筋得其养，才能运动灵活而有力，能耐受疲劳，并能较快地解除疲劳，故称肝为称为"罢极之本"。故 110 题选 E, 111 题选 D。

    A. 心、肺     B. 心、肝
    C. 肺、脾     D. 肺、肝
    E. 肝、肾

**112. 具有加强血液平衡，呼吸吐纳协调功能的两脏是**

**113. 具有阴阳互资互制，藏泻互用功能的两脏是**
    考点：心与肺、肝与肾的关系★
    解析：参见 43、44、45 题。故 112 题选 A, 113 题选 E。

    A. 心与肺     B. 心与肾
    C. 脾与肾     D. 肝与肾
    E. 肺与肾

**114. 上述各项，体现藏泻互用关系的两脏是**
**115. 上述各项，体现水火既济关系的两脏是**
    考点：心与肾、肝与肾的关系★
    解析：参见 43、44、45 题。故 114 题选 D, 115 题选 B。

    A. 心、肺     B. 心、肝
    C. 肺、脾     D. 肺、肝
    E. 肺、肾

**116. 与呼吸运动关系最密切的是**
**117. 与气的生成关系最密切的是**
**118. 与气机调节关系最密切的脏是**
    考点：肺与脾、肺与肝、肺与肾的关系★
    解析：参见 43、44、45 题。故 116 题选 E, 117 题选 C, 118 题选 D。

    A. 肝     B. 心
    C. 脾     D. 肺
    E. 肾

**119. "先天之本"指的是**
**120. "后天之本"指的是**
    考点：脾与肾的关系
    解析：脾与肾的关系：肾为先天之本，脾为后天之本，脾肾二者的关系是先后天相互滋养的关系。故 119 题选 E, 120 题选 C。

    A. 肝     B. 肺
    C. 肾     D. 脾
    E. 心

**121. 在液为涎的是**
**122. 在液为唾的是**
    考点：五脏与五液的关系
    解析：心在液为汗，肺在液为涕，脾在液为涎，肝在液为泪，肾在液为唾。故 121 题选 D, 122 题选 C。

A. 主贮藏胆汁　　B. 主受纳水谷
C. 主腐熟水谷　　D. 主受盛化物
E. 传化糟粕

**123.** 上述各项，属于小肠生理功能的是
**124.** 上述各项，属于大肠的生理功能是
**考点：** 小肠、大肠的生理功能★
**解析：** 小肠的生理功能是主受盛化物和泌别清浊。大肠的生理功能是主传化糟粕和主津。胆的生理功能是主贮藏和排泄胆汁、主决断。胃的生理功能是主受纳和腐熟水谷。<u>故 123 题选 D，124 题选 E。</u>

A. 膀胱　　B. 脾
C. 肺　　D. 三焦
E. 胆

**125.** 被称为"州都之官"的是
**126.** 被称为"决渎之官"的是
**考点：** 膀胱、三焦的生理功能★
**解析：**《素问·灵兰秘典论》说："心者，君主之官也，神明出焉。肺者，相傅之官，治节出焉。肝者，将军之官，谋虑出焉。胆者，中正之官，决断出焉。膻中者，臣使之官，喜乐出焉。脾胃者，仓廪之官，五味出焉。大肠者，传导之官，变化出焉。小肠者，受盛之官，化物出焉。肾者，作强之官，伎巧出焉。三焦者，决渎之官，水道出焉。膀胱者，州都之官，津液藏焉，气化则能出矣。" <u>故 125 题选 A，126 题选 D。</u>

A. 防御作用　　B. 中介作用
C. 温煦作用　　D. 推动作用
E. 固摄作用

**127.** 出现肿胀、血瘀是气的何种功能失调
**128.** 出现多汗、多尿是气的何种功能失调
**考点：** 人体之气的功能★
**解析：** 气的推动作用是指阳气的激发、兴奋、促进等作用。若阳气不足，激发、兴奋作用减退，阳不致阴，阴气相对亢盛，宁静、抑制作用过亢，则脏腑功能减退，精气血津液的生成、输布、代谢减缓，运行不畅，可见肿胀、血瘀、精神委顿等。气的固摄作用表现为：①统摄血液，防止逸出脉外。②固摄汗液、尿液、唾液、胃液、肠液，控制其分泌量、排泄量。③固摄精液，防止其妄加排泄。气不摄津引起自汗、多尿、小便失禁、流涎、呕吐清水、泄泻滑脱等

症。<u>故 127 题选 D，128 题选 E。</u>

A. 营气　　B. 卫气
C. 元气　　D. 宗气
E. 人气

**129.** 行于脉外，调控腠理开合的是
**130.** 行于脉中，营养全身的是
**考点：** 人体之气的分类★
**解析：** 卫气是行于脉外而具有保护作用的气，主要生理功能为：防御外邪、温养全身、调控腠理。营气是行于脉中而具有营养作用的气。元气是人体最根本、最重要的气，是人体生命活动的原动力，主要由肾藏的先天之精所化生，通过三焦流行于全身。宗气是由谷气与自然界清气相结合而积聚于胸中的气。<u>故 129 题选 B，130 题选 A。</u>

A. 上荣于目
B. 上出息道，下走气街
C. 熏于肓膜，散于胸腹
D. 通于三焦，流行全身
E. 与血同行，环周不休

**131.** 元气的分布是
**132.** 宗气的分布是
**考点：** 人体之气的分类★
**解析：** 元气是人体最根本、最重要的气，是人体生命活动的原动力，主要由肾藏的先天之精所化生，通过三焦流行于全身。宗气是由谷气与自然界清气相结合而积聚于胸中的气，通过上出息道（呼吸道），贯注心脉及沿三焦下行的方式布散全身。营气由水谷之精化生，进入脉中，与血同行，环周不休。《素问·痹论》说"卫气者，水谷之悍气也……故循皮肤之中，分肉之间，熏于肓膜，散于胸腹。" <u>故 131 题选 D，132 题选 B。</u>

A. 心　　B. 肺
C. 脾　　D. 肝
E. 肾

**133.** 与血液运行关系最密切的脏是
**134.** 对津液代谢起主宰作用的脏是
**考点：** 血的运行、津液的排泄
**解析：** 心主血脉，心气推动血液在脉中运行全身。心脏、脉管和血液构成了一个相对独立的系统。心气的充足与推动功能的正常与否在血液

循行中起着主导作用。肾为水脏，对津液输布代谢起着主宰作用。《素问·逆调论》说："肾者水脏，主津液。"津液排泄的最主要途径是通过肾脏来完成的。故133题选A，134题选E。

A. 气能生血　　　　B. 气能摄血
C. 气能行血　　　　D. 血能载气
E. 血能生气

**135. 治疗血虚，常配伍补气药，其根据是**

**136. 气随血脱的生理基础是**

考点：气与血的关系★

解析：参见64题。故135题选A，136题选D。

A. 下肢外侧后缘
B. 上肢内侧中线
C. 下肢外侧前缘
D. 上肢外侧中线
E. 上肢内侧后缘

**137. 患者疼痛沿三焦经放散，其病变部位在**

**138. 患者病发心绞痛，沿手少阴经放散，其病变部位在**

考点：十二经脉的分布规律★

解析：阴经行于内侧面，阳经行于外侧面。上肢内侧为太阴在前，厥阴在中，少阴在后。上肢外侧为阳明在前，少阳在中，太阳在后。患者疼痛沿三焦经放散，其病变部位在上肢外侧中线。患者病发心绞痛，沿手少阴经放散，其病变部位在上肢内侧后缘。故137题选D，138题选E。

A. 督脉　　　　B. 任脉
C. 冲脉　　　　D. 带脉
E. 阴维脉

**139. 被称为"十二经脉之海"的是**

**140. 与女子妊娠密切相关的经脉是**

考点：任脉、冲脉的循行特点和基本功能★

解析：冲脉被称为"十二经脉之海"。任脉起于胞中，与女子妊娠密切相关。故139题选C，140题选B。

A. 阴跷脉、阳跷脉
B. 阴维脉、阳维脉
C. 督脉、任脉
D. 冲脉、任脉

E. 阴跷脉、阴维脉

**141. 患者，女。因流产而失血过多，导致月经不调，久不怀孕。其病在哪经**

**142. 患者久病，眼睑开合失司，下肢运动不利。其病在哪经**

考点：任脉、冲脉、跷脉的循行特点和基本功能★

解析：任脉有调节阴经气血，为"阴脉之海"。冲主胞胎，调节十二经气血，与女子月经及孕育功能有关，所以因流产而失血过多，导致月经不调，久不怀孕，其病在冲脉、任脉。阴阳跷脉交会于目内眦，主司下肢运动和眼睑开合。故141题选D，142题选A。

A. 风邪　　　　B. 寒邪
C. 暑邪　　　　D. 湿邪
E. 燥邪

**143. 反复发作，病势缠绵的邪气是**

**144. 发病急，传变迅速的邪气是**

考点：风邪、湿邪的性质及致病特点★

解析：湿性黏滞，易阻气机，其黏腻停滞的特性主要表现在三个方面：一是症状的黏滞性。二是病程的缠绵性。因湿性黏滞，易阻气机，气不行则湿不化，胶着难解，故湿邪为病，起病隐缓，病程较长，反复发作，或缠绵难愈。三是易阻气机。风性善行而数变。善行是指风性善动不居，游移不定。数变指风邪致病变幻无常，发病迅速。而且，以风邪为先导的外感病一般发病急，传变也快。故143题选D，144题选A。

A. 风　　　　B. 寒
C. 暑　　　　D. 燥
E. 火

**145. 六淫邪气中，最易伤肺的是**

**146. 具有明显季节性的邪气是**

考点：暑邪、燥邪的性质及致病特点★

解析：六淫邪气中，燥邪最易伤肺，暑邪具有明显季节性。故145题选D，146题选C。

A. 喜　　　　B. 恐
C. 思　　　　D. 悲
E. 怒

**147. 七情中，伤肺的是**

**148. 七情中，伤脾的是**

考点：情志内伤的致病特点★

解析：心在志为喜，过喜则伤心。肝在志为怒，过怒则伤肝。脾在志为思，过度思虑则伤脾。肺在志为悲为忧，悲忧过度则伤肺。肾在志为恐，过恐则伤肾。故147题选D，148题选C。

A. 怒则气上　　　B. 悲则气消
C. 喜则气缓　　　D. 思则气结
E. 恐则气下

**149. 患者因受精神刺激突发二便失禁，骨痿，遗精。其病机是**

**150. 患者因受精神刺激而气逆喘息，面红目赤，呕血，昏厥猝倒。其病机是**

考点：情志内伤的致病特点★

解析：怒则气上是指过怒导致肝气疏泄太过，气机上逆，甚则血随气逆，并走于上的病机变化，临床可见呕血、昏厥等症状。恐则气下是指过度恐惧伤肾，致使肾气失固，气陷于下的病机变化，临床可见二便失禁，甚则遗精等症。故149题选E，150题选A。

A. 气上　　　B. 气下
C. 气结　　　D. 气消
E. 气乱

**151. 过度思虑可导致的是**

**152. 过度恐惧可导致的是**

考点：情志内伤的致病特点★

解析：怒则气上，喜则气缓，悲则气消，恐则气下，惊则气乱，思则气结。故151题选C，152题选B。

A. 虚中夹实　　　B. 实中夹虚
C. 真实假虚　　　D. 邪正相持
E. 真虚假实

**153. 外感病出现身热气粗，面红目赤，兼口渴，舌燥少津等，其病机是**

**154. 临床由于气血亏损，血海空虚而致的经闭，其病机是**

考点：虚实变化

解析：实中夹虚，即以邪实为主，又兼有正气虚损的病理变化。如外感热病发展过程中，由于热邪伤阴耗津，可形成邪热炽盛兼津液损伤的之证。临床表现既有高热气粗，心烦不安，面红目赤，尿赤便秘，苔黄脉数等湿热证，又兼见口渴引饮，舌燥少津等津液不足之证。真虚假实是指病机的本质为"虚"，但表现出"实"的临

床假象。大多是因正气虚弱，脏腑经络之气不足，推动无力所致，故又称为"至虚有盛候"。如脾气虚弱，运化无力之食少脘腹胀满。气血亏损，血海空虚之女子经闭等。故153题选B，154题选E。

A. 真虚假实　　　B. 真实假虚
C. 真寒假热　　　D. 真热假寒
E. 虚中夹实

**155. "至虚有盛候"指的是**

**156. "大实有羸状"指的是**

考点：虚实变化★

解析：真实假虚是指病机的本质为"实"，但表现出"虚"的临床假象。一般是由于邪气亢盛，结聚体内，阻滞经络，气血不能外达所致，故真实假虚又称为"大实有羸状"。余参见153、154题。故155题选A，156题选B。

A. 实热　　　B. 实寒
C. 虚热　　　D. 虚寒
E. 真寒假热

**157. 阴偏衰所形成的病理变化是**

**158. 阴偏胜所形成的病理变化是**

考点：阴阳偏盛、阴阳偏衰★

解析：阴偏衰，即是阴虚，是指机体阴气不足，阴不制阳，导致阳气相对偏盛，功能虚性亢奋的病理状态。表现为阴气不足，阳气相对偏盛的虚热证。阴偏胜，即是阴盛，是指机体在疾病过程中所出现的一种阴气病理性偏盛，表现为阴盛而阳未虚的实寒证。所以，阴偏衰所形成的病理变化是虚热，阴偏胜所形成的病理变化是实寒。故157题选C，158题选B。

A. 阴损及阳　　　B. 阳盛格阴
C. 阴盛格阳　　　D. 阴偏衰
E. 阳偏衰

**159. 阴盛至极，闭塞于里，逼阳外越，其病机是**

**160. 阴气不足，阴不制阳，阳气偏亢，其病机是**

考点：阴阳格拒、阴阳偏衰

解析：阴损及阳，指由于阴气亏损日久，以致阳气生化不足，形成以阴虚为主的阴阳两虚病理。阳盛格阴指阳气偏盛至极，深伏于里，热盛于内，格阴于外的一种病理变化。阴盛格阳指阴气偏盛至极，壅闭于里，寒盛于内，逼迫阳气浮越于外的一种病理变化。阴偏衰，即是阴虚，是

中医基础理论

· 17 ·

指机体阴气不足，阴不制阳，导致阳气相对偏盛，功能虚性亢奋的病理状态。阳偏衰，即是阳虚，指机体阳气虚损，温煦、推动、兴奋等作用减退，出现功能减退或衰弱，代谢减缓，产热不足的病理变化。故 159 题选 C，160 题选 D。

A. 气滞　　　　　B. 气逆
C. 气闭　　　　　D. 气陷
E. 气脱

**161.** 气的上升太过或下降不及，称为
**162.** 气的上升不及或下降太过，称为

考点：气的失常★

解析：气滞：指气的运行不畅，或郁滞不通的病理变化。气逆：指气升之太过，或降之不及，以致气逆于上的一种病理变化。气闭：指气机闭阻，失于外达，甚至清窍闭塞，出现昏厥的一种病理变化。气陷：指气的上升不足或下降太过，以气虚升举无力而下陷为特征的一种病理变化。气脱：指气虚至极，不能内守而大量脱失，以致生命功能突然衰竭的一种病理变化。故 161 题选 B，162 题选 D。

A. 恶心呕吐
B. 目闭口开
C. 少腹重坠
D. 突然昏厥，不省人事
E. 汗出不止

**163.** 气闭可见

**164.** 气逆可见

考点：气的失常★

解析：参见 161、162 题。故 163 题选 D，164 题选 A。

A. 气滞血瘀　　　　B. 气不摄血
C. 气随血脱　　　　D. 气血两虚
E. 气血失和

**165.** 肝病日久，两胁胀满疼痛，并见舌质瘀斑、瘀点。其病机是
**166.** 产后大出血，继则冷汗淋漓，甚则晕厥。其病机是

考点：气、血关系失调

解析：气滞，主要由于情志抑郁，或痰、湿、食积、热郁、瘀血等的阻滞，影响到气的流通；或因脏腑功能失调，如肝气失于疏泄等。气脱，即气不内守，大量向外亡失，以致功能突然衰竭的一种病理状态，气脱多由于正不敌邪，或慢性疾病，正气长期消耗而衰竭，以致气不内守而外脱；或因大出血、大汗等气随血脱或气随津泄而致气脱，从而出现功能突然衰竭的病理状态。气脱可见面色苍白、汗出不止、目闭口开、全身瘫软、手撒、二便失禁、脉微欲绝或虚大无根等症状。所以，肝病日久，两胁胀满疼痛，并见舌质瘀斑瘀点，其病机是气滞血瘀。产后大出血，继则冷汗淋漓，甚则晕厥，其病机是气随血脱。故 165 题选 A，166 题选 C。

# 中医诊断学

## 【A1 型题】

**1.** 病人表现为精神萎靡，反应迟钝，面色晦暗无华，目无光彩，属于

  A. 少神      B. 得神

  C. 失神      D. 神乱

  E. 假神

**考点：失神★**

解析：正虚失神表现为精神萎靡，反应迟钝，面色晦暗无华，眼神呆滞，呼吸微弱，或喘促无力，肌肉瘦削，动作艰难，或郑声等。邪盛失神表现为神昏谵语、躁扰不宁，或壮热神昏，呼吸气粗，喉中痰鸣，或猝然昏倒，双手握固，牙关紧闭等。少神表现为精神不振，两目乏神，面色少华，肌肉松软，倦怠乏力，少气懒言，动作迟缓等。得神表现为精神良好，神志清楚，反应灵敏，两目精彩，面色红润，呼吸平稳，肌肉不削，动作自如等。神乱表现为焦虑恐惧、淡漠痴呆、狂躁不安、猝然昏仆等。假神是精气本已极度衰竭，突然出现神气暂时好转的假象。**故本题选 C。**

**2.** 重病患者面色无华，突然两颧泛红如妆的意义是

  A. 正气不足，精气轻度损伤，脏腑功能减退

  B. 人体精气大伤，脏腑功能严重受损，功能衰竭

  C. 邪陷心包，内扰神明

  D. 暴怒化火，炼津为痰，痰火扰神

  E. 脏腑精气极度衰竭，正气将脱，阴阳即将离决

**考点：假神★**

解析：重病患者面色无华，突然两颧泛红如妆为假神的表现。假神提示脏腑精气衰绝，正气将绝，阴不敛阳，虚阳外越，阴阳即将离决，多见于临终之前。**故本题选 E。**

**3.** 湿邪阻遏，气血受困的面色是

  A. 黄而鲜明      B. 黄如烟熏

  C. 面黄而垢      D. 淡黄消瘦

  E. 淡黄浮肿

**考点：五色主病★**

解析：黄而鲜明见于湿热熏蒸，黄如烟熏为寒湿之患，面色淡黄，枯槁无华，称"萎黄"，见于脾胃气虚，气血不足，淡黄浮肿见于脾虚湿蕴。**故本题选 E。**

**4. 面色萎黄的机理是**

  A. 脾胃气虚，气血不足

  B. 寒湿内阻

  C. 脾肾虚寒，健运失职

  D. 湿热内蕴

  E. 脾气亏虚，湿邪内阻

**考点：五色主病★**

解析：参见 3 题。**故本题选 A。**

**5.** 下列各项，不属面色青主病的是

  A. 寒证      B. 惊风

  C. 湿证      D. 气滞

  E. 血瘀

**考点：五色主病★**

解析：面色青主血瘀、气滞、寒证、痛证、惊风。湿证者面色为黄色。**故本题选 C。**

**6. 主水饮，肾虚水泛的面色特点是**

  A. 面色㿠白      B. 面色黧黑

  C. 眼眶黑      D. 面黑干焦

  E. 黄如烟熏

**考点：五色主病**

解析：面色黧黑，肌肤甲错属瘀血日久，面色㿠白属阳虚证，眼眶黑属肾虚水饮或寒湿带下，面黑干焦属肾阴虚，黄如烟熏为寒湿郁滞所致。**故本题选 C。**

**7. 胞睑漫肿，红肿较重，属于**

  A. 痰气壅结

  B. 风热邪毒上攻于目

C. 肝郁化火

D. 脾热

E. 脾虚

考点：望目形

解析：胞睑漫肿，红肿较重者，称为眼丹。皆因风热邪毒或脾胃蕴热上攻于目所致。痰气壅结、肝郁化火可见眼球突出，急躁易怒。脾热可见上下眼睑肿，肿势急而色红。脾虚可见上下眼睑肿，肿势缓而宽软无力。故本题选 B。

**8. 齿燥如枯骨者，属**

  A. 胃肾热盛　　B. 阳明热盛

  C. 肾阴枯涸　　D. 胃阴不足

  E. 肾气虚乏

考点：望齿

解析：齿燥如枯骨，多为肾阴枯竭、精不上荣所致，胃肾热盛表现为齿焦有垢，阳明热盛表现为牙齿光燥如石，胃阴不足表现为牙齿干燥。故本题选 C。

**9. 膝部红肿热痛，屈伸不利的病机是**

  A. 瘀血或热壅血瘀

  B. 寒湿久留、气血亏虚

  C. 风湿热邪蕴结

  D. 阴血亏虚，筋脉失养

  E. 先天不足

考点：望四肢

解析：膝部红肿热痛，屈伸不利，多为热痹，由风湿热邪蕴结所致。气血亏虚、寒湿久留可见膝部关节肿大疼痛，股胫肌肉消瘦，形如鹤膝，称为鹤膝风。先天不足可见"O"形腿、"X"形腿、足内翻、足外翻等畸形。瘀血或热壅血瘀可见四肢肿胀兼色红灼痛。阴血亏虚，筋脉失养可见手足蠕动。故本题选 C。

**10. 小腿色红成片，如染脂涂丹，焮热肿胀，属于**

  A. 丹毒　　　　B. 流火

  C. 抱头火丹　　D. 赤游丹

  E. 发颐

考点：望皮肤色泽

解析：皮肤突然鲜红成片，色如涂丹，边缘清楚，灼热肿胀者，为"丹毒"。因发生部位不同，名称有别。发于头面者，名"抱头火丹"。发于小腿足部者名"流火"。发于全身，游走不定者，名"赤游丹"。故本题选 B。

**11. 食指络脉浅淡而枯槁不泽，属于**

  A. 邪气亢盛　　B. 正气虚衰

C. 气血不足　　D. 外感表证

E. 疼痛、惊风

考点：小儿食指络脉病理变化

解析：食指络脉浅淡而枯槁不泽，多属虚证，是正气虚衰。邪气亢盛可见食指络脉深浓而晦滞，气血不足可见食指络脉色淡，外感表证可见食指络脉鲜红。故本题选 B。

**12. 小儿食指络脉色青，属于**

  A. 外感表证　　B. 里实热证

  C. 惊风　　　　D. 血络闭郁

  E. 气血不足

考点：小儿食指络脉病理变化

解析：小儿食指络脉青色，多为疼痛、惊风。食指络脉鲜红，多为外感表证。食指络脉紫红，多为里热证。食指络脉紫黑，多为血络郁闭，危重。食指络脉色淡，多为虚证，是正气不足。故本题选 C。

**13. 舌色干枯而晦暗无光，死板而毫无生气，运动失灵。属于**

  A. 津液匮乏，气血大亏，精神衰败

  B. 阳气亏虚，无力运血

  C. 阴液亏虚，虚火上炎

  D. 热入营血，耗伤营阴

  E. 热盛伤津，气血瘀滞

考点：舌神变化

解析：舌色干枯而晦暗无光，死板而毫无生气，运动失灵为枯舌的临床表现。枯舌是无神，表明津液匮乏，气血大亏，精神衰败，属凶险恶候，主病凶。故本题选 A。

**14. 舌红绛而光者，属**

  A. 阴虚　　　　B. 气虚

  C. 血虚　　　　D. 气阴两虚

  E. 水涸火炎

考点：舌色变化★

解析：舌红绛而光者，多属久病阴虚火旺，或热病后期阴液耗损。阴虚可见舌红少苔，气虚可见舌质淡红，边有齿痕，血虚、气阴两虚可见淡白舌。故本题选 E。

**15. 舌淡白胖嫩，苔白滑者，常提示**

  A. 阴虚夹湿　　B. 脾胃湿热

  C. 气分有湿　　D. 阳虚水停

  E. 瘀血内阻

考点：舌色、苔色变化★

解析：脾肾阳虚，运化无力，水湿内停，则见舌体胖嫩、淡白湿润，苔白滑。故本题选 D。

**16.** 邪热夹酒毒上壅的舌象是

    A. 舌色青紫        B. 舌色晦暗

    C. 舌红绛肿胀    D. 舌脉粗长

    E. 舌多瘀斑

    考点：舌形变化

    解析：舌红绛肿胀多属心脾热盛，或外感湿热，热毒上壅。舌色青紫、舌色晦暗、舌脉粗长、舌多瘀斑均属血行瘀滞。故本题选 C。

**17.** 舌淡白有裂纹，提示

    A. 寒湿壅盛        B. 阴虚火旺

    C. 血虚不润        D. 阴液亏虚

    E. 脾虚湿侵

    考点：舌形变化★

    解析：舌淡白而有裂纹，多为血虚不润。寒湿壅盛可见舌淡白胖大润而有齿痕。阴虚火旺可见舌红绛而点刺色鲜红。阴液亏虚可见舌红绛而有裂纹。脾虚湿侵可见舌淡白胖嫩，边有齿痕而又有裂纹。故本题选 C。

**18.** 舌体胖大有齿痕常见于

    A. 心血不足        B. 肝血亏虚

    C. 肺阴不足        D. 肾阴不足

    E. 脾虚湿盛

    考点：舌形变化

    解析：齿痕舌指舌体边缘见牙齿压迫的痕迹，常与胖大舌同见。主脾虚，水湿内盛证。故本题选 E。

**19.** 下列除哪项外，均是舌颤动的病因

    A. 气血两虚        B. 亡阴伤津

    C. 热极生风        D. 酒毒所伤

    E. 心脾有热

    考点：舌态变化

    解析：舌体颤动可因气血两虚、亡阴伤津、热极生风、酒毒所伤而致。心脾有热可致吐弄舌。故本题选 E。

**20.** 舌苔黄腻，提示

    A. 湿热内蕴

    B. 外感风热表证

    C. 邪热伤津，燥结腑实

    D. 气血亏虚，复感湿热

    E. 食积内停

    考点：苔色变化

    解析：苔黄而腻，主湿热蕴结、痰饮化热，或食积热腐。外感风热表证可见苔薄白而干。邪热伤津，燥结腑实可见苔黄而干燥，甚至干裂。气血亏虚，复感湿热可见苔淡黄而滑润多津。食

积内停可见苔白厚腻。故本题选 A。

**21.** 正常舌下脉络的颜色为

    A. 紫黑色        B. 暗红色

    C. 淡红色        D. 淡紫色

    E. 青紫色

    考点：舌下络脉变化

    解析：舌下络脉是指位于舌下舌系带两侧的大络脉，其管径小于 7mm，长度不超过舌下肉阜至舌尖的 3/5，络脉颜色为淡紫色，少有怒张、纤曲、增生的表现。故本题选 D。

**22.** 外感风寒或风热之邪，或痰湿壅肺，肺失宣肃，导致的音哑或失音，称为

    A. 子喑        B. 金破不鸣

    C. 金实不鸣    D. 少气

    E. 短气

    考点：音哑与失音

    解析：金实不鸣是指外感风寒或风热袭肺，或痰湿壅肺，肺失宣肃，邪闭清窍导致的音哑或失音。金破不鸣多因精气内伤，肺肾阴虚，以致津枯肺损，声音难出。故本题选 C。

**23.** 咳声重浊沉闷者，多属

    A. 风寒        B. 寒湿

    C. 痰饮        D. 燥热

    E. 肺热

    考点：咳嗽

    解析：寒湿多见咳声重浊沉闷。痰饮多见咳有痰声，痰多易咯。燥热多见干咳无痰或少痰。肺热多见咳声不扬，痰稠色黄，不易咯出。故本题选 B。

**24.** 久病体虚之人嗳气的特征为

    A. 嗳气酸腐，兼脘腹胀满

    B. 嗳气低沉断续，无酸腐气味，兼见纳呆食少

    C. 嗳气频作而响亮，嗳气后脘腹胀减

    D. 嗳气发作因情志变化而增减

    E. 嗳气频作，兼脘腹冷痛，得温症减

    考点：嗳气

    解析：嗳气低沉断续，无酸腐气味，兼见纳呆食少者，属虚证，多为脾胃虚弱，胃失和降，气逆于上所致，多见于老年人或久病体弱之人。嗳气酸腐，兼脘腹胀满，多因宿食内停，属于实证。嗳气频作而响亮，嗳气后脘腹胀减，嗳气发作因情志变化而增减者，多为肝气犯胃，属于实证。嗳气频作，兼脘腹冷痛，得温症减者，属寒证，多为寒邪犯胃，或为胃阳亏虚。故本题

选 B。

**25. 病室有尸臭味，提示**
　A. 疮疡溃烂　　　B. 瘟疫
　C. 脏腑败坏　　　D. 有机磷中毒
　E. 肠中郁热
　考点：病室气味异常

　解析：病室之气是由病体本身或排泄物、分泌物散发而形成。病室尸臭，多为脏腑衰败，病情重笃。病室尸气触人，多为瘟疫类疾病。病室有腐臭气，病者多患疮疡溃烂之疾。病室有蒜臭气味，多见于有机磷杀虫药中毒。大便酸臭难闻者，多为肠中郁热。故本题选 C。

**26. 下列各项，属于里寒证临床表现的是**
　A. 寒热并见　　　B. 但寒不热
　C. 寒热往来　　　D. 五心烦热
　E. 热寒交替
　考点：但寒不热

　解析：但寒不热的临床表现及意义：①久病畏寒，脉弱者，属里虚寒证；②新病恶寒，脘腹或其他局部冷痛剧烈，脉沉紧者，属里实寒证。因寒邪直接侵入体内，郁遏阳气，肌体失于温煦。故本题选 B。

**27. 寒热往来见于下列哪种证候**
　A. 表寒　　　　　B. 里寒
　C. 表热　　　　　D. 里热
　E. 半表半里
　考点：寒热往来

　解析：寒热往来见于半表半里。表寒见恶寒重发热轻，里寒见但寒不热，表热见发热重恶寒轻，里热见但热不寒。故本题选 E。

**28. 下列哪项属于病理性汗出**
　A. 衣被过厚　　　B. 剧烈活动
　C. 进食辛辣　　　D. 气候炎热
　E. 睡眠之时
　考点：特殊汗出

　解析：正常人在体力活动、进食辛辣、气候炎热、衣被过厚、情绪激动等情况下出汗，属生理现象。睡眠中汗出，醒则汗止为阴虚的表现，属病理性汗出。故本题选 E。

**29. 外感热病中，正邪相争，提示病变发展转折点的是**
　A. 战汗　　　　　B. 自汗
　C. 盗汗　　　　　D. 冷汗
　E. 热汗
　考点：特殊汗出★

　解析：战汗指病人先恶寒战栗而后汗出的症状，为正邪剧争所致，是病变发展的转折点。故本题选 A。

**30. 有形实邪闭阻气机所致的疼痛为**
　A. 胀痛　　　　　B. 灼痛
　C. 冷痛　　　　　D. 绞痛
　E. 隐痛
　考点：疼痛★

　解析：胀痛是气滞致痛的特点，灼痛是火邪致痛的特点，冷痛是寒邪致痛的特点，绞痛是有形实邪致痛的特点，隐痛是虚证疼痛的特点。故本题选 D。

**31. 阳明经头痛的特征是**
　A. 前额连眉棱骨痛
　B. 头两侧太阳穴处痛
　C. 后头部连项痛
　D. 头痛连齿
　E. 颠顶痛
　考点：问头痛★

　解析：前额部连眉棱骨痛，属阳明经头痛。头两侧太阳穴处痛，属少阳头痛。后头部连项痛，属太阳经头痛。头痛连齿，属少阴经头痛。颠顶痛，属厥阴经头痛。故本题选 A。

**32. 少阴经头痛的特征是**
　A. 前额连眉棱骨痛
　B. 一侧太阳穴处痛
　C. 头后部连项痛
　D. 头痛连齿
　E. 头痛晕沉
　考点：问头痛★

　解析：参见31题。故本题选 D。

**33. 情志郁结不舒所致胸痛的特点是**
　A. 胸背彻痛　　　B. 胸痛喘促
　C. 胸痛咳血　　　D. 胸痛走窜
　E. 胸部刺痛
　考点：问胸痛

　解析：情志郁结不舒所致胸痛多走窜不定，称为窜痛。胸背彻痛多为筋脉失养或筋脉瘀滞不通所致。胸痛喘促为热邪壅肺、肺络不利所致。胸痛咳血为肺阴亏虚、虚火灼络所致。胸部刺痛为瘀血致痛。故本题选 D。

**34. 患者绕脐痛，有包块按之可移者，提示**
　A. 脾胃虚寒　　　B. 瘕闭
　C. 气滞血瘀　　　D. 虫积
　E. 蓄血

考点：问腹痛

解析：绕脐痛，有包块按之可移，为虫积。脾胃虚寒可见大腹隐痛，喜温喜按。癃闭可见小腹胀满而痛，小便不利。蓄血可见小腹刺痛，小便自利。故本题选 D。

**35. 肌肤麻木，神疲乏力，面舌淡白者，多为**
A. 肝风内动　　　B. 气血亏虚
C. 痰湿阻络　　　D. 瘀血阻络
E. 风湿侵袭
考点：问麻木

解析：麻木是指患者皮肤发麻，或肌肤感觉减退，甚至消失的症状。肌肤麻木，神疲乏力，面舌淡白者，多属气血两虚。肢体麻木，眩晕欲仆者属肝风内动。半身麻木，兼有口眼歪斜者，多属痰瘀阻络。故本题选 B。

**36. 视物旋转动荡，如在舟车之上，称为**
A. 目昏　　　B. 目痒
C. 目眩　　　D. 雀目
E. 内障
考点：目眩

解析：目眩指病人自觉视物旋转动荡，如坐舟车，或眼前如有蚊蝇飞动的症状。目昏指视物昏暗、模糊不清的症状。目痒指自觉眼睑、眦内、目珠瘙痒的症状。雀目指白昼视力正常，每至黄昏以后视力减退、视物不清的症状。内障指有翳在黑睛内遮瞳子而言。故本题选 C。

**37. 睡后易醒，不易再睡，多为**
A. 心肾不交　　　B. 心脾两虚
C. 心血不足　　　D. 脾气亏虚
E. 心火上炎
考点：失眠

解析：睡后易醒，不易再睡，多为心脾两虚。心肾不交可见不易入睡，甚至彻夜不眠，兼心烦不寐。脾气亏虚可见饭后困倦易睡，兼见食少纳呆、少气乏力。故本题选 B。

**38. 下列哪项不会出现口渴多饮**
A. 热盛伤津　　　B. 汗出过多
C. 剧烈呕吐　　　D. 泻下过度
E. 湿热内阻
考点：口渴多饮 ★

解析：热盛伤津、汗出过多、剧烈呕吐、泻下过度都会导致体内津液耗伤，阴液亏少，均见口渴多饮。湿热内阻可导致渴不多饮。故本题选 E。

**39. 下列除哪项外，均可导致渴不多饮**
A. 阴虚　　　B. 湿热
C. 寒湿　　　D. 痰饮
E. 瘀血
考点：渴不多饮 ★

解析：渴不多饮即病人虽有口干或口渴感觉，但饮水不多的症状，是津液损伤较轻，或津液输布障碍的表现。常见于阴虚证、湿热证、痰饮内停证、瘀血内停证及温病热入营分证。故本题选 C。

**40. 下列各项可见口干但欲漱水不欲咽症状的是**
A. 湿热　　　B. 阴虚
C. 痰饮　　　D. 瘀血
E. 温病营分证
考点：渴不多饮 ★

解析：因瘀血内阻，津失输布，故口干，但体内津液本不亏乏，故但欲漱水不欲咽。湿热、温病营分证多见渴不多饮。阴虚多见口渴咽干但不多饮。痰饮多见渴喜热饮，饮量不多，或饮入即吐。故本题选 D。

**41. 饥不欲食可见于**
A. 胃火亢盛　　　B. 胃强脾弱
C. 脾胃湿热　　　D. 胃阴不足
E. 肝胃蕴热
考点：饥不欲食 ★

解析：胃阴不足，虚火内扰，则有饥饿感，阴虚失润，胃之腐熟功能减退，故饥不欲食。故本题选 D。

**42. 肝胃蕴热的口味是**
A. 口中泛酸　　　B. 口中酸馊
C. 口甜黏腻　　　D. 口中味苦
E. 口中味咸
考点：口酸 ★

解析：口中泛酸多见于肝胃蕴热。口中酸馊见于伤食。口甜黏腻见于痰热内盛。口中味苦见于肝胆火热。口中味咸见于肾病及寒水上泛。故本题选 A。

**43. 大便中夹有不消化的食物，酸腐臭秽，其常见病因是**
A. 肝脾不调　　　B. 寒湿内盛
C. 大肠湿热　　　D. 脾胃虚弱
E. 食滞胃肠
考点：大便异常

解析：大便中夹有不消化的食物，酸腐臭秽是脾胃不能运化水谷，使食物积滞胃肠所致。肝脾不调导致大便时时稀，寒湿内盛、大肠湿

热、脾胃虚弱均会导致大便泄泻。<u>故本题选 E。</u>

**44.** 腹痛窘迫，时时欲便，肛门重坠，便出不爽，提示

    A. 脾肾阳虚，肛门失约

    B. 湿热内阻，肠道气滞

    C. 肝气犯脾，食滞肠道

    D. 脾虚中气下陷

    E. 大肠湿热下注

    考点：大便异常

    解析：腹痛窘迫，时时欲便，肛门重坠，便出不爽的症状多因湿热内阻，肠道气滞所致，常见于痢疾。大便失禁多因脾肾阳虚，肛门失约所致。排便不爽多因大肠湿热，肝气犯脾，食滞肠道所致。肛门重坠多因脾虚中气下陷所致。肛门灼热多因大肠湿热下注，或大肠郁热下迫直肠所致。<u>故本题选 B。</u>

**45.** 老年人排尿后点滴不尽，多属

    A. 脾肾阳虚    B. 肾阴亏虚

    C. 湿热下注    D. 肾阳亏虚

    E. 膀胱失约

    考点：小便异常

    解析：余沥不尽是指排尿后仍有小便点滴不尽的症状，多属肾阳亏虚、肾气不固。常见于老年人或久病体虚者。<u>故本题选 D。</u>

**46.** 下列各项，不能导致妇女月经先期的是

    A. 肾气不足    B. 阳盛血热

    C. 营血亏损    D. 阴虚火旺

    E. 脾气亏虚

    考点：经期异常

    解析：妇女月经先期多因脾气亏虚、肾气不足、阴虚火旺、阳盛血热、冲任不固等。营血亏损多导致月经后期。<u>故本题选 C。</u>

**47.** 带下色白，如豆渣状，气味酸臭，多属

    A. 湿浊下注    B. 湿毒蕴结

    C. 湿热下注    D. 寒湿下注

    E. 气血两虚

    考点：带下异常

    解析：带下色白，质稠，状如凝乳，或呈豆腐渣状，气味酸臭，多因湿浊下注所致。<u>故本题选 A。</u>

**48.** 主阳明气分热盛的脉是

    A. 伏脉    B. 弱脉

    C. 牢脉    D. 洪脉

    E. 细脉

    考点：常见脉象

    解析：洪脉主阳明气分热盛。伏脉常见于邪闭、厥证和痛极。弱脉主气血两虚、阳气虚衰。牢脉常见于阴寒内盛，疝气癥瘕之实证。细脉主气血两虚，湿邪为病。<u>故本题选 D。</u>

**49.** 下列除哪项外，均有脉率快的特点

    A. 数脉    B. 促脉

    C. 滑脉    D. 疾脉

    E. 动脉

    考点：常见脉象

    解析：数脉指脉来急促，一息五至以上而不满七至。促脉指脉来数而时有一止，止无定数。疾脉指脉来急疾，一息七八至。动脉见于关部，滑数有力。滑脉指往来流利，应指圆滑，如盘走珠。<u>故本题选 C。</u>

**50.** 下列哪项不属于滑脉的主病

    A. 痰饮    B. 食滞

    C. 实热    D. 疟疾

    E. 恶阻

    考点：常见脉象 ★

    解析：滑脉主痰湿、食积、实热、青壮年和孕妇。<u>故本题选 D。</u>

**51.** 下列各项，不属于弦脉所主的病证是

    A. 肝郁    B. 胃热

    C. 诸痛    D. 痰饮

    E. 疟疾

    考点：常见脉象 ★

    解析：弦脉主肝胆病、疼痛、痰饮、疟疾，以及老年健康者。胃热可见数脉。<u>故本题选 B。</u>

**52.** 绷急弹指，状态如牵绳转索的脉象是

    A. 散脉    B. 涩脉

    C. 紧脉    D. 弦脉

    E. 结脉

    考点：常见脉象 ★

    解析：紧脉脉来绷急弹指，状如牵绳转索。散脉浮取散漫而无根，中候似无，沉取不应，伴节律不齐或脉力不匀。涩脉形细而行迟，往来艰涩，迟滞不畅。弦脉端直以长，如按琴弦。结脉脉来缓慢，时有中止，止无定数。<u>故本题选 C。</u>

**53.** 濡脉的脉象特征是

    A. 举之有余，按之不足

    B. 浮大中空，如按葱管

    C. 浮细无力而软

    D. 沉细无力而软

    E. 浮散无根，至数不齐

    考点：常见脉象 ★

解析：濡脉浮细无力而软。浮脉举之有余，按之不足。芤脉浮大中空，如按葱管。弱脉沉细无力而软。散脉轻取散漫而无根，中候似无，沉取不应，伴节律不齐或脉力不匀。故本题选 C。

**54.** 在脉象上濡脉与弱脉的主要区别是
　　A. 节律　　　　　B. 至数
　　C. 脉力　　　　　D. 脉位
　　E. 流利度
　　考点：常见脉象
　　解析：濡脉指浮细无力而软，弱脉指沉细无力而软，因此两者的主要不同点在于脉位的浮沉。故本题选 D。

**55.** 结脉、促脉、代脉的共同特点是
　　A. 脉来较数　　　　B. 脉来时止
　　C. 止无定数　　　　D. 脉来缓慢
　　E. 止有定数
　　考点：常见脉象★
　　解析：结脉、促脉、代脉的共同特点是脉来时止。结脉脉来缓慢，时有中止，止无定数。促脉脉来数而时有一止，止无定数。代脉脉来一止，止有定数，良久方还。故本题选 B。

**56.** 长脉所主的病证是
　　A. 实证、热证
　　B. 湿病、脾胃虚弱
　　C. 疼痛、惊恐
　　D. 失血、伤阴
　　E. 邪闭、痛极
　　考点：常见脉象★
　　解析：长脉首尾端直，超过本位。常见于阳证、热证、实证，亦可见于平人。缓脉多见于湿病、脾胃虚弱。代脉多见于疼痛、惊恐。芤脉多见于大量失血、伤阴之际。伏脉多见于邪闭、痛极。故本题选 A。

**57.** 肝火夹痰，肝阳上扰常见的脉象是
　　A. 浮缓脉　　　　　B. 浮滑脉
　　C. 沉弦脉　　　　　D. 弦细脉
　　E. 弦滑数脉
　　考点：相兼脉
　　解析：弦滑数脉见于肝火夹痰、肝胆湿热或肝阳上扰，痰火内蕴等证。浮缓脉主风邪犯卫，营卫不和的太阳中风证。浮滑脉主表证夹痰，常见于素体多痰湿又感受外邪者。沉弦脉主血瘀，尤常见于阳虚而寒凝血瘀者。弦细脉主肝肾阴虚或血虚肝郁，或肝脾不调。故本题选 E。

**58.** 疮疡按之肿硬而不热，根盘平塌漫肿，

多属
　　A. 寒证　　　　　B. 实证
　　C. 虚证　　　　　D. 热证
　　E. 里证
　　考点：按肌肤★
　　解析：疮疡按之肿硬而不热，根盘平塌漫肿者，多属虚证。疮疡肿硬不热者，属寒证。疮疡红肿灼手，根盘紧束者，多属实证。疮疡肿处灼手而压痛者，属热证。故本题选 C。

**59.** 初起热甚，久按热反轻，提示
　　A. 实热证　　　　　B. 湿热内蕴
　　C. 热在里　　　　　D. 热在表
　　E. 真热假寒
　　考点：按肌肤★
　　解析：身热初按热甚，久按不热者，是热在表。若久按热愈甚者，为热在里。若初扪之不觉很热，但扪之稍久即感灼手，称为身热不扬。肌肤灼热，为阳热炽盛。身灼热而手足厥冷者，为里热壅盛，阳气不得外达四末，属真热假寒证。故本题选 D。

**60.** 下列各项，关于实证、虚证的鉴别错误的是
　　A. 实证舌质老、苔厚腻，虚证舌质嫩、苔少
　　B. 实证声高气粗，虚证声低息微
　　C. 实证脉有力，虚证脉无力
　　D. 实证发热，虚证恶寒
　　E. 实证拒按，虚证喜按
　　考点：虚证与实证
　　解析：虚证和实证主要可从病程、体质及症状、舌脉等方面加以鉴别。实证病程较短，体质多壮实，精神多亢奋，声高气粗，疼痛拒按，胸腹胀满，按之疼痛，胀满不减，多为高热，可有恶寒，添衣近火得温不减，舌质老，苔厚腻，脉有力。虚证病程较长，多虚弱，精神多萎靡，声低息微，疼痛喜按，胸腹胀满，按之不痛，胀满时减，发热多为五心烦热，午后微热，可有畏寒，添衣近火得温则减，舌质嫩，苔少或无苔，脉无力。故本题选 D。

**61.** 阳虚证最主要的表现是
　　A. 舌质淡白苔薄白
　　B. 口不渴或少饮
　　C. 面色白而无华
　　D. 脉沉细无力
　　E. 经常畏寒肢凉
　　考点：阳虚证

解析：阳虚不能温煦，故最常见的临床表现是畏寒肢凉。故本题选 E。

**62.** 阳虚与气虚的症状主要区别是

A. 有无少气懒言

B. 小便是否清长

C. 有无神疲乏力

D. 寒象是否明显

E. 舌质是否淡嫩

考点：阳虚证、气虚证

解析：气虚表现为神疲乏力，少气懒言，头昏，自汗，舌淡苔白，还有一个典型的症状是脉虚弱无力。阳虚表现为气虚加寒冷症状，所谓"阳虚则寒"，即神疲乏力，少气懒言，脉虚弱无力再加上形寒怕冷，小便清长，甚至大便稀溏。故本题选 D。

**63.** 下列各项，不属亡阳证表现的是

A. 脉微欲绝          B. 唇舌淡白

C. 气息微弱          D. 汗出稀冷

E. 四肢温和

考点：亡阳证

解析：亡阳表现为大汗出，汗冷，味淡微黏，身凉恶寒，四肢厥冷，蜷卧神疲，口淡不渴，或喜热饮，舌淡白润，脉微欲绝。故本题选 E。

**64.** 真虚假实腹痛的特征是

A. 腹部硬满剧痛

B. 腹痛而时有缓解

C. 腹痛时间持久不减

D. 腹痛而灼热

E. 腹部疼痛拒按

考点：证候真假★

解析：真虚假实证是指疾病的本质为虚证，反却出现某些"盛实"的现象。其可有腹部胀满，呼吸喘促，或二便闭涩，脉数等临床表现。但腹虽胀满而有时缓解，或触之腹内无肿块而喜按。虽喘促但气短息弱，虽大便闭塞而腹部不甚硬满，虽小便不利但无舌红口渴等症，并有神疲乏力，面色萎黄或淡白，脉虚弱，舌淡胖嫩等症。故本题选 B。

**65.** 恶风寒，微发热，汗出，流清涕，喷嚏，咽喉痒痛，咳嗽，皮肤瘙痒、丘疹，新起面睑肢体浮肿，苔薄白，脉浮缓，其临床意义是

A. 湿淫证          B. 暑淫证

C. 寒淫证          D. 风淫证

E. 燥淫证

考点：风淫证

解析：风淫证是指风邪侵袭人体肤表、经络，导致卫外功能异常，表现出符合"风"性特征的证。临床表现为恶风，微发热，汗出，鼻塞，流清涕，喷嚏，咽喉痒痛，咳嗽，或突起风团、皮肤瘙痒、丘疹，或突发肌肤麻木，或肌肉僵直、疼挛、抽搐。新起面睑肢体浮肿，苔薄白，脉浮缓等。故本题选 D。

**66.** 暑淫证的证候表现是

A. 头昏沉，嗜睡，胸脘痞闷

B. 口渴饮水，口唇鼻咽干燥

C. 发热恶热，汗出，气短神疲

D. 突发皮肤瘙痒、丘疹

E. 肠鸣腹泻，脘腹拘急冷痛

考点：暑淫证★

解析：暑淫证在临床上表现为发热恶热，汗出，口渴喜饮，气短，神疲，肢体困倦，小便短黄，舌红，苔白或黄，脉虚数，或发热，猝然昏倒，汗出不止，气喘，甚至昏迷、惊厥、抽搐等，或见高热，神昏，胸闷，腹痛，呕恶，无汗等。故本题选 C。

**67.** 湿淫证的特征为

A. 头昏沉如裹，胸闷脘痞

B. 肢体厥冷，局部拘急冷痛

C. 脘腹疼痛，肠鸣腹泻，呕吐

D. 气短，神疲，肢体困倦

E. 恶风寒，鼻塞，流鼻涕

考点：湿淫证★

解析：湿淫证的临床表现为头昏沉如裹，嗜睡，肢体倦怠或伴恶寒发热，肌肉酸痛，皮肤湿疹，胸闷脘痞，纳呆恶心，大便稀溏，小便混浊，或为局部渗漏湿液，或皮肤出现湿疹、瘙痒，妇女可见带下量多。面色晦垢，舌苔滑腻，脉濡缓或细等。肢体厥冷，脘腹疼痛、肠鸣腹泻、呕吐，局部拘急冷痛为寒淫证的临床表现。气短，神疲，肢体困倦为暑淫证的临床表现。恶风寒，鼻塞，流鼻涕为风淫证的临床表现。故本题选 A。

**68.** 下列哪项不是火淫证的临床表现

A. 壮热口渴          B. 面红目赤

C. 烦躁不宁          D. 舌质红绛

E. 脉象濡数

考点：火淫证

解析：火淫在临床上表现为发热恶热，烦躁，口渴喜饮，汗多，大便秘结，小便短黄，面

色赤，舌红或绛，苔黄干燥或灰黑，脉数有力。甚者或见神昏、谵语、惊厥、抽搐、吐血、衄血、痈肿疮疡等。故本题选 E。

**69.** 忧证的临床表现为

A. 胸胁胀闷，面红目赤

B. 心神不安，精神涣散

C. 情志抑郁，闷闷不乐

D. 善悲喜哭，精神萎靡

E. 怵惕不安，二便失禁

考点：忧证

解析：忧证的临床表现：情志抑郁，闷闷不乐，胸闷胁胀，善太息，失眠多梦，头晕健忘，心悸，倦怠乏力，纳谷不馨，腹胀，脉沉弦等。胸胁胀闷，面红目赤为怒证的临床表现。心神不安，精神涣散为喜证的临床表现。善悲喜哭，精神萎靡为悲证的临床表现。怵惕不安，二便失禁为恐证的临床表现。故本题选 C。

**70.** 下列哪项不是气虚证的表现

A. 自汗　　　　B. 神倦乏力

C. 头晕目眩　　D. 耳鸣如蝉

E. 语声低微

考点：气虚证★

解析：气虚表现为神疲乏力、少气懒言、头昏、自汗、声低、舌淡苔白。耳鸣如蝉为肾虚证的表现。故本题选 D。

**71.** 下列各项，不属于气逆证的症状是

A. 头痛，头晕

B. 恶心，呕吐

C. 呃逆，嗳气

D. 神疲乏力，少气懒言

E. 咳嗽，喘促

考点：气逆证★

解析：气逆证指气机升降失常，逆而向上，以咳喘、呕恶、头痛、眩晕等为主要表现的证。临床表现为咳嗽，喘促，或呃逆、嗳气、恶心、呕吐，或头痛、眩晕，甚至昏厥，呕血。神疲乏力，少气懒言是气虚证的临床表现。故本题选 D。

**72.** 气闭证的突出表现是

A. 汗出不止　　B. 脘腹窜痛

C. 胸胁胀痛　　D. 突发昏厥

E. 呕吐、呃逆

考点：气闭证★

解析：气闭证临床表现为突然发生势急、症重的晕厥，或内脏绞痛，或二便闭塞，呼吸气

粗、声高，脉沉实有力等症。汗出不止为气脱证的临床表现。脘腹窜痛、胸胁胀痛为气滞证的临床表现。呕吐、呃逆为气逆证的临床表现。故本题选 D。

**73.** 下列各项，不是血虚证临床表现的是

A. 经少经闭　　　B. 头晕眼花

C. 心烦失眠　　　D. 面色淡白

E. 肢体麻木

考点：血虚证★

解析：面色淡白或萎黄，眼睑、口唇、舌质、爪甲的颜色淡白，头晕，或见眼花、两目干涩，心悸，多梦，健忘，神疲，手足发麻，或妇女月经量少、色淡、延期甚或经闭，脉细无力等。心烦失眠是血热证的表现。故本题选 C。

**74.** 症见皮下瘀斑，神疲乏力，舌淡脉弱，属于

A. 气不摄血　　　B. 气虚血瘀

C. 气滞血瘀　　　D. 气血两虚

E. 气随血脱

考点：气不摄血证★

解析：气不摄血证的临床表现为吐血，便血，崩漏，皮下瘀斑，鼻衄，神疲乏力，气短懒言，面色淡白，舌淡，脉弱。气虚血瘀证的临床表现为面色淡白或面色暗滞，倦怠乏力，少气懒言，胸胁或其他部位疼痛如刺，痛处固定不移、拒按，舌暗淡或有紫斑、紫点，脉涩。气滞血瘀证的临床表现为胸胁胀满疼痛，乳房胀痛，情志抑郁或易怒，兼见痞块刺痛、拒按，妇女痛经、经血紫暗有块，或闭经，舌紫暗或有瘀点瘀斑，脉弦涩。气血两虚证的临床表现为头晕目眩，少气懒言，神疲乏力，自汗，面色淡白或萎黄，唇甲淡白，心悸失眠，形体消瘦，舌淡而嫩，脉细弱。气随血脱证的临床表现为大出血时，突然面色苍白，大汗淋漓，四肢厥冷，呼吸微弱，甚至晕厥，舌淡，脉微欲绝或见芤脉。故本题选 A。

**75.** 胸胁饱满，胀痛，咳嗽，转侧则痛增，脉弦，属于

A. 支饮　　　　B. 痰饮

C. 溢饮　　　　D. 伏饮

E. 悬饮

考点：饮证★

解析：饮停胃肠，症见脘腹痞胀，呕吐清涎，胃中振水音，肠间水声辘辘，是为"痰饮"。饮停胸胁，症见胸胁饱满，胀痛，咳嗽，转侧则痛增，脉弦，是为"悬饮"。饮停心肺，症见胸闷心悸，气短不能平卧，症见胸闷心悸，气短不能平卧，是为"支饮"。

饮溢四肢，肢体沉重，酸痛，或浮肿，小便不利，是为"溢饮"。故本题选E。

**76. 心气虚、心阳虚、心阳虚脱证的共同临床表现是**

    A. 冷汗肢厥      B. 自汗

    C. 心悸          D. 畏寒肢冷

    E. 面唇青紫

    考点：心气虚、心阳虚、心阳虚脱证★

    解析：心气虚证指心气不足，鼓动无力，以心悸怔忡及气虚症状为主要表现的证。心阳虚证指心阳虚衰，温运失司，虚寒内生，以心悸怔忡或心胸疼痛及阳虚症状为主要表现的证。心阳虚脱证指心阳衰极，阳气欲脱，以心悸胸痛、冷汗肢厥、脉微欲绝为主要表现的证。三者共同的症状为心悸、怔忡、胸闷、气短，活动后加重，自汗。故本题选C。

**77. 心胸憋闷刺痛，痛处不移的心脉痹阻证，其病因是**

    A. 寒凝        B. 瘀阻

    C. 气滞        D. 痰阻

    E. 气虚

    考点：心脉痹阻证★

    解析：心脉痹阻证，又称心血瘀阻证。血行不畅，瘀血阻痹心脉，以心悸怔忡，心胸憋闷，疼痛如刺，痛引肩背内臂，唇舌紫暗，脉细涩或结或代为常见症的证候。故本题选B。

**78. 以心烦，口舌糜烂，小便灼热涩痛为临床表现的证候是**

    A. 心火亢盛证    B. 膀胱湿热证

    C. 胃热炽盛证    D. 肝火上炎证

    E. 肠道湿热证

    考点：心火亢盛证

    解析：心火亢盛证表现为发热、口渴、心烦、失眠、便秘、尿黄、面红、舌尖红绛、苔黄、脉数有力，甚或口舌生疮、溃烂疼痛，或见小便短赤、灼热涩痛，或见吐血、衄血，或见狂躁谵语、神志不清。膀胱湿热证表现为小便频数、排尿灼热涩痛、小便短赤、尿血或有砂石、小腹胀痛、腰痛、发热口渴、舌红苔黄腻、脉濡数。胃热炽盛证表现为胃脘灼痛、拒按、渴喜冷饮，或消谷善饥，或口臭，牙龈肿痛溃烂、齿衄，小便短黄、大便秘结、舌红苔黄、脉滑数。肝火上炎证又称肝火炽盛证，表现为头晕胀痛，痛如刀劈，面红目赤，口苦口干，急躁易怒，耳鸣如潮，甚或突发耳聋，失眠，噩梦纷纭，或胁

肋灼痛，吐血、衄血，小便短黄，大便秘结，舌红苔黄，脉弦数。肠道湿热证的表现为身热口渴，腹痛腹胀，下痢脓血，里急后重，或暴泻如水，或腹泻不爽、粪质黄稠秽臭，肛门灼热，小便短黄，舌质红，苔黄腻，脉滑数。故本题选A。

**79. 肠燥津亏证的主症是**

    A. 口干咽燥    B. 口臭头晕

    C. 便干难以排出  D. 舌红苔白干

    E. 脉象细涩

    考点：肠燥津亏证

    解析：肠燥津亏证表现为大便干燥如羊屎，艰涩难下，数日一行，腹胀作痛，或可于左少腹触及包块，口干，或口臭，或头晕，舌红少津，苔黄燥，脉细涩，其中以便干难以排出为主症。故本题选C。

**80. 寒湿困脾与湿热蕴脾的区别是**

    A. 有无肢体困重

    B. 有无纳呆，便溏

    C. 有无恶心呕吐

    D. 有无舌红苔黄

    E. 有无脘腹痞闷

    考点：湿热蕴脾证、寒湿困脾证★

    解析：寒湿困脾证表现为脘腹痞闷，腹痛便溏，口腻纳呆，泛恶欲呕，头身困重或身目发黄，黄色晦暗如烟熏，或妇女白带量多，舌淡胖苔白腻。湿热蕴脾证表现为脘腹胀闷，纳呆，恶心欲呕，便溏不爽，肢体困重，或面目黄色鲜明，皮肤瘙痒，舌质红苔黄腻，脉濡数。故本题选D。

**81. 症见胃脘嘈杂，饥不欲食，隐隐灼痛，舌红少苔，脉细数，属于**

    A. 胃热炽盛证    B. 寒滞胃肠证

    C. 胃阴虚证     D. 食滞胃肠证

    E. 胃气虚证

    考点：胃阴虚证

    解析：胃热炽盛证表现为胃脘灼痛、拒按，渴喜冷饮，或消谷善饥，或口臭，牙龈肿痛溃烂，齿衄，小便短黄，大便秘结，舌红苔黄，脉滑数。寒滞胃肠证表现为胃脘、腹部冷痛，痛势暴急，遇寒加剧，得温则减，恶心呕吐，吐后痛缓，口淡不渴，或口泛清水，腹泻清稀，或腹胀便秘，面白或青，恶寒肢冷，舌苔白润，脉弦紧或沉紧。胃阴虚证表现为胃脘嘈杂，饥不欲食，或痞胀不舒，隐隐灼痛，干呕，呃逆，口燥咽

干，大便干结，小便短少，舌红少苔乏津，脉细数。食滞胃肠证表现为脘腹胀满疼痛、拒按，厌食，嗳腐吞酸，呕吐酸馊食物，吐后胀痛得减，或腹痛，肠鸣，矢气臭如败卵，泻下不爽，大便酸腐臭秽，舌苔厚腻，脉滑或沉实。胃气虚证表现为胃脘隐痛或痞胀、按之觉舒，食欲不振，或得食痛缓，食后胀甚，嗳气，口淡不渴，面色萎黄，气短懒言，神疲倦怠，舌质淡，苔薄白，脉弱。<u>故本题选 C。</u>

**82. 肝阳化风证的典型症状是**

    A. 头痛如劈      B. 肌肉瞤动

    C. 眩晕欲仆      D. 失眠多梦

    E. 皮肤瘙痒

考点：肝风内动四证★

解析：肝阳化风证表现为眩晕欲仆，步履不稳，头胀头痛，急躁易怒，耳鸣，项强，头摇，肢体震颤，手足麻木，语言謇涩，面赤，舌红，或有苔腻，脉弦细有力，甚至突然昏仆，口眼歪斜，半身不遂，舌强语謇。<u>故本题选 C。</u>

**83. 症见胆怯易惊，惊悸不宁，失眠多梦，眩晕耳鸣，脉弦数，属于**

    A. 肝血虚证      B. 胆郁痰扰证

    C. 肝阴虚证      D. 肝阳上亢证

    E. 肝郁气滞证

考点：胆郁痰扰证

解析：胆郁痰扰证表现为胆怯易惊，惊悸不宁，失眠多梦，烦躁不安，胸胁胀闷，善太息，头晕目眩，口苦呕恶，吐痰涎，舌淡红或红，苔白腻或黄滑，脉弦缓或弦数。肝血虚证表现为头晕眼花，视力减退或夜盲，或肢体麻木，关节拘急，手足震颤，肌肉瞤动，或为妇女月经量少、色淡，甚则闭经，爪甲不荣，面白无华，舌淡，脉细。肝阴虚证表现为头晕眼花，两目干涩，视力减退，或胁肋隐隐灼痛，面部烘热或两颧潮红，或手足蠕动，口咽干燥，五心烦热，潮热盗汗，舌红少苔乏津，脉弦细数。肝阳上亢证表现为眩晕耳鸣，头目胀痛，面红目赤，急躁易怒，失眠多梦，头重脚轻，腰膝酸软，舌红少津，脉弦有力或弦细数。肝郁气滞证表现为情志抑郁，善太息，胸胁、少腹胀满疼痛，走窜不定，或咽部异物感，或颈部瘿瘤、瘰疬，或胁下肿块。妇女可见乳房作胀疼痛，月经不调，痛经。舌苔薄白，脉弦。<u>故本题选 B。</u>

**84. 肾阴虚与肾精不足证的相同症状是**

    A. 腰膝酸软

    B. 成人精少，经闭

    C. 动作迟缓，足痿无力

    D. 精神呆钝，失眠多梦

    E. 潮热盗汗，咽干颧红

考点：肾阴虚证、肾精不足证

解析：肾阴虚证表现为腰膝酸软而痛，头晕，耳鸣，齿松，发脱，男子阳强易举、遗精、早泄，女子经少或经闭、崩漏，失眠、健忘，口咽干燥，形体消瘦，五心烦热，潮热盗汗，骨蒸发热，午后颧红，小便短黄，舌红少津，少苔或无苔，脉细数。肾精不足证表现为小儿发育迟缓，身材矮小，囟门迟闭。性欲减退，男子精少不育，女子经闭不孕。发脱齿摇，耳聋，腰膝酸软，神情呆钝，动作迟钝，舌淡苔白脉弱。<u>故本题选 A。</u>

**85. 下列各项，属于太阴病证临床表现的是**

    A. 腹满而吐，食不下，自利，时腹自痛

    B. 下利清谷，呕不能食，四肢厥冷

    C. 脘腹胀满，不欲饮食，心烦喜呕

    D. 脘腹胀满，食入即吐，大便溏泄

    E. 腹胀腹痛，下利清谷，畏寒肢冷

考点：太阴病证

解析：太阴病证的临床表现：腹满而吐，食不下，大便溏泄，口不渴，时腹自痛，四肢欠温，脉沉缓而弱。<u>故本题选 A。</u>

**86. 三阳不愈，传入三阴，首传太阴，终传厥阴，属于**

    A. 循经传      B. 越经传

    C. 合病      D. 表里传

    E. 并病

考点：传经

解析：循经传指按伤寒六经的顺序相传。如太阳病不愈，传入阳明，阳明不愈，传入少阳。三阳不愈，传入三阴，首传太阴，次传少阴，终传厥阴。<u>故本题选 A。</u>

**87. 不属于气分证的症状是**

    A. 汗出，咳喘

    B. 腹满胀痛拒按

    C. 心中懊恼

    D. 口苦咽干，胸胁满痛

    E. 身热夜甚

考点：气分证★

解析：气分证的临床表现：发热，不恶寒，反恶热，汗出，口渴，尿黄，舌红苔黄，脉数有力；或见咳喘，胸痛，咳痰黄稠；或见心烦懊怵，坐卧不安；或见日晡潮热，便秘腹胀，痛而拒按，甚或谵语、狂乱，苔黄干燥甚则焦黑起刺，脉沉实；或见口苦咽干，胸胁满痛，心烦，干呕，脉弦数。身热夜甚属于营分证的临床表现。**故本题选 E。**

**88. 属于上焦病证的表现为**

    A. 日晡潮热    B. 神昏肢厥

    C. 胸闷，咳嗽    D. 泛恶欲呕

    E. 手足蠕动

    考点：上焦病证

    解析：上焦病证的临床表现：发热，微恶风寒，微汗出，头痛，咳嗽，鼻塞，口渴，舌边尖红，脉浮数；或但热不寒，多汗，烦躁口渴，咳嗽，气喘，苔黄，脉数；甚则高热，神昏，谵语，舌蹇，肢厥，舌质红绛。**故本题选 B。**

## 【B1 型题】

    A. 面色淡黄枯槁

    B. 面色淡黄而虚浮

    C. 面黑而干焦

    D. 面黄而晦暗

    E. 面色青灰，口唇青紫

**89. 寒湿郁滞可见的面色是**

**90. 脾虚湿盛可见的面色是**

    考点：五色主病★

    解析：黄色主虚证、湿证。面色淡黄枯槁常见于脾胃气虚，气血不足者。面色淡黄而虚浮，属脾气虚弱，湿邪内盛。面黑而干焦，属肾阴精亏虚。面黄而晦暗乃寒湿郁滞所致。面色青灰，口唇青紫，多属心阳暴脱，心血瘀阻。**故 89 题选 D，90 题选 B。**

    A. 戴眼反折    B. 目睛微定

    C. 昏睡露睛    D. 双睑下垂

    E. 横目斜视

**91. 脾气虚弱的目态是**

**92. 脾肾两亏的目态是**

    考点：望目态

    解析：小儿睡眠露睛，多属脾气虚弱，气血不足，胞睑失养所致。双睑下垂多为先天不足，脾肾亏虚。目睛凝视指病人两眼固定，不能转动。两眼固定前视者，称为瞪目直视。两眼固定上视者，称为戴眼反折。目睛偏向一侧为斜视，多因肝风内动或脏腑精气耗竭所致，属病重。**故 91 题选 C，92 题选 D。**

    A. 冷极    B. 热盛

    C. 血瘀    D. 热极

    E. 煤气中毒

**93. 唇色深红的意义是**

**94. 唇色青黑的意义是**

    考点：望唇

    解析：唇色深红，多为热盛。唇色青黑，多为冷极、痛极。青紫，多为血瘀。红肿而干，多为热极。樱桃红，多为煤气中毒。**故 93 题选 B，94 题选 A。**

    A. 阳斑    B. 阴斑

    C. 麻疹    D. 风疹

    E. 瘾疹

**95. 皮疹高出皮肤，疹色淡红，细小稀疏，瘙痒不已，此为**

**96. 皮疹高出皮肤，时现时隐，搔之连片，此为**

    考点：望斑疹★

    解析：斑指皮肤出现深红色或青紫色片状斑块，平摊于皮肤，摸之不应手，压之不退色者。麻疹：色如桃红，形似麻粒，先见于耳后发际，渐延及颜面、躯干和四肢，疹发透彻后按出疹顺序依次消退。风疹：疹色淡红，细小稀疏，瘙痒不已，时发时止。瘾疹：皮肤上出现淡红色或淡白色丘疹，大小形态各异，瘙痒，搔之融合成片。**故 95 题选 D，96 题选 E。**

    A. 黄而黏稠，坚而成块

    B. 白而清稀

    C. 清稀而多泡沫

    D. 白滑而量多，易咯

    E. 少而黏，难咯

**97. 寒痰的特征是**

**98. 湿痰的特征是**

    考点：望痰★

    解析：寒痰多表现为痰白清稀而量多。湿痰多表现为痰白黏稠量多，滑而易咯出。黄而黏稠，坚而成块为热痰，清稀而多泡沫为风痰，少而黏，难咯为燥痰。**故 97 题选 B，98 题选 D。**

    A. 鼻腔干燥

    B. 鼻塞流浊涕

    C. 鼻流浊涕腥臭

    D. 鼻血鲜红

    E. 鼻塞流清涕

**99. 外感风热病人, 可见的症状是**

**100. 鼻渊病人, 可见的症状是**

考点: 望涕

解析: 鼻塞流清涕多属外感风热或肺胃蕴热。鼻流浊涕腥臭多属鼻渊, 为湿热蕴阻所致。鼻腔干燥多属热证, 鼻血鲜红多属肺胃蕴热灼伤鼻络, 鼻塞流清涕属外感风寒或阳气虚弱。故99题选B, 100题选C。

　A. 透关射甲　　　　B. 达于命关
　C. 达于气关　　　　D. 显于风关
　E. 未超风关

**101. 邪入脏腑, 病情严重者的食指络脉表现是**

**102. 病情凶险者的食指络脉表现是**

考点: 小儿食指络脉病理变化

解析: 透关射甲提示病情凶险, 预后不良。达于命关提示邪入脏腑, 病情严重。达于气关提示邪气入经, 邪深病重。显于风关提示邪气入络, 邪轻病浅。故101题选B, 102题选A。

　A. 舌色淡红　　　　B. 舌质淡白
　C. 舌质绛红　　　　D. 舌质紫暗
　E. 舌起粗大红刺

**103. 邪入营血证的舌象是**

**104. 气血瘀滞证的舌象是**

考点: 舌色变化

解析: 邪入营血, 气血沸涌, 耗伤营阴, 血液瘀滞, 虚火上炎, 舌体脉络充盈, 故舌绛红。气血瘀滞, 血行不畅, 故见舌质紫暗。舌色淡红为正常舌象, 舌质淡白可见于气血两虚、阳虚, 舌起粗大红刺可见于脏腑热极或血分热盛。故103题选C, 104题选D。

　A. 舌红绛有裂纹
　B. 舌瘦薄色淡
　C. 舌红绛肿胀
　D. 舌淡红有齿痕
　E. 舌红绛而点刺色鲜红

**105. 气血两虚的舌象是**

**106. 心脾热盛的舌象是**

考点: 舌形变化

解析: 舌红绛有裂纹, 多是热盛伤津, 或阴液亏虚。舌体瘦薄而色淡, 多是气血两虚。舌红绛肿胀者, 多见于心脾热盛, 或外感湿热, 热毒上壅。舌淡红有齿痕, 多是脾虚或气虚。舌红绛

而点刺色鲜红, 多为血热内盛, 或阴虚火旺。故105题选B, 106题选C。

　A. 脾虚湿侵　　　　B. 血虚不润
　C. 热盛伤津　　　　D. 心脾热盛
　E. 气血两虚

**107. 舌淡白有裂纹, 提示**

**108. 舌淡白胖嫩, 边有齿痕而又有裂纹, 提示**

考点: 舌形变化

解析: 舌淡白有裂纹, 提示血虚不润。舌淡白胖嫩, 边有齿痕而又有裂纹, 提示脾虚湿侵。故107题选B, 108题选A。

　A. 舌红胖大, 舌苔黄腻
　B. 淡白而有裂纹
　C. 淡白胖大润而有齿痕
　D. 淡红而有齿痕
　E. 舌红而肿胀满口, 边有齿痕

**109. 阳虚水停的常见舌象是**

**110. 脾虚证的常见舌象是**

考点: 舌形变化

解析: 舌红胖大, 舌苔黄腻, 多是脾胃湿热。淡白而有裂纹, 多是血虚不润。淡白胖大润而有齿痕, 多是寒湿壅盛或阳虚水湿内停。淡红而有齿痕, 多是脾虚或气虚。舌红而肿胀满口, 边有齿痕, 多是湿热痰浊壅滞。故109题选C, 110题选D。

　A. 病邪入里　　　　B. 寒邪化热
　C. 邪退正复　　　　D. 热退津复
　E. 湿热留恋

**111. 舌苔由黄燥转为白润, 提示**

**112. 舌苔由薄白转为白厚, 提示**

考点: 苔质变化

解析: 舌苔黄燥提示热盛伤津, 热退津复则舌苔转为白润。外感病证多见舌苔薄白, 病邪进一步入里, 则舌苔转为白厚。故111题选D, 112题选A。

　A. 热扰心神　　　　B. 痰火扰心
　C. 风痰阻络　　　　D. 心气不足
　E. 心阴大伤

**113. 语言謇涩, 病因多为**

**114. 独语, 病因多为**

考点: 独语、言謇

解析：言謇多因风痰阻络所致，为中风先兆或后遗症。独语多因心气不足，神失所养，或气郁生痰，蒙蔽心窍所致。故113题选C，114题选D。

A. 夜间咳甚　　　　B. 咳声不扬
C. 咳声低微　　　　D. 咳声重浊
E. 天亮咳甚

**115. 肾水亏乏之咳嗽，多表现为**
**116. 脾虚之咳嗽，多表现为**
　考点：咳嗽

　解析：五脏皆令人咳，肾水亏乏之咳嗽表现为夜间咳甚，因为肾水本属阴，夜间阴气为盛，两阴相得，故夜间咳嗽加重。脾气、脾阳亏虚之咳嗽表现为天亮加重，因为脾气脾阳属阳，天亮阳气为盛，两阳相得，故日间咳嗽加重。故115题选A，116题选E。

A. 呼吸困难、急迫
B. 喉间有哮鸣音
C. 咳声低微无力
D. 咳声终止时有鸡鸣样回声
E. 咳声如犬吠

**117. 百日咳的特点是**
**118. 哮的特点是**
　考点：咳嗽、哮★

　解析：咳呈阵发连续不断，发则连声不断，咳止时常有鸡鸣样回声，称为顿咳（百日咳）。哮为呼吸急促似喘，声高断续，喉间有哮鸣音。呼气困难、急迫见于喘证。咳声轻清低微，多属虚证，多因久病耗伤肺气，失于宣降所致。咳声如犬吠，伴有声音嘶哑，吸气困难，多见于白喉。故117题选D，118题选B。

A. 但寒不热
B. 发热轻而恶风自汗
C. 发热重恶寒轻
D. 恶寒重发热轻
E. 寒热往来

**119. 风寒表证的表现是**
**120. 伤风表证的表现是**
　考点：恶寒发热

　解析：恶寒重发热轻是风寒表证的特征。发热轻而恶风自汗是伤风表证的特征。但寒不热是里寒证的特征。发热重恶寒轻是风热表证的

特征。寒热往来常见于伤寒病的少阳病证。故119题选D，120题选B。

A. 痰热壅肺　　　　B. 寒邪客肺
C. 肺气虚　　　　　D. 痰饮停肺
E. 心气不足

**121. 胸闷，心悸气短的临床意义是**
**122. 胸闷，喘咳痰多的临床意义是**
　考点：问胸闷

　解析：胸闷，心悸气短者，多为心气不足，或心阳不足。胸闷，咳喘痰多者，多为痰饮停肺。胸闷，壮热，鼻翼扇动者，多为热邪或痰热壅肺。胸闷气喘，畏寒肢冷者，多为寒邪客肺。胸闷气喘，少气不足以息者，多为肺气虚或肺肾气虚。故121题选E，122题选D。

A. 胃火亢盛　　　　B. 胃阴不足
C. 脾胃虚弱　　　　D. 胃强脾弱
E. 消渴病

**123. 饥不欲食，胃中灼热感的临床意义是**
**124. 消谷善饥，大便溏泄的临床意义是**
　考点：消谷善饥、饥不欲食

　解析：饥不欲食，胃中灼热感，舌红少苔，脉细数，多由胃阴不足，虚火内扰所致。消谷善饥，兼见大便溏泄，多为胃强脾弱。胃火亢盛可见消谷善饥，口臭便干，伴烦躁、口渴、舌红、苔黄厚。脾胃虚弱可见食少纳呆，兼见消瘦乏力，腹胀便溏，舌淡脉虚。消渴病可见消谷善饥，兼多饮、多尿、消瘦。故123题选B，124题选D。

A. 滑　　　　　　　B. 促
C. 弦　　　　　　　D. 涩
E. 数

**125. 胸痹心痛患者，脉象多见**
**126. 心烦不寐患者，脉象多见**
　考点：常见脉象★

　解析：弦脉主肝胆病、疼痛、痰饮，滑脉主痰湿、实热、食积，促脉主阳热亢盛、瘀滞、痰食停积，涩脉主精伤、血少、气滞、血瘀、痰食内停，数脉主热证、里虚证。故胸痹心痛患者多见涩脉，心烦不寐患者多见数脉。故125题选D，126题选E。

A. 浮缓脉　　　　　B. 浮紧脉

C. 浮滑脉　　　　　　D. 沉迟脉

E. 滑数脉

**127.** 风邪伤卫常见的脉象是

**128.** 表证夹痰常见的脉象是

考点：相兼脉★

解析：浮缓脉多见于风邪伤卫，营卫不和，太阳中风的表虚证。浮滑脉多见于表证夹痰或风痰，常见于素体痰盛而又感受外邪者。浮紧脉多见于外感风寒之表寒证，或风寒湿痹。沉迟脉多见于里寒证。滑数脉多见于痰热、痰火、湿热或食积化热。<u>故 127 题选 A，128 题选 C。</u>

A. 弦细脉　　　　　　B. 弦数脉

C. 沉弦脉　　　　　　D. 细数脉

E. 沉涩脉

**129.** 肝郁气滞可见

**130.** 肝郁脾虚可见

考点：相兼脉★

解析：沉弦脉多主肝郁气滞或水饮内停。弦细脉主肝肾阴虚、血虚肝郁或肝郁脾虚。弦数脉主肝热证，常见于肝郁化火或肝胆湿热等病证。细数脉主阴虚火旺。沉涩脉主血瘀，尤常见于阳虚而寒凝血瘀者。<u>故 129 题选 C，130 题选 A。</u>

A. 寒热错杂　　　　　B. 真寒假热

C. 真热假寒　　　　　D. 热证转寒

E. 寒证转热

**131.** 疫毒痢初期，高热烦渴，泻痢不止，舌红脉数，突然出现四肢厥冷，面色苍白，脉微，属

**132.** 面色紫暗，胸腹发热，四肢厥冷，小便短黄，舌红苔黄，脉有力，属

考点：证候转化、证候真假★

解析：热证转寒是指原为热证，后出现寒证，而热症随之消失。常见于邪热毒气严重的情况下，或因失治、误治，以致邪气过盛，耗伤正气，正不胜邪，功能衰败，阳气耗散，故转为虚寒证，甚至出现亡阳。如疫毒痢初期，高热烦渴，泻痢不止，舌红脉数，突然出现四肢厥冷，面色苍白，脉微欲绝。真热假寒证是指疾病本质为热证，却出现某些"寒象"的表现，又称"热极似寒"。如里热炽盛之人，除出现胸腹灼热、神昏谵语、小便短黄、舌红苔黄而干、脉有力等里实热的典型表现外，有时会伴随出现四肢厥冷、脉沉迟等证。<u>故 131 题选 D，132 题选 C。</u>

A. 精神涣散，喜笑不休

B. 面红目赤，胸胁胀闷

C. 情志抑郁，忧愁不乐

D. 善悲喜哭，精神沮丧

E. 失眠多梦，心悸健忘

**133.** 悲证的临床表现为

**134.** 喜证的临床表现为

考点：喜证、悲证

解析：悲证临床表现为善悲喜哭，精神沮丧，疲乏少力，面色惨淡，甚者心悸怔忡，健忘失眠，意志消沉。喜证临床表现为喜笑不休，心神不安，精神涣散，思想不集中，甚则语言无伦次，举止失常，肢体疲软，脉缓。<u>故 133 题选 D，134 题选 A。</u>

A. 刺痛拒按，固定不移，舌暗，脉涩

B. 气短疲乏，脘腹坠胀，舌淡，脉弱

C. 胸胁胀闷窜痛，时轻时重，脉弦

D. 面色淡白，口唇爪甲色淡，舌淡，脉细

E. 少气懒言，疲乏无力，自汗，舌淡，脉虚

**135.** 血瘀证可见

**136.** 气陷证可见

考点：气陷证、血瘀证

解析：血瘀证在临床上表现为固定刺痛，痛处拒按，常在夜间痛甚，甚或有肿块，出血，舌暗或有紫色斑点，脉细涩或结代。气陷证在临床上表现为头晕眼花，气短疲乏，脘腹坠胀感，大便稀溏，形体消瘦，或见内脏下垂、脱肛等。<u>故 135 题选 A，136 题选 B。</u>

A. 痰饮　　　　　　　B. 悬饮

C. 支饮　　　　　　　D. 溢饮

E. 水饮

**137.** 胸闷心悸，气短不能平卧，属于

**138.** 胃中振水声，肠间水声辘辘，属于

考点：饮证★

解析：参见 75 题。<u>故 137 题选 C，138 题选 A。</u>

A. 风热犯肺证　　　　B. 肺热炽盛证

C. 痰热壅肺证　　　　D. 燥邪犯肺证

E. 肺阴虚证

**139.** 症见发热，口渴，咳嗽，气粗而喘，甚则鼻翼扇动，鼻息灼热，小便短黄，舌红苔黄，脉

洪数，属于

**140.** 症见咳嗽，痰少而黄，气喘，发热，微恶风寒，舌红，苔薄黄，脉浮数，属于

考点：风热犯肺证、肺热炽盛证

解析：肺热炽盛证表现为咳嗽，气喘，胸痛，气息灼热，咽喉红肿疼痛，发热，口渴，大便秘结，小便短赤，舌红苔黄，脉数。风热犯肺证表现为咳嗽，痰稠色黄，发热微恶风寒，鼻塞流浊涕，口干微渴，咽喉肿痛，舌尖红，苔薄黄，脉浮数。痰热壅肺证表现为咳嗽，咳痰黄稠而量多，胸闷，气喘息粗，甚则鼻翼扇动，喉中痰鸣，或咳吐脓血腥臭痰，胸痛，发热口渴，烦躁不安，小便短黄，大便秘结，舌红苔黄腻，脉滑数。燥邪犯肺证表现为干咳无痰，或痰少而黏，不易咯出，甚则胸痛，痰中带血，或见鼻衄、口、唇、鼻、咽、皮肤干燥，尿少，大便干结，舌苔薄而干燥少津，或微有发热恶风寒，无汗或少汗，脉浮数或浮紧。肺阴虚证表现为干咳无痰，或痰少而黏，不易咯出，或痰中带血，声音嘶哑，口燥咽干，形体消瘦，五心烦热，潮热盗汗，两颧潮红，舌红少苔乏津，脉细数。故139题选B，140题选A。

A. 寒湿困脾证    B. 脾气虚证
C. 脾不统血证    D. 脾虚气陷证
E. 脾阳虚证

**141.** 神疲乏力，纳少便溏，月经量多，崩漏，属于

**142.** 食少腹胀，食后胀感，肥胖少气，属于

考点：脾气虚证、脾不统血证★

解析：脾不统血证表现为各种出血，如呕血、便血、尿血、肌衄、鼻衄、齿衄，妇女月经过多、崩漏等，伴见食少、便溏，神疲乏力，气短懒言，面色萎黄，舌淡苔白脉细弱。脾气虚证表现为不欲食或纳少，腹胀，食后胀甚，便溏，神疲乏力，少气懒言，肢体倦怠，或浮肿，或肥胖，面色萎黄，舌淡苔白脉弱。寒湿困脾证表现为脘腹胀闷，口腻纳呆，泛恶欲呕，口淡不渴，腹痛便溏，头身困重，或小便短少，肢体肿胀，或身目发黄，面色晦暗不泽，或妇女白带量多，舌体淡胖，舌苔白滑或白腻，脉濡缓或沉细。脾虚气陷证表现为脘腹重坠作胀，食后益甚，或便意频数，肛门重坠，或久泻不止，甚或脱肛，或小便混浊如米泔，或内脏、子宫下垂，气短懒言，神疲乏力，头晕目眩，面白无华，食少，便

溏，舌淡苔白，脉缓或弱。脾阳虚证表现为食少，腹胀，腹痛绵绵，喜温喜按，畏寒怕冷，四肢不温，面白少华或虚浮，口淡不渴，大便稀溏，甚至完谷不化，或肢体浮肿，小便短少，或白带清稀量多，舌质淡胖或有齿痕，舌苔白滑，脉沉迟无力。故141题选C，142题选B。

A. 脾气虚    B. 脾阳虚
C. 寒湿困脾    D. 食滞胃脘
E. 脾肾阳虚

**143.** 患者大便稀溏，纳差，腹胀，食后尤甚，舌淡白有齿痕。其证候是

**144.** 患者清晨腹痛，痛即作泻，形寒肢冷，完谷不化，面色㿠白，脉迟无力。其证候是

考点：脾气虚证、脾肾阳虚证★

解析：脾气虚证表现为不欲食，纳少，脘腹胀满，食后胀甚，或饥时饱胀，大便稀溏，肢体倦怠，神疲乏力，少气懒言，舌淡苔白，脉缓或弱。脾肾阳虚证表现为腰膝、下腹冷痛，畏寒肢凉，久泄久痢，或五更泄泻，完谷不化，便质清冷，或全身水肿，小便不利，面色㿠白，舌淡胖，苔白滑，脉沉迟无力。故143题选A，144题选E。

A. 尿频尿急，尿道灼痛，尿黄短少
B. 头痛目赤，急躁易怒，胁痛便秘
C. 腹部痞闷，纳呆便溏，面目发黄
D. 腹痛下痢，赤白黏冻，里急后重
E. 阴囊湿疹，瘙痒难忍，小便短赤

**145.** 湿热蕴脾可见

**146.** 肝胆湿热可见

考点：湿热蕴脾证、肝胆湿热证★

解析：湿热蕴脾证表现为脘腹胀闷，纳呆，恶心欲呕，口中黏腻，渴不多饮，便溏不爽，小便短黄，肢体困重，或见面目发黄色鲜明，舌质红，苔黄腻，脉濡数。肝胆湿热证表现为身目发黄，胁肋胀痛，或胁下痞块，纳呆，厌油腻，腹胀，口苦口干，或阴部潮湿，瘙痒、湿疹，阴器肿胀等。故145题选C，146题选E。

A. 食滞胃脘    B. 胃阴虚
C. 肝脾不调    D. 肝胃不和
E. 胃阳虚

**147.** 呕吐吞酸，胸胁胀满，嗳气频作，脘闷食少。其证候是

**148.** 干呕呃逆，胃脘嘈杂，口干咽燥，舌红少苔。其证候是

考点：胃阴虚证、肝胃不和证★

解析：肝胃不和证表现为胃脘、胁肋胀满疼痛，走窜不定，嗳气，吞酸嘈杂，呃逆，不思饮食，情绪抑郁，善太息，或烦躁易怒，舌淡红，苔薄黄，脉弦。胃阴虚证表现为胃脘嘈杂，饥不欲食，或痞胀不舒，隐隐灼痛，干呕，呃逆，口燥咽干，大便干结，小便短少，舌红少苔乏津，脉细数。故147题选D，148题选B。

A. 肝阳化风证   B. 阴虚动风证
C. 血虚生风证   D. 热极生风证
E. 肝阳上亢证

**149.** 可见步履不稳，眩晕欲仆症状的是

**150.** 可见眩晕，肢体震颤，面白无华症状的是

考点：肝风内动四证★

解析：肝阳化风证表现为眩晕欲仆，步履不稳，头胀头痛，急躁易怒，耳鸣，头摇，手足麻木，面赤，舌红，脉弦细有力。血虚生风证表现为眩晕，肢体震颤，麻木，手足拘急，肌肉瞤动，皮肤瘙痒，爪甲不荣，面白无华，舌淡，脉细或弱。故149题选A，150题选C。

A. 腰膝酸软，性欲减退，小便清长
B. 小便频数，夜尿增多，耳鸣腰酸
C. 男子遗精早泄，女子经少经闭
D. 男子精少不育，女子经闭不孕
E. 腰膝酸软，下肢浮肿，小便短少

**151.** 肾阳虚证的临床表现是

**152.** 肾虚水泛证的临床表现是

考点：肾阳虚证、肾虚水泛证

解析：肾阳虚证见头目眩晕，面色㿠白或黧黑，腰膝酸冷疼痛，畏冷肢凉，下肢尤甚，精神萎靡，性欲减退，男子阳痿早泄、滑精精冷，女子宫寒不孕，或久泻不止，完谷不化，五更泄泻，或小便频数清长，夜尿频多，舌淡，苔白，脉沉细无力，尺脉尤甚。肾虚水泛证见腰膝酸软，耳鸣，身体浮肿，腰以下尤甚，按之没指，小便短少，畏冷肢凉，腹部胀满，或见心悸，气短，咳喘痰鸣，舌质淡胖，苔白滑，脉沉迟无力。小便频数，夜尿增多，耳鸣腰酸，多为肾气不固证。男子遗精早泄，女子经少经闭，多为肾

阴虚证。男子精少不育，女子经闭不孕，多为肾精不足证。故151题选A，152题选E。

A. 肺肾气虚证
B. 心脾气血虚证
C. 心肾阳虚证
D. 心肺气虚证
E. 脾肺气虚证

**153.** 久病咳喘，呼多吸少，腰膝酸软，自汗耳鸣，属于

**154.** 久病咳喘，胸闷心悸，乏力少气，自汗声低，属于

考点：心肺气虚证、肺肾气虚证★

解析：肺肾气虚证表现为咳嗽无力，呼多吸少，气短而喘，动则尤甚，吐痰清稀，声低，乏力，自汗，耳鸣，腰膝酸软，或尿随咳出，舌淡紫，脉弱。心肺气虚证表现为胸闷，咳嗽，气短而喘，心悸，动则尤甚，吐痰清稀，神疲乏力，声低懒言，自汗，面色淡白，舌淡苔白，或唇舌淡紫，脉弱或结代。心脾气血虚证表现为心悸怔忡，头晕，多梦，健忘，食欲不振，腹胀，便溏，神疲乏力，或见皮下紫斑，女子月经量少色淡、淋沥不尽，面色萎黄，舌淡嫩，脉弱。脾肺气虚证表现为食欲不振，食少，腹胀，便溏，久咳不止，气短而喘，咳痰清稀，面部虚浮，下肢微肿，声低懒言，神疲乏力，面白无华，舌淡，苔白滑，脉弱。故153题选A，154题选D。

A. 阳明经证   B. 热郁胸膈证
C. 热灼营阴证   D. 热郁胆腑证
E. 阳明腑证

**155.** 患者壮热，面赤，汗多，渴喜冷饮，舌红苔黄燥，脉洪大。其证型是

**156.** 患者潮热，腹满拒按，便秘，口干唇裂，舌苔焦燥，脉沉数有力。其证型是

考点：阳明经证、阳明腑证

解析：阳明经证表现为身大热，汗出，口渴引饮，或心烦躁扰，气粗，苔黄燥，脉洪大。阳明腑证表现为日晡潮热，手足濈然汗出，脐腹胀满疼痛，拒按，大便秘结，甚则神昏谵语，狂乱，不得眠，舌苔黄厚干燥，或起芒刺，甚至苔焦黑燥裂，脉沉迟而实或滑数。故155题选A，156题选E。

# 中药学

## 【A1 型题】

**1. 下列各项，属于苦味药作用的是**
　　A. 燥湿坚阴　　　　B. 软坚散结
　　C. 泻下通便　　　　D. 收敛固涩
　　E. 缓急止痛
　　考点：五味的作用★
　　解析：辛具有发散、行气、行血的作用。甘具有补益、和中、调和药性和缓急止痛的作用。酸具有收敛、固涩的作用。苦具有清泻火热、泄降气逆、通泄大便、燥湿、坚阴（泻火存阴）等作用。咸具有泻下通便、软坚散结的作用。故本题选 A。

**2. 归经的理论基础是**
　　A. 阴阳学说　　　　B. 五行学说
　　C. 运气学说　　　　D. 整体观念
　　E. 脏腑经络理论
　　考点：结合有代表性的药物认识归经的确定
　　解析：归经理论的形成是在中医基本理论指导下，以脏腑经络理论为基础，以药物所治疗的具体病证为依据，经过长期临床实践总结出来的用药理论。故本题选 E。

**3. 大黄与芒硝配伍，属于哪种配伍关系**
　　A. 相使　　　　　　B. 相须
　　C. 相畏　　　　　　D. 相杀
　　E. 相恶
　　考点：各种配伍关系的意义★
　　解析：相须：就是两种功效相似的药物配合应用，可以增强原有药物的疗效。大黄与芒硝的功效相近，相须使用可增强清热泻火的功效。相使：就是以一种药物为主，另一种药物为辅，两种药物合用，辅药可以提高主药的功效。如黄芪补气利水，茯苓利水健脾，两药配合，茯苓能提高黄芪补气利水的治疗效果。相畏：就是一种药物的毒副作用能被另一种药物所抑制。如生半夏和生南星的毒性能被生姜减轻或消除，所以

说生半夏和生南星畏生姜。相杀：就是一种药物能够减轻或消除另一种药物的毒副作用。如生姜能减轻或消除生半夏和生南星的毒性或副作用，所以说生姜杀生半夏和生南星的毒。相恶：就是两药合用，一种药物能破坏另一种药物的功效。如人参恶莱菔子，莱菔子能削弱人参的补气作用。故本题选 B。

**4. 干姜配伍附子，可降低附子的毒性，属于**
　　A. 相须　　　　　　B. 相使
　　C. 相畏　　　　　　D. 相杀
　　E. 相反
　　考点：各种配伍关系的意义★
　　解析：相反：就是两种药物同用能产生或增强毒性或副作用。如甘草反甘遂，贝母反乌头等。干姜配伍附子，可降低附子的毒性，属于相杀。余参见 3 题。故本题选 D。

**5. 人参配莱菔子在药物七情配伍关系中属于**
　　A. 相使　　　　　　B. 相畏
　　C. 相杀　　　　　　D. 相反
　　E. 相恶
　　考点：各种配伍关系的意义★
　　解析：参见 3、4 题。故本题选 E。

**6. 下列药物中，不宜与藜芦配伍的是**
　　A. 黄芩　　　　　　B. 黄连
　　C. 黄柏　　　　　　D. 龙胆
　　E. 沙参
　　考点："十八反"的内容★
　　解析："十八反"曰："诸参辛芍叛藜芦"，故不宜与藜芦配伍的药物包括人参、沙参、丹参、玄参、细辛、芍药。故本题选 E。

**7. 下列各组药物中，属于十九畏的是**
　　A. 巴豆畏芒硝　　　B. 丁香畏三棱
　　C. 牙硝畏郁金　　　D. 官桂畏犀角
　　E. 人参畏五灵脂
　　考点："十九畏"的内容★
　　解析："十九畏"的内容：硫黄畏朴硝，水

银畏砒霜，狼毒畏密陀僧，巴豆畏牵牛，丁香畏郁金，川乌、草乌畏犀角，牙硝畏三棱，官桂畏赤石脂，人参畏五灵脂。故本题选 E。

**8. 不是孕妇慎用的中药是**
　A. 桃仁　　　　　B. 红花
　C. 乳香　　　　　D. 没药
　E. 天仙藤
　考点：妊娠禁忌药的分类与使用原则★
　解析：妊娠慎用的药物：包括通经祛瘀、行气破滞及辛热滑利之品，如桃仁、红花、牛膝、大黄、枳实、附子、肉桂、干姜、木通、冬葵子、瞿麦等。桃仁、红花、乳香、没药活血化瘀之力强，易损伤胞胎引起滑胎。天仙藤虽有行气活血之功，但功效缓和，可治疗妊娠水肿，产后血气腹痛等，为孕妇可用之药。故本题选 E。

**9. 龟甲入汤剂应当**
　A. 包煎　　　　　B. 先煎
　C. 后下　　　　　D. 另煎
　E. 烊化
　考点：煎煮方法★
　解析：包煎：主要指那些黏性强、粉末状及带有绒毛的药物，宜先用纱布袋装好，再与其他药物同煎，以防止药液混浊或刺激咽喉引起咳嗽及沉于锅底，加热时引起焦化或糊化。如蛤粉、滑石、旋覆花、车前子、蒲黄及灶心土等。先煎：主要指有效成分难溶于水的一些金石、矿物、介壳类药物，应打碎先煎，煮沸 20 ~ 30 分钟，再下其他药物同煎，以使有效成分充分析出。如磁石、代赭石、生铁落、生石膏、寒水石、紫石英、龙骨、牡蛎、海蛤壳、瓦楞子、珍珠母、石决明、紫贝齿、龟甲、鳖甲等。后下：主要指某些气味芳香的药物，久煎其有效成分易于挥发而降低药效，须在其他药物煎沸 5 ~ 10 分钟后放入。如薄荷、青蒿、香薷、木香、砂仁、沉香、白豆蔻、草豆蔻等。另煎：又称另炖，主要是指某些贵重药材，为了更好地煎出有效成分，还应单独另煎，即另炖 2 ~ 3 小时。煎液可以另服，也可与其他煎液混合服用。如人参、西洋参、羚羊角、鹿茸等。溶化：又称烊化，主要是指某些胶类药物及黏性大而易溶的药物，为避免入煎粘锅或黏附其他药物影响煎煮，可单用水或黄酒将此类药加热溶化即烊化后，用煎好的药液冲服，也可将此类药放入其他药物煎好的药液中加热烊化后服用。如阿胶、鹿角胶、龟甲胶、鳖甲胶、鸡血藤胶及蜂蜜、饴糖

等。故本题选 B。

**10. 下列药物中，宜包煎的是**
　A. 石膏　　　　　B. 麻黄
　C. 阿胶　　　　　D. 车前子
　E. 人参
　考点：煎煮方法★
　解析：参见 9 题。故本题选 D。

**11. 羚羊角入汤剂宜**
　A. 先煎　　　　　B. 后下
　C. 包煎　　　　　D. 另煎
　E. 烊化
　考点：煎煮方法★
　解析：参见 9 题。故本题选 D。

**12. 不属于麻黄功效的是**
　A. 发汗解表　　　B. 养心安神
　C. 宣发肺气　　　D. 止咳平喘
　E. 利水消肿
　考点：麻黄的功效★
　解析：麻黄性温，味辛、微苦，有发汗散寒、宣肺平喘、利水消肿的功效。故本题选 B。

**13. 下列解表药中，兼有化湿功效的是**
　A. 紫苏　　　　　B. 香薷
　C. 生姜　　　　　D. 白芷
　E. 防风
　考点：香薷的功效
　解析：紫苏功能解表散寒，行气和胃，解鱼蟹毒。香薷的功效有发汗解表、化湿和中、利水消肿。生姜功能解表散寒，温中止呕，温肺止咳，解鱼蟹毒。白芷功能解表散寒，祛风止痛，宣通鼻窍，燥湿止带，消肿排脓。防风功能祛风解表，胜湿止痛，止痉。故本题选 B。

**14. 防风、羌活均可治疗**
　A. 破伤风证　　　B. 疮痈肿毒
　C. 风湿痹痛　　　D. 带下证
　E. 水肿脚气
　考点：防风、羌活的应用
　解析：防风有祛风解表，胜湿止痛，止痉的功效。用于外感表证，风疹瘙痒，风湿痹痛，破伤风证，脾虚湿盛清阳不升所致的泄泻。羌活有解表散寒，祛风胜湿，止痛的功效。用于风寒感冒、风寒湿痹。故本题选 C。

**15. 被称为"风药中之润剂"的药物是**
　A. 紫苏　　　　　B. 荆芥
　C. 白芷　　　　　D. 羌活
　E. 防风

考点：防风的应用

解析：防风祛风之力较强，为"风药之润剂"，既能胜湿、止痛、止痉，又可用于风湿痹证、破伤风等。故本题选 E。

**16. 治疗前额眉棱骨痛，伴鼻塞流涕的药物是**

    A. 连翘              B. 细辛

    C. 白芷              D. 蔓荆子

    E. 柴胡

    考点：白芷的应用

解析：连翘为清热解毒药，无治疗头痛之功，排除 A。太阳头痛选用羌活、蔓荆子、川芎，排除 D。阳明头痛选用葛根、白芷、知母。少阳头痛选用柴胡、黄芩、川芎，排除 E。厥阴头痛选用吴茱萸、藁本；少阴头痛选用细辛等，排除 B。白芷除治疗阳明经头痛，眉棱骨痛外，还可治疗鼻渊。故本题选 C。

**17. 细辛具有的功效是**

    A. 回阳救逆        B. 温肝暖肾

    C. 温中降逆        D. 宣通鼻窍

    E. 理气和胃

    考点：细辛的功效★

解析：细辛具有的功效为解表散寒，祛风止痛，通窍，温肺化饮。故本题选 D。

**18. 功能祛风散寒止痛，善治颠顶头痛的药物是**

    A. 白芷              B. 藁本

    C. 细辛              D. 吴茱萸

    E. 苍耳子

    考点：藁本的主治病证

解析：白芷用于阳明经头痛，藁本祛风散寒，除湿止痛，用于颠顶头痛，细辛用于阴虚阳亢头痛，吴茱萸用于肝气上逆的头痛，苍耳子用于风寒头痛及头风头痛。故本题选 B。

**19. 具有散风寒，通鼻窍功效的药物是**

    A. 桂枝              B. 生姜

    C. 防风              D. 辛夷

    E. 紫苏

    考点：辛夷的功效★

解析：辛夷的功效是散风寒，通鼻窍。故本题选 D。

**20. 下列药物中，长于清利头目的是**

    A. 葛根              B. 柴胡

    C. 升麻              D. 蔓荆子

    E. 淡豆豉

    考点：蔓荆子的功效★

解析：葛根的功效是解肌退热，透疹，生津

止渴，升阳止泻，通经活络，解酒毒。柴胡的功效是解表退热，疏肝解郁，升举阳气。升麻的功效是发表透疹，清热解毒，升举阳气。蔓荆子的功效是疏散风热，清利头目。淡豆豉的功效是解表除烦，宣发郁热。故本题选 D。

**21. 柴胡、升麻、葛根均具有的功效是**

    A. 透发麻疹        B. 生津止渴

    C. 升举阳气        D. 疏肝解郁

    E. 和解少阳

    考点：柴胡、升麻、葛根的功效

解析：柴胡解表退热，疏肝解郁，升举阳气。升麻发表透疹，清热解毒，升举阳气。葛根解肌退热，透疹，生津止渴，升阳止泻，通经活络，解酒毒。三者均具有升举阳气的功效。故本题选 C。

**22. 石膏的性味是**

    A. 辛苦大寒        B. 辛咸大寒

    C. 辛酸大寒        D. 辛甘大寒

    E. 甘淡大寒

    考点：石膏的性能

解析：石膏的性味是甘、辛，大寒。归肺、胃经。故本题选 D。

**23. 治疗脾虚便溏尤应慎用的药物是**

    A. 石膏              B. 芦根

    C. 知母              D. 天花粉

    E. 淡竹叶

    考点：知母的使用注意★

解析：知母性寒质润，有滑肠作用，故脾虚便溏者不宜使用。故本题选 C。

**24. 芦根、淡竹叶的共同功效除清热除烦外，还有**

    A. 利尿              B. 止呕

    C. 生津              D. 排脓

    E. 凉血

    考点：芦根、淡竹叶的功效★

解析：芦根的功效是清热泻火，生津止渴，除烦，止呕，利尿。淡竹叶的功效是清热泻火，除烦止渴，利尿通淋。故本题选 A。

**25. 可用于治疗血热吐衄，目赤肿痛的药物是**

    A. 白头翁        B. 栀子

    C. 石膏              D. 黄芩

    E. 夏枯草

    考点：栀子的应用

解析：白头翁有清热解毒，凉血止痢的功效，常用于治疗热毒血痢，疮痈肿毒。栀子有泻火除烦，清热利湿，凉血解毒的功效，常用于治疗热病心烦、湿热黄疸、热淋涩痛、血热吐衄、目赤肿痛、火毒疮疡。石膏生用有清热泻火、除烦止渴的功效，煅用有收湿、生肌敛疮、止血的功效，常用于治疗温热病气分实热证、肺热喘咳、胃火牙痛、头痛、实热消渴、溃疡不敛、湿疹瘙痒、水火烫伤、外伤出血。黄芩有清热燥湿，泻火解毒，止血，安胎的功效，常用于治疗湿温、暑湿、胸闷呕恶、湿热痞满、泻痢、黄疸、肺热咳嗽、高热烦渴、痈肿疮毒、血热吐衄、胎动不安。夏枯草有清热泻火，明目，散结消肿的功效，常用于治疗目赤肿痛、头痛眩晕、目珠夜痛；瘰疬、瘿瘤、乳痈、乳癖；乳痈肿痛。故本题选 B。

**26.** 药性苦寒，归肺经，能止血的药物是

    A. 穿心莲        B. 金银花

    C. 黄柏           D. 黄芩

    E. 黄连

    考点：黄芩的性能、功效★

    解析：穿心莲味苦、性寒，归心、肺、大肠、膀胱经，有泻火解毒，清热燥湿，凉血，消肿的功效。金银花味甘、性寒，归肺、心、胃经，有清热解毒，疏散风热的功效。黄柏味苦、性寒，归肾、膀胱经，有清热燥湿，泻火除蒸，解毒疗疮的功效。黄芩味苦、性寒，归肺、胆、脾、大肠、小肠经，有清热燥湿，泻火解毒，止血，安胎的功效。黄连味苦、性寒，归心、脾、胃、肝、胆、大肠经，有清热燥湿，泻火解毒的功效。故本题选 D。

**27.** 黄芩具有而黄柏不具有的功效是

    A. 燥湿         B. 泻火

    C. 解毒         D. 止血

    E. 退虚热

    考点：黄芩、黄柏的功效★

    解析：黄芩的功效是清热燥湿，泻火解毒，止血，安胎。黄柏的功效是清热燥湿，泻火除蒸，解毒疗疮。故本题选 D。

**28.** 发热恶寒，鼻塞头痛，咽部红肿，口干溲黄。用药应首选

    A. 荆芥、防风    B. 桑叶、菊花

    C. 葛根、升麻    D. 柴胡、黄芩

    E. 金银花、连翘

    考点：金银花与连翘功用的异同

    解析：金银花与连翘均善清热解毒。然金银花气味芳香，既善解血分之热毒，又可疏散肺经

风热之邪，偏于透上身之热；连翘轻清而浮，善清心而祛上焦诸热，散结消肿而疗疮，偏于透达全身躯壳之热。两药相须为用，不仅透热解表、清热解毒之力增加，还能疏通气血，宣导十二经脉之气血凝滞，以达消肿散结止痛之效。适用于外感风热或温病初起表里俱热者，四时感冒证属于风热者，疮疡、痈疖有红肿热痛属于阳证者，风热上攻所致头痛、咽喉肿痛、目赤流泪。故本题选 E。

**29.** 治疗热毒蕴结，咽喉红肿疼痛，又兼肺热咳嗽痰多者，应首选

    A. 射干         B. 鱼腥草

    C. 大青叶      D. 板蓝根

    E. 山豆根

    考点：射干的应用

    解析：射干主治热毒蕴结，咽喉红肿疼痛，又兼肺热咳嗽痰多者。鱼腥草主治肺痈吐脓，肺热咳嗽；热毒疮痈；湿热淋证。大青叶主治热入营血，温毒发斑；喉痹口疮，痄腮丹毒，疮痈。板蓝根主治外感发热，温病初起，咽喉肿痛；温毒发斑，大头瘟疫，丹毒，痄腮，疮肿痈肿。山豆根主治咽喉肿痛，牙龈肿痛。故本题选 A。

**30.** 具有生津止渴功效的药物是

    A. 生地黄      B. 牡丹皮

    C. 赤芍         D. 紫草

    E. 金银花

    考点：生地黄的功效★

    解析：生地黄的功效是清热凉血，养阴生津。牡丹皮的功效是清热凉血，活血祛瘀。赤芍的功效是清热凉血，散瘀止痛。紫草的功效是清热凉血，活血消斑，解毒透疹。金银花的功效是清热解毒，疏散风热。故本题选 A。

**31.** 具有解毒透疹功效的是

    A. 紫草         B. 金钱草

    C. 珍珠母      D. 水牛角

    E. 牛蒡子

    考点：紫草的功效★

    解析：紫草有清热凉血，活血消斑，解毒透疹的功效。金钱草有利湿退黄，利尿通淋，解毒消肿的功效。珍珠母有平肝潜阳，明目退翳，安神定惊的功效。水牛角有清热凉血，解毒，定惊的功效。牛蒡子有疏散风热，宣肺透疹，解毒的功效。故本题选 A。

**32.** 下列具有凉血解毒功效的药物是

    A. 大黄         B. 芒硝

C. 芦荟　　　　　D. 火麻仁

E. 桃仁

考点：大黄的功效

解析：大黄的功效是泻下攻积，清热泻火，凉血解毒，逐瘀通经，除湿退黄。芒硝的功效是泻下通便，润燥软坚，清火消肿。芦荟的功效是泻下通便，清肝泻火，杀虫疗疳。火麻仁的功效是润肠通便。桃仁的功效是活血祛瘀，润肠通便，止咳平喘。**故本题选 A。**

**33. 既能泻水通便，消痰涤饮，又能杀虫攻积的药物是**

　　A. 槟榔　　　　　B. 甘遂

　　C. 使君子　　　　D. 牵牛子

　　E. 京大戟

考点：牵牛子的功效★

解析：牵牛子的功效是泻水通便，消痰涤饮，杀虫攻积。**故本题选 D。**

**34. 牵牛子入丸散剂每次的剂量是**

　　A. 0.3～0.6g　　　B. 0.7～0.9g

　　C. 0.5～1g　　　　D. 1.5～3.0g

　　E. 5～10g

考点：牵牛子的用法用量★

解析：牵牛子煎服，3～6g，入丸散服，每次1.5～3g。**故本题选 D。**

**35. 下半身关节痛的首选药物是**

　　A. 延胡索　　　　B. 独活

　　C. 羌活　　　　　D. 秦艽

　　E. 蕲蛇

考点：独活的应用★

解析：延胡索常用于治疗气血瘀滞诸痛证。独活常用于治疗风寒湿痹，风寒夹湿表证，少阴头痛，主入肾经，性善下行，尤以下半身风寒湿痹为宜。羌活常用于治疗风寒感冒，风寒湿痹。秦艽常用于治疗风湿痹证，中风不遂，骨蒸潮热，疳积发热，湿热黄疸。蕲蛇常用于治疗风湿顽痹，中风半身不遂，小儿惊风，破伤风，麻风及疥癣。**故本题选 B。**

**36. 秦艽的功效是**

　　A. 祛风湿，利关节，解毒

　　B. 祛风湿，通痹止痛

　　C. 祛风湿，清湿热，通络止痛，退虚热

　　D. 祛风湿，止痛，利水消肿

　　E. 祛风湿，补肝肾，强腰膝

考点：秦艽的功效

解析：秦艽有祛风湿，通络止痛，退虚热，

清湿热的功效。祛风湿，利关节，解毒为豨莶草的功效。祛风湿，通痹止痛为独活的功效。祛风湿，止痛，利水消肿为防己的功效。祛风湿，补肝肾，强腰膝为狗脊的功效。**故本题选 C。**

**37. 桑寄生、五加皮除可祛风湿外，还具有的功效是**

　　A. 清热安胎　　　B. 利尿消肿

　　C. 定惊止痉　　　D. 温通经络

　　E. 补肝肾，强筋骨

考点：五加皮、桑寄生的功效★

解析：桑寄生的功效为祛风湿，补肝肾，强筋骨，安胎元。五加皮的功效为祛风湿，补肝肾，强筋骨，利水。**故本题选 E。**

**38. 广藿香具有的功效是**

　　A. 止呕　　　　　B. 止咳

　　C. 止血　　　　　D. 止痛

　　E. 止泻

考点：广藿香的功效★

解析：广藿香的功效为芳香化湿，和中止呕，发表解暑。**故本题选 A。**

**39. 具有燥湿健脾，祛风散寒，明目功效的药物是**

　　A. 苍术　　　　　B. 厚朴

　　C. 广藿香　　　　D. 佩兰

　　E. 砂仁

考点：苍术的功效★

解析：苍术的功效是燥湿健脾，祛风散寒，明目。厚朴的功效是燥湿消痰，下气除满。广藿香的功效是芳香化湿，和中止呕，发表解暑。佩兰的功效是芳香化湿，醒脾开胃，发表解暑。砂仁的功效是化湿开胃，温脾止泻，理气安胎。**故本题选 A。**

**40. 治疗食积气滞、梅核气，应选用的药物是**

　　A. 广藿香　　　　B. 佩兰

　　C. 厚朴　　　　　D. 苍术

　　E. 砂仁

考点：厚朴的应用

解析：广藿香有芳香化湿、和中止呕、发表解暑的功效，常用于治疗湿滞中焦，呕吐，暑湿或湿温初起。佩兰有芳香化湿，醒脾开胃，发表解暑的功效，常用于治疗湿浊中阻，脘痞呕恶，口中甜腻，口臭，多涎，暑湿表证，湿温初起，发热倦怠，胸闷不舒。厚朴有燥湿消痰，下气除满的功效，常用于治疗湿阻中焦，脘腹胀满，食积气滞，腹胀便秘，痰饮喘咳，梅核气。苍术有燥湿健脾、祛风散寒，明目的功效，常用于治疗湿阻中焦证，风湿痹证，风寒夹湿表证。砂仁有化湿开胃，温脾止泻，理气安胎的功效，常用于湿浊中阻及脾胃气滞证，脾胃虚寒吐泻，气滞妊娠恶阻及胎动不安。<u>故本题选 C。</u>

**41. 砂仁具有的功效是**

 A. 温肝   B. 暖肾

 C. 温肺   D. 温脾

 E. 回阳

 考点：砂仁的功效

 解析：砂仁的功效为化湿开胃，温脾止泻，理气安胎。<u>故本题选 D。</u>

**42. 草果的功效是**

 A. 化湿行气  B. 温中止泻

 C. 除痰截疟  D. 利水渗湿

 E. 利尿通淋

 考点：草果的功效

 解析：草果有燥湿温中，除痰截疟的功效。<u>故本题选 C。</u>

**43. 泽泻具有的功效是**

 A. 泄热   B. 清肝

 C. 健脾   D. 清肺

 E. 解暑

 考点：泽泻的功效

 解析：泽泻的功效是利水渗湿，泄热。<u>故本题选 A。</u>

**44. 不具有润肠通便作用的药组是**

 A. 杏仁、当归  B. 葶苈子、车前子

 C. 杏仁、决明子 D. 郁李仁、火麻仁

 E. 松子仁、桃仁

 考点：车前子、葶苈子的功效★

 解析：杏仁有降气止咳平喘，润肠通便的功效。当归有补血活血，调经止痛，润肠通便的功效。葶苈子有泻肺平喘，行水消肿的功效。车前子有清热利尿通淋，渗湿止泻，明目，祛痰的功效。决明子有清热明目，润肠通便的功效。郁李仁有润肠通便，下气利水的功效。火麻仁有润肠通便的功效。松子仁有润肠通便，润肺止咳的功效。桃仁有活血祛瘀，润肠通便，止咳平喘的功效。<u>故本题选 B。</u>

**45. 滑石具有的功效是**

 A. 清热除痹  B. 清肝明目

 C. 清肺化痰  D. 清热凉血

 E. 清热解暑

 考点：滑石的功效

 解析：滑石具有利尿通淋，清热解暑，收湿敛疮的功效。<u>故本题选 E。</u>

**46. 具有清肺止咳功效的药物是**

 A. 车前子  B. 滑石

 C. 萆薢   D. 石韦

 E. 海金沙

 考点：石韦的功效★

 解析：车前子有清热利尿通淋，渗湿止泻，明目，祛痰的功效。滑石有利尿通淋，清热解暑，收湿敛疮的功效。萆薢有利湿祛浊，祛风除痹的功效。石韦有利尿通淋，清肺止咳，凉血止血的功效。海金沙有清热利湿，通淋止痛的功效。<u>故本题选 D。</u>

**47. 治疗湿热淋证，宜选用**

 A. 石韦   B. 大青叶

 C. 板蓝根  D. 青黛

 E. 山豆根

 考点：石韦的主治病证★

 解析：石韦主治淋证，肺热咳嗽，血热出血。青黛主治温毒发斑，血热吐衄；咽痛口疮，火毒疮疡；咳嗽胸痛，痰中带血；暑热惊痫，惊风抽搐。余参见 29 题。<u>故本题选 A。</u>

**48. 治疗石淋，应选用的药物是**

 A. 泽泻   B. 茯苓

 C. 车前子  D. 金钱草

 E. 猪苓

 考点：金钱草的应用★

 解析：泽泻有利水渗湿，泄热的功效，常用于治疗水肿，小便不利，泄泻，淋证，遗精。茯苓有利水渗湿，健脾，宁心的功效，常用于治疗水肿，小便不利，痰饮，脾虚泄泻，心悸，失眠。车前子有清热利尿通淋，渗湿止泻，明目，祛痰的功效，常用于治疗热淋，水肿，泄泻，目赤肿痛，目暗昏花，痰热咳嗽。金钱草有利湿退黄，利尿通淋，解毒消肿的功效，常用于治疗湿热黄疸，石淋，热淋，痈肿疔疮，毒蛇咬伤。猪苓有利水渗湿的功效，常用于治疗水肿，小便不利，泄泻。<u>故本题选 D。</u>

**49. 茵陈蒿汤如遇大黄缺货，可用于代替的药物是**

 A. 火麻仁  B. 虎杖

 C. 金钱草  D. 芒硝

 E. 牵牛子

 考点：虎杖与大黄功用的异同

 解析：大黄与虎杖均具活血散瘀、清热解

中
药
学

毒、利胆退黄、泻下通便的功效，治疗瘀血诸证、痈肿疮毒、水火烫伤、湿热黄疸、淋证、热结便秘等。茵陈蒿汤中大黄逐瘀泻热，通导大便，推陈致新，导湿热从大便去，与虎杖的功效相似。故本题选 B。

**50. 具有补火助阳功效的药物是**

    A. 附子　　　　　　B. 干姜

    C. 细辛　　　　　　D. 花椒

    E. 高良姜

    考点：附子的功效

    解析：附子的功效是回阳救逆，补火助阳，散寒止痛。干姜的功效是温中散寒，回阳通脉，温肺化饮。细辛的功效是解表散寒，祛风止痛，通窍，温肺化饮。花椒的功效是温中止痛，杀虫止痒。高良姜的功效是温中止呕，散寒止痛。故本题选 A。

**51. 善治脾肾阳虚，五更泄泻的药物是**

    A. 干姜　　　　　　B. 吴茱萸

    C. 砂仁　　　　　　D. 小茴香

    E. 花椒

    考点：吴茱萸的应用★

    解析：干姜有温中散寒，回阳通脉，温肺化饮的功效，常用于治疗脾胃寒证腹痛，呕吐，泄泻，亡阳证，寒饮喘咳。吴茱萸有散寒止痛，降逆止呕，助阳止泻的功效，常用于治疗寒凝疼痛，呕吐吞酸，虚寒泄泻。砂仁有化湿开胃，温脾止泻，理气安胎的功效，常用于湿阻中焦及脾胃气滞证，脾胃虚寒吐泻，气滞妊娠恶阻及胎动不安。小茴香有散寒止痛，理气和胃的功效，常用于治疗寒疝腹痛，睾丸偏坠胀痛，痛经，少腹冷痛，中焦虚寒气滞证。花椒有温中止痛，杀虫止痒的功效，常用于治疗中寒腹痛，寒湿吐泻，虫积腹痛，湿疹，阴痒。故本题选 B。

**52. 具有行气调中止痛功效的药物是**

    A. 荔枝核　　　　　B. 木香

    C. 香附　　　　　　D. 乌药

    E. 薤白

    考点：木香的功效★

    解析：荔枝核的功效是行气散结，祛寒止痛。木香的功效是行气止痛，健脾消食。香附的功效是疏肝解郁，调经止痛，理气宽中。乌药的功效是行气止痛，温肾散寒。薤白的功效是通阳散结，行气导滞。故本题选 B。

**53. 可用于治疗肝郁气滞，食积气滞的药物是**

    A. 青皮　　　　　　B. 陈皮

    C. 木香　　　　　　D. 川楝子

    E. 乌药

    考点：青皮的主治病证★

    解析：青皮有疏肝破气，消积化滞的功效，常用于治疗肝郁气滞，胸胁胀痛，疝气疼痛，乳癖，脘腹胀痛，食积气滞，癥瘕积聚，久疟痞块。陈皮有理气健脾，燥湿化痰的功效，常用于治疗脾胃气滞证，呕吐，呃逆，湿痰、寒痰咳嗽，胸痹。木香有行气止痛，健脾消食的功效，常用于治疗脾胃气滞证，泻痢里急后重，腹痛胁痛，黄疸。川楝子有疏肝泄热，行气止痛，杀虫的功效，常用于治疗肝郁化火诸痛证，虫积腹痛，头癣，秃疮。乌药有行气止痛，温肾散寒的功效，常用于治疗寒凝气滞胸腹诸痛证，遗尿尿频。故本题选 A。

**54. 能消食健脾，行气散瘀，化浊降脂的药物是**

    A. 山楂　　　　　　B. 莱菔子

    C. 鸡内金　　　　　D. 麦芽

    E. 稻芽

    考点：山楂的功效

    解析：山楂的功效是消食健脾，行气散瘀，化浊降脂。莱菔子的功效是消食除胀，降气化痰。鸡内金的功效是消食健胃，固精止遗，通淋化石。麦芽的功效是行气消食，健脾开胃，回乳消胀。稻芽的功效是消食和中，健脾开胃。故本题选 A。

**55. 山楂的药理作用不包括**

    A. 促进脂肪消化

    B. 调整胃肠功能

    C. 降血压

    D. 调节免疫

    E. 抗心律失常

    考点：山楂的药理

    解析：山楂有促进脂肪消化、调整胃肠功能、扩张冠脉、降血压、抗心律失常、抗血小板聚集、降血脂等作用。故本题选 D。

**56. 以下能消食和胃的药物是**

    A. 紫苏叶　　　　　B. 广藿香

    C. 山楂　　　　　　D. 神曲

    E. 陈皮

    考点：神曲的功效

    解析：神曲消食和胃。紫苏叶解表散寒，行气和胃，解鱼蟹毒。广藿香芳香化湿，和中止呕，发表解暑。山楂消食健脾，行气散瘀，化浊降脂。陈皮理气健脾，燥湿化痰。故本题选 D。

**57.** 具有回乳消胀功效的药物是

　　A. 鸡血藤　　　　B. 通草

　　C. 麦芽　　　　　D. 稻芽

　　E. 牛膝

　　考点：麦芽的功效★

　　解析：鸡血藤有活血补血，调经止痛，舒筋活络的功效。通草有清热利尿，通气下乳的功效。牛膝有逐瘀通经，补肝肾，强筋骨，利水通淋，引火（血）下行的功效。余参见 54 题。<u>故本题选 C。</u>

**58.** 既能消食除胀，又能降气化痰的药物是

　　A. 山楂　　　　　B. 神曲

　　C. 莱菔子　　　　D. 麦芽

　　E. 稻芽

　　考点：莱菔子的功效★

　　解析：莱菔子的功效是消食除胀，降气化痰。神曲的功效是消食和胃。余参见 54 题。<u>故本题选 C。</u>

**59.** 大量服用可导致呃逆、眩晕的药物是

　　A. 山豆根　　　　B. 山楂

　　C. 使君子　　　　D. 儿茶

　　E. 苦楝皮

　　考点：使君子的使用注意

　　解析：山豆根有毒，过量服用易引起呕吐、腹泻、胸闷、心悸等，故用量不宜过大。脾胃虚寒者慎用。山楂脾胃虚弱而无积滞者或胃酸分泌过多者均慎用。使君子大量服用可致呃逆、眩晕、呕吐、腹泻等反应。若与热茶同服，亦能引起呃逆、腹泻，故服用时忌饮浓茶。儿茶煎服，1～3g，包煎。多入丸散服，外用适量。苦楝皮有毒，不宜过量或持续久服。有效成分难溶于水，需文火久煎。<u>故本题选 C。</u>

**60.** 具有行气消积功效的药物是

　　A. 使君子　　　　B. 苦楝皮

　　C. 槟榔　　　　　D. 贯众

　　E. 雷丸

　　考点：槟榔的功效

　　解析：使君子的功效是杀虫消积。苦楝皮的功效是杀虫，疗癣。槟榔的功效是杀虫，消积，行气，利水，截疟。贯众的功效是清热解毒，止血，杀虫。雷丸的功效是杀虫消积。<u>故本题选 C。</u>

**61.** 小蓟具有的功效是

　　A. 解毒消痈　　　B. 收湿敛疮

　　C. 消肿排脓　　　D. 化腐生肌

　　E. 燥湿止痒

　　考点：小蓟的功效

　　解析：小蓟具有凉血止血，散瘀解毒消痈的功效。<u>故本题选 A。</u>

**62.** 善治血热便血、痔血及肝热目赤头痛的药物是

　　A. 虎杖　　　　　B. 槐花

　　C. 小蓟　　　　　D. 地榆

　　E. 大蓟

　　考点：槐花的功效★

　　解析：虎杖用于湿热黄疸，淋浊，带下。水火烫伤，痈肿疮毒，毒蛇咬伤。经闭，癥瘕，跌打损伤。肺热咳嗽。此外，还有泻热通便的作用，可用于热结便秘。槐花用于血热出血证，以便血、痔血见长。肝热目赤，头痛眩晕。大蓟、小蓟用于血热出血证。热毒痈肿。地榆用于血热出血证。烫伤，湿疹，疮疡痈肿。<u>故本题选 B。</u>

**63.** 善治肺胃出血的药物是

　　A. 白茅根　　　　B. 生地黄

　　C. 仙鹤草　　　　D. 白及

　　E. 血余炭

　　考点：白及的应用

　　解析：白茅根有凉血止血，清热利尿，清肺胃热的功效，常用于治疗血热出血证，水肿，热淋，黄疸，胃热呕吐，肺热咳嗽。生地黄有清热凉血，养阴生津的功效，常用于治疗热入营血，温毒发斑，吐血衄血，阴虚内热，骨蒸劳热，津伤口渴，内热消渴，肠燥便秘。仙鹤草有收敛止血，截疟，止痢，解毒，补虚的功效，常用于治疗出血证，腹泻，痢疾，疟疾，脱力劳伤，疮疡痈肿，阴痒带下。白及有收敛止血，消肿生肌的功效，常用于治疗出血证，痈肿疮疡，皮肤皲裂，水火烫伤。白及为收敛止血之要药，可治疗体内外诸出血证，尤多用于肺、胃出血证。血余炭有收敛止血，化瘀利尿的功效，常用于治疗出血，小便不利。<u>故本题选 D。</u>

**64.** 治疗血瘀气滞，经行腹痛，兼风湿肩臂疼痛者，应选用

　　A. 桃仁　　　　　B. 丹参

　　C. 红花　　　　　D. 姜黄

　　E. 益母草

　　考点：姜黄的主治病证

　　解析：桃仁味苦性平，入心肝血分，善散血滞，具有良好的活血消滞作用，用于瘀血阻滞诸证及肺痈、肠痈、肠燥便秘、咳嗽气喘等证。丹

参长于活血祛瘀，作用平和，可祛瘀生新，活血而不伤正，用于瘀血所致的多种病证。红花用于血滞经闭、痛经、产后瘀滞腹痛，以及癥瘕积聚，胸痹心痛、血瘀腹痛、胁痛、跌打损伤、瘀滞肿痛等证。姜黄用于气滞血瘀痛证，风湿痹痛。益母草用于血滞经闭、痛经、经行不畅，产后瘀滞腹痛、恶露不尽等。<u>故本题选 D。</u>

**65. 五灵脂的功效是**
    A. 散瘀定痛，消肿生肌
    B. 活血止痛，化瘀止血
    C. 化瘀止血，理气止痛
    D. 活血通经，祛瘀止痛
    E. 活血定痛，消肿生肌
    考点：五灵脂的功效
    解析：五灵脂有活血止痛，化瘀止血的功效。散瘀定痛，消肿生肌为没药的功效。化瘀止血，理气止痛为降香的功效。活血通经，祛瘀止痛为红花的功效。活血定痛，消肿生肌为乳香的功效。<u>故本题选 B。</u>

**66. 被称为妇科经产之要药的是**
    A. 香附        B. 阿胶
    C. 红花        D. 益母草
    E. 丹参
    考点：益母草的应用
    解析：香附辛香行散，味苦疏泄，主入肝经，善理肝气之郁结并止痛，肝气郁滞诸症均宜，故为疏肝解郁之要药。阿胶为血肉有情之品，甘温质润，为补血要药，尤善治出血而致血虚者。红花入心、肝血分，秉辛散温通之性，活血祛瘀、通经止痛之力强，是妇产科血瘀病证的常用药。益母草辛散苦泄，主入血分，长于活血调经，祛瘀通经，为妇科经产病的要药。丹参归心肝经，主入血分，长于活血化瘀，调经止痛，祛瘀生新而不伤证，为妇科调经的常用药。<u>故本题选 D。</u>

**67. 具有利尿通淋功效的药物是**
    A. 川芎        B. 丹参
    C. 郁金        D. 桃仁
    E. 牛膝
    考点：牛膝的功效
    解析：川芎的功效是活血行气，祛风止痛。丹参的功效是活血祛瘀，通络止痛，凉血消痈，清心、除烦。郁金的功效是活血止痛，行气解郁，清心凉血，利胆退黄。桃仁的功效是活血祛瘀，润肠通便，止咳平喘。牛膝的功效是逐瘀通

经，补肝肾，强筋骨，引火（血）下行，利水通淋。<u>故本题选 E。</u>

**68. 既能活血定痛，又能生肌敛疮的药物是**
    A. 三七        B. 茜草
    C. 红花        D. 血竭
    E. 桃仁
    考点：血竭的功效
    解析：三七的功效是散瘀止血，消肿定痛。茜草的功效是活血，祛瘀，止血，通经。红花的功效是活血通经，祛瘀止痛。血竭的功效是活血定痛，化瘀止血，生肌敛疮。桃仁的功效是活血祛瘀，润肠通便，止咳平喘。<u>故本题选 D。</u>

**69. 半夏、天南星均具有的功效是**
    A. 祛风止痉        B. 消痞散结
    C. 降逆止呕        D. 燥湿化痰
    E. 利气通络
    考点：半夏、天南星的功效★
    解析：半夏的功效是燥湿化痰，降逆止呕，消痞散结，外用消肿止痛。天南星的功效是燥湿化痰，祛风止痉，外用消肿散结。<u>故本题选 D。</u>

**70. 具有利咽、排脓功效的药物是**
    A. 半夏        B. 前胡
    C. 白前        D. 桔梗
    E. 竹沥
    考点：桔梗的功效★
    解析：半夏有燥湿化痰，降逆止呕，消痞散结，外用消肿止痛的功效。前胡有降气化痰，散风清热的功效。白前有降气，祛痰，止咳的功效。桔梗有宣肺，祛痰，利咽，排脓的功效。竹沥有清热豁痰，定惊利窍的功效。<u>故本题选 D。</u>

**71. 呛咳患者慎服，用量过大易致恶心呕吐的药物是**
    A. 半夏        B. 天南星
    C. 桔梗        D. 杏仁
    E. 贝母
    考点：桔梗的使用注意
    解析：桔梗的使用注意：本品性升散，凡气机上逆、呕吐、呛咳、眩晕、阴虚火旺咯血等不宜用。用量过大易致恶心呕吐。<u>故本题选 C。</u>

**72. 百部的主要功效是**
    A. 化痰        B. 止咳
    C. 平喘        D. 清肺
    E. 泻肺
    考点：百部的功效★
    解析：百部的功效是润肺下气止咳，杀虫灭

虿。故本题选 B。

**73.** 可用于治疗新久咳嗽，百日咳，肺痨咳嗽的药物是

    A. 苦杏仁       B. 半夏

    C. 百部         D. 桑白皮

    E. 葶苈子

考点：百部的应用★

解析：苦杏仁有降气止咳平喘，润肠通便的功效，常用于治疗咳嗽气喘，肠燥便秘。半夏有燥湿化痰，降逆止呕，消痞散结，外用消肿止痛的功效，常用于治疗湿痰，寒痰证，呕吐，心下痞，结胸，梅核气，瘿瘤，痰核，痈疽肿毒，毒蛇咬伤。百部有润肺下气止咳，杀虫灭虱的功效，常用于治疗新久咳嗽，百日咳，肺痨咳嗽，蛲虫，阴痒，头虱及疥癣。桑白皮有泻肺平喘，行水消肿的功效，常用于治疗肺热喘咳，水肿。葶苈子有泻肺平喘，行水消肿的功效，常用于治疗痰涎壅盛，喘息不得平卧，水肿，胸腹积水，小便不利。故本题选 C。

**74.** 具有安神，解毒功效的药物是

    A. 磁石        B. 龙骨

    C. 乳香        D. 朱砂

    E. 琥珀

考点：朱砂的功效★

解析：磁石有镇惊安神，平肝潜阳，聪耳明目，纳气平喘的功效。龙骨有镇惊安神，平肝潜阳，收敛固涩，收湿敛疮的功效。乳香有活血定痛，消肿生肌的功效。朱砂有清心镇惊，安神，明目，解毒的功效。琥珀有镇惊安神，活血散瘀，利尿通淋的功效。故本题选 D。

**75.** 症见失眠，健忘，心悸，自汗出，治疗应选用

    A. 朱砂        B. 酸枣仁

    C. 合欢皮      D. 远志

    E. 磁石

考点：酸枣仁的应用

解析：朱砂既能宁心安神，又可清心热，尤适用火热内扰之心神不宁，以及惊风、癫狂等证。酸枣仁性味甘平，既可宁心安神，又有滋养心肝阴血之功，为治疗阴血不足之心神不宁的要药，亦可用于体虚多汗。合欢皮用于心神不宁、跌打损伤及痈疽疮肿等。远志用于心神不宁、癫狂、痫证及咳嗽痰多等。磁石用于耳聋、目暗不明。故本题选 B。

**76.** 可祛痰，消散痈肿的安神药是

    A. 合欢皮      B. 远志

    C. 大蓟        D. 夏枯草

    E. 牛蒡子

考点：远志的功效★

解析：合欢皮有解郁安神，活血消肿的功效。远志有安神益智，交通心肾，祛痰，消肿的功效。大蓟有凉血止血，散瘀解毒消痈的功效。夏枯草有清热泻火，明目，散结消肿的功效。牛蒡子有疏散风热，宣肺透疹，解毒的功效。故本题选 B。

**77.** 具有潜阳滋阴，软坚散结功效的药物是

    A. 珍珠母      B. 石决明

    C. 天麻        D. 牡蛎

    E. 珍珠

考点：牡蛎的功效★

解析：珍珠母有平肝潜阳，安神定惊，明目退翳的功效。石决明有平肝潜阳，清肝明目的功效。天麻有息风止痉，平抑肝阳，祛风通络的功效。牡蛎有重镇安神，潜阳补阴，软坚散结，收敛固涩，制酸止痛的功效。珍珠有安神定惊，明目消翳，解毒生肌，润肤祛斑的功效。故本题选 D。

**78.** 治疗阴虚阳亢所致的烦躁不安，心悸失眠，头晕目眩，耳鸣者，应首选

    A. 决明子      B. 地龙

    C. 钩藤        D. 牡蛎

    E. 酸枣仁

考点：牡蛎的应用★

解析：牡蛎用于心神不安，惊悸失眠。肝阳上亢，头晕目眩。痰核，瘰疬，癥瘕积聚。滑脱诸证。故本题选 D。

**79.** 牡蛎入汤剂的用法是

    A. 先煎        B. 后下

    C. 包煎        D. 另煎

    E. 与诸药共煎

考点：牡蛎的用法★

解析：参见 9 题。故本题选 A。

**80.** 既能息风止痉，又能祛风通络的药物是

    A. 羚羊角      B. 石决明

    C. 决明子      D. 天麻

    E. 珍珠

考点：天麻的功效★

解析：羚羊角的功效为平肝息风，清肝明目，散血解毒。石决明的功效为平肝潜阳，清肝明目。决明子的功效为清热明目，润肠通便。天

麻的功效为息风止痉，平抑肝阳，祛风通络。珍珠的功效为安神定惊，明目消翳，解毒生肌，润肤祛斑。故本题选 D。

**81. 僵蚕具有的功效是**

    A. 收敛生肌       B. 明目祛翳

    C. 化痰散结       D. 燥湿化痰

    E. 消痰行水

    考点：僵蚕的功效

    解析：僵蚕具有化痰散结，息风止痉，祛风止痛的功效。故本题选 C。

**82. 石菖蒲具有的功效是**

    A. 解郁行气       B. 清热止痛

    C. 活血散瘀       D. 化湿开胃

    E. 止痛，催产

    考点：石菖蒲的功效★

    解析：石菖蒲味辛、苦，性温，归心、胃经。有开窍豁痰，醒神益智，化湿开胃的功效。故本题选 D。

**83. 太子参具有的功效是**

    A. 益气健脾，生津润肺

    B. 补气升阳，固表止汗

    C. 养阴润燥，生津止渴

    D. 补中益气，养血安神

    E. 补脾益气，止汗安胎

    考点：太子参的功效

    解析：太子参有益气健脾，生津润肺的功效。补气升阳，固表止汗为黄芪的功效。养阴润燥，生津止渴为玉竹的功效。补中益气，养血安神为大枣的功效。补脾益气，止汗安胎为白术的功效。故本题选 A。

**84. 善治气血亏虚，疮疡久溃难敛的药物是**

    A. 人参       B. 西洋参

    C. 党参       D. 太子参

    E. 黄芪

    考点：黄芪的应用

    解析：人参主治元气虚极欲脱证；脾虚食少，肺虚喘咳，阳痿，宫冷；热病气虚津伤口渴及消渴证；气血亏虚，久病虚羸；惊悸失眠。西洋参主治气虚阴亏，虚热烦倦，咳喘痰血，内热消渴，口燥咽干。党参主治脾肺气虚证，食少倦怠，咳嗽虚喘；气血不足，面色萎黄，心悸气短；津伤口渴，内热消渴。太子参主治脾虚体倦，食欲不振，病后虚弱，气阴不足，自汗口渴，肺燥干咳。黄芪主治脾虚气陷证；肺气虚证；气虚自汗；内热消渴，血虚萎黄；半身不

遂，痹痛麻木；气血亏虚，疮疡难溃难腐，或溃久不敛。故本题选 E。

**85. 山药具有的功效是**

    A. 补肾涩精       B. 养血安神

    C. 补气升阳       D. 益卫固表

    E. 补脾祛湿

    考点：山药的功效

    解析：山药的功效为补脾养胃，生津益肺，补肾涩精。故本题选 A。

**86. 具有温肾补精，益气养血功效的药物是**

    A. 沉香       B. 磁石

    C. 蛤蚧       D. 益智

    E. 紫河车

    考点：紫河车的功效

    解析：沉香的功效为行气止痛，温中止呕，纳气平喘。磁石的功效为镇惊安神，平肝潜阳，聪耳明目，纳气平喘。蛤蚧的功效为补肺益肾，纳气平喘，助阳益精。益智的功效为暖肾固精缩尿，温脾止泻摄唾。紫河车的功效为温肾补精，益气养血。故本题选 E。

**87. 巴戟天的主治病证是**

    A. 妊娠漏血       B. 胎动不安

    C. 肠燥便秘       D. 阳虚冷泻

    E. 风湿痹痛

    考点：巴戟天的主治病证

    解析：巴戟天有补肾阳，强筋骨，祛风湿的功效。主治：阳痿遗精，宫冷不孕，月经不调，少腹冷痛，风湿痹痛，筋骨痿软。故本题选 E。

**88. 杜仲具有的功效是**

    A. 补肝肾，强筋骨，安胎

    B. 补阳益阴，固精安胎

    C. 补肾壮阳，温脾止泻

    D. 补肝肾，行血脉，强筋骨

    E. 祛风湿，强筋骨，明目

    考点：杜仲的功效

    解析：杜仲的功效为补肝肾，强筋骨，安胎。故本题选 A。

**89. 具有固精缩尿，温脾摄唾功效的药物是**

    A. 肉苁蓉       B. 沙苑子

    C. 补骨脂       D. 山茱萸

    E. 益智

    考点：益智的功效

    解析：肉苁蓉的功效是补肾阳，益精血，润肠通便。沙苑子的功效是补肾助阳，固精缩尿，养肝明目。补骨脂的功效是温肾助阳，温脾止

泻，纳气平喘。山茱萸的功效是补益肝肾，收敛固涩。益智的功效是暖肾固精缩尿，温脾止泻摄唾。故本题选 E。

**90. 白芍具有的功效是**

A. 补益精血，润肠通便

B. 补血养阴，润肺止咳

C. 平抑肝阳，柔肝止痛

D. 养阴润肺，益胃生津

E. 滋阴潜阳，清心除烦

考点：白芍的功效★

解析：白芍的功效为养血调经，敛阴止汗，平抑肝阳，柔肝止痛。故本题选 C。

**91. 何首乌具有的功效是**

A. 补血，润肺止咳

B. 滋阴，补益心脾

C. 解毒，润肠通便

D. 养血，益胃生津

E. 敛阴，补血益精

考点：何首乌的功效

解析：何首乌制用补肝肾，益精血，乌须发，强筋骨，化浊降脂。生用截疟，解毒，消痈，润肠通便。故本题选 C。

**92. 不属南沙参功效的是**

A. 益气　　　　B. 化痰

C. 清心安神　　D. 养阴清肺

E. 益胃生津

考点：南沙参的功效

解析：南沙参有养阴清肺，益胃生津，益气，化痰的功效。故本题选 C。

**93. 具有清心安神功效的药物是**

A. 玉竹　　　　B. 龙眼肉

C. 人参　　　　D. 柏子仁

E. 百合

考点：百合的功效

解析：玉竹养阴润燥，生津止渴。龙眼肉补益心脾，养血安神。人参大补元气，复脉固脱，补脾益肺，生津养血，安神益智。柏子仁养心安神，润肠通便，止汗。百合养阴润肺，清心安神。故本题选 E。

**94. 可用于治疗肾虚骨痿，失眠健忘的药物是**

A. 龟甲　　　　B. 鳖甲

C. 磁石　　　　D. 龙骨

E. 女贞子

考点：龟甲的应用★

解析：龟甲有滋阴潜阳，益肾强骨，养血补

心，固经止崩的功效，常用于治疗阴虚阳亢，阴虚内热，肾虚骨痿，阴虚血亏，惊悸，失眠，健忘，崩漏经多。鳖甲有滋阴潜阳，退热除蒸，软坚散结的功效，常用于治疗阴虚发热，骨蒸劳热，阴虚阳亢，头晕目眩，虚风内动，手足瘛疭；癥瘕及久疟疟母。磁石有镇惊安神，平肝潜阳，聪耳明目，纳气平喘的功效，常用于治疗心神不宁，惊悸，失眠，癫痫，耳鸣耳聋，视物昏花，肾虚气喘。龙骨有镇惊安神，平肝潜阳，收敛固涩，收湿敛疮的功效，常用于治疗心神不宁，心悸失眠，惊痫癫狂，肝阳眩晕，滑脱诸证。女贞子有滋补肝肾，乌须明目的功效，常用于治疗肝肾阴虚证。故本题选 A。

**95. 可用于治疗癥瘕积聚的药物是**

A. 菟丝子　　　　B. 蛤蚧

C. 黄精　　　　　D. 鳖甲

E. 龟甲

考点：鳖甲的应用★

解析：菟丝子有补肾益精，固精缩尿，明目，安胎，止泻的功效，常用于治疗肾虚腰痛，阳痿遗精，尿频，宫冷不孕，肝肾不足，目暗不明，脾肾阳虚，便溏泄泻，肾虚胎动不安。蛤蚧有补肺益肾，纳气平喘，助阳益精的功效，常用于治疗肺肾不足，虚喘气促，劳嗽咳血，肾虚阳痿，遗精。黄精有补气养阴，健脾，润肺，益肾的功效，常用于治疗脾胃气虚，体倦乏力，胃阴不足，口干食少，肺虚燥咳，劳嗽咳血，精血不足，腰膝酸软，须发早白，内热消渴。余参见94 题。故本题选 D。

**96. 肉豆蔻具有的功效是**

A. 敛肺止咳　　　B. 补益肝肾

C. 生肌敛疮　　　D. 收敛止血

E. 温中行气

考点：肉豆蔻的功效★

解析：肉豆蔻有涩肠止泻，温中行气的功效，常用于治疗脾胃虚寒，久泻不止，脘腹胀痛，食少呕吐。故本题选 E。

**97. 山茱萸具有的功效是**

A. 补益肝肾，生肌敛疮

B. 收敛固涩，止咳平喘

C. 补益肝肾，收敛固脱

D. 补益肝肾，润肺止咳

E. 补肾涩精，涩肠止泻

考点：山茱萸的功效★

解析：山茱萸的功效为补益肝肾，收敛固

脱。<u>故本题选 C。</u>

**98. 治疗脾虚泄泻，带下，心悸失眠的药物是**

    A. 肉豆蔻        B. 山茱萸

    C. 乌梅           D. 莲子

    E. 五味子

    考点：莲子的应用★

    解析：肉豆蔻有温中行气，涩肠止泻的功效，常用于治疗脾胃虚寒，久泻不止，脘腹胀痛，食少呕吐。山茱萸有补益肝肾，收涩固脱的功效，常用于治疗头晕耳鸣，腰膝酸痛，阳痿，遗精滑精，遗尿尿频，崩漏，月经过多，大汗不止，体虚虚脱。乌梅有敛肺，涩肠，生津，安蛔的功效，常用于治疗肺虚久咳，久泻久痢，虚热消渴，蛔厥腹痛，呕吐。莲子有益肾固精，补脾止泻，止带，养心安神的功效，常用于治疗脾虚泄泻，带下，遗精滑精，心悸，失眠。五味子有收敛固涩，益气生津，补肾宁心的功效，常用于治疗久咳虚喘，遗精，滑精，自汗，盗汗，久泻不止，津伤口渴，消渴，心悸，失眠，多梦。<u>故本题选 D。</u>

**99. 可解毒杀虫疗疮，补火助阳，通便的药物是**

    A. 砒石        B. 蜂房

    C. 雄黄        D. 硫黄

    E. 升药

    考点：硫黄的功效

    解析：砒石内服可祛痰平喘，截疟。外用攻毒杀虫，蚀疮去腐。蜂房攻毒杀虫，祛风止痛。雄黄的功效为解毒杀虫，燥湿祛痰，截疟。硫黄外用解毒杀虫疗疮，内服补火助阳通便。升药的功效为拔毒去腐。<u>故本题选 D。</u>

**100. 内服有祛痰平喘，外用有蚀疮去腐功效的药物是**

    A. 硫黄        B. 升药

    C. 砒石        D. 硼砂

    E. 炉甘石

    考点：砒石的功效

    解析：硼砂外用清热解毒，内服清肺化痰。炉甘石的功效是解毒，明目退翳，收湿止痒敛疮。余参见 99 题。<u>故本题选 C。</u>

## 【B1 型题】

    A. 酸枣仁        B. 半夏

    C. 商陆          D. 金银花

    E. 桃仁

**101. 属于妊娠慎用的药物是**

**102. 属于妊娠禁用的药物是**

    考点：妊娠禁忌药的分类与使用原则★

    解析：妊娠禁用药物：指毒性强或药性猛烈的药物，如巴豆、牵牛子、大戟、商陆、麝香、三棱、莪术、水蛭、斑蝥、雄黄、砒霜等。余参见 8 题。<u>故 101 题选 E，102 题选 C。</u>

    A. 透疹，利咽消肿

    B. 透疹，利咽，清利头目

    C. 透疹，明目退翳

    D. 透疹，解肌清热

    E. 透疹，清热解毒

**103. 蝉蜕具有的功效是**

**104. 薄荷具有的功效是**

    考点：薄荷、蝉蜕的功效★

    解析：蝉蜕具有疏散风热，利咽开音，透疹，明目退翳，息风止痉的功效。薄荷具有的功效是疏散风热，利咽透疹，清利头目，疏肝行气。<u>故 103 题选 C，104 题选 B。</u>

    A. 疏散风热，清利头目

    B. 疏散风热，息风止痉

    C. 疏散风热，解毒透疹

    D. 疏散风热，清肝明目

    E. 解表退热，疏肝解郁

**105. 柴胡具有的功效是**

**106. 桑叶具有的功效是**

    考点：桑叶、柴胡的功效★

    解析：柴胡具有的功效是解表退热，疏肝解郁，升举阳气。桑叶具有的功效是疏散风热，清肺润燥，平抑肝阳，清肝明目。<u>故 105 题选 E，106 题选 D。</u>

    A. 柴胡        B. 薄荷

    C. 葛根        D. 蔓荆子

    E. 升麻

**107. 可用于肝郁气滞和气虚下陷的是**

**108. 可用于热泻热痢，脾虚泄泻的是**

    考点：柴胡、葛根的应用★

    解析：柴胡用于治疗表证发热，少阳证。肝郁气滞证。气虚下陷证，脏器脱垂。退热截疟。薄荷用于治疗风热感冒，温病初起。风热头痛，目赤多泪，咽喉肿痛。麻疹不透，风疹瘙痒。肝郁气滞，胸闷胁痛。葛根用于治疗表证发热，项背强痛。麻疹不透。热病口渴，阴虚消渴。热泻热痢，脾虚泄泻。蔓荆子用于治疗风热感冒，头昏头痛。目赤肿痛，耳鸣耳聋。风湿痹痛。升麻用于治疗外感表证。麻疹不透。齿痛口疮，咽喉肿痛，温毒发斑。气虚下陷，脏器脱垂，崩漏下血。**故107题选A，108题选C。**

    A. 清热止痛　　　　B. 升阳透疹
    C. 生津止渴　　　　D. 开窍止痛
    E. 解肌退热

**109. 苏合香与冰片的共同功效是**

**110. 升麻与葛根的共同功效是**

    考点：升麻、葛根、冰片、苏合香的功效

    解析：苏合香有开窍，辟秽，止痛的功效。冰片有开窍醒神，清热止痛的功效。升麻有发表透疹，清热解毒，升举阳气的功效。葛根有解肌退热，透疹，生津止渴，升阳止泻，通经活络，解酒毒的功效。**故109题选D，110题选B。**

    A. 肺、胃、肾经
    B. 肺、脾、肾经
    C. 心、脾、肾经
    D. 心、肝、肾经
    E. 心、肝、脾经

**111. 知母的归经是**

**112. 龟甲的归经是**

    考点：知母、龟甲的归经★

    解析：知母归肺、胃、肾经。龟甲归心、肝、肾经。**故111题选A，112题选D。**

    A. 清热泻火，除烦止渴
    B. 清热泻火，清肺润燥
    C. 清热生津，止呕除烦
    D. 清热生津，消肿排脓
    E. 泻火除烦，凉血利湿

**113. 栀子的功效是**

**114. 天花粉的功效是**

    考点：天花粉、栀子的功效★

    解析：栀子的功效是泻火除烦，清热利湿，凉血解毒。天花粉的功效是清热泻火，生津止渴，消肿排脓。**故113题选E，114题选D。**

    A. 青黛　　　　　　B. 肉桂
    C. 钩藤　　　　　　D. 青蒿
    E. 槟榔

**115. 多入丸散剂的是**

**116. 不宜久煎的是**

    考点：青黛、青蒿的用法★

    解析：青黛入丸散，1～3g，难溶于水，一般作散剂冲服，或入丸剂服用。肉桂煎服，1～5g，宜后下或焗服；研末冲服，每次1～2g。钩藤用量3～12g，煎服，入煎剂宜后下。青蒿煎服，不宜久煎，或鲜用绞汁服。槟榔煎服，3～10g，驱虫杀绦虫、姜片虫30～60g。**故115题选A，116题选D。**

    A. 大黄　　　　　　B. 芦荟
    C. 番泻叶　　　　　D. 甘遂
    E. 大戟

**117. 治疗烧烫伤，应选用**

**118. 治疗淋证，应选用**

    考点：大黄的应用

    解析：大黄的应用：积滞便秘；血热吐衄，目赤咽肿，牙龈肿痛；热毒疮疡，烧烫伤；瘀血诸证；湿热痢疾、黄疸、淋证。**故117题选A，118题选A。**

    A. 芦荟　　　　　　B. 番泻叶
    C. 大黄　　　　　　D. 芒硝
    E. 甘遂

**119. 具有清热消肿功效的是**

**120. 具有泻下逐水功效的是**

    考点：芒硝、甘遂的功效★

    解析：芦荟有泻下通便、清肝泻火、杀虫疗疳的功效。番泻叶有泻下通便的功效。大黄有泻下攻积、清热泻火、凉血解毒、逐瘀通经、除湿退黄的功效。芒硝有泻下通便、润燥软坚、清火消肿的功效。甘遂有泻水逐饮、消肿散结的功效。**故119题选D，120题选E。**

    A. 威灵仙　　　　　B. 防己
    C. 狗脊　　　　　　D. 独活
    E. 木瓜

**121. 既能祛风湿，又能消骨鲠的药物是**

**122. 既能祛风湿，又能强腰膝的药物是**

    考点：威灵仙、狗脊的功效

    解析：威灵仙的功效是祛风湿，通络止痛，消骨鲠。防己的功效是祛风湿，止痛，利水消肿。狗脊的功效是祛风湿，补肝肾，强腰膝。独活的功效是祛风湿，通痹止痛。木瓜的功效是舒筋活络，和胃化湿。**故121题选A，122题选C。**

A. 独活　　　　　B. 秦艽
C. 防己　　　　　D. 狗脊
E. 川乌

**123.** 既能祛风湿，又能温经止痛的药物是
**124.** 既能祛风湿，又能退虚热的药物是
考点：川乌、秦艽的功效★
解析：秦艽的功效是祛风湿，通络止痛，清湿热，退虚热。川乌的功效是祛风除湿，温经止痛。余参见121、122题。故123题选E，124题选B。

A. 寒湿痹痛　　　B. 胸痹心痛
C. 热毒血痢　　　D. 寒饮咳喘
E. 寒凝疼痛

**125.** 吴茱萸的主治病证是
**126.** 薤白的主治病证是
考点：吴茱萸的应用、薤白的主治病证★
解析：吴茱萸主治寒凝疼痛；呕吐吞酸；虚寒泄泻。薤白主治胸痹心痛；脘腹痞满胀痛，泻痢里急后重。故125题选E，126题选B。

A. 木香　　　　　B. 香附
C. 沉香　　　　　D. 薤白
E. 枳实

**127.** 具有疏肝解郁，调经止痛功效的药物是
**128.** 具有破气除痞，化痰消积功效的药物是
考点：枳实、香附的功效★
解析：木香有行气止痛，健脾消食的功效。香附有疏肝解郁，理气宽中，调经止痛的功效。沉香有行气止痛，温中止呕，纳气平喘的功效。薤白有通阳散结，行气导滞的功效。枳实有破气消积，化痰除痞的功效。故127题选B，128题选E。

A. 桃仁　　　　　B. 王不留行
C. 益母草　　　　D. 泽兰
E. 牛膝

**129.** 具有利尿消肿功效的是
**130.** 具有润肠通便功效的是
考点：桃仁、益母草的功效★
解析：桃仁有活血祛瘀，润肠通便，止咳平喘的功效。王不留行有活血通经，下乳消痈，利尿通淋的功效。益母草有活血调经，利尿消肿，清热解毒的功效。泽兰有活血调经，祛瘀消痈，利水消肿的功效。牛膝有逐瘀通经，补肝肾，强

筋骨，利水通淋，引火（血）下行的功效。故129题选C，130题选A。

A. 白芍　　　　　B. 当归
C. 鸡血藤　　　　D. 蒲黄
E. 阿胶

**131.** 具有补血，舒筋活络功效的药物是
**132.** 具有补血，润肠，止痛功效的药物是
考点：鸡血藤、当归的功效★
解析：白芍有养血敛阴，柔肝止痛，平抑肝阳的功效。当归有补血活血，调经止痛，润肠通便的功效。鸡血藤有行血补血，调经，舒筋活络的功效。蒲黄有止血，化瘀，利尿的功效。阿胶有补血，滋阴，润肺，止血的功效。故131题选C，132题选B。

A. 川贝母　　　　B. 胖大海
C. 半夏　　　　　D. 浙贝母
E. 前胡

**133.** 具有燥湿化痰，消痞散结功效的是
**134.** 具有清热化痰，润肺止咳功效的是
考点：半夏、川贝母的功效★
解析：川贝母有润肺止咳，清热化痰，散结消痈的功效。胖大海有清热润肺，利咽开音，润肠通便的功效。半夏有燥湿化痰，降逆止呕，消痞散结，外用消肿止痛的功效。浙贝母有清热化痰止咳，解毒散结消痈的功效。前胡有降气化痰，疏散风热的功效。故133题选C，134题选A。

A. 温肺　　　　　B. 降气
C. 利尿　　　　　D. 除湿
E. 渗湿

**135.** 芥子具有的功效是
**136.** 旋覆花具有的功效是
考点：芥子、旋覆花的功效★
解析：芥子的功效为温肺豁痰，利气散结，通络止痛。旋覆花的功效为降气，消痰，行水，止呕。故135题选A，136题选B。

A. 旋覆花　　　　B. 款冬花
C. 紫菀　　　　　D. 芥子
E. 苦杏仁

**137.** 有小毒，婴幼儿应慎用的药物是
**138.** 性温燥，阴虚燥咳者不宜的药物是

考点：旋覆花、苦杏仁的性能、使用注意★

解析：旋覆花阴虚劳嗽，津伤燥咳者忌用。芥子耗气伤阴，久咳肺虚及阴虚火旺者忌用。消化道溃疡、出血者及皮肤过敏者忌用。苦杏仁阴虚咳喘及大便溏泄者忌用。用量不宜过大，婴儿慎用。<u>故 137 题选 E，138 题选 A。</u>

A. 紫菀　　　　　　B. 川贝母
C. 紫苏子　　　　　D. 苦杏仁
E. 瓜蒌

**139.** 不具有化痰作用的是

**140.** 不具有止咳作用的是

考点：瓜蒌、苦杏仁的功效★

解析：紫菀有润肺下气，化痰止咳的功效。川贝母有润肺止咳，清热化痰，散结消肿的功效。紫苏子有降气化痰，止咳平喘，润肠通便的功效。苦杏仁有降气止咳平喘，润肠通便的功效。瓜蒌有清热涤痰，宽胸散结，润燥滑肠的功效。<u>故 139 题选 D，140 题选 E。</u>

A. 合欢皮　　　　　B. 酸枣仁
C. 远志　　　　　　D. 琥珀
E. 磁石

**141.** 既能活血消肿，又能解郁安神的药物是

**142.** 既能活血散瘀，又能镇惊安神的药物是

考点：琥珀、合欢皮的功效★

解析：合欢皮的功效是解郁安神，活血消肿。酸枣仁的功效是养心益肝，宁心安神，敛汗，生津。远志的功效是安神益智，交通心肾，祛痰，消肿。琥珀的功效是镇惊安神，活血散瘀，利尿通淋。磁石的功效是镇惊安神，平肝潜阳，聪耳明目，纳气平喘。<u>故 141 题选 A，142 题选 D。</u>

A. 祛寒湿　　　　　B. 祛风止痒
C. 益肝明目　　　　D. 活血止痛
E. 温脾止泻

**143.** 补骨脂具有的功效是

**144.** 仙茅具有的功效是

考点：仙茅、补骨脂的功效

解析：补骨脂的功效为补肾助阳，温脾止泻，纳气平喘，外用消风祛斑。仙茅的功效为补肾阳，强筋骨，祛寒湿。<u>故 143 题选 E，144 题选 A。</u>

A. 燥湿止痒　　　　B. 解毒止痛
C. 补肾益肺　　　　D. 润肠通便
E. 养肝明目

**145.** 锁阳具有的功效是

**146.** 蟾酥具有的功效是

考点：锁阳、蟾酥的功效

解析：锁阳有补肾阳，益精血，润肠通便的功效。蟾酥有解毒，止痛，开窍醒神的功效。<u>故 145 题选 D，146 题选 B。</u>

A. 枸杞子　　　　　B. 五倍子
C. 莲子　　　　　　D. 诃子
E. 金樱子

**147.** 具有补脾止泻，养心安神功效的药物是

**148.** 具有益肾固精，养心安神功效的药物是

考点：莲子的功效★

解析：枸杞子的功效为滋补肝肾，益精明目。五倍子的功效为敛肺降火，涩肠止泻，敛汗止血，固精止遗，收湿敛疮。莲子的功效为补脾止泻，止带，益肾固精，养心安神。诃子的功效为涩肠止泻，敛肺止咳，降火利咽。金樱子的功效为固精缩尿，固崩，止带，涩肠止泻。<u>故 147 题选 C，148 题选 C。</u>

# 方剂学

## 【A1 型题】

**1.** 小青龙汤的组成药物中含有

    A. 黄连          B. 杏仁

    C. 细辛          D. 熟地

    E. 石膏

    考点：小青龙汤的组成药物 ★

    解析：小青龙汤的组成药物有麻黄、芍药、细辛、干姜、炙甘草、桂枝、五味子、半夏。故本题选 C。

**2.** 小青龙汤的功用是

    A. 发汗解表，兼清里热

    B. 解表散寒，温肺化饮

    C. 宣利肺气，疏风止咳

    D. 辛凉疏表，清肺定喘

    E. 散寒祛湿，益气解表

    考点：小青龙汤的功用

    解析：小青龙汤的功用是解表散寒，温肺化饮。发汗解表，兼清里热是大青龙汤的功用。宣利肺气，疏风止咳是止嗽散的功用。辛凉疏表，清肺定喘是麻黄杏仁甘草石膏汤的功用。散寒祛湿，益气解表是败毒散的功用。故本题选 B。

**3.** 主治外寒里饮证的方剂是

    A. 小柴胡汤      B. 小青龙汤

    C. 麻杏石甘汤    D. 大青龙汤

    E. 九味羌活汤

    考点：小青龙汤的主治证候 ★

    解析：小柴胡汤主治伤寒少阳证，热入血室证，黄疸、疟疾以及内伤杂病而见少阳证者。小青龙汤主治外寒里饮证。麻杏石甘汤主治外感风邪，邪热壅肺证。大青龙汤主治外感风寒，兼有郁热证。九味羌活汤主治外感风寒湿邪，内有蕴热证。故本题选 B。

**4.** 九味羌活汤的组成药物中含有

    A. 白芍药      B. 山茱萸

    C. 生地        D. 麦门冬

    E. 枸杞子

    考点：九味羌活汤的组成药物 ★

    解析：九味羌活汤的组成药物有羌活、防风、黄芩、甘草、白芷、川芎、苍术、生地、细辛。故本题选 C。

**5.** 羌活胜湿汤与九味羌活汤的组成药物中均含有的是

    A. 防风、川芎    B. 黄芩、川芎

    C. 羌活、藁本    D. 羌活、独活

    E. 羌活、蔓荆子

    考点：九味羌活汤、羌活胜湿汤的组成药物 ★

    解析：羌活胜湿汤的组成药物有羌活、独活、藁本、防风、甘草、川芎、蔓荆子、生姜。余参见 4 题。故本题选 A。

**6.** 止嗽散的组成药物中含有

    A. 青皮         B. 木香

    C. 香附         D. 厚朴

    E. 陈皮

    考点：止嗽散的组成药物

    解析：止嗽散的组成为桔梗、荆芥、紫菀、百部、白前、甘草、陈皮。故本题选 E。

**7.** 银翘散和桑菊饮的药物组成中均含有

    A. 连翘、杏仁、桔梗

    B. 银花、杏仁、桔梗

    C. 连翘、薄荷、芦根

    D. 银花、薄荷、芦根

    E. 杏仁、甘草、芦根

    考点：银翘散、桑菊饮的组成药物

    解析：银翘散的组成药物有连翘、金银花、竹叶、荆芥穗、牛蒡子、淡豆豉、薄荷、甘草、桔梗、鲜苇根。桑菊饮的组成药物有桑叶、菊花、桔梗、杏仁、连翘、苇根、甘草、薄荷。两方均含有的药物是连翘、薄荷、芦根。故本题选 C。

**8.** 桑菊饮与桑杏汤中均含有的药物是

A. 杏仁　　　　　　B. 桔梗

C. 象贝　　　　　　D. 连翘

E. 苇根

考点：桑菊饮、桑杏汤的组成药物

解析：桑菊饮的组成药物有桑叶、菊花、杏仁、连翘、薄荷、桔梗、甘草、芦根。桑杏汤的组成药物有桑叶、杏仁、沙参、贝母、栀子皮、淡豆豉、梨皮。**故本题选 A。**

**9.** 柴葛解肌汤与大柴胡汤的组成药物中均含有的是

A. 枳实、芍药　　　B. 桔梗、芍药

C. 黄芩、半夏　　　D. 黄芩、桔梗

E. 黄芩、芍药

考点：柴葛解肌汤、大柴胡汤的组成药物★

解析：柴葛解肌汤的组成药物为柴胡、葛根、甘草、黄芩、羌活、白芷、芍药、桔梗。大柴胡汤的组成药物为柴胡、黄芩、芍药、半夏、生姜、枳实、大枣、大黄。**故本题选 E。**

**10.** 败毒散的组成药物中不包括

A. 柴胡、前胡　　　B. 羌活、独活

C. 桔梗、枳壳　　　D. 人参、生姜

E. 当归、芍药

考点：败毒散的组成药物★

解析：败毒散的组成药物有人参、茯苓、甘草、前胡、川芎、独活、桔梗、柴胡、枳壳、羌活、生姜、薄荷。**故本题选 E。**

**11.** 大承气汤和调胃承气汤的共同组成药物有

A. 大黄、芒硝、甘草

B. 大黄、芒硝

C. 大黄、芒硝、枳实

D. 厚朴、芒硝、甘草

E. 枳实、芒硝、甘草

考点：大承气汤、调胃承气汤的组成药物

解析：大承气汤的组成：大黄、厚朴、枳实、芒硝。调胃承气汤的组成：大黄、芒硝、甘草。**故本题选 B。**

**12.** 温脾汤的功用是

A. 攻下寒积，温补脾阳

B. 润肠泄热，行气通便

C. 峻下热结

D. 泻热逐水

E. 攻逐水饮

考点：温脾汤的功用

解析：温脾汤的功用是攻下寒积，温补脾阳。润肠泄热，行气通便是麻子仁丸的功用。峻下热结是大承气汤的功用。泻热逐水是大陷胸汤的功用。攻逐水饮是十枣汤的功用。**故本题选 A。**

**13.** 不属于麻子仁丸组成药物的是

A. 芍药　　　　　　B. 杏仁

C. 大黄　　　　　　D. 厚朴

E. 甘草

考点：麻子仁丸的组成药物

解析：麻子仁丸的组成药物有火麻仁、白芍、枳实（炒）、大黄、厚朴、苦杏仁。**故本题选 E。**

**14.** 不属于济川煎组成药物的是

A. 芍药　　　　　　B. 牛膝

C. 泽泻　　　　　　D. 升麻

E. 枳壳

考点：济川煎的组成药物★

解析：济川煎的组成药物有当归、牛膝、肉苁蓉、泽泻、升麻、枳壳。**故本题选 A。**

**15.** 济川煎中配伍泽泻的意义是

A. 补益肝肾

B. 润燥通便

C. 升清阳降浊阴

D. 下气宽肠通便

E. 渗利小便泄肾浊

考点：济川煎的配伍意义★

解析：肉苁蓉为君，温肾益精，暖腰润肠。当归补血润燥通便；牛膝补益肝肾，壮腰膝，性善下行，共为臣药。枳壳下气宽肠而助通便；泽泻渗利小便而泄肾浊；升麻以升清阳，清阳升则浊阴自降，共为佐药。**故本题选 E。**

**16.** 小柴胡汤的组成药物中不含有的是

A. 柴胡　　　　　　B. 黄芩

C. 干姜　　　　　　D. 人参

E. 大枣

考点：小柴胡汤的组成药物★

解析：小柴胡汤的组成药物有柴胡、黄芩、人参、炙甘草、半夏、生姜、大枣。**故本题选 C。**

**17.** 和解少阳的代表方剂是

A. 小柴胡汤　　　　B. 四逆散

C. 蒿芩清胆汤　　　D. 大柴胡汤

E. 逍遥散

考点：小柴胡汤的功用★

解析：小柴胡汤的功用为和解少阳。四逆散的功用为透邪解郁，疏肝理脾。蒿芩清胆汤的功用为清胆利湿，和胃化痰。大柴胡汤的功用为和解少阳，内泻热结。逍遥散的功用为疏肝解郁，养血健脾。<u>故本题选 A。</u>

**18. 四逆散与四逆汤的组成中均含有的药物是**
　　A. 茯苓　　　　　B. 附子
　　C. 白术　　　　　D. 炙甘草
　　E. 人参
　　考点：四逆散、四逆汤的组成药物★
　　解析：四逆散的组成药物有柴胡、枳实、芍药、炙甘草。四逆汤的组成药物有炙甘草、干姜、附子。<u>故本题选 D。</u>

**19. 四逆散中补养肝血，条达肝气的配伍组合是**
　　A. 柴胡、甘草　　B. 柴胡、枳实
　　C. 柴胡、白芍　　D. 白芍、枳实
　　E. 白芍、甘草
　　考点：四逆散的配伍意义
　　解析：柴胡为君，疏肝解郁，透邪升阳，使肝气调达，郁热外解。芍药敛阴泄热，养肝阴，为臣药。枳实行气畅脾，佐柴胡畅气机。甘草健脾和中为使药。其中柴胡配芍药，疏肝柔肝并举；柴胡配枳实，一升一降，畅达气机；芍药配枳实，一气一血，可治气血郁滞之腹痛；白芍配炙甘草，柔肝缓急止痛。<u>故本题选 C。</u>

**20. 下列方剂中不含滑石、甘草的是**
　　A. 六一散　　　　B. 碧玉散
　　C. 逍遥散　　　　D. 蒿芩清胆汤
　　E. 小蓟饮子
　　考点：逍遥散的组成药物★
　　解析：六一散是滑石和甘草以 6∶1 的比例组方的。碧玉散为六一散加青黛。蒿芩清胆汤由碧玉散加青蒿脑、淡竹茹、半夏、茯苓、黄芩、枳壳、陈皮组成。小蓟饮子由生地、小蓟、滑石、木通、蒲黄、藕节、淡竹叶、当归、栀子、甘草组成。以上四方中均含有滑石、甘草。逍遥散的组成为柴胡、当归、白芍、白术、茯苓、炙甘草，方中无滑石。<u>故本题选 C。</u>

**21. 气血兼顾，肝脾同调的方剂是**
　　A. 小柴胡汤　　　B. 黄龙汤
　　C. 四逆散　　　　D. 痛泻要方
　　E. 逍遥散
　　考点：逍遥散的全方配伍特点
　　解析：逍遥散肝脾同调，气血兼顾，疏柔合法。小柴胡汤透散清泄以和解，升清降浊兼扶正。<u>故本题选 E。</u>

**22. 清营汤的组成药物中含有**

　　A. 玄参、丹参　　B. 黄芩、黄柏
　　C. 丹皮、芍药　　D. 石膏、知母
　　E. 竹叶、麦冬
　　考点：清营汤的组成药物
　　解析：清营汤的组成药物有犀角（可用水牛角代）、生地黄、玄参、竹叶、麦冬、丹参、黄连、金银花、连翘。<u>故本题选 A。</u>

**23. 清营汤的功用是**
　　A. 泻火养阴，凉血散热
　　B. 益气养阴，宁心安神
　　C. 清热凉血，养阴生津
　　D. 清营解毒，养阴透热
　　E. 泻火解毒，凉血止血
　　考点：清营汤的功用★
　　解析：清营汤清营解毒，透热养阴，主治热入营分证。<u>故本题选 D。</u>

**24. 症见身热夜甚，心烦躁扰，斑疹隐隐，舌绛而干，脉细数，治疗应选的方剂是**
　　A. 清胃散　　　　B. 犀角地黄汤
　　C. 竹叶石膏汤　　D. 青蒿鳖甲汤
　　E. 清营汤
　　考点：清营汤的主治证候★
　　解析：清营汤主治热入营分证。症见身热夜甚，神烦少寐，时有谵语，目常喜开或喜闭，口渴或不渴，斑疹隐隐，脉细数，舌绛而干。清胃散主治胃火牙痛。犀角地黄汤主治热入血分证。竹叶石膏汤主治伤寒、温病、暑病余热未清，气津两伤证。青蒿鳖甲汤主治温病后期，邪伏阴分证。<u>故本题选 E。</u>

**25. 配伍特点具"透热转气"之法的方剂是**
　　A. 青蒿鳖甲汤　　B. 黄连解毒汤
　　C. 蒿芩清胆汤　　D. 清营汤
　　E. 竹叶石膏汤
　　考点：清营汤的配伍意义★
　　解析：清营汤的功用为清营解毒，透热养阴，主治热入营分证。温邪初入营分，故用金银花、连翘清热解毒，轻清透泄，使营分热邪有外达之机，促其透出气分而解，即"入营犹可透热转气"的具体运用。<u>故本题选 D。</u>

**26. 治疗紫癜血热伤络证，应首选**
　　A. 茜根散　　　　B. 归脾汤
　　C. 泻心汤　　　　D. 龙胆泻肝汤
　　E. 犀角地黄汤
　　考点：犀角地黄汤的主治证候★
　　解析：犀角地黄汤主治热入血分证。症见身

热谵语，斑色紫黑、吐血、衄血、便血、尿血等，舌红绛，脉数或喜忘如狂，漱水不欲咽，大便色黑易解。茜根散主治热病，下痢脓血不止。归脾汤主治心脾气血两虚证，脾不统血证。泻心汤主治邪火内炽，迫血妄行，或湿热内蕴。龙胆泻肝汤主治肝胆实火上炎证，肝经湿热下注证。故本题选 E。

**27. 犀角地黄汤的主治证候是**
　　A. 热入血分证　　B. 热入营分证
　　C. 喑痱　　　　　D. 温病气血两燔证
　　E. 三焦火毒热盛证
　　考点：犀角地黄汤的主治证候★
　　解析：参见 26 题。热入营分证为清营汤的主治证候，喑痱为地黄饮子的主治证候，温病气血两燔证为清瘟败毒饮的主治证候，三焦火毒热盛证为黄连解毒汤的主治证候。故本题选 A。

**28. 组成药物中含有连翘的方剂是**
　　A. 温胆汤　　　　B. 凉膈散
　　C. 清骨散　　　　D. 温脾汤
　　E. 清胃散
　　考点：凉膈散的组成药物★
　　解析：凉膈散的组成药物为川大黄、朴硝、甘草、山栀子仁、薄荷叶、黄芩、连翘。温胆汤的组成药物为半夏、麦冬、茯苓、酸枣仁、炙甘草、桂心、远志、黄芩、萆薢、人参。清骨散的组成药物为银柴胡、胡黄连、秦艽、鳖甲、地骨皮、青蒿、知母、甘草。温脾汤的组成药物为大黄、当归、干姜、附子、人参、芒硝、甘草。清胃散的组成药物为升麻、生地、当归、川黄连、牡丹皮、石膏。故本题选 B。

**29. 凉膈散的君药是**
　　A. 黄芩　　　　　B. 芒硝
　　C. 连翘　　　　　D. 大黄
　　E. 薄荷
　　考点：凉膈散的配伍意义★
　　解析：凉膈散的功用为泻火通便，清上泄下。主治上中二焦火热证。方中以连翘轻清透散，长于清热解毒，透散上焦无形之热，重用为君。故本题选 C。

**30. 具有清热解毒，疏风散邪功用的方剂是**
　　A. 黄连解毒汤　　B. 普济消毒饮
　　C. 清瘟败毒饮　　D. 青蒿鳖甲汤
　　E. 龙胆泻肝汤
　　考点：普济消毒饮的功用
　　解析：普济消毒饮的功用为清热解毒，疏风

散邪。黄连解毒汤的功用为泻火解毒。清瘟败毒饮的功用为清热解毒，凉血泻火。青蒿鳖甲汤的功用为养阴透热。龙胆泻肝汤的功用为清泻肝胆实火，清利肝经湿热。故本题选 B。

**31. 清热解毒与疏散风热并用，寓"火郁发之"之意的方剂是**
　　A. 黄连解毒汤　　B. 普济消毒饮
　　C. 清瘟败毒饮　　D. 青蒿鳖甲汤
　　E. 龙胆泻肝汤
　　考点：普济消毒饮的配伍意义
　　解析：火郁，是指热邪伏于体内。发，是因势利导、发泄之意。普济消毒饮中升麻、柴胡疏散风热，并引诸药上达头面，且寓"火郁发之"之意，共为臣药。故本题选 B。

**32. 芍药汤与白头翁汤的组成中均含有的药物是**
　　A. 黄芩　　　　　B. 黄连
　　C. 黄柏　　　　　D. 大黄
　　E. 秦皮
　　考点：芍药汤、白头翁汤的组成药物
　　解析：芍药汤的组成药物有芍药、当归、黄连、槟榔、木香、炙甘草、大黄、黄芩、肉桂。白头翁汤的组成药物有白头翁、黄柏、黄连、秦皮。故本题选 B。

**33. 青蒿鳖甲汤主治**
　　A. 骨蒸潮热　　　B. 夜热早凉
　　C. 日晡潮热　　　D. 身热夜甚
　　E. 皮肤蒸热
　　考点：青蒿鳖甲汤的主治证候
　　解析：青蒿鳖甲汤主治温病后期，邪伏阴分证。症见夜热早凉，热退无汗，舌红苔少，脉细数。故本题选 B。

**34. 理中丸除温中祛寒外，还具有的功用是**
　　A. 和中缓急　　　B. 和胃止呕
　　C. 降逆止痛　　　D. 养血通脉
　　E. 补气健脾
　　考点：理中丸的功用★
　　解析：理中丸的功用为温中祛寒，补气健脾。故本题选 E。

**35. 下列各项，不属理中丸主治范围的是**
　　A. 阳虚失血
　　B. 脾胃虚寒之腹痛
　　C. 中阳虚损，土不荣木之小儿慢惊风
　　D. 肝胃虚寒之胃脘痛
　　E. 中阳不足，阴寒上乘之胸痹
　　考点：理中丸的主治证候★

解析：理中丸主治：①脾胃虚寒证。脘腹疼痛，喜温喜按，呕吐，大便稀溏，脘痞食少，畏寒肢冷，口不渴，舌淡苔白润，脉沉细或沉迟无力。②阳虚失血证。便血、吐血、衄血或崩漏等，血色暗淡，质清稀。③中阳不足，阴寒上乘所致的胸痹，或脾气虚寒，不能摄津之病后多涎唾，或中阳虚损，土不荣木之小儿慢惊或清浊相干，升降失常之霍乱等。<u>故本题选 D。</u>

**36. 小建中汤中配伍芍药的意义是**
    A. 益阴养血，柔肝缓急
    B. 养阴复脉，柔肝缓急
    C. 养阴，缓急止痛
    D. 益气养血，复脉定悸
    E. 养阴补血，活血通脉
    考点：小建中汤的配伍意义★

解析：小建中汤是桂枝汤倍芍药加饴糖组成的。饴糖甘温质润，重用为君，温补中焦，缓急止痛。桂枝辛温，温阳气，祛寒邪；白芍酸苦，养营阴，缓肝急，止腹痛，共为臣药。生姜温胃散寒，大枣补脾益气，均为佐药。炙甘草益气和中，调和诸药，是为佐使之用。其中饴糖配桂枝，辛甘化阳，温中焦而补脾虚；芍药配甘草，酸甘化阴，缓肝急而止腹痛。<u>故本题选 C。</u>

**37. 大建中汤的组成药物是**
    A. 生附子、干姜、肉桂、炙甘草
    B. 蜀椒、人参、干姜、饴糖
    C. 蜀椒、人参、干姜、炙甘草
    D. 蜀椒、生附子、肉桂、饴糖
    E. 干姜、人参、桂枝、饴糖
    考点：大建中汤的组成药物★

解析：大建中汤的组成药物有蜀椒、人参、干姜、饴糖。<u>故本题选 B。</u>

**38. 吴茱萸汤中吴茱萸的作用是**
    A. 温胃散寒，降逆止呕
    B. 温胃暖肝，降逆止呕
    C. 温补肝肾，行气止痛
    D. 益气健脾，降逆止呕
    E. 温脾散寒，缓急止痛
    考点：吴茱萸汤的配伍意义

解析：吴茱萸味辛苦而性热，既能温胃暖肝以祛寒，又善和胃降逆以止呕，为君药。重用生姜温胃散寒，降逆止呕，为臣药。人参甘温，益气健脾，为佐药。大枣甘平，合人参以益脾气，合生姜以调脾胃，并能调和诸药，是佐使之药。<u>故本题选 B。</u>

**39. 下列各项中，属于四逆汤主治病证临床表现的是**
    A. 神衰欲寐          B. 脐腹疼痛
    C. 心下满痛          D. 泻痢下重
    E. 烦躁欲死
    考点：四逆汤的主治证候★

解析：四逆汤的功用为回阳救逆。主治少阴病，心肾阳衰寒厥证。症见四肢厥逆，恶寒蜷卧，呕吐不渴，腹痛下利，神衰欲寐，舌苔白滑，脉微细。以及太阳病误汗亡阳者。<u>故本题选 A。</u>

**40. 具有解表清里功用的方剂是**
    A. 葛根黄芩黄连汤
    B. 麻黄杏仁甘草石膏汤
    C. 凉膈散
    D. 小柴胡汤
    E. 竹叶石膏汤
    考点：葛根黄芩黄连汤的功用★

解析：葛根黄芩黄连汤的功用为解表清里。麻黄杏仁甘草石膏汤的功用为辛凉疏表，清肺平喘。凉膈散的功用为泻火通便，清上泄下。小柴胡汤的功用为和解少阳。竹叶石膏汤的功用为清热生津，益气和胃。<u>故本题选 A。</u>

**41. 葛根黄芩黄连汤证的临床表现是**
    A. 不便不通，腹痛拒按
    B. 四肢厥逆，神衰欲寐
    C. 憎寒壮热，头目昏眩
    D. 身热下利，喘而汗出
    E. 往来寒热，胸胁苦满
    考点：葛根黄芩黄连汤的主治证候★

解析：葛根黄芩黄连汤的功用为解表清里，主治表证未解，邪热入里证。症见身热，下利臭秽，胸脘烦热，口干作渴，喘而汗出，舌红苔黄，脉数或促。<u>故本题选 D。</u>

**42. 风热壅盛，表里俱实证，治宜选用**
    A. 银翘散          B. 参苏饮
    C. 防风通圣散      D. 大柴胡汤
    E. 桑菊饮
    考点：防风通圣散的主治证候

解析：防风通圣散的功用是疏风解表，泄热通里，主治风热壅盛，表里俱实证。银翘散主治温病初起。参苏饮主治气虚外感风寒，内有痰湿证。大柴胡汤主治少阳、阳明合病。桑菊饮主治风温初起，表热轻证。<u>故本题选 C。</u>

**43. 生脉散与四君子汤的组成中均含有的药物是**

A. 茯苓　　　　　B. 附子
C. 白术　　　　　D. 甘草
E. 人参

考点：四君子汤、生脉散的组成药物

解析：生脉散的组成有人参、麦冬、五味子。四君子汤的组成有人参、白术、茯苓、炙甘草。故本题选 E。

**44.** 参苓白术散的功用有
A. 健脾　　　　　B. 通便
C. 升阳　　　　　D. 补血
E. 疏肝

考点：参苓白术散的功用★

解析：参苓白术散的功用为益气健脾。故本题选 A。

**45.** 参苓白术散中具有芳香醒脾之功的药物是
A. 桔梗　　　　　B. 砂仁
C. 藿香　　　　　D. 佩兰
E. 厚朴

考点：参苓白术散的配伍意义★

解析：本方证为脾胃气虚，运化失司，湿浊内盛所致。脾胃气虚，运化功能不及，而补气之品又易于碍胃，故配伍砂仁芳香醒脾，行气导滞，化湿和胃，寓行气于补气之中，使全方补而不滞。故本题选 B。

**46.** 下列除哪项外，均是补中益气汤主治病证的临床表现
A. 胸脘闷胀　　　B. 发热汗出
C. 渴喜热饮　　　D. 体倦肢软
E. 脉洪而虚

考点：补中益气汤的主治证候

解析：补中益气汤主治：①脾胃气虚证。症见饮食减少，体倦肢软，少气懒言，面色萎黄，大便稀溏，舌淡，脉虚。②气虚下陷证。脱肛、子宫脱垂、久泻、久痢、崩漏等。③气虚发热证。症见身热自汗，渴喜热饮，气短乏力，舌淡，脉虚大无力。故本题选 A。

**47.** 玉屏风散的功用有
A. 固表　　　　　B. 涩肠
C. 止遗　　　　　D. 固冲
E. 补肾

考点：玉屏风散的功用★

解析：玉屏风散的功用为益气固表止汗。故本题选 A。

**48.** 玉屏风散与牡蛎散相同的功用是
A. 固表　　　　　B. 涩肠

C. 止遗　　　　　D. 固冲
E. 补肾

考点：玉屏风散、牡蛎散的功用★

解析：牡蛎散的功用为益气固表，敛阴止汗。余参见 47 题。故本题选 A。

**49.** 四物汤主治的证候是
A. 气衰血少　　　B. 劳倦内伤
C. 营血虚滞　　　D. 郁怒伤肝
E. 阴精亏虚

考点：四物汤的主治证候

解析：四物汤的功用为补血调血。主治营血虚滞证。症见头晕目眩，心悸失眠，面色无华或妇人月经不调，量少或经闭不行，脐腹作痛，舌淡，脉细弦或细涩。故本题选 C。

**50.** 归脾汤除益气补血外，还具有的功用是
A. 健脾养心　　　B. 补血调血
C. 敛阴止汗　　　D. 滋阴复脉
E. 益阴降火

考点：归脾汤的功用

解析：归脾汤的功用为益气补血，健脾养心。故本题选 A。

**51.** 下列各项，不属于六味地黄丸主治病证临床表现的是
A. 腰膝酸软，盗汗遗精
B. 耳鸣耳聋，头晕目眩
C. 骨蒸潮热，手足心热
D. 小便不利或反多
E. 舌红少苔，脉沉细数

考点：六味地黄丸的主治证候

解析：六味地黄丸主治肾阴精不足证。症见腰膝酸软，头晕目眩，视物昏花，耳鸣耳聋，盗汗，遗精，消渴，骨蒸潮热，手足心热，口燥咽干，牙齿动摇，足跟作痛，小便淋沥，以及小儿囟门不合，舌红少苔，脉沉细数。故本题选 D。

**52.** 左归丸与一贯煎相同的功用是
A. 滋阴　　　　　B. 疏肝
C. 补脾　　　　　D. 降火
E. 益气

考点：左归丸、一贯煎的功用★

解析：左归丸的功用为滋阴补肾，填精益髓。一贯煎的功用为滋阴疏肝。故本题选 A。

**53.** 大补阴丸的组成药物中含有
A. 黄精　　　　　B. 黄芩
C. 黄连　　　　　D. 黄柏
E. 黄芪

考点：大补阴丸的组成药物

解析：大补阴丸的组成药物有熟地、知母、黄柏、龟甲、猪脊髓。故本题选 D。

**54. 右归丸除温补肾阳外，还具有的功用是**
  A. 填精益髓　　　B. 补益脾胃
  C. 理气健脾　　　D. 散寒止痛
  E. 纳气平喘
  考点：右归丸的功用 ★
  解析：右归丸的功用为温补肾阳，填精益髓。故本题选 A。

**55. 组成药物中含有熟地、肉桂的方剂是**
  A. 一贯煎　　　B. 暖肝煎
  C. 肾气丸　　　D. 炙甘草汤
  E. 地黄饮子
  考点：地黄饮子的组成药物 ★
  解析：地黄饮子的组成药物有熟地、巴戟天、山茱萸、石斛、肉苁蓉、附子、五味子、官桂、白茯苓、麦冬、石菖蒲、远志、生姜、大枣、薄荷。故本题选 E。

**56. 四神丸与真人养脏汤的组成药物中均含有**
  A. 肉豆蔻　　　B. 肉桂
  C. 补骨脂　　　D. 人参
  E. 诃子
  考点：真人养脏汤、四神丸的组成药物 ★
  解析：四神丸的组成药物有补骨脂、肉豆蔻、五味子、吴茱萸。真人养脏汤的组成药物为人参、当归、白术、肉豆蔻、肉桂、炙甘草、白芍药、木香、诃子、罂粟壳。故本题选 A。

**57. 真人养脏汤主治之久泻久痢的主要病机是**
  A. 肾阳衰微　　　B. 脾胃虚寒
  C. 肠胃寒积　　　D. 脾肾虚寒
  E. 肝肾虚寒
  考点：真人养脏汤的主治证候
  解析：真人养脏汤涩肠固脱，温补脾肾，主治久泻久痢，脾肾虚寒证。故本题选 D。

**58. 四神丸的组成药物中含有**
  A. 草豆蔻　　　B. 白豆蔻
  C. 肉豆蔻　　　D. 砂仁
  E. 厚朴
  考点：四神丸的组成药物 ★
  解析：四神丸的组成药物有补骨脂、肉豆蔻、五味子、吴茱萸。故本题选 C。

**59. 具有温肾暖脾，固肠止泻功用的方剂是**
  A. 吴茱萸汤　　　B. 理中丸
  C. 真人养脏汤　　　D. 四神丸

  E. 金匮肾气丸
  考点：四神丸的功用 ★
  解析：吴茱萸汤的功用为温中补虚，降逆止呕，主治胃寒呕吐证、肝寒上逆证、肾寒上逆证。理中丸的功用为温中祛寒，补气健脾，主治脾胃虚寒证、阳虚失血证、脾胃虚寒所致的胸痹，或病后多涎唾，或小儿慢惊或霍乱等。真人养脏汤的功用为涩肠固脱，温补脾肾，主治久泻久痢，脾肾虚寒证。四神丸的功用为温肾暖脾，固肠止泻，主治脾肾阳虚之肾泄证。金匮肾气丸的功用为补肾助阳，化生肾气，主治肾阳气不足证。故本题选 D。

**60. 固冲汤的组成药物中不含有的是**
  A. 白术　　　B. 生黄芪
  C. 五味子　　　D. 海螵蛸
  E. 山萸肉
  考点：固冲汤的组成药物 ★
  解析：固冲汤的组成药物有白术、生黄芪、龙骨、牡蛎、山萸肉、生杭芍、海螵蛸、茜草、棕边炭、五倍子。故本题选 C。

**61. 固冲汤除固冲摄血外，还可**
  A. 补肾涩精　　　B. 益气健脾
  C. 益气生血　　　D. 温补脾肾
  E. 温经止痛
  考点：固冲汤的功用 ★
  解析：固冲汤的功用为固冲摄血，益气健脾。故本题选 B。

**62. 朱砂安神丸组成中含有的药物是**
  A. 栀子　　　B. 黄连
  C. 石膏　　　D. 竹叶
  E. 知母
  考点：朱砂安神丸的组成药物 ★
  解析：朱砂安神丸的组成药物为朱砂、黄连、地黄、当归、甘草。故本题选 B。

**63. 朱砂安神丸中泻火除烦的药物是**
  A. 栀子　　　B. 黄连
  C. 石膏　　　D. 竹叶
  E. 知母
  考点：朱砂安神丸的配伍意义 ★
  解析：朱砂安神丸中朱砂质重，专入心经，重可镇怯，寒能清热，用为君药。黄连苦寒，清心火而除烦，为臣药。当归养血，生地滋阴，一以补其耗伤的阴血，一以滋肾水，使心血而下承于肾，肾阴足而上交于心，共为辅助药。甘草调和诸药。故本题选 B。

**64. 天王补心丹与朱砂安神丸组成中均含有的药物是**

A. 酸枣仁　　　　　B. 炙甘草

C. 玄参　　　　　　D. 黄连

E. 生地

考点：天王补心丹、朱砂安神丸的组成药物★

解析：天王补心丹的组成药物为酸枣仁、柏子仁、当归、天冬、麦冬、生地、人参、丹参、玄参、云苓、五味子、远志肉、桔梗。朱砂安神丸的组成药物为朱砂、黄连、生地、当归、甘草。故本题选 E。

**65. 天王补心丹中敛心气而安心神的药物是**

A. 丹参　　　　　　B. 茯苓

C. 远志　　　　　　D. 人参

E. 五味子

考点：天王补心丹的配伍意义★

解析：重用甘寒之生地黄，入心养血，入肾滋阴，滋阴养血，壮水以制虚火，是为君药。天门冬、麦门冬滋阴清热；酸枣仁、柏子仁养心安神；当归补血润燥，共助生地黄滋阴补血，养心安神，俱为臣药。玄参滋阴降火；茯苓、远志养心安神；人参补气以生血，并能安神益智；五味子之酸以敛心气，安心神；丹参清心活血，合补血药使补而不滞，则心血易生；朱砂镇心安神，以治其标，以上共为佐药。桔梗为舟楫，载药上行；竹叶清泄虚火，共为使药。故本题选 E。

**66. 具有养血安神，清热除烦功用的方剂是**

A. 天王补心丹　　　B. 酸枣仁汤

C. 磁朱丸　　　　　D. 甘麦大枣汤

E. 朱砂安神丸

考点：酸枣仁汤的功用★

解析：天王补心丹的功用为滋阴养血，补心安神，主治阴虚血少，神志不安证。酸枣仁汤的功用为养血安神，清热除烦，主治肝血不足，虚热内扰之虚烦不眠证。磁朱丸的功用为重镇安神，交通心肾，主治心肾不交证。甘麦大枣汤的功用为养心安神，和中缓急，主治脏躁。朱砂安神丸的功用为镇心安神，清热养血，主治心火亢盛，阴血不足证。故本题选 B。

**67. 酸枣仁汤中养肝血、安心神的药物是**

A. 知母　　　　　　B. 川芎

C. 茯苓　　　　　　D. 甘草

E. 酸枣仁

考点：酸枣仁汤的配伍意义★

解析：方中酸枣仁养血补肝，宁心安神。茯神宁心安神。知母滋阴清热。川芎与酸枣仁配伍，养血调肝。生甘草和中缓急。故本题选 E。

**68. 安宫牛黄丸的功用是**

A. 清热解毒，豁痰开窍

B. 清热解毒，开窍安神

C. 安神定惊，化痰开窍

D. 清热解毒，化浊开窍

E. 辟秽解毒，化痰开窍

考点：安宫牛黄丸的功用

解析：安宫牛黄丸的功用为清热解毒，豁痰开窍。主治邪热内陷心包证。故本题选 A。

**69. 下列除哪项外，均是至宝丹的功用**

A. 清热　　　　　　B. 开窍

C. 通便　　　　　　D. 化浊

E. 解毒

考点：至宝丹的功用

解析：至宝丹的功用为清热开窍，化浊解毒。故本题选 C。

**70. 越鞠丸中以行气为主的药物是**

A. 木香　　　　　　B. 沉香

C. 香附　　　　　　D. 枳壳

E. 厚朴

考点：越鞠丸的配伍意义

解析：越鞠丸中香附行气解郁，以治气郁，为主药。川芎活血祛瘀，以治血郁。栀子清热泻火，以治火郁。苍术燥湿运脾，以治湿郁。神曲消食导滞，以治食郁。以上均为辅助药物。故本题选 C。

**71. 属于天台乌药散组成药物的是**

A. 川楝子　　　　　B. 陈皮

C. 草豆蔻　　　　　D. 肉桂

E. 厚朴

考点：天台乌药散的组成药物

解析：天台乌药散的组成有天台乌药、木香、小茴香、青皮、高良姜、槟榔、川楝子、巴豆。故本题选 A。

**72. 组成中含有前胡、生姜、半夏的方剂是**

A. 止嗽散　　　　　B. 定喘汤

C. 麻杏石甘汤　　　D. 小青龙汤

E. 苏子降气汤

考点：苏子降气汤的组成药物★

解析：止嗽散的组成药物有桔梗、荆芥、紫菀、百部、白前、甘草、陈皮。定喘汤的组成药物有白果、麻黄、苏子、甘草、款冬花、杏仁、桑白皮、炒黄芩、半夏。麻杏石甘汤的组成药物有麻黄、杏仁、炙甘草、石膏。小青龙汤的组成药物有麻黄、芍药、细辛、干姜、炙甘草、桂枝、五味子、半夏。苏子降气汤的组成药物有紫苏子、半夏、川当归、炙甘草、前胡、厚朴、肉桂、生姜、枣子、苏叶。故本题选 E。

**73. 苏子降气汤组成中不包含的药物是**

    A. 当归              B. 肉桂

    C. 前胡              D. 厚朴

    E. 葶苈子

    考点：苏子降气汤的组成药物★

    解析：参见 72 题。故本题选 E。

**74. 苏子降气汤中当归和肉桂配伍的意义是**

    A. 温肾纳气         B. 养血补肝

    C. 温补下虚         D. 祛痰止咳

    E. 温肾祛寒

    考点：苏子降气汤的配伍意义★

    解析：苏子降气汤中肉桂温补下元，纳气平喘，以治下虚。当归既治咳逆上气，又养血补肝润燥，同肉桂以增温补下虚之效。故本题选 C。

**75. 定喘汤的组成药物中含有**

    A. 半夏、当归

    B. 麻黄、杏仁

    C. 桑白皮、地骨皮

    D. 黄芩、陈皮

    E. 苏子、橘红

    考点：定喘汤的组成药物

    解析：定喘汤的组成为麻黄、杏仁、桑白皮、黄芩、半夏、苏子、款冬花、白果、甘草。故本题选 B。

**76. 白果在定喘汤中的作用是**

    A. 散寒平喘         B. 敛肺定喘

    C. 清泄肺热         D. 止咳化痰

    E. 降气平喘

    考点：定喘汤的配伍意义

    解析：定喘汤中麻黄宣肺平喘，解表散邪，白果敛肺定喘，祛痰止咳，两药一收一散，既增平喘之力，又制麻黄伤正。故本题选 B。

**77. 旋覆代赭汤不含有的药物是**

    A. 人参              B. 生姜

    C. 干姜              D. 甘草

    E. 半夏

    考点：旋覆代赭汤的组成药物★

    解析：旋覆代赭汤的组成为旋覆花、人参、生姜、代赭石、炙甘草、半夏、大枣。组成是生

姜而不是干姜，故本题选 C。

**78. 旋覆代赭汤的功用不包括**

    A. 益气              B. 降逆

    C. 和胃              D. 止咳

    E. 化痰

    考点：旋覆代赭汤的功用★

    解析：旋覆代赭汤的功用为降逆化痰，益气和胃。故本题选 D。

**79. 旋覆花、代赭石在旋覆代赭汤中的配伍意义是**

    A. 温胃化痰止呕     B. 平冲降逆止呕

    C. 祛痰降逆和胃     D. 镇冲逆除噫气

    E. 化痰消食和胃

    考点：旋覆代赭汤的配伍意义★

    解析：旋覆代赭汤中旋覆花性温而能下气消痰，降逆止噫，为君药。代赭石质重而沉降，善镇冲逆，但味苦气寒，为臣药。故本题选 D。

**80. 血府逐瘀汤除活血祛瘀外，还具有的功用是**

    A. 散结消癥         B. 温经散寒

    C. 补气通络         D. 行气止痛

    E. 疏肝解郁

    考点：血府逐瘀汤的功用★

    解析：血府逐瘀汤的功用为活血祛瘀，行气止痛。故本题选 D。

**81. 症见胸痛，日久不愈，痛如针刺而有定处，或心悸怔忡、失眠多梦、急躁易怒，舌质暗红，脉涩，治疗应选**

    A. 补阳还五汤       B. 血府逐瘀汤

    C. 复元活血汤       D. 小蓟饮子

    E. 桃核承气汤

    考点：血府逐瘀汤的主治证候★

    解析：血府逐瘀汤主治胸中血瘀证。症见胸痛、头痛，日久不愈，痛如针刺而有定处，或呃逆日久不止，或饮水即呛，干呕，或内热瞀闷，或心悸怔忡，失眠多梦，急躁易怒，入暮潮热，唇暗或两目暗黑，舌质暗红，或舌有瘀斑或瘀点，脉涩或弦紧。补阳还五汤主治中风之气虚血瘀证。症见半身不遂，口眼歪斜，语言謇涩，口角流涎，小便频数或遗尿失禁，舌暗淡，苔白，脉缓无力。复元活血汤主治跌打损伤，瘀血阻滞证。症见胁肋瘀肿，痛不可忍。小蓟饮子主治热结下焦之血淋、尿血。症见尿中带血，小便频数、赤涩热痛，舌红，脉数。桃核承气汤主治下焦蓄血证。症见少腹急结，小便自利，甚则烦躁谵语，神志如狂，至夜发热，以及血瘀经闭，痛

经，脉沉实而涩者。故本题选 B。

**82.** 温经汤主治证候的病因病机是
A. 五劳虚极　　　B. 产后血虚受寒
C. 冲任虚损　　　D. 下焦蓄血
E. 冲任虚寒，瘀血阻滞

考点：温经汤的主治证候

解析：温经汤的功用为温经散寒，养血祛瘀。主治冲任虚寒，瘀血阻滞证。故本题选 E。

**83.** 温经汤的君药是
A. 当归、川芎　　　B. 当归、肉桂
C. 当归、吴茱萸　　D. 吴茱萸、桂枝
E. 当归、桂枝

考点：温经汤的配伍意义

解析：温经汤中吴茱萸、桂枝为君药。当归、川芎、白芍共为臣药。丹皮、阿胶、麦冬、人参、甘草、半夏、生姜均为佐药。甘草兼为使药。故本题选 D。

**84.** 组成药物中含有炮姜、川芎的方剂是
A. 生化汤　　　　B. 温经汤
C. 血府逐瘀汤　　D. 通窍活血汤
E. 身痛逐瘀汤

考点：生化汤的组成药物★

解析：生化汤的组成药物有全当归、川芎、桃仁、炮姜、甘草。故本题选 A。

**85.** 生化汤除养血祛瘀、止痛外，还具有的功用是
A. 祛风　　　　B. 温经
C. 行气　　　　D. 疏肝
E. 养血

考点：生化汤的功用★

解析：生化汤的功用为养血祛瘀，温经止痛。故本题选 B。

**86.** 咳血方与小蓟饮子中均含有的药物是
A. 山栀子　　　B. 青黛
C. 炙甘草　　　D. 生地
E. 滑石

考点：咳血方、小蓟饮子的组成药物

解析：咳血方的组成药物有青黛、瓜蒌仁、海浮石粉、山栀子、煨诃子。小蓟饮子的组成药物有生地、小蓟、滑石、木通、蒲黄、藕节、淡竹叶、当归、山栀子、炙甘草。故本题选 A。

**87.** 咳血方主治证候的病机是
A. 肝火犯肺，灼伤肺络
B. 脾阳不足，统血失常
C. 阴虚火旺，损伤肺络

D. 血热妄行，损伤肺络
E. 心脾两虚，气不摄血

考点：咳血方的主治证候

解析：咳血方的功用为清肝宁肺，凉血止血。主治肝火犯肺之咳血证。故本题选 A。

**88.** 槐花散的功用有
A. 除湿排脓　　　B. 清热解毒
C. 行气解郁　　　D. 疏风行气
E. 解表散邪

考点：槐花散的功用

解析：槐花散的功用为清肠止血，疏风行气。故本题选 D。

**89.** 下列方剂组成药物中含有石膏与知母的是
A. 大定风珠　　　B. 消风散
C. 川芎茶调散　　D. 地黄饮子
E. 羚角钩藤汤

考点：消风散的组成药物

解析：消风散的组成药物有当归、生地、防风、蝉蜕、知母、苦参、胡麻仁、荆芥、苍术、牛蒡子、石膏、甘草、木通。故本题选 B。

**90.** 大秦艽汤的功用是
A. 祛风清热，养血活血
B. 疏风养血，清热除湿
C. 疏风止血
D. 祛风化痰止痉
E. 祛风除湿，化痰通络

考点：大秦艽汤的功用★

解析：大秦艽汤的功用为祛风清热，养血活血。故本题选 A。

**91.** 羚角钩藤汤的功用是
A. 滋阴息风
B. 祛风化痰，通络止痉
C. 凉肝息风，增液舒筋
D. 镇肝息风，滋阴潜阳
E. 平肝息风，清热活血，补益肝肾

考点：羚角钩藤汤的功用

解析：羚角钩藤汤的功用为凉肝息风，增液舒筋。主治肝热生风证。滋阴息风为大定风珠的功用。祛风化痰，通络止痉为牵正散的功用。镇肝息风，滋阴潜阳为镇肝息风汤的功用。平肝息风，清热活血，补益肝肾为天麻钩藤饮的功用。故本题选 C。

**92.** 镇肝息风汤的组成药物中含有
A. 茯神、菊花　　　B. 龙骨、生地
C. 牛膝、代赭石　　D. 乳香、没药

方剂学

• 61 •

E. 天冬、钩藤

考点：镇肝息风汤的组成药物★

解析：镇肝息风汤的组成药物有怀牛膝、生赭石、生龙骨、生牡蛎、生龟甲、生杭芍、玄参、天冬、川楝子、生麦芽、茵陈、甘草。故本题选 C。

**93.** 大定风珠的组成药物中含有

 A. 柏子仁    B. 桃仁

 C. 郁李仁    D. 杏仁

 E. 麻子仁

考点：大定风珠的组成药物

解析：大定风珠的组成为生白芍、干地黄、麦冬、麻子仁、五味子、生龟甲、生牡蛎、炙甘草、鳖甲、阿胶、鸡子黄。故本题选 E。

**94.** 可用于治疗温燥伤肺证的方剂是

 A. 桑菊饮    B. 麦门冬汤

 C. 清燥救肺汤   D. 桑杏汤

 E. 杏苏散

考点：清燥救肺汤的主治证候

解析：清燥救肺汤的功用是清燥润肺，益气养阴。主治温燥伤肺证。桑菊饮主治风温初起，邪客肺络证。麦门冬汤主治虚热肺痿；胃阴不足证。桑杏汤主治外感温燥证。杏苏散主治外感凉燥证。故本题选 C。

**95.** 麦门冬汤中配伍粳米、大枣、甘草的意义是

 A. 佐金平木   B. 培土生金

 C. 扶土抑木   D. 滋水涵木

 E. 益火补土

考点：麦门冬汤的配伍意义

解析：重用麦门冬，滋养肺胃阴津，清肺胃虚热，是为君药。臣以半夏降逆下气、化痰和胃。一则降逆以止咳喘，二则开胃行津以润肺，三则防大量麦冬之滋腻壅滞，二药相反相成。人参补脾益气，甘草、粳米、大枣甘润性平，合人参和中滋液，培土生金，以上俱为佐药。甘草调和药性，兼作使药。故本题选 B。

**96.** 增液汤的组成药物中含有

 A. 党参    B. 白参

 C. 玄参    D. 沙参

 E. 丹参

考点：增液汤的组成药物★

解析：增液汤的组成药物有玄参、麦冬、细生地。故本题选 C。

**97.** 平胃散与藿香正气散组成中均含有的药物是

 A. 陈皮、白术   B. 陈皮、厚朴

 C. 陈皮、苍术   D. 厚朴、苍术

 E. 白术、厚朴

考点：平胃散、藿香正气散的组成药物★

解析：平胃散的组成药物为苍术、厚朴、陈皮、甘草。藿香正气散组成为大腹皮、白芷、紫苏、茯苓、半夏曲、白术、陈皮、厚朴、姜汁、苦桔梗、藿香、甘草。故本题选 B。

**98.** 可用于治疗湿重于热证的方剂是

 A. 藿香正气散   B. 三仁汤

 C. 五苓散    D. 实脾散

 E. 甘露消毒丹

考点：三仁汤的主治证候★

解析：藿香正气散的功用为解表化湿，理气和中，主治外寒风寒，内伤湿滞证。三仁汤的功用为宣畅气机，清利湿热，主治湿温初起及暑温夹湿之湿重于热证。五苓散的功用为利水渗湿，温阳化气，主治蓄水证、痰饮、水湿水停证。实脾散的功用为温阳健脾，行气利水，主治脾肾阳虚，水气内停之阴水。甘露消毒丹的功用为利湿化浊，清热解毒，主治湿温时疫，湿热并重证。故本题选 B。

**99.** 三仁汤中具有"宣上、畅中、渗下"作用的药物是

 A. 杏仁、草蔻仁、薏苡仁

 B. 杏仁、白蔻仁、冬瓜仁

 C. 杏仁、白蔻仁、薏苡仁

 D. 杏仁、桃仁、薏苡仁

 E. 桃仁、白蔻仁、薏苡仁

考点：三仁汤的配伍意义★

解析：方中杏仁苦辛，宣利上焦肺气，气化则湿化。白蔻仁芳香化湿，行气，调中。薏苡仁甘淡，渗利下焦湿热，健脾。三仁合用，能宣上、畅中、渗下而具清利湿热，宣畅三焦气机之功。故本题选 C。

**100.** 二妙散的功用是

 A. 清热利水   B. 清热燥湿

 C. 清热养阴   D. 利湿消肿

 E. 解毒化湿

考点：二妙散的功用★

解析：二妙散的功用为清热燥湿。故本题选 B。

**101.** 组成药物中不含有甘草的方剂是

 A. 蒿芩清胆汤   B. 小蓟饮子

 C. 猪苓汤    D. 桂苓甘露散

 E. 八正散

考点：猪苓汤的组成药物

解析：蒿芩清胆汤的组成药物为青蒿脑、淡竹茹、仙半夏、赤茯苓、青子芩、生枳壳、广陈皮、碧玉散（滑石、木通、甘草）。小蓟饮子的组成药物为生地、小蓟、滑石、木通、蒲黄、藕节、淡竹叶、当归、山栀子、炙甘草。猪苓汤的组成药物为猪苓、茯苓、泽泻、阿胶、滑石。桂苓甘露散的组成药物为茯苓、甘草、白术、泽泻、官桂、石膏、寒水石、滑石、猪苓。八正散的组成药物为车前子、瞿麦、萹蓄、滑石、山栀子仁、炙甘草、木通、大黄、灯心草。<u>故本题选C。</u>

**102. 实脾散的功用是**
　　A. 健脾和胃，消食止泻
　　B. 益气健脾，渗湿止泻
　　C. 健脾和胃，消痞除满
　　D. 温阳健脾，行气利水
　　E. 燥湿运脾，行气和胃
　　考点：实脾散的功用
　　解析：实脾散的功用为温阳健脾，行气利水。主治脾肾阳虚，水气内停之阴水。<u>故本题选D。</u>

**103. 下列方剂中有乌梅的是**
　　A. 平胃散　　　　　B. 止嗽散
　　C. 清燥救肺汤　　　D. 玉液汤
　　E. 二陈汤
　　考点：二陈汤的组成药物★
　　解析：二陈汤的组成药物为半夏、橘红、白茯苓、炙甘草、生姜、乌梅。<u>故本题选E。</u>

**104. 二陈汤主治之咳嗽属于**
　　A. 湿痰　　　　　　B. 寒痰
　　C. 热痰　　　　　　D. 风痰
　　E. 燥痰
　　考点：二陈汤的主治证候★
　　解析：二陈汤主治湿痰证。症见咳嗽痰多，色白易咯，恶心呕吐，胸膈痞闷，肢体困重，或头眩心悸，舌苔白滑或腻，脉滑。<u>故本题选A。</u>

**105. 组成药物中含有枳实、竹茹的方剂是**
　　A. 温胆汤　　　　　B. 清气化痰丸
　　C. 蒿芩清胆汤　　　D. 大柴胡汤
　　E. 枳实导滞丸
　　考点：温胆汤的组成药物★
　　解析：温胆汤的组成药物有半夏、竹茹、枳实、陈皮、炙甘草、茯苓、姜、枣。清气化痰丸的组成药物有陈皮、杏仁、枳实、黄芩、瓜蒌

仁、茯苓、胆南星、半夏、姜汁。蒿芩清胆汤的组成药物有青蒿脑、淡竹茹、仙半夏、赤茯苓、青子芩、生枳壳、陈广皮、碧玉散（滑石、甘草、青黛）。大柴胡汤的组成药物有柴胡、黄芩、芍药、半夏、生姜、枳实、大枣、大黄。枳实导滞丸的组成药物有大黄、枳实、神曲、茯苓、黄芩、黄连、白术、泽泻。<u>故本题选A。</u>

**106. 小陷胸汤的主治证候有**
　　A. 痰白而稀　　　　B. 干咳无痰
　　C. 咳痰黄稠　　　　D. 痰中带血
　　E. 咳嗽痰多
　　考点：小陷胸汤的主治证候
　　解析：小陷胸汤主治痰热互结之小结胸证。症见胸脘痞闷，按之则痛，或心胸闷痛，或咳痰黄稠，舌苔黄腻，脉滑数等。<u>故本题选C。</u>

**107. 风痰上扰头痛、眩晕，治宜选用**
　　A. 消风散
　　B. 二陈汤
　　C. 川芎茶调散
　　D. 天麻钩藤饮
　　E. 半夏白术天麻汤
　　考点：半夏白术天麻汤的主治证候
　　解析：半夏白术天麻汤主治风痰上扰证。消风散主治风疹、湿疹。二陈汤主治湿痰证。川芎茶调散主治外感风邪头痛。天麻钩藤饮主治肝阳偏亢，肝风上扰证。<u>故本题选E。</u>

**108. 保和丸的组成中有**
　　A. 陈皮、甘草　　　B. 茯苓、白术
　　C. 半夏、生姜　　　D. 神曲、银花
　　E. 山楂、连翘
　　考点：保和丸的组成药物★
　　解析：保和丸的组成药物有山楂、六神曲、半夏、茯苓、陈皮、连翘、莱菔子、麦芽。<u>故本题选E。</u>

**109. 健脾丸的组成中有**
　　A. 薏苡仁　　　　　B. 莱菔子
　　C. 鸡内金　　　　　D. 黄芪
　　E. 黄连
　　考点：健脾丸的组成药物★
　　解析：健脾丸的组成有白术、木香、黄连、甘草、白茯苓、人参、神曲、陈皮、砂仁、麦芽、山楂、山药、肉豆蔻。<u>故本题选E。</u>

**110. 组成药物中含有桂枝的方剂是**
　　A. 乌梅丸　　　　　B. 芍药汤
　　C. 暖肝煎　　　　　D. 阳和汤

E. 地黄饮子

考点：乌梅丸的组成药物★

解析：乌梅丸的组成药物有乌梅、细辛、干姜、黄连、当归、附子、蜀椒、桂枝、人参、黄柏。故本题选 A。

**111. 乌梅丸的功用是**

A. 温脏安蛔　　　　B. 温脾益肾

C. 和胃止呕　　　　D. 清热益气

E. 降逆化痰

考点：乌梅丸的功用★

解析：乌梅丸的功用为温脏安蛔。主治脏寒蛔厥证。症见脘腹阵痛，烦闷呕吐，时发时止，得食则吐，甚则吐蛔，手足厥冷，或久泻久痢。故本题选 A。

**112. 下列方剂，组成药物中不含有栀子的是**

A. 茵陈蒿汤　　　　B. 八正散

C. 凉膈散　　　　　D. 龙胆泻肝汤

E. 仙方活命饮

考点：仙方活命饮的组成药物

解析：仙方活命饮的组成有白芷、贝母、防风、赤芍药、当归尾、甘草节、皂角刺、穿山甲、天花粉、乳香、没药、金银花、陈皮。故本题选 E。

**113. 具有温阳补血，散寒通滞功用的方剂是**

A. 四逆汤　　　　　B. 阳和汤

C. 温脾汤　　　　　D. 大建中汤

E. 小建中汤

考点：阳和汤的功用★

解析：四逆汤的功用为回阳救逆。主治少阴病，心肾阳衰寒厥证。阳和汤的功用为温阳补血，散寒通滞。主治阴疽。温脾汤的功用为攻下寒积，温补脾阳。主治阳虚冷积证。大建中汤的功用为温中补虚，缓急止痛。主治中阳衰弱，阴寒内盛之脘腹疼痛证。小建中汤的功用为温中补虚，和里缓急。主治中焦虚寒，肝脾失调，阴阳不和证。故本题选 B。

**114. 大黄牡丹汤的主治病证是**

A. 阳明腑实证　　　B. 肾虚便秘

C. 肠痈初起　　　　D. 阳虚寒积证

E. 脾约证

考点：大黄牡丹汤的主治证候★

解析：大黄牡丹汤的功用为泻热破瘀，散结消肿。治疗肠痈初起，湿热瘀滞证。阳明腑实证为大承气汤的主治证候，肾虚便秘为济川煎的主治证候，阳虚寒积证为温脾汤的主治证候，脾

约证为麻子仁丸的主治证候。故本题选 C。

**【B1 型题】**

A. 针对主病或主证起主要治疗作用

B. 针对重要的兼病或兼证起主要治疗作用

C. 针对次要兼证起直接治疗作用

D. 消减或制约君、臣药的毒性和峻烈之性

E. 防止病重邪甚时药病格拒

**115. 上述佐助药含义的表述，正确的是**

**116. 上述反佐药含义的表述，正确的是**

考点：方剂的组成原则

解析：佐助药，即配合君臣药以加强治疗作用，或直接治疗次要兼证的药物。反佐药，即病重邪甚，可能拒药时，配用与君药性味相反而又能在治疗中起相成作用的药物，以防止药病格拒。故 115 题选 C，116 题选 E。

A. 玉女煎　　　　　B. 泻白散

C. 白虎汤　　　　　D. 大承气汤

E. 麦门冬汤

**117. 治疗身大热，汗大出，大渴引饮，脉洪大的代表方是**

**118. 治疗日晡潮热，手足汗出，脐腹胀满疼痛，大便秘结，舌苔黄燥起刺，脉沉实的代表方是**

考点：大承气汤、白虎汤的主治证候★

解析：白虎汤主治气分热盛证。症见壮热面赤，烦渴引饮，汗出恶热，脉洪大有力。大承气汤主治：①阳明腑实证。症见大便不通，频转矢气，脘腹痞满，腹痛拒按，按之则硬，甚或潮热谵语，手足濈然汗出，舌苔黄燥起刺，或焦黑燥裂，脉沉实。②热结旁流证。症见下利清水，色纯青，其气臭秽，脐腹疼痛，按之坚硬有块，口舌干燥，脉滑实。③里热实证之热厥、痉病或发狂等。玉女煎主治胃热阴虚证。症见头痛，牙痛，齿松牙衄，烦热干渴，舌红苔黄而干，亦治消渴、消谷善饥等。泻白散主治肺热喘咳证。症见气喘咳嗽，皮肤蒸热，日晡尤甚，舌红苔黄，脉细数。麦门冬汤主治：①虚热肺痿。症见咳嗽气喘，咽喉不利，咳痰不爽，或咳唾涎沫，口干咽燥，手足心热，舌红少苔，脉虚数。②胃阴不足证。症见呕吐，纳少，呃逆，口渴咽干，舌红少苔，脉虚数。故 117 题选 C，118 题选 D。

A. 健脾丸　　　　　B. 保和丸

C. 四逆散　　　　　D. 痛泻要方

E. 葛根黄芩黄连汤

**119.** 脘腹胀痛，恶食呕逆，大便泄泻，舌苔厚腻，脉滑者选用

**120.** 手足不温，腹痛，泄利下重，脉弦者选用

考点：四逆散、保和丸的主治证候★

解析：健脾丸主治脾虚食积证。食少难消，脘腹痞闷，大便溏薄，倦怠乏力，苔腻微黄，脉虚弱。保和丸主治食积证。脘腹痞满胀痛，嗳腐吞酸，恶食呕逆，或大便泄泻，舌苔厚腻，脉滑。痛泻要方主治脾虚肝郁之痛泻。肠鸣腹痛，大便泄泻，泻必腹痛，泻后痛缓，舌苔薄白，脉两关不调，左弦而右缓者。四逆散主治：①阳郁厥逆证。手足不温，或腹痛，或泄利下重，脉弦。②肝脾不和证。胁肋胀闷，脘腹疼痛，脉弦。葛根黄芩黄连汤主治表证未解，邪热入里证。身热下利，胸脘烦热，口干作渴，喘而汗出，舌红苔黄，脉数或促。<u>故 119 题选 B，120 题选 C。</u>

    A. 凉膈散        B. 泻白散
    C. 龙胆泻肝汤    D. 芍药汤
    E. 乌梅丸

**121.** 治疗脏寒蛔厥证的方剂是

**122.** 治疗湿热痢疾的方剂是

考点：芍药汤、乌梅丸的主治证候

解析：乌梅丸的功用是温脏安蛔，主治脏寒蛔厥证。芍药汤的功用是清热燥湿，调气和血，主治湿热痢疾。凉膈散主治上中二焦火热证。泻白散主治肺热喘咳证。龙胆泻肝汤主治肝胆实火上炎证、肝经湿热下注证。<u>故 121 题选 E，122 题选 D。</u>

    A. 温中补虚，理气健脾
    B. 温中补虚，和里缓急
    C. 温中补虚，缓急止痛
    D. 温中补虚，降逆止呕
    E. 温中补虚，散寒止痛

**123.** 大建中汤的功用是

**124.** 吴茱萸汤的功用是

考点：大建中汤、吴茱萸汤的功用★

解析：大建中汤的功用为温中补虚，缓急止痛。吴茱萸汤的功用为温中补虚，降逆止呕。<u>故 123 题选 C，124 题选 D。</u>

    A. 四逆汤        B. 当归四逆汤

    C. 回阳救急汤    D. 右归丸
    E. 大建中汤

**125.** 四肢厥逆，恶寒蜷卧，呕吐不渴，腹痛下利，神衰欲寐，舌苔白滑，脉微细者，治疗应选用

**126.** 手足厥寒，舌淡苔白，脉沉细者，治疗应选用

考点：四逆汤、当归四逆汤的主治证候★

解析：四逆汤主治少阴病，心肾阳衰寒厥证，症见四肢厥逆，恶寒蜷卧，呕吐不渴，腹痛下利，神衰欲寐，舌苔白滑，脉微细等。当归四逆汤主治血虚寒厥证，症见手足厥寒，舌淡苔白，脉沉细等。回阳救急汤主治寒邪直中三阴，真阳衰微证。右归丸主治肾阳不足，命门火衰证。大建中汤主治中阳衰弱，阴寒内盛之脘腹疼痛证。<u>故 125 题选 A，126 题选 B。</u>

    A. 梅核气
    B. 肝气郁滞证
    C. 六郁证
    D. 血虚寒厥证
    E. 少阴病，心肾阳衰寒厥证

**127.** 越鞠丸主治的是

**128.** 四逆汤主治的是

考点：四逆汤、越鞠丸的主治证候

解析：越鞠丸的功用是行气解郁，主治六郁证。四逆汤的功用是回阳救逆，主治少阴病，心肾阳衰寒厥证；太阳病误汗亡阳者。半夏厚朴汤主治梅核气，柴胡疏肝散主治肝气郁滞证，当归四逆汤主治血虚寒厥证。<u>故 127 题选 C，128 题选 E。</u>

    A. 内泻热结        B. 活血祛痰
    C. 和解清热        D. 泻火除湿
    E. 缓急止痛

**129.** 大柴胡汤中配伍大黄的主要用意是

**130.** 大柴胡汤中配伍芍药的主要用意是

考点：大柴胡汤的配伍意义★

解析：重用柴胡为君药，疏解少阳之邪。黄芩和解清热，以除少阳之邪；轻用大黄，配伍枳实以内泻阳明热结，行气消痞，三味共为臣药。芍药柔肝缓急止痛，与大黄相配可治腹中实痛，与枳实相伍可以理气和血，以除心下满痛；半夏与大量生姜配伍，和胃降逆，是为佐药；大枣与生姜相配，和营卫而行津液，并调脾胃，调和

诸药，是为佐使。<u>故 129 题选 A，130 题选 E。</u>

    A. 当归六黄汤　　B. 当归四逆汤
    C. 当归补血汤　　D. 六味地黄丸
    E. 补中益气汤

**131. 治疗气虚发热的方剂是**

**132. 治疗血虚发热的方剂是**

  考点：补中益气汤、当归补血汤的主治证候

  解析：补中益气汤的功用是补中益气，升阳举陷，主治脾胃气虚证；气虚下陷证；气虚发热证。当归补血汤的功用是补气生血，主治血虚发热证。当归六黄汤主治阴虚火旺盗汗，当归四逆汤主治血虚寒厥证，六味地黄丸主治肾阴精不足证。<u>故 131 题选 E，132 题选 C。</u>

    A. 牡蛎散　　　　B. 归脾汤
    C. 补中益气汤　　D. 四物汤
    E. 黄土汤

**133. 身常汗出，夜卧尤甚，久而不止，心悸惊惕，短气烦倦者，治疗应选用**

**134. 月经提前，心悸怔忡，健忘不眠，食少体倦，面色萎黄，舌淡苔薄白，脉细弱者，治疗应选用**

  考点：归脾汤、牡蛎散的主治证候

  解析：牡蛎散主治自汗、盗汗证。症见常自汗出，夜卧更甚，心悸惊惕，短气烦倦，舌淡红，脉细弱。归脾汤主治：①心脾气血两虚证。症见心悸怔忡，健忘失眠，盗汗，体倦食少，面色萎黄，舌淡，苔薄白，脉细弱。②脾不统血证。症见便血，皮下紫癜，妇女崩漏，月经提前，量多色淡，或淋沥不止，舌淡，脉细弱。<u>故 133 题选 A，134 题选 B。</u>

    A. 泻下焦相火　　B. 除退骨蒸
    C. 清热燥湿　　　D. 泻火坚阴
    E. 泻火解毒

**135. 固经丸中配伍黄柏的主要用意是**

**136. 易黄汤中配伍黄柏的主要用意是**

  考点：固经丸、易黄汤的配伍意义

  解析：固经丸中以黄柏苦寒泻火坚阴，既助黄芩以清热，又助龟甲以降火。易黄汤中用少量黄柏苦寒入肾，清热燥湿。<u>故 135 题选 D，136 题选 C。</u>

    A. 四神丸　　　　B. 酸枣仁汤

    C. 安宫牛黄丸　　D. 朱砂安神丸
    E. 天王补心丹

**137. 主治肝血不足，虚烦不眠的方剂是**

**138. 主治阴虚血少，神志不安的方剂是**

  考点：酸枣仁汤、天王补心丹的主治证候

  解析：酸枣仁汤的功用是清热除烦，养血安神，主治肝血不足，虚热内扰证。天王补心丹的功用是滋阴养血，补心安神，主治阴虚血少，神志不安证。四神丸主治脾肾阳虚之肾泄证。安宫牛黄丸主治邪热内陷心包证。天王补心丹主治阴虚血少，神志不安证。<u>故 137 题选 B，138 题选 E。</u>

    A. 瘀阻胞宫证
    B. 肝火犯肺之咳血证
    C. 瘀血疼痛证
    D. 下焦蓄血证
    E. 胸中血瘀证

**139. 桃核承气汤的主治证候是**

**140. 失笑散的主治证候是**

  考点：桃核承气汤、失笑散的主治证候

  解析：桃核承气汤的功用为逐瘀泻热，主治下焦蓄血证。失笑散的功用为活血祛瘀，散结止痛，主治瘀血疼痛证。瘀阻胞宫证是桂枝茯苓丸的主治证候，肝火犯肺之咳血证是咳血方的主治证候，胸中血瘀证是血府逐瘀汤的主治证候。<u>故 139 题选 D，140 题选 C。</u>

    A. 补气，活血，通络
    B. 活血祛瘀，疏肝通络
    C. 活血化瘀，缓消癥块
    D. 活血化瘀，行气止痛
    E. 养血祛瘀，温经止痛

**141. 血府逐瘀汤的功用是**

**142. 复元活血汤的功用是**

  考点：血府逐瘀汤、复元活血汤的功用

  解析：血府逐瘀汤的功用是活血化瘀，行气止痛，主治胸中血瘀证。复元活血汤的功用是活血祛瘀，疏肝通络，主治跌打损伤，瘀血阻滞证。补气，活血，通络是补阳还五汤的功用。活血化瘀，缓消癥块是桂枝茯苓丸的功用。养血祛瘀，温经止痛是生化汤的功用。<u>故 141 题选 D，142 题选 B。</u>

    A. 羌活胜湿汤　　B. 独活寄生汤

C. 消风散　　　　　D. 川芎茶调散
E. 牵正散

**143.** 主治外感风邪头痛的方剂是

**144.** 主治风湿犯表之痹痛的方剂是

考点：川芎茶调散、羌活胜湿汤的主治证候★

解析：羌活胜湿汤的功用为祛风胜湿止痛，主治风湿犯表之痹证。独活寄生汤的功用为祛风湿，止痹痛，益肝肾，补气血，主治痹证日久，肝肾两虚，气血不足证。消风散的功用为疏风除湿，清热养血，主治风疹、湿疹。川芎茶调散的功用为疏风止痛，主治外感风邪头痛。牵正散的功用为祛风化痰，通络止痉，主治风中头面经络。故 143 题选 D，144 题选 A。

A. 羚角钩藤汤　　　B. 天麻钩藤饮
C. 地黄饮子　　　　D. 大定风珠
E. 镇肝息风汤

**145.** 肝阳偏亢，肝风上扰，头痛，眩晕，失眠者，治疗应选用

**146.** 温热病后，神倦瘛疭，舌绛少苔，脉虚弱者，治疗应选用

考点：天麻钩藤饮、大定风珠的主治证候★

解析：羚角钩藤汤主治肝热生风证。症见高热不退，烦闷躁扰，手足抽搐，发为痉厥，甚则神昏，舌绛而干，或舌焦起刺，脉弦而数，以及肝热风阳上逆，头晕胀痛，耳鸣心悸，面红如醉，或手足躁扰，甚则瘛疭，舌红，脉弦数。天麻钩藤饮主治肝阳偏亢，肝风上扰证。症见头痛，眩晕，失眠多梦，或口苦面红，舌红苔黄，脉弦或数。地黄饮子主治下元虚衰，痰浊上泛之喑痱证。舌强不能言，足废不能用，口干不欲饮，足冷面赤，脉沉细弱。大定风珠主治阴虚风动证。症见手足瘛疭，形瘦神倦，舌绛少苔，脉气虚弱，时时欲脱之象。镇肝息风汤主治类中风。症见头目眩晕，目胀耳鸣，脑部热痛，面色如醉，心中烦热，或时常噫气，或肢体渐觉不利，口眼渐歪斜，甚或眩晕颠仆，昏不知人，移时始醒，或醒后不能复原，脉弦长有力。故 145 题选 B，146 题选 D。

A. 杏苏散　　　　　B. 清燥救肺汤
C. 桑杏汤　　　　　D. 麦门冬汤
E. 养阴清肺汤

**147.** 含有半夏、麦门冬、人参的方剂是

**148.** 含有生地、麦门冬、玄参的方剂是

考点：麦门冬汤、养阴清肺汤的组成药物★

解析：麦门冬汤的组成药物为麦冬、半夏、人参、甘草、粳米、大枣。养阴清肺汤的组成药物为生地、麦冬、生甘草、玄参、贝母、丹皮、薄荷、炒白芍。故 147 题选 D，148 题选 E。

A. 泻下攻积　　　　B. 凉血解毒
C. 清热泻火　　　　D. 泻热祛湿
E. 泻热逐瘀

**149.** 大黄牡丹汤中用大黄的意义是

**150.** 八正散中用大黄的意义是

考点：八正散、大黄牡丹汤的配伍意义

解析：大黄牡丹汤中大黄泻热逐瘀，涤荡肠中湿热瘀毒，与清热凉血，活血散瘀之丹皮共为君药。八正散中大黄泻热祛湿，与泻热利湿之栀子共为佐药。故 149 题选 E，150 题选 D。

A. 猪苓、茯苓、桂枝、苍术、泽泻
B. 茯苓、猪苓、桂枝、泽泻、白术
C. 猪苓、茯苓、泽泻、滑石、甘草
D. 猪苓、茯苓、泽泻、阿胶、滑石
E. 茯苓、泽泻、甘草、大枣、桂枝

**151.** 猪苓汤的组成药物有

**152.** 五苓散的组成药物有

考点：五苓散、猪苓汤的组成药物

解析：猪苓汤由猪苓、茯苓、泽泻、阿胶、滑石组成。五苓散由猪苓、茯苓、泽泻、白术、桂枝组成。故 151 题选 D，152 题选 B。

A. 舟车丸　　　　　B. 保和丸
C. 枳实消痞丸　　　D. 木香槟榔丸
E. 枳实导滞丸

**153.** 具有消食导滞，清热祛湿功用的方剂是

**154.** 具有行气导滞，攻积泄热功用的方剂是

考点：枳实导滞丸、木香槟榔丸的功用

解析：舟车丸的功效为行气破泄，逐水消肿，通利二便。保和丸的功效为消食化滞，理气和胃。枳实消痞丸的功效为消痞除满，健脾和胃。木香槟榔丸的功效为行气导滞，攻积泄热。枳实导滞丸的功效为消食导滞，清热祛湿。故 153 题选 E，154 题选 D。

# 中医经典

## 【A1 型题】

**1.** 《素问·经脉别论》之"毛脉合精"的含义是

A. 细小络脉相合
B. 毛脉均受谷气
C. 毛脉相会合
D. 气血相合
E. 经脉、经别相合

考点："食气入胃，散精于肝……揆度以为常也。"★

解析：毛脉合精：肺主气，外合皮毛，心主血脉。毛脉合精，即气血相合。张志聪注："夫皮肤主气，经脉主血，毛脉合精者，血气相合也。"故本题选 D。

**2.** 伤寒五六日，中风，往来寒热，胸胁苦满，嘿嘿不欲饮食，心烦喜呕，治宜选用

A. 理中汤
B. 四逆散
C. 小柴胡汤
D. 大柴胡汤
E. 麻黄细辛附子汤

考点："伤寒五六日，中风，往来寒热……身有微热，或咳者，小柴胡汤主之。"

解析：伤寒五六日，中风，往来寒热，胸胁苦满，嘿嘿不欲饮食，心烦喜呕，或胸中烦而不呕，或渴，或腹中痛，或胁下痞硬，或心下悸，小便不利，或不渴，身有微热，或咳者，小柴胡汤主之。故本题选 C。

**3.** 伤寒脉结代，心动悸，治宜选用

A. 白虎加人参汤
B. 炙甘草汤
C. 旋覆代赭汤
D. 生姜泻心汤
E. 小陷胸汤

考点："伤寒脉结代，心动悸，炙甘草汤主

之。"★

解析：伤寒脉结代，心动悸，炙甘草汤主之。心阴虚则心失所养，心阳虚则鼓动无力，心阴阳两虚，心失所养则病人自觉心动悸。心主血脉，心阴阳两虚，脉气不得接续则脉结代。治疗用炙甘草汤滋阴养血，通阳益气复脉。故本题选 B。

**4.** 《金匮要略》论治血痹"阴阳俱微"的方剂是

A. 桂枝龙骨牡蛎汤
B. 小建中汤
C. 薯蓣丸
D. 肾气丸
E. 黄芪桂枝五物汤

考点："血痹阴阳俱微……黄芪桂枝五物汤主之。"

解析：血痹阴阳俱微，寸口关上微，尺中小紧，外证身体不仁，如风痹状，黄芪桂枝五物汤主之。故本题选 E。

**5.** 叶天士云"若其邪始终在气分流连者，可冀其战汗透邪，法宜益胃"，益胃是指

A. 宣通气机，清气生津
B. 降气化痰，益气和胃
C. 辛开苦降，消食和中，散水消痞
D. 轻清解肌，清肠止利
E. 分利湿热

考点："若其邪始终在气分流连者……不可不知。"★

解析：益胃：此处指温邪留恋气分时的治法，即以轻清宣透之品，宣通气机，清气生津，补足津液，使正气得以振奋，邪热随汗而解。故本题选 A。

**6.** 温病后期，夜热早凉，热退无汗，热自阴来，治宜选用

A. 加减复脉汤
B. 三甲复脉汤

C. 大定风珠

D. 青蒿鳖甲汤

E. 黄连阿胶汤

考点："夜热早凉，热退无汗，热自阴来者，青蒿鳖甲汤主之。"

解析：夜热早凉，热退无汗，热自阴来者，青蒿鳖甲汤主之。故本题选 D。

## 【A2 型题】

**7.** 患者身热不恶寒，利下黄色稀水，势急臭秽，灼肛，心烦，口渴，喘而汗出，尿赤，苔黄，脉滑数。治宜选用

　　A. 连理汤

　　B. 白头翁汤

　　C. 柴葛解肌汤

　　D. 葛根黄芩黄连汤

　　E. 芍药汤

考点："太阳病，桂枝证，医反下之……葛根黄芩黄连汤主之。"★

解析：此案例证候与原文第 34 条相符，考查学生对其灵活应用的掌握。原文：太阳病，桂枝证，医反下之，利遂不止，脉促者，表未解也，喘而汗出者，葛根黄芩黄连汤主之。故本题选 D。

**8.** 患者身黄如橘子色，目黄，小便深黄而不利，身热，头汗出，剂颈而还，口渴，腹微满，舌红，苔黄腻，脉滑数。治宜选用

　　A. 栀子柏皮汤

　　B. 茵陈蒿汤

　　C. 麻黄连轺赤小豆汤

　　D. 抵当汤

　　E. 小柴胡汤

考点："阳明病，发热汗出者……身必发黄，茵陈蒿汤主之。"

解析：此案例证候描述与原文第 236 条相符，考查学生对其灵活应用的掌握。原文：阳明病，发热汗出者，此为热越，不能发黄也。但头汗出，身无汗，剂颈而还，小便不利，渴引水浆者，此为瘀热在里，身必发黄，茵陈蒿汤主之。故本题选 B。

**9.** 患者腹满身重，难以转侧，口不仁，面垢，谵语遗尿，自汗。治宜选用

　　A. 大承气汤

　　B. 小承气汤

　　C. 清营汤

D. 白虎汤

E. 犀角地黄汤

考点："三阳合病，腹满身重，难以转侧……白虎汤主之。"★

解析：此案例证候描述与原文第 219 条相符。原文：三阳合病，腹满身重，难以转侧，口不仁，面垢，谵语遗尿。发汗则谵语，下之则额上生汗，手足逆冷。若自汗出者，白虎汤主之。故本题选 D。

**10.** 患者喘息咳唾，胸背痛，短气，寸口脉沉而迟，关上小紧数。治宜选用

　　A. 栝蒌薤白白酒汤

　　B. 栝蒌薤白半夏汤

　　C. 枳实薤白桂枝汤

　　D. 橘枳姜汤

　　E. 厚朴七物汤

考点："胸痹之病……栝蒌薤白白酒汤主之。"

解析：此案例证候描述与原文第 3 条相符。原文：胸痹之病，喘息咳唾，胸背痛，短气，寸口脉沉而迟，关上小紧数，栝蒌薤白白酒汤主之。故本题选 A。

**11.** 患者少阴温病，真阴欲竭，壮火复炽，心中烦，不得卧。治宜选用

　　A. 加减复脉汤

　　B. 增液承气汤

　　C. 黄连阿胶汤

　　D. 冬地三黄汤

　　E. 犀角地黄汤

考点："少阴温病，真阴欲竭，壮火复炽……黄连阿胶汤主之。"★

解析：此案例证候描述与下焦第 11 条相符。原文：少阴温病，真阴欲竭，壮火复炽，心中烦，不得卧者，黄连阿胶汤主之。故本题选 C。

## 【B1 型题】

　　A. 肾

　　B. 心

　　C. 肝

　　D. 肺

　　E. 脾

**12.**《素问·至真要大论》所述，诸痛痒疮，皆属于

**13.**《素问·至真要大论》所述，诸寒收引，皆属于

考点："诸风掉眩，皆属于肝……诸呕吐酸，暴注下迫，皆属于热。"★

解析：《素问·至真要大论》曰："诸风掉眩，皆属于肝。诸寒收引，皆属于肾。诸气膹郁，皆属于肺。诸湿肿满，皆属于脾。诸热瞀瘛，皆属于火。诸痛痒疮，皆属于心。诸厥固泄，皆属于下。诸痿喘呕，皆属于上。诸禁鼓栗，如丧神守，皆属于火。诸痉项强，皆属于湿。诸逆冲上，皆属于火。诸胀腹大，皆属于热。诸躁狂越，皆属于火。诸暴强直，皆属于风。诸病有声，鼓之如鼓，皆属于热。诸病胕肿，疼酸惊骇，皆属于火。诸转反戾，水液浑浊，皆属于热。诸病水液，澄澈清冷，皆属于寒。诸呕吐酸，暴注下迫，皆属于热。"故12题选B，13题选A。

A. 纤瘦之人
B. 肥胖之人
C. 虚弱之人
D. 强壮之人
E. 勇敢之人

《灵枢·根结》说："以此观之，刺布衣者深以留之，刺大人者微以徐之，此皆因气慓悍滑利也。"

**14. 布衣代表**
**15. 大人代表**

考点："黄帝曰：逆顺五体者……此皆因气慓悍滑利也。"

解析：《灵枢·根结》以布衣匹夫之士与王公大人血食之君为例，提出针刺因人而异的原则。针刺平民百姓那一类形体壮实的病人，就要深刺并留针；针刺王公贵族那一类形体柔脆的病人，就适宜用细小的针徐缓轻刺并尽快出针。故14题选D，15题选C。

A. 肺痨咳嗽
B. 二便不通
C. 喘证恢复期
D. 脾肾阳虚所致全身浮肿、尿少
E. 宿食阻滞引起的腹泻

**16. 先治其标的是**
**17. 标本兼治的是**

考点："小大不利治其标，小大利治其本。"★

解析：小大不利治其标，小大利治其本，意指凡病见大小便不通利者，当先治其标，即先通利大小便；大小便通利者，则可以治其本。体现了《内经》急则治标，缓则治本的治疗原则。

张介宾对此注解云："无论客气、同气之为病，即先有他病，而后为小大不利者，亦先治其标。诸皆治本，此独治标，盖二便不通，乃危急之候，虽为标病，必先治之，此所谓急则治其标也。"标本兼治，是指同时兼顾治标和治本。适用于标本俱急，或标本俱缓，但单纯治标或治本都不易收效的情况。脾肾阳虚所致全身浮肿、尿少。脾肾阳虚为本，浮肿、尿少为标。单纯治以温补脾肾或利水消肿都难取得理想效果，此时当标本兼治，温补脾肾的同时配合利水药物。故16题选B，17题选D。

# 中西医结合内科学

【A1 型题】

**1. 治疗慢性支气管炎风寒犯肺证，首选**

A. 三拗汤合止嗽散

B. 桑菊饮

C. 二陈汤合三子养亲汤

D. 清金化痰汤

E. 小青龙汤

考点：慢性支气管炎

解析：慢性支气管炎风寒犯肺证的治法为宣肺散寒，化痰止咳，代表方为三拗汤合止嗽散加减。桑菊饮用于风热犯肺证，二陈汤合三子养亲汤用于痰湿蕴肺证，清金化痰汤用于痰热郁肺证，小青龙汤用于寒饮伏肺证。故本题选 A。

**2. 下列各项，属于 COPD 发生、发展的重要因素之一的是**

A. 空气污染

B. 感染因素

C. 吸烟

D. 蛋白酶 – 抗蛋白酶失衡

E. 职业粉尘和化学物质

考点：慢性阻塞性肺疾病

解析：COPD 的病因包括吸烟、职业粉尘和化学物质、空气污染、感染因素、蛋白酶 – 抗蛋白酶失衡、其他（机体的内在因素、自主神经功能失调、营养状况、气温的突变等）。其中感染因素是 COPD 发生、发展的重要因素之一。故本题选 B。

**3. 慢性阻塞性肺疾病中，$FEV_1/FVC < 70\%$，$50\% \leq FEV_1\% < 80\%$ 预计值，有或无慢性咳嗽、咳痰症状的分级属于**

A. 0 级：高危

B. I 级：轻度

C. II 级：中度

D. III 级：重度

E. IV 级：极重度

考点：慢性阻塞性肺疾病 ★

解析：慢性阻塞性肺疾病的严重程度分级：①0 级：高危：有罹患 COPD 的高危因素，肺功能在正常范围，有慢性咳嗽、咳痰症状。② I 级：轻度：$FEV_1/FVC < 70\%$，$FEV_1\% \geq 80\%$ 预计值，有或无慢性咳嗽、咳痰症状。③ II 级：中度，$FEV_1/FVC < 70\%$，$50\% \leq FEV_1\% < 80\%$ 预计值，有或无慢性咳嗽、咳痰症状。④ III 级：重度，$FEV_1/FVC < 70\%$，$30\% \leq FEV_1\% < 50\%$ 预计值，有或无慢性咳嗽、咳痰症状。⑤ IV 级：极重度，$FEV_1/FVC < 70\%$，$FEV_1\% < 30\%$ 预计值。故本题选 C。

**4. 确诊慢性阻塞性肺疾病的实验室检查是**

A. 胸部 X 线检查

B. 胸部 CT 检查

C. 肺功能检查

D. 血气检查

E. 痰培养

考点：慢性阻塞性肺疾病 ★

解析：任何患有呼吸困难、慢性咳嗽或多痰的患者，并且有暴露于危险因素的病史，在临床上需要考虑 COPD 的诊断。作出 COPD 的诊断需要进行肺功能检查，吸入支气管扩张剂之后 $FEV_1/FVC < 70\%$ 表明存在气流受限，即可诊断 COPD。故本题选 C。

**5. 治疗慢性阻塞性肺疾病发生的低氧血症，一般氧气吸入的浓度为**

A. 28% ~30%

B. 30% ~32%

C. 32% ~34%

D. 34% ~36%

E. 36% ~38%

考点：慢性阻塞性肺疾病

解析：慢性阻塞性肺疾病急性加重期会出现低氧血症，需要低流量吸氧，一般浓度为 28% ~30%，应避免吸入氧浓度过高引起二氧化碳潴留。故本题选 A。

**6. 治疗慢性阻塞性肺疾病外寒内饮证的代表方剂是**

A. 涤痰汤

B. 桑白皮汤

C. 生脉散

D. 小青龙汤

E. 三子养亲汤

考点：慢性阻塞性肺疾病★

解析：慢性阻塞性肺疾病外寒内饮证的治法为温肺散寒，解表化饮，代表方为小青龙汤加减。涤痰汤适用于痰蒙神窍证，桑白皮汤适用于痰热郁肺证，三子养亲汤适用于痰浊壅肺证，生脉散适用于肺脾气虚证。故本题选 D。

**7. 目前公认的支气管哮喘最重要的发病机制是**

    A. 气道炎症        B. 饮食不节

    C. 情志激动        D. 外邪侵袭

    E. 吸烟多年

    考点：支气管哮喘

解析：哮喘的发病机制可概括为免疫－炎症反应、气道高反应性及神经机制等因素相互作用。其中气道炎症是目前公认的最重要的发病机制，被认为是哮喘的本质，是导致气道高反应性的重要机制之一。故本题选 A。

**8. 下列各项，不属于支气管哮喘诊断标准的是**

    A. 反复发作喘息

    B. 发作时可闻及以呼气相为主的哮鸣音

    C. 症状可缓解

    D. 残气量增加

    E. 支气管舒张试验呈阳性

    考点：支气管哮喘

解析：支气管哮喘诊断标准为：①反复发作的喘息、呼吸困难、胸闷或咳嗽，多与接触变应原、冷空气、物理、化学性刺激等有关。②发作时在双肺可闻及散在弥漫性、以呼气相为主的哮鸣音，呼气相延长。③上述症状可经治疗或自行缓解。④症状不典型者至少下列三项中的一项阳性：支气管激发试验阳性、支气管舒张试验阳性。呼气流量峰值（PEF）日内昼夜变异率 > 10% 或 PEF 周变异率 > 20%。⑤除外其他疾病所引起的喘息、胸闷和咳嗽。故本题选 D。

**9. 适用于支气管哮喘中度发作的口服激素药物是**

    A. 扎鲁司特        B. 沙丁胺醇

    C. 泼尼松龙        D. 氢化可的松

    E. 二丙酸倍氯米松

    考点：支气管哮喘★

解析：口服给药：泼尼松龙 $30 \sim 50\text{mg/d}$，$5 \sim 10$ 天。适用于中度哮喘发作、慢性持续哮喘吸入大剂量吸入激素联合治疗无效的患者和作为静脉应用激素治疗后的序贯治疗。扎鲁司特为常用的白三烯受体拮抗剂，沙丁胺醇为常用的 $\beta_2$ 受体激动剂，氢化可的松为静脉给药的激

素，二丙酸倍氯米松为吸入给药的激素。故本题选 C。

**10. 治疗支气管哮喘寒哮证，应首选**

    A. 射干麻黄汤        B. 玉屏风散

    C. 六君子汤        D. 定喘汤

    E. 金匮肾气丸

    考点：支气管哮喘★

解析：支气管哮喘寒哮证的治法为温肺散寒，化痰平喘，代表方为射干麻黄汤加减。玉屏风散用于肺虚证，六君子汤用于脾虚证，定喘汤用于热哮证，金匮肾气丸用于肾虚证。故本题选 A。

**11. 治疗支气管哮喘的热哮证，首选的方剂是**

    A. 射干麻黄汤        B. 小青龙汤

    C. 定喘汤        D. 玉屏风散

    E. 七味都气丸

    考点：支气管哮喘★

解析：支气管哮喘热哮证的治法为清热宣肺，化痰定喘，代表方为定喘汤加减。小青龙汤用于外寒里饮证。七味都气丸用于肾虚证。余参见 10 题。故本题选 C。

**12. 肺炎链球菌肺炎的病理表现是**

    A. 呈灶性，渗出物中含有大量纤维蛋白，肺泡间隙炎性细胞渗出

    B. 呈大叶性分布，肺组织坏死、液化，形成脓腔、空洞

    C. 呈大叶性分布，炎症和脓肿消散后可形成肺大疱或囊性气肿

    D. 呈大叶性或肺段性分布，病变消散后可完全恢复正常

    E. 肺泡间隔有大量单核细胞浸润，肺泡水肿，内含纤维蛋白

    考点：肺炎

解析：肺炎链球菌肺炎多呈大叶性或肺段性分布。病理变化可分为四期：早期为充血期，表现为肺组织充血、扩张、水肿和浆液性渗出。继而为红色肝变期，肺泡内有大量中性粒细胞、吞噬细胞及红细胞的渗出。进而为灰色肝变期，大量白细胞纤维蛋白渗出。最后为消散期，纤维蛋白性渗出物溶解、吸收，肺重新充气。病变消散后肺组织可完全恢复正常，极个别患者肺泡内纤维蛋白吸收不完全而形成机化性肺炎。A 选项为军团菌肺炎的病理，B 选项为克雷伯杆菌肺炎的病理，C 选项为葡萄球菌肺炎的病理，E 选项为病毒性肺炎的病理。故本题选 D。

**13. 克雷伯杆菌肺炎痰液的颜色是**

A. 铁锈色痰

B. 粉红色泡沫痰

C. 砖红色胶冻状痰

D. 脓性痰

E. 粉红色乳状痰

考点：肺炎

解析：克雷伯杆菌肺炎痰液常呈砖红色胶冻状或灰绿色。粉红色泡沫痰见于急性肺水肿，脓性痰见于支气管扩张症、肺脓肿，粉红色乳状痰见于葡萄球菌肺炎。铁锈色痰见于肺炎链球菌肺炎。<u>故本题选 C。</u>

**14. 肺炎链球菌肺炎的 X 线表现是**

A. 肺纹理增粗，大片炎症浸润阴影，肋膈角可见少量胸腔积液

B. 肺纹理增多，双肺下叶弥漫性密度均匀的小结节状浸润影

C. 单侧斑片状肺泡内浸润，继而有肺叶实变

D. 多发性蜂窝状肺脓肿形成、夜间裂弧形下坠

E. 小叶状浸润中出现单个或多发的液气囊腔

考点：肺炎

解析：肺炎链球菌肺炎的 X 线表现：早期仅见肺纹理增粗或受累的肺段、肺叶稍模糊，随病情进展可见大片炎症浸润阴影或实变影，沿大叶、肺段或亚肺段分布，实变阴影中可见支气管充气征。肋膈角可有少量胸腔积液。消散期可见散在的大小不一的片状阴影，继而变成条索状阴影，最后完全消散。B 选项为病毒性肺炎的 X 线表现，C 选项为军团菌肺炎的 X 线表现，D 选项为克雷伯杆菌肺炎的 X 线表现，E 选项为葡萄球菌肺炎的 X 线表现。<u>故本题选 A。</u>

**15. 肺炎患者神昏谵语，舌謇肢厥。其证型是**

A. 邪热内闭

B. 热陷心包

C. 邪热伤阴

D. 邪热伤阳

E. 阴竭阳脱

考点：肺炎★

解析：肺炎热陷心包证的临床表现为咳嗽气促，痰声辘辘，烦躁，神昏谵语，高热不退，甚则四肢厥冷，舌红绛，苔黄而干，脉细滑数。<u>故本题选 B。</u>

**16. 治疗支原体肺炎热陷心包证，应首选**

A. 桑菊饮与青霉素

B. 麻杏石甘汤与阿昔洛韦

C. 清营汤与红霉素

D. 生脉散与左氧氟沙星

E. 竹叶石膏汤与麦迪霉素

考点：肺炎★

解析：支原体肺炎热陷心包证的治法为清热解毒，化痰开窍，代表方为清营汤合菖蒲郁金汤加减，西药中大环内酯类药物为首选。<u>故本题选 C。</u>

**17. 治疗原发性支气管肺癌气滞血瘀证，应首选的方剂是**

A. 桃核承气汤

B. 大柴胡汤

C. 血府逐瘀汤

D. 失笑散

E. 小活络丹

考点：原发性支气管肺癌★

解析：原发性支气管肺癌气滞血瘀证的治法为化瘀散结，行气止痛，代表方为血府逐瘀汤加减。<u>故本题选 C。</u>

**18. 治疗原发性支气管肺癌阴虚毒热证，应首选**

A. 沙参麦冬汤合五味消毒饮

B. 血府逐瘀汤

C. 导痰汤

D. 百合固金汤

E. 补天大造丸

考点：原发性支气管肺癌★

解析：原发性支气管肺癌阴虚毒热证的治法为养阴清热，解毒散结，代表方为沙参麦冬汤合五味消毒饮。血府逐瘀汤用于气滞血瘀证，导痰汤用于痰湿蕴肺证，百合固金汤用于阴虚火旺证，补天大造丸用于阴阳两虚证。<u>故本题选 A。</u>

**19. 治疗慢性肺源性心脏病痰浊壅肺证的代表方是**

A. 越婢加半夏汤

B. 涤痰汤

C. 真武汤

D. 苏子降气汤

E. 补肺汤

考点：慢性肺源性心脏病★

解析：慢性肺源性心脏病痰浊壅肺证的治法为健脾益肺，化痰降气，代表方为苏子降气汤加减。越婢加半夏汤用于治疗痰热郁肺证，涤痰汤主要用于治疗痰蒙神窍证，真武汤主要用于治疗阳虚水泛证，补肺汤主要用于治疗肺肾气虚证。<u>故本题选 D。</u>

**20. 治疗慢性肺源性心脏病痰蒙神窍证，应首选**

A. 越婢加半夏汤

B. 温胆汤

C. 苏子降气汤

D. 涤痰汤

E. 半夏白术天麻汤

考点：慢性肺源性心脏病★

解析：慢性肺源性心脏病痰蒙神窍证的治法为涤痰开窍，息风止痉，代表方为涤痰汤加减，另服安宫牛黄丸或至宝丹。故本题选 D。

**21.** 治疗急性心力衰竭心肺气虚证，应首选

A. 当归四逆汤加减

B. 血府逐瘀汤加减

C. 生脉散加减

D. 养心汤合补肺汤

E. 人参养荣汤合桃红四物汤

考点：急性心力衰竭

解析：急性心力衰竭心肺气虚证的治法为补益心肺，代表方为养心汤合补肺汤加减。故本题选 D。

**22.** 左心衰竭最早出现的症状是

A. 夜间阵发性呼吸困难

B. 劳力性呼吸困难

C. 咳嗽、咳痰、咯血

D. 乏力、疲倦

E. 头昏、心慌

考点：慢性心力衰竭★

解析：左心衰竭以肺淤血及心排血量降低致器官低灌注表现为主。主症：①呼吸困难：劳力性呼吸困难是左心衰竭最早出现的症状。②咳嗽、咳痰、咯血。③其他：乏力、疲倦、头昏、心慌等。故本题选 B。

**23.** 下列各项，对左心衰竭没有诊断意义的是

A. 咳吐泡沫样痰

B. X 线检查见肺门蝶状阴影

C. 端坐呼吸

D. 两肺可闻及哮鸣音

E. 心电图Ⅱ导联 P 波高尖，≥0.25mV

考点：慢性心力衰竭

解析：左心衰竭的症状：劳力性呼吸困难是左心衰竭最早出现的症状。患者卧位呼吸困难加重，坐位减轻。夜间阵发性呼吸困难时，患者常在熟睡后突然憋醒，可伴阵咳，呼吸急促，咳泡沫样痰或呈哮喘状态，又称"心源性哮喘"。咳嗽、咳痰、咯血。肺部体征：两肺底湿性啰音与体位变化有关；心源性哮喘时两肺可闻及哮鸣音；胸腔积液时有相应体征。心脏体征：除原有心脏病体征外，一般均心脏扩大、心率加快，并有肺动脉瓣区第二音（P₂）亢进、心尖区舒张期奔马律和/或收缩期杂音、交替脉等。心电

图可见心肌肥厚、心房扩大（肺型 P 波、二尖瓣 P 波、ptfV₁≤0.04mm·s 等）、心室扩大、束支传导阻滞、心律失常等。X 线胸片：肺泡性肺水肿时，出现肺门血管影模糊、肺门影呈蝴蝶状，甚至弥漫性肺内大片阴影等。故本题选 E。

**24.** 下列各项中，不属于慢性心力衰竭中医证型的是

A. 气阴两虚      B. 痰饮阻肺

C. 气虚血瘀      D. 阳虚水泛

E. 痰瘀互结

考点：慢性心力衰竭

解析：心力衰竭的中医证型包括气虚血瘀、气阴两虚、阳虚水泛、痰饮阻肺证。故本题选 E。

**25.** 不属于阵发性室上性心动过速的心电图表现的是

A. ST-T 波无变化，发作中也可以倒置

B. 阵发性室上性心动过速心率多在 160～220 次/分

C. 提早出现的 P′波，形态与窦性 P 波不同

D. 心率过快时，P 波与前面的 T 波重叠

E. QRS 波群形态通常为室上性，亦可增宽、畸形

考点：快速性心律失常

解析：阵发性室上性心动过速的心电图表现：①心率快而规则，阵发性室上性心动过速心率多在 160～220 次/分，非阵发性室上性心动过速心率在 70～130 次/分。②P 波形态与窦性不同，出现在 QRS 波群之后则为房室交界性心动过速。当心率过快时，P 波往往与前面的 T 波重叠，无法辨认，故统称为室上性心动过速。③QRS 波群形态通常为室上性，亦可增宽、畸形（室内差异性传导、束支阻滞或预激综合征）。④ST-T 波无变化，发作中也可以倒置（频率过快而引起的相对性心肌供血不足）。故本题选 C。

**26.** 急性心肌梗死发病早期出现频发室性期前收缩，应首先给予

A. 索他洛尔      B. 胺碘酮

C. 利多卡因      D. 阿替洛尔

E. 普鲁卡因酰胺

考点：快速性心律失常

解析：急性心肌梗死发病早期出现频发室性期前收缩、室性期前收缩落在前一个心搏的 T 波上（R-on-T）、多源性室性期前收缩、成对的室性期前收缩，均宜静脉使用利多卡因，利多卡

因无效者，可用普鲁卡因酰胺或胺碘酮。故本题选 C。

**27. 中医治疗二、三度房室传导阻滞心阳不足证，应首选的方剂为**
　　A. 人参四逆汤合桂枝甘草龙骨牡蛎汤加减
　　B. 天王补心丹加减
　　C. 生脉散加减
　　D. 黄连温胆汤加减
　　E. 安神定志丸加减
　　考点：缓慢性心律失常
　　解析：二、三度房室传导阻滞心阳不足证的治法为温补心阳，通脉定悸，代表方为人参四逆汤合桂枝甘草龙骨牡蛎汤加减。故本题选 A。

**28. 治疗缓慢性心律失常气阴两虚证，应首选**
　　A. 人参养荣汤　　　B. 天王补心丹
　　C. 归脾汤　　　　　D. 养心汤
　　E. 炙甘草汤
　　考点：缓慢性心律失常★
　　解析：缓慢性心律失常气阴两虚证的治法为益气养阴，养心通脉，代表方为炙甘草汤加减。人参养荣汤用于气血两虚证。天王补心丹用于阴虚血少，神志不安证。归脾汤用于心脾气血两虚证。养心汤用于心虚血少，神气不宁证。故本题选 E。

**29. 心源性猝死的诊断要点是**
　　A. 持续胸痛
　　B. 心电图呈心房颤动
　　C. 大动脉搏动消失
　　D. 心音听不到
　　E. 面色灰暗或发绀
　　考点：心脏性猝死
　　解析：心源性猝死的诊断要点：①意识突然丧失。②大动脉（颈动脉或股动脉）搏动消失。具有上述两点即可作出临床诊断，应立即进行心肺复苏。由于心音常受到抢救时外界环境影响，故听诊不如摸大动脉可靠。故本题选 C。

**30. 治疗心脏性猝死痰蒙神窍证，应首选**
　　A. 生脉散
　　B. 涤痰汤
　　C. 参附汤合真武汤
　　D. 四味回阳饮
　　E. 菖蒲郁金汤
　　考点：心脏性猝死
　　解析：心脏性猝死痰蒙神窍证治法为豁痰活血，开窍醒神，代表方为菖蒲郁金汤加减。生

脉散主治气阴两脱证。涤痰汤主治痰浊阻滞证。参附汤合真武汤主治心肾阳虚证。独参汤或四味回阳饮加减主治元阳暴脱证。故本题选 E。

**31. 治疗高血压病肝阳上亢证，应首选**
　　A. 血府逐瘀汤　　　B. 天麻钩藤饮
　　C. 镇肝息风汤　　　D. 济生肾气丸
　　E. 杞菊地黄丸
　　考点：原发性高血压★
　　解析：高血压病肝阳上亢证的治法为平肝潜阳，代表方为天麻钩藤饮加减。血府逐瘀汤主治瘀血内停证。济生肾气丸主治肾阳虚衰证。杞菊地黄丸主治肝肾阴虚证。故本题选 B。

**32. 杞菊地黄丸治疗的高血压病中医证型是**
　　A. 瘀血内停　　　　B. 肝肾阴虚
　　C. 肾阳虚衰　　　　D. 痰湿内盛
　　E. 肝阳上亢
　　考点：原发性高血压★
　　解析：原发性高血压肝肾阴虚证的治法为滋补肝肾，平肝潜阳，代表方为杞菊地黄丸加减。瘀血内停证用血府逐瘀汤加减，肾阳虚衰证用济生肾气丸加减，痰湿内盛证用半夏白术天麻汤加减，肝阳上亢证用天麻钩藤饮加减。故本题选 B。

**33. 下列各项属于急性冠脉综合征的是**
　　A. 缺血性心肌病
　　B. 充血性心肌病
　　C. 稳定型心绞痛
　　D. 非 ST 段抬高性心梗
　　E. 隐匿性冠心病
　　考点：冠状动脉粥样硬化性心脏病
　　解析：急性冠脉综合征包括不稳定型心绞痛、非 ST 段抬高性心梗、ST 段抬高性心梗。慢性冠脉病变包括稳定型心绞痛、缺血性心肌病、隐匿性冠心病。故本题选 D。

**34. 冠状动脉粥样硬化性心脏病的分型，除稳定型心绞痛外还包括**
　　A. 急性冠脉综合征
　　B. 不稳定型心绞痛
　　C. 变异型心绞痛
　　D. 静息心绞痛
　　E. 初发劳力型心绞痛
　　考点：心绞痛
　　解析：心绞痛的分型：①稳定型心绞痛（稳定型劳力性心绞痛）。②不稳定型心绞痛：主要包括初发劳力型心绞痛、恶化劳力型心绞

痛、静息心绞痛、梗死后心绞痛、变异型心绞痛。故本题选 B。

**35. 心绞痛发作时，首选的速效药物是**
   A. 普萘洛尔（心得安）
   B. 硝苯地平（心痛定）
   C. 硝酸异山梨醇酯（消心痛）
   D. 硝酸甘油
   E. 阿司匹林
   考点：心绞痛
   解析：临床上心绞痛发作时，首选的速效药物是硝酸甘油，可用0.5mg，舌下含化，1～2分钟即开始起作用。故本题选 D。

**36. 冠心病心绞痛气阴两虚证的治法是**
   A. 益气温阳，宁心安神
   B. 益气养阴，活血通络
   C. 养心壮胆，安神定悸
   D. 养心滋肾，宁神复脉
   E. 益气补血，宁心定悸
   考点：心绞痛★
   解析：冠心病心绞痛气阴两虚证的治法为益气养阴，活血通络。故本题选 B。

**37. 治疗冠心病心绞痛气阴两虚证，可采用的是**
   A. 血府逐瘀汤与硝酸酯制剂、β 受体阻滞剂、钙离子拮抗剂
   B. 补阳还五汤与硝酸酯制剂、β 受体阻滞剂、利尿剂
   C. 枳实薤白桂枝汤合当归四逆汤与硝酸酯制剂、ACEI、钙离子拮抗剂
   D. 生脉散合炙甘草汤与硝酸酯制剂、β 受体阻滞剂、钙通道阻滞剂
   E. 当归四逆汤合苏合香丸与利尿剂、硝酸酯制剂、β 受体阻滞剂
   考点：心绞痛★
   解析：治疗冠心病心绞痛气阴两虚，治法为益气养阴，活血通络，代表方为生脉散合炙甘草汤加减。西药选择硝酸酯制剂（硝酸异山梨酯、5－单硝酸异山梨酯）、β 受体阻滞剂（美托洛尔、比索洛尔）、钙通道阻滞剂（维拉帕米）。故本题选 D。

**38. 心绞痛心肾阳虚证的治法是**
   A. 辛温通阳，开痹散寒
   B. 通阳泄浊，豁痰开痹
   C. 益气通阳，通脉止痛
   D. 活血化瘀，通脉止痛
   E. 温补阳气，振奋心阳

考点：心绞痛★
解析：心绞痛心肾阳虚证的治法为温补阳气，振奋心阳，代表方为参附汤合右归丸加减。故本题选 E。

**39. 缓解急性心肌梗死疼痛最有效的药物是**
   A. 硝酸异山梨醇酯（消心痛）
   B. 硝酸甘油
   C. 吗啡
   D. 安痛定
   E. 硝苯地平（心痛定）
   考点：急性心肌梗死
   解析：缓解急性心肌梗死疼痛最有效的药物是吗啡，它对一切疼痛都有较强的止痛效果。故本题选 C。

**40. 心脏瓣膜病的中医病机为**
   A. 心肾阳气虚衰，饮停血瘀
   B. 邪扰心神，心神不宁
   C. 心血瘀阻，气血运行不畅
   D. 正虚邪入，痹阻心脉
   E. 心脉痹阻不通，心失所养
   考点：心脏瓣膜病★
   解析：心脏瓣膜病的病位在心，多累及心肝两脏，发病尚涉及肾、脾、肺。基本病机为正虚邪入，痹阻心脉。心肾阳气虚衰，饮停血瘀为慢性心力衰竭的病机，邪扰心神，心神不宁为快速性心律失常的病机，心血瘀阻，气血运行不畅为缓慢性心律失常的病机，心脉痹阻不通，心失所养为心肌梗死的病机。故本题选 D。

**41. 主动脉瓣狭窄的三联征包括**
   A. 疲乏无力、心绞痛、晕厥
   B. 疲乏无力、咯血、咳嗽
   C. 呼吸困难、咯血、咳嗽
   D. 呼吸困难、心绞痛、晕厥
   E. 呼吸困难、心悸、水肿
   考点：心脏瓣膜病
   解析：呼吸困难、心绞痛和晕厥为典型主动脉瓣狭窄常见的"三联征"。故本题选 D。

**42. 治疗心脏瓣膜病气阴两虚证，应首选**
   A. 血府逐瘀汤
   B. 炙甘草汤
   C. 真武汤合葶苈大枣泻肺汤
   D. 独参汤合桃仁红花煎
   E. 五苓散合五皮饮
   考点：心脏瓣膜病★
   解析：心脏瓣膜病气阴两虚证的治法为益气

养阴，宁心复脉，代表方为炙甘草汤加味。血府逐瘀汤主要用于治疗瘀阻心脉证，真武汤合葶苈大枣泻肺汤主要用于治疗阳虚水泛，五苓散合五皮饮主要用于治疗皮水证和膀胱气化不利的蓄水证。<u>故本题选 B。</u>

**43. 治疗急性胃炎出现恶心呕吐，应首选**

    A. $H_2$ 受体拮抗剂    B. 补水

    C. 纠正电解质紊乱    D. 胃复安

    E. 阿莫西林

    考点：急性胃炎

    解析：急性胃炎的西医治疗原则是祛除病因，保护胃黏膜和对症处理。对严重疾病有可能引起胃黏膜损伤者，在积极治疗原发病的同时，可预防性使用 $H_2$ 受体拮抗剂或质子泵抑制剂或胃黏膜保护剂。以呕吐、恶心或腹痛为主者可对症使用胃复安、东莨菪碱。脱水者补充水和纠正电解质紊乱。细菌感染引起者可根据病情选用敏感的抗生素。<u>故本题选 D。</u>

**44. 慢性胃炎脾胃虚弱证的治法是**

    A. 健脾益气，温中和胃

    B. 疏肝理气，和胃止痛

    C. 养阴益胃，和中止痛

    D. 化瘀通络，和胃止痛

    E. 清利湿热，醒脾化浊

    考点：慢性胃炎★

    解析：慢性胃炎脾胃虚弱证的治法为健脾益气，温中和胃，代表方为四君子汤加减。<u>故本题选 A。</u>

**45. 治疗慢性胃炎胃阴不足证的代表方剂是**

    A. 柴胡疏肝散    B. 四君子汤

    C. 益胃汤    D. 三仁汤

    E. 失笑散合丹参饮

    考点：慢性胃炎★

    解析：慢性胃炎胃阴不足证的治法为养阴益胃，和中止痛，代表方为益胃汤加减。柴胡疏肝散用于肝气瘀滞型胃炎，四君子汤用于脾胃虚弱型胃炎，三仁汤用于湿温初起、暑温夹湿、湿重于热证，失笑散合丹参饮用于治疗瘀血停胃证。<u>故本题选 C。</u>

**46. 与消化性溃疡关系最密切的是**

    A. 心、脾    B. 肝、胆

    C. 肝、脾    D. 肺、脾

    E. 心、肾

    考点：消化性溃疡

    解析：消化性溃疡病位在胃，与肝、脾关系

密切，是以脾胃虚弱为本，气滞、寒凝、热郁、湿阻、血瘀为标的虚实夹杂之证。基本病机为胃气阻滞，胃失和降，不通则痛。<u>故本题选 C。</u>

**47. 胃溃疡的好发部位是**

    A. 胃窦、大弯侧

    B. 胃体、胃窦小弯

    C. 胃角、胃窦小弯

    D. 贲门、食道联合部

    E. 胃底、大弯侧

    考点：消化性溃疡

    解析：胃溃疡可发于胃的任何部位，以胃角和胃窦小弯常见。十二指肠溃疡多发生于十二指肠球部。<u>故本题选 C。</u>

**48. 以夜间疼痛和背部放射痛为多见，易并发出血的溃疡是**

    A. 复合性溃疡

    B. 球后溃疡

    C. 幽门管溃疡

    D. 巨大溃疡

    E. 老年人消化性溃疡

    考点：消化性溃疡

    解析：球后溃疡多发于十二指肠乳头的近端，夜间疼痛和背部放射痛更为多见，内科治疗效果差，容易并发出血。复合性溃疡是指胃和十二指肠同时发生的溃疡。幽门管溃疡缺乏典型溃疡的周期性和节律性疼痛，易出现呕吐或幽门梗阻，易穿孔或出血。巨大溃疡是直径大于 2cm 的溃疡，对药物治疗反应较差、愈合时间较慢，易发生慢性穿孔。老年人消化性溃疡表现为无症状性溃疡，或症状不典型，如食欲不振、贫血、体重减轻较突出，溃疡多发生于胃体上部，以巨大溃疡多见，需与胃癌相鉴别。<u>故本题选 B。</u>

**49. 消化性溃疡瘀血停胃证的治法是**

    A. 疏肝理气，健脾和胃

    B. 温中散寒，健脾和胃

    C. 健脾养阴，益胃止痛

    D. 清胃泄热，疏肝理气

    E. 活血化瘀，通络和胃

    考点：消化性溃疡★

    解析：消化性溃疡瘀血停胃证的治法为活血化瘀，通络和胃，代表方为失笑散合丹参饮加减。<u>故本题选 E。</u>

**50. 胃癌血行转移最常转移的部位是**

    A. 骨髓    B. 肾上腺

    C. 腹膜    D. 肝

中西医结合内科学

E. 肺

考点：胃癌★

解析：胃癌的转移途径：①直接蔓延：直接蔓延至食管、肝、脾、胰等相邻器官。②淋巴结转移：是最早、最常见的转移方式。③血行转移：最常转移到肝脏，其次是肺、腹膜及肾上腺，也可转移到肾、脑、骨髓等。④腹腔内种植。故本题选 D。

**51.** 胃癌病位在胃，与哪些脏关系密切

    A. 肝、脾、肾　　　　B. 肝、心、肾

    C. 脾、肺、肾　　　　D. 心、肺、肾

    E. 心、脾、肾

考点：胃癌

解析：胃癌病位在胃，与肝、脾、肾等脏关系密切。故本题选 A。

**52.** 内镜检查显示皮革胃，多见于

    A. 浅表性胃炎　　　　B. 萎缩性胃炎

    C. 肿块型胃癌　　　　D. 溃疡型胃癌

    E. 浸润型胃癌

考点：胃癌

解析：进展期胃癌，弥漫浸润型胃癌如累及全胃，则胃变成一固定而不能扩张的小胃，称为皮革胃。故本题选 E。

**53.** 治疗胃癌瘀毒内阻证，应首选

    A. 生化汤　　　　　B. 一贯煎

    C. 膈下逐瘀汤　　　D. 丹参饮

    E. 失笑散

考点：胃癌★

解析：胃癌瘀毒内阻证的治法为理气活血，软坚消积，代表方为膈下逐瘀汤加减。故本题选 C。

**54.** 下列各项，不属于肝硬化中医病因的是

    A. 气滞湿阻　　　　B. 肝脾血瘀

    C. 胆汁淤积　　　　D. 脾肾阳虚

    E. 肝肾阴虚

考点：肝硬化★

解析：肝硬化常见的中医病因有气滞湿阻、寒湿困脾、湿热蕴脾、肝脾血瘀、脾肾阳虚、肝肾阴虚。故本题选 C。

**55.** 对早期肝硬化有确诊意义的检查是

    A. B 超　　　　　　B. 食管钡餐造影

    C. CT　　　　　　D. 血清蛋白电泳

    E. 肝穿刺活体组织学检查

考点：肝硬化

解析：对早期肝硬化最有效也最有确诊意义的检查是肝穿刺活体组织学检查。故本题选 E。

**56.** 治疗肝硬化湿热蕴脾证的代表方剂是

    A. 柴胡疏肝散合胃苓汤加减

    B. 实脾饮加减

    C. 中满分消丸合茵陈蒿汤加减

    D. 调营饮加减

    E. 附子理中汤合五苓散加减

考点：肝硬化★

解析：肝硬化湿热蕴脾证的治法为清热利湿，攻下逐水，代表方为中满分消丸合茵陈蒿汤加减。柴胡疏肝散合胃苓汤加减主要用于治疗气滞湿阻证，实脾饮主要用于治疗水湿困脾证，调营饮主要用于治疗瘀结水留证，附子理中汤合五苓散主要用于治疗阳虚水泛证。故本题选 C。

**57.** 在我国上消化道出血最常见的病因是

    A. 慢性胃炎

    B. 胃癌

    C. 曲张的食管静脉破裂

    D. 消化性溃疡

    E. 胃黏膜脱垂症

考点：上消化道出血

解析：上消化道出血西医病因：①上消化道疾病，如食管疾病、胃及十二指肠疾病等。消化性溃疡是上消化道出血主要原因。②门脉高压引起食管-胃底静脉曲张破裂或门脉高压性胃病。③上消化道邻近器官或组织的疾病，胆道出血，胰腺疾病累及十二指肠，主动脉瘤破入食管，胃、十二指肠、纵隔肿瘤或脓肿破入食管。④全身性疾病，血管性疾病、血液病、尿毒症、结缔组织病。⑤应激相关胃黏膜损伤。故本题选 D。

**58.** 上消化道大出血患者出现外周血液血红蛋白下降的时间一般是

    A. 即时　　　　　　B. 半小时

    C. 1 小时　　　　　D. 2 小时

    E. 3～4 小时后

考点：上消化道出血

解析：出血早期血象无明显改变，一般 3～4 小时后可出现不同程度的贫血。故本题选 E。

**59.** 治疗上消化道出血脾不统血证，应首选

    A. 泻心汤合十灰散加减

    B. 龙胆泻肝汤加减

    C. 归脾汤加减

    D. 独参汤加减

    E. 四味回阳饮加减

考点：上消化道出血

解析：上消化道出血脾不统血证的治法为益气健脾，养血止血，代表方为归脾汤加减。泻心汤合十灰散用于胃中积热证，龙胆泻肝汤用于肝火犯胃证，独参汤、四味回阳饮合用用于气随血脱证。故本题选 C。

**60.** 下列各项，与慢性肾小球肾炎发病关系较密切的是

　　A. 火、寒、暑、湿

　　B. 风、寒、暑、湿

　　C. 燥、寒、暑、湿

　　D. 风、寒、火、湿

　　E. 风、寒、湿、热

　　考点：慢性肾小球肾炎

　　解析：慢性肾小球肾炎主因先天禀赋不足或劳倦太甚、饮食不节、情志不遂等，导致肺、脾、肾虚损，气血阴阳不足，又常因外感风、寒、湿、热之邪而发病。故本题选 E。

**61.** 治疗慢性肾小球肾炎伴对肾素依赖性高血压患者，应首选

　　A. 血管扩张药

　　B. 钙离子拮抗剂

　　C. β受体阻滞剂

　　D. 血管紧张素转换酶抑制剂

　　E. 噻嗪类利尿药

　　考点：慢性肾小球肾炎★

　　解析：慢性肾小球肾炎的西医治疗应积极控制高血压。降压药物选择：①有钠水潴留容量依赖性高血压患者选用噻嗪类利尿药，如氢氯噻嗪口服。②对肾素依赖性高血压应首选血管紧张素转换酶抑制剂（ACEI），如贝那普利，或用血管紧张素Ⅱ受体拮抗剂（ARB），如氯沙坦或缬沙坦。③心率较快的中、青年患者或者合并心绞痛患者，可选用β受体阻滞剂，如阿替洛尔和美托洛尔。④老年患者，以及合并冠心病、糖尿病患者选用钙离子拮抗剂，如氨氯地平或硝苯地平控释片。故本题选 D。

**62.** 下列选项，不属于肾病综合征临床表现的是

　　A. 水肿　　　　　B. 蛋白尿

　　C. 高血压　　　　D. 高脂血症

　　E. 低蛋白血症

　　考点：肾病综合征★

　　解析：肾病综合征临床常见"三高一低"：高度水肿、大量蛋白尿、高脂血症、低蛋白血症。高血压是慢性肾小球肾炎的临床表现。故本

题选 C。

**63.** 肾病综合征的中医证型，不包括

　　A. 湿热内蕴　　　B. 水湿浸渍

　　C. 肾阴亏虚　　　D. 脾虚湿困

　　E. 风水相搏

　　考点：肾病综合征★

　　解析：肾病综合征的中医证型有风水相搏证、湿毒浸淫证、水湿浸渍证、湿热内蕴证、脾虚湿困证、肾阳衰微证。故本题选 C。

**64.** 治疗肾盂肾炎膀胱湿热证，应首选

　　A. 知柏地黄汤　　B. 猪苓汤

　　C. 程氏萆薢分清饮　D. 八正散

　　E. 真武汤

　　考点：尿路感染★

　　解析：肾盂肾炎膀胱湿热证的治法为清热利湿通淋，代表方为八正散加减。故本题选 D。

**65.** 尿路感染的中医证型，不包括

　　A. 肺气失宣

　　B. 肝胆郁热

　　C. 膀胱湿热

　　D. 脾肾亏虚，湿热屡犯

　　E. 肾阴不足，湿热留恋

　　考点：尿路感染★

　　解析：尿路感染的中医证型有膀胱湿热证、肝胆郁热证、脾肾亏虚，湿热屡犯证、肾阴不足，湿热留恋证。肺气失宣与尿路感染无关。故本题选 A。

**66.** 知柏地黄丸治疗尿路感染的治法是

　　A. 疏肝理气，清热通淋

　　B. 益气健脾，利湿通淋

　　C. 滋阴益肾，清热通淋

　　D. 清热利湿，利尿通淋

　　E. 清心泻火，利湿通淋

　　考点：尿路感染★

　　解析：治疗尿路感染肾阴不足，湿热留恋证的治法为滋阴益肾，清热通淋，代表方为知柏地黄丸加减。故本题选 C。

**67.** 尿毒症终末期最理想的治疗措施是

　　A. 血液透析

　　B. 肾切除

　　C. 输新鲜血

　　D. 每天口服生大黄 8～12g

　　E. 用中药保留灌肠

　　考点：慢性肾衰竭★

　　解析：当慢性肾衰竭患者 GFR 为 6～10mL/

min 并有明显尿毒症临床表现，经治疗不能缓解时，则应进行透析治疗。故本题选 A。

**68. 慢性肾衰竭血瘀证的治疗措施是**
　　A. 高蛋白、高热量饮食，血府逐瘀汤
　　B. 低蛋白、高热量饮食，桃红四物汤
　　C. 高蛋白、低热量饮食，补阳还五汤
　　D. 高蛋白、低胆固醇饮食，当归补血汤
　　E. 低蛋白、高热量饮食，六味地黄丸
　　考点：慢性肾衰竭★
　　解析：慢性肾衰竭血瘀证的治疗措施是低蛋白、高热量饮食，同时口服桃红四物汤。在治疗过程中还应严格控制血糖。控制蛋白尿，将患者蛋白尿控制在 <0.5g/24h，或明显减轻。故本题选 B。

**69. 治疗慢性肾衰竭阴阳两虚证，应首选**
　　A. 济生肾气丸　　　B. 参芪地黄汤
　　C. 杞菊地黄丸　　　D. 全鹿丸
　　E. 六君子汤
　　考点：慢性肾衰竭
　　解析：慢性肾衰竭阴阳两虚证的治法为温扶元阳，补益真阴，代表方为金匮肾气丸或全鹿丸加减。济生肾气丸用于脾肾阳虚证，参芪地黄汤用于气阴两虚证，杞菊地黄丸用于肝肾阴虚证，六君子汤用于脾肾气虚证。故本题选 D。

**70. 缺铁性贫血的临床表现不包括**
　　A. 乏力、易倦　　 B. 头晕、头痛
　　C. 眼花、耳鸣　　 D. 心悸、气短
　　E. 口干、口渴
　　考点：缺铁性贫血
　　解析：缺铁性贫血的表现包括：①贫血本身的表现：一般症状为皮肤和黏膜苍白、疲乏无力，头晕耳鸣，眼花，记忆力减退。严重者可出现眩晕或晕厥，活动后心悸、气短，甚至心绞痛、心力衰竭。尚有恶心呕吐、食欲减退、腹胀、腹泻等消化道症状。②组织缺铁症状：精神和行为改变，如疲乏、烦躁和头痛在缺铁的妇女中较多见。缺铁可引起患儿发育迟缓和行为改变，如烦躁、易激惹、注意力不集中等。消化道黏膜病变，如口腔炎、舌炎、唇炎、胃酸分泌缺乏和萎缩性胃炎。常见食欲减退、腹胀、嗳气、便秘等。部分患者有异食癖。③外胚叶组织病变：皮肤干燥，毛发干枯脱落，指甲缺乏光泽、脆薄易裂甚至反甲等。因为缺铁性贫血不影响体内水液代谢，因此不会出现口干、口渴的现象。故本题选 E。

**71. 下列各项，不属于缺铁性贫血诊断依据的是**
　　A. 血清铁浓度降低
　　B. 血清铁蛋白降低
　　C. 小细胞低色素性贫血
　　D. 总铁结合力降低
　　E. 转铁蛋白饱和度 <15%
　　考点：缺铁性贫血
　　解析：缺铁性贫血的诊断包括：①贫血为小细胞低色素性，男性 Hb < 120g/L，女性 Hb < 110g/L，孕妇 Hb < 100g/L。②血清铁浓度低于正常。③血清铁蛋白 < 12μg/L。④骨髓铁染色显示骨髓小粒可染铁消失，铁粒幼红细胞少于 15%，转铁蛋白饱和度 <15%。⑤存在铁缺乏的病因，铁剂治疗有效。故本题选 D。

**72. 下列各项，不属于缺铁性贫血中医证型的是**
　　A. 脾胃虚弱　　　 B. 心脾两虚
　　C. 肝肾阴虚　　　 D. 脾肾阳虚
　　E. 虫积
　　考点：缺铁性贫血★
　　解析：缺铁性贫血的中医证型有脾胃虚弱证、心脾两虚证、脾肾阳虚证、虫积证。故本题选 C。

**73. 再生障碍性贫血的发病脏腑是**
　　A. 心、肝、脾、肾
　　B. 肺、肝、脾、肾
　　C. 心、肺、脾、肾
　　D. 心、脾、肺、肾
　　E. 心、脾、胃、肾
　　考点：再生障碍性贫血
　　解析：再生障碍性贫血多为虚证，也可见虚中夹实。阴阳虚损为本病的基本病机，病变部位在骨髓，发病脏腑为心、肝、脾、肾，肾为根本，是由于精气内夺而引起。虚劳损及于肾，必影响多脏腑阴阳，涉及肝之阴血、脾肾之阳气，而致肝肾阴虚或脾肾阳虚。故本题选 A。

**74. 下列各项，对白细胞减少症有诊断意义的是**
　　A. 外周血中性粒细胞绝对值低于 2.0 × $10^9$/L
　　B. 外周血白细胞数低于 4×$10^9$/L
　　C. 外周血白细胞数低于 5×$10^9$/L
　　D. 外周血中性粒细胞绝对值低于 0.5 × $10^9$/L
　　E. 骨髓检查巨核细胞明显减少
　　考点：白细胞减少症
　　解析：外周血白细胞计数 <4.0×$10^9$/L 为白

细胞减少症。外周血中性粒细胞绝对值 <2.0× $10^9$/L 为粒细胞减少症，低于 0.5×$10^9$/L 为粒细胞缺乏症。故本题选 B。

**75.** 治疗白细胞减少症外感温热证，首选的方剂是

　　A. 黄芪建中汤合右归丸

　　B. 清营汤合犀角地黄汤

　　C. 犀角地黄汤合玉女煎

　　D. 黄连解毒汤合清营汤

　　E. 温胆汤合桃红四物汤

　　考点：白细胞减少症★

　　解析：白细胞减少症外感温热证的治法为清热解毒，滋阴凉血，代表方为犀角地黄汤合玉女煎加减。黄芪建中汤合右归丸治疗白细胞减少症的脾肾亏虚证。清营汤合犀角地黄汤治疗慢性粒细胞性白血病的热毒壅盛证。黄连解毒汤合清营汤治疗急性白血病的热毒炽盛证。温胆汤合桃红四物汤治疗急性白血病的痰热瘀阻证。故本题选 C。

**76.** 下列各项，不属于急性白血病诊断标准的是

　　A. 贫血、发热、出血

　　B. 淋巴结和肝脾肿大

　　C. 骨髓原始细胞≥20%

　　D. 骨骼和关节疼痛

　　E. 三系细胞均减少

　　考点：急性白血病

　　解析：急性白血病主要表现为贫血，发热，出血，肝脾和淋巴结肿大，骨骼关节疼痛，眼球突出，复视或失明，牙龈增生、肿胀，可出现蓝灰色斑丘疹或皮肤粒细胞肉瘤，骨髓原始细胞≥20% 等。三系细胞均减少为再生障碍性贫血的诊断要点。故本题选 E。

**77.** 急性白血病痰热瘀阻证的治法是

　　A. 清热化痰，活血散结

　　B. 清热解毒，凉血止血

　　C. 滋阴降火，凉血解毒

　　D. 益气养阴，清热解毒

　　E. 清热解毒，利湿化浊

　　考点：急性白血病★

　　解析：急性白血病痰热瘀阻证的治法为清热化痰，活血散结，代表方为温胆汤合桃红四物汤加减。故本题选 A。

**78.** 治疗急性白血病阴虚火旺证，应首选

　　A. 黄连解毒汤合清营汤

　　B. 知柏地黄合二至丸

　　C. 归脾汤

　　D. 五阴煎

　　E. 温胆汤合桃红四物汤

　　考点：急性白血病

　　解析：急性白血病阴虚火旺证的治法为滋阴降火，凉血解毒，代表方为知柏地黄丸合二至丸加减。黄连解毒汤合清营汤为热毒炽盛证首选，归脾汤为气血两虚证首选，五阴煎为气阴两虚证首选，温胆汤合桃红四物汤为痰热瘀阻证首选。故本题选 B。

**79.** 治疗慢性髓细胞白血病热毒壅盛证，应首选

　　A. 膈下逐瘀汤

　　B. 青蒿鳖甲汤

　　C. 八珍汤

　　D. 清营汤合犀角地黄汤

　　E. 沙参麦门冬汤

　　考点：慢性髓细胞白血病★

　　解析：慢性髓细胞白血病热毒壅盛证的治法为清热解毒为主，佐以扶正祛邪，代表方为清营汤合犀角地黄汤加减。膈下逐瘀汤用于瘀血内阻证，青蒿鳖甲汤用于阴虚内热证，八珍汤用于气血两虚证，沙参麦门冬汤用于燥伤肺胃阴分。故本题选 D。

**80.** 原发免疫性血小板减少症破坏血小板的主要场所在

　　A. 骨髓　　　　　　B. 肝脏

　　C. 脾脏　　　　　　D. 肾脏

　　E. 淋巴结

　　考点：原发免疫性血小板减少症

　　解析：原发免疫性血小板减少症破坏血小板的主要场所在脾脏。脾是自身抗体产生的主要部位，也是血小板破坏的重要场所。故本题选 C。

**81.** 下列各项，与原发免疫性血小板减少症发病关系最密切的是

　　A. 心、肝、脾、肾

　　B. 肺、肝、脾、肾

　　C. 心、肝、脾、肺

　　D. 心、肺、脾、肾

　　E. 心、肝、肺、肾

　　考点：原发免疫性血小板减少症

　　解析：原发免疫性血小板减少症病位在血脉，与心、肝、脾、肾关系密切。故本题选 A。

**82.** 治疗原发免疫性血小板减少症出血，应首选

　　A. 免疫抑制剂　　　B. 输新鲜血液

　　C. 脾切除　　　　　D. 抗生素

E. 糖皮质激素

考点：原发免疫性血小板减少症★

解析：糖皮质激素是治疗原发免疫性血小板减少症出血的首选药物。常用泼尼松龙口服。故本题选 E。

**83. 中医学认为，甲状腺功能亢进症的基本病机是**

A. 气滞、血瘀、火盛

B. 痰凝、血瘀、正虚

C. 痰凝、火盛、血瘀

D. 气滞、痰凝、血瘀

E. 气滞、痰凝、火盛

考点：甲状腺功能亢进症★

解析：本病的基本病机是气滞痰凝，气郁化火，耗气伤阴。本病初起多属实，以气滞痰凝、肝火旺盛为主。病久阴损气耗，多以虚为主，表现为气阴两虚之证，亦可致气血运行不畅、血脉瘀滞之实证。故本题选 E。

**84. 治疗甲状腺功能亢进症气滞痰凝证，应首选**

A. 逍遥散合二陈汤

B. 天王补心丹

C. 知柏地黄丸

D. 生脉散

E. 龙胆泻肝汤

考点：甲状腺功能亢进症★

解析：甲状腺功能亢进症气滞痰凝证的治法是疏肝理气，化痰散结，代表方为逍遥散合二陈汤加减。天王补心丹用于阴虚火旺证，生脉散用于气阴两虚证，龙胆泻肝汤用于肝火旺盛证。故本题选 A。

**85. 甲状腺功能亢进症气阴两虚证的治法是**

A. 疏肝理气，化痰软坚

B. 清肝泻火，消瘿散结

C. 滋阴清热，软坚散结

D. 益气养阴，消瘿散结

E. 清肝泻火，化痰散结

考点：甲状腺功能亢进症★

解析：治疗甲状腺功能亢进症气阴两虚证需益气养阴，消瘿散结，代表方为生脉散加味。故本题选 D。

**86. 成人甲状腺功能减退症最常见的病因是**

A. 自身免疫损伤

B. 甲状腺破坏

C. 慢性碘过量

D. 抗甲状腺药物应用

E. 病毒感染

考点：甲状腺功能减退症

解析：成人甲减的主要病因有：①自身免疫损伤是最常见的原因，多见于自身免疫性甲状腺炎，包括桥本甲状腺炎、萎缩性甲状腺炎、产后甲状腺炎等；②甲状腺破坏；③慢性碘过量；④抗甲状腺药物引起，如硫脲类、咪唑类等。病毒感染为亚急性甲状腺炎的西医病因。故本题选 A。

**87. 亚急性甲状腺炎的特征症状是**

A. 甲状腺区疼痛

B. 食欲减退

C. 肌肉疼痛

D. 发热多汗

E. 心动过缓

考点：亚急性甲状腺炎

解析：亚急性甲状腺炎的临床表现：①多发于 20~50 岁的成人，男女之比为 1:(3~4)。起病急骤，初起发热、畏寒、全身不适等；②特征性的甲状腺部位疼痛，常向下颌、耳部及枕骨放射，少数可无疼痛，一过性甲状腺毒症表现；③甲状腺轻度结节性肿大，质地中等，压痛明显，常位于一侧，或一侧消失后又在另一侧出现。故本题选 A。

**88. 下列各项，不属于糖尿病主要中医病因的是**

A. 禀赋不足　　　B. 饮食失节

C. 邪毒内侵　　　D. 情志失调

E. 劳欲过度

考点：糖尿病★

解析：糖尿病发生的病因有禀赋不足、饮食失节、情志失调、劳欲过度或外感热邪等。故本题选 C。

**89. 糖尿病酮症酸中毒的临床特点是**

A. 呼吸浅慢，不规则

B. 呼吸困难伴发绀

C. 呼吸深大，呼气中有烂苹果味

D. 呼吸浅快，呼气中有大蒜味

E. 潮式呼吸

考点：糖尿病

解析：糖尿病酮症酸中毒的临床特点有"三多一少"症状加重，病情迅速恶化，食欲减退、恶心呕吐，多尿，口干，头痛，嗜睡，呼吸深大，呼气中有烂苹果味。故本题选 C。

**90. 下列糖尿病慢性并发症中属微血管病变的是**

A. 糖尿病性冠心病

B. 糖尿病性脑血管病

C. 糖尿病性视网膜病变

D. 糖尿病足

E. 青光眼

考点：糖尿病★

解析：糖尿病慢性并发症：①大血管病变：糖尿病性心脏病、糖尿病性脑血管病、糖尿病下肢动脉硬化闭塞症。②微血管病变：糖尿病肾病、糖尿病性视网膜病变、糖尿病心肌病。③神经系统并发症：周围神经病变、自主神经病变、中枢神经系统并发症。④糖尿病足。⑤其他：视网膜黄斑病、白内障、青光眼等。故本题选 C。

**91. 治疗糖尿病合并高血压患者的药物是**

A. 利尿剂

B. ACEI 或 ARB

C. 磺脲类

D. 双胍类

E. α - 糖苷酶抑制剂

考点：糖尿病★

解析：糖尿病患者血压应控制在 130/80mmHg 以下；如尿蛋白排泄量达到 1g/24h，血压应控制低于 125/75mmHg，首选血管紧张素转换酶抑制剂（ACEI）或血管紧张素Ⅱ受体阻滞剂（ARB），常需多种降压药物联合应用。故本题选 B。

**92. 血府逐瘀汤适用于治疗糖尿病何种证型**

A. 痰瘀互结      B. 气阴两虚

C. 阴虚燥热      D. 阴阳两虚

E. 脉络瘀阻

考点：糖尿病

解析：糖尿病脉络瘀阻证的治法为活血通络，代表方为血府逐瘀汤加减。故本题选 E。

**93. 中度失水是失水量相当于体重的**

A. 2% ~3%      B. 4% ~6%

C. 7% ~14%      D. 15% ~20%

E. 25% ~50%

考点：水、钠代谢失常

解析：当失水量相当于体重的 4% ~6% 时属于中度失水，会出现口渴严重、声音嘶哑、咽下困难，有效血容量不足，代偿性心率增快，血压下降，出汗减少，皮肤干燥、弹性下降，烦躁等症状。2% ~3% 为轻度失水量，7% ~14% 为重度失水量。故本题选 B。

**94. 重度失水的补液量为**

A. 1200mL      B. 1500mL

C. 2000mL      D. 3000mL

E. 3600mL 以上

考点：水、钠代谢失常

解析：依据失水程度计算：以轻、中、重度失水的程度计算。如体重为 60kg 的成人，轻度失水（失水量占体重的 2%）需补液 1200mL。中度失水（3% ~6%）需补液 1800 ~3600mL。重度失水需补 3600mL 以上。故本题选 E。

**95. 下列各项，不属于低钾血症表现的是**

A. 肌无力

B. 室性期前收缩

C. 血气分析 pH 值低于正常

D. 代谢性碱中毒

E. 嗜睡

考点：钾代谢失常

解析：低钾血症的临床表现有患者感疲乏、软弱、乏力，全身性肌无力，肢体软瘫，腱反射减弱或消失，甚而膈肌、呼吸肌麻痹，呼吸困难，吞咽困难，严重者可窒息。消化系统表现为恶心、呕吐、厌食、腹胀、便秘、肠蠕动减弱或消失、肠麻痹等。中枢神经系统表现为萎靡不振、反应迟钝、定向力障碍、嗜睡或昏迷。循环系统表现为早期心肌应激性增强，心动过速，可有房性、室性期前收缩。酸碱平衡紊乱表现为代谢性碱中毒，故血气分析 pH 值高于正常。故本题选 C。

**96. 诊断类风湿关节炎最有意义的实验室指标是**

A. 血清抗链球菌溶血素 "O" 阳性

B. 抗链激酶阳性

C. 抗透明质酸酶阳性

D. 血沉加快

E. 类风湿因子阳性

考点：类风湿关节炎

解析：诊断类风湿关节炎最有意义的实验室指标是类风湿因子阳性。故本题选 E。

**97. 治疗类风湿关节炎湿热痹阻证，应首选**

A. 四妙丸加减      B. 丁氏清络饮

C. 桂枝芍药知母汤      D. 身痛逐瘀汤

E. 独活寄生汤

考点：类风湿关节炎★

解析：治疗类风湿关节炎湿热痹阻证的治法为清热利湿，祛风通络，代表方为四妙丸加减。故本题选 A。

**98. 系统性红斑狼疮气营热盛证的治法是**

A. 清热解毒，凉血化斑

B. 养阴清热

C. 清热凉血，活血散瘀

D. 益气养血

E. 疏肝清热，凉血活血

考点：系统性红斑狼疮★

解析：系统性红斑狼疮气营热盛证的治法为清热解毒，凉血化斑，代表方为清瘟败毒饮加减。故本题选 A。

**99. 下列各项中，不属于短暂性脑缺血发作临床表现的是**

A. 多数在 50 岁以下发病

B. 病变侧单眼一过性黑蒙或失明或病变 Horner 征

C. 突然局灶性神经功能缺失发作，持续数分钟，或可达数小时，但在 24 小时内完全恢复

D. 发作性单肢无力或轻偏瘫及对侧面部轻瘫

E. 发作时可有复视、偏盲或双侧失明

考点：短暂性脑缺血发作★

解析：短暂性脑缺血发作好于 50～70 岁，男性多于女性。发病突然，迅速出现局限性神经功能或视网膜功能障碍，多于 5 分钟左右达到高峰，症状和体征大多在 24 小时内完全消失。颈内动脉系统 TIA 常见症状为发作性单肢无力或轻偏瘫及对侧面部轻瘫，当主侧半球受累时可见失语症，也可有失读、失写症等。本病的特征性改变是伴有病变侧单眼一过性黑蒙或失明或病变侧 Horner 征。椎－基底动脉系统 TIA 的特征性症状：①跌倒发作。②短暂性全面性遗忘。③双眼视力障碍发作，可有复视、偏盲或双目失明。故本题选 A。

**100. 属于 TIA 的临床表现的是**

A. 视力障碍      B. 麻木

C. 三偏征       D. 眼花

E. 恶心呕吐

考点：短暂性脑缺血发作★

解析：参见 99 题。故本题选 A。

**101. 治疗短暂性脑缺血发作气虚血瘀、脉络瘀阻证，应首选**

A. 镇肝息风汤

B. 补阳还五汤

C. 黄连温胆汤合桃红四物汤

D. 羚角钩藤汤

E. 半夏白术天麻汤

考点：短暂性脑缺血发作★

解析：短暂性脑缺血发作气虚血瘀、脉络瘀阻证的治法为补气养血，活血通络，代表方为补阳还五汤加减。镇肝息风汤用于治疗阴虚风动证，黄连温胆汤合桃红四物汤用于治疗痰瘀痹阻证，羚角钩藤汤用于治疗痰火瘀闭证，半夏白术天麻汤用于治疗风痰上扰证。故本题选 B。

**102. 脑血栓形成的病位在**

A. 心、肝、肾      B. 心、脾、肾

C. 肝、脾、肺      D. 肝、心、脾

E. 心、肺、肾

考点：动脉硬化性脑梗死

解析：脑血栓形成是脑梗死中最常见的类型。本病的病位在脑，与心、肾、肝密切相关。其病机归纳起来不外虚（阴虚、气虚）、火（肝火、心火）、风（肝风、外风）、痰（风痰、湿痰）、气（气逆）、血（血瘀）六端，其中以肝肾阴虚、气血衰少为致病之本，风、火、痰、气、瘀为发病之标，且两者常互为因果，或兼见同病。本病系本虚标实、上盛下虚之证，其基本病机为阴阳失调，气机逆乱，上犯于脑。故本题选 A。

**103. 大脑中动脉脑梗死的主要表现是**

A. "三偏"征      B. 共济失调

C. 吞咽困难       D. 球麻痹

E. 眩晕

考点：动脉硬化性脑梗死★

解析：大脑中动脉脑梗死的主要表现是"三偏"征，即病灶对侧中枢性面舌瘫及偏瘫，偏身感觉障碍和同向偏盲或象限盲。共济失调是深感觉、前庭系统、小脑和大脑损害所致。食管疾病、神经系统疾病、口咽部疾病、精神系统疾病都可能导致吞咽困难。很多大脑疾病都能引起眩晕。故本题选 A。

**104. 治疗动脉硬化性脑梗死元气败脱，心神涣散证，应首选**

A. 安宫牛黄丸

B. 参附汤

C. 苏合香丸

D. 清开灵（静脉滴注）

E. 安神丸

考点：动脉硬化性脑梗死

解析：动脉硬化性脑梗死元气败脱，心神涣散证的治法为益气回阳，救阴固脱，代表方为参附汤合生脉散加减。故本题选 B。

· 84 ·

**105. 交叉瘫见于**

    A. 脑栓塞

    B. 基底节区出血

    C. 蛛网膜下腔出血

    D. 短暂性脑缺血发作

    E. 脑血栓形成

    考点：脑栓塞

    解析：脑栓塞的临床表现中，局限性神经缺失症状约 1/5 发生在椎 – 基底动脉系统，表现为眩晕、复视、共济失调、交叉瘫、四肢瘫、发音及吞咽困难等。故本题选 A。

**106. 腔隙性梗死最典型、最常见的临床表现是**

    A. 共济失调性轻偏瘫

    B. 构音障碍 – 手笨拙综合征

    C. 纯运动性轻偏瘫

    D. 纯感觉性卒中

    E. 感觉运动性卒中

    考点：腔隙性梗死

    解析：腔隙性梗死临床较为典型的有以下 6 种腔隙综合征：纯运动性轻偏瘫、纯感觉性卒中、共济失调性轻偏瘫、构音障碍 – 手笨拙综合征、感觉运动性卒中及腔隙状态。其中纯运动性轻偏瘫是临床中最典型、最常见的腔隙综合征，约占 60%。故本题选 C。

**107. 下列各项，不是脑出血中医病因病机的是**

    A. 烦劳过度，年老体衰

    B. 正气不足，络脉空虚

    C. 五志过极，阳亢风动

    D. 外邪侵袭，肝风内动

    E. 饮食不节，痰浊蒙窍

    考点：脑出血

    解析：脑出血多因年老正衰，劳倦内伤，或饮食不节，损伤脾胃，或情志不遂，以致脏腑功能失调，气血逆乱，风夹痰瘀，扰于脑窍，窜犯经络发为中风。其病机归纳起来不外虚（阴虚、气虚）、火（肝火、心火）、风（肝风、外风）、痰（风痰、湿痰）、气（气逆）、血（血瘀）六端，其中以肝肾阴虚、气血衰少为致病之本，风、火、痰、气、瘀为发病之标，且两者常互为因果，或兼见同病。故本题选 B。

**108. 查体出现"三偏"征，常见的病变部位是**

    A. 脑干        B. 脊髓

    C. 脑叶        D. 内囊

    E. 脑皮质

    考点：脑出血

    解析：基底节区（内囊区）出血临床常见以下几类：①壳核出血：突发病灶对侧偏瘫、偏身感觉障碍和同向偏盲（三偏征）等。②丘脑出血：突发对侧偏瘫、偏身感觉障碍和同向偏盲等。③尾状核头出血：仅有脑膜刺激征而无明显瘫痪，可有对侧中枢性面舌瘫。故本题选 D。

**109. 不属于脑出血的中医证型的是**

    A. 痰湿壅闭心神证

    B. 痰热内闭清窍证

    C. 阴虚风动证

    D. 表寒里热证

    E. 气虚血瘀证

    考点：脑出血★

    解析：脑出血的中医证型有：①肝阳暴亢，风火上扰证。②风痰瘀血，痹阻脉络证。③痰热腑实，风痰上扰证。④气虚血瘀证。⑤阴虚风动证。⑥脉络空虚，风邪入中证。⑦痰热内闭清窍证。⑧痰湿壅闭心神证。⑨元气败脱，心神涣散证。故本题选 D。

**110. 确诊蛛网膜下腔出血的首选诊断方法是**

    A. CT 血管成像    B. 脑血管造影

    C. 腰脊穿刺    D. 颅脑 CT

    E. MR 血管成像

    考点：蛛网膜下腔出血

    解析：颅脑 CT 是确诊蛛网膜下腔出血的首选诊断方法。脑脊液检查是诊断 ASH 的重要依据。CT 血管成像和 MR 血管成像是无创性的脑血管显影方法，主要用于有动脉瘤家族史或破裂先兆者的筛查、动脉瘤患者的随访以及急性期不能耐受 DSA 检查的患者。脑血管造影是诊断颅内动脉瘤最有价值的方法，阳性率达 95%。故本题选 D。

**111. 治疗蛛网膜下腔出血风痰瘀血，痹阻脉络证的首选方剂是**

    A. 涤痰汤        B. 天麻钩藤饮

    C. 星蒌承气汤    D. 补阳还五汤

    E. 真方白丸子

    考点：蛛网膜下腔出血★

    解析：蛛网膜下腔出血风痰瘀血，痹阻脉络证的治法为祛风化痰通络，代表方为真方白丸子加减。涤痰汤是痰湿壅闭心神证的代表方，天麻钩藤饮是肝阳暴亢，风火上扰证的代表方，星蒌承气汤是痰热腑实，风痰上扰证的代表方，补阳还五汤是气虚血瘀证的代表方。故本题选 E。

**112. 下列各项，属于血管性痴呆直接病因的是**

A. 年龄　　　　　B. 卒中
C. 高血压　　　　D. 动脉硬化
E. 脑血流下降

考点：血管性痴呆

解析：一般认为，卒中是血管性痴呆（VD）发生的直接原因。目前认为 VD 发生与卒中的部位、数目和大小相关，尤以部位明显。脑血流下降也是引起 VD 的重要因素。多发梗死性痴呆是 VD 的最常见类型，是在多次脑缺血基础上变化而来，年龄、文化层次、高血压、高血脂、动脉硬化、心脏病、糖尿病等是其危险因素，目前认为 VD 也与基因有关。故本题选 B。

113. 治疗帕金森病气血亏虚证的首选方剂是
A. 导痰汤　　　　B. 补阳还五汤
C. 人参养荣汤　　D. 地黄饮子
E. 八珍汤合天麻钩藤饮

考点：帕金森病

解析：帕金森病气血亏虚证的治法为益气养血，濡养筋脉，代表方为人参养荣汤加减。故本题选 C。

114. 对诊断一氧化碳中毒最有意义的辅助检查是
A. 高铁血红蛋白浓度测定
B. 血液碳氧血红蛋白浓度测定
C. 血氧饱和度测定
D. 脑电图检查
E. 头颅 CT 检查

考点：急性一氧化碳中毒★

解析：一氧化碳中毒后血中 COHb 可见明显增高，轻度中毒在 10% ～ 20%，中度中毒在 30% ～ 40%，重度中毒在 50% 以上。故本题选 B。

115. 对重症煤气中毒昏迷的患者，最有效的抢救措施是
A. 鼻导管吸氧
B. 20% 甘露醇快速静脉推入
C. 冬眠疗法
D. 血液透析
E. 高压氧舱治疗

考点：急性一氧化碳中毒★

解析：吸入氧气可促使 COHb 解离，纠正机体缺氧；高压氧下，可加速 COHb 解离，既可迅速纠正组织缺氧，又可加速 CO 的清除。高压氧治疗 CO 中毒可缩短病程，降低病死率；且可减少迟发性脑病的发生。因此，对中、重度 CO 中

毒，如有条件应尽早采取高压氧治疗；对危重病人可考虑换血疗法。故本题选 E。

116. 治疗有机磷杀虫药中毒毒蕈碱样症状的药物是
A. 阿托品　　　　B. 氯解磷定
C. 利多卡因　　　D. 甲硝唑（灭滴灵）
E. 双复磷

考点：有机磷杀虫药中毒★

解析：阿托品主要作用于外周 M 受体，能缓解毒蕈碱样症状（M 样症状）。故本题选 A。

117. 休克的监测除呼吸、血氧饱和度、神志和尿量外，还包括
A. 食量　　　　　B. 体重
C. 血压、心率　　D. 水、电解质
E. 视力

考点：休克

解析：休克需监测血压、心率、呼吸、血氧饱和度、神志和尿量等。故本题选 C。

118. 治疗胁痛肝络失养证，首选的方剂是
A. 逍遥散　　　　B. 柴胡疏肝散
C. 一贯煎　　　　D. 大补元煎
E. 失笑散

考点：胁痛

解析：胁痛肝络失养证的治法为养阴柔肝，代表方为一贯煎加减。故本题选 C。

119. 治疗鼓胀水热蕴结证，应首选
A. 柴胡疏肝散
B. 胃苓汤
C. 茵陈蒿汤合中满分消丸
D. 五苓散
E. 一贯煎

考点：鼓胀

解析：鼓胀水热蕴结证的治法为清热利湿，攻下逐水，代表方为中满分消丸合茵陈蒿汤加减。故本题选 C。

120. 与鼓胀发生关系最密切的脏腑是
A. 肝、脾、肾　　B. 肝、脾、肺
C. 肝、脾、心　　D. 肺、肝、肾
E. 肺、心、肾

考点：鼓胀

解析：鼓胀形成，肝、脾、肾功能失调是关键。肝气郁结，气滞血瘀是形成鼓胀的基本条件；其次是脾脏功能受损，运化失职，遂致水湿停聚；肾脏的气化功能障碍，不能蒸化水液而加重水湿停滞，也是形成鼓胀的重要因素。气滞、

血瘀、水停互为因果，是邪实的主要内容；正虚是气滞、血瘀、水停发展的必然趋势，所涉及的脏腑主要是肝、脾、肾。故本题选 A。

**121.** 下列各项，属于眩晕肾精不足证临床表现的是

A. 腰膝酸软，视力减退

B. 眩晕，耳鸣，头晕目胀

C. 心悸少寐，纳少腹胀

D. 胸闷恶心，呕吐痰涎

E. 健忘，精神不振，耳鸣耳聋

考点：眩晕

解析：肾精不足证的临床表现：眩晕日久不愈，精神萎靡，腰酸膝软，少寐多梦，健忘，两目干涩，视力减退；或遗精滑泄，耳鸣齿摇；或颧红咽干，五心烦热，舌红少苔，脉细数；或面色㿠白，形寒肢冷，舌淡嫩，苔白，脉弱尺甚。故本题选 A。

**122.** 不属于阳水常见的证型是

A. 湿毒浸淫证　　B. 瘀水互结证

C. 湿热壅盛证　　D. 水湿浸渍证

E. 风水泛溢证

考点：水肿★

解析：阳水常见证型有风水泛溢证、湿毒浸淫证、水湿浸渍证、湿热壅盛证。瘀水互结证为阴水的常见证型。故本题选 B。

**123.** 下列不属于水肿湿热壅盛证临床表现的是

A. 大便干结　　B. 烦热口渴

C. 胸脘痞闷　　D. 纳呆泛恶

E. 小便短赤

考点：水肿★

解析：水肿湿热壅盛证的临床表现：遍体浮肿，皮肤绷急光亮，胸脘痞闷，烦热口渴，小便短赤，或大便干结，舌红，苔黄腻，脉沉数或濡数。故本题选 D。

**124.** 关于梅核气的说法，正确的是

A. 多见于女性

B. 梗塞的感觉主要在胸骨后部位

C. 吞咽困难的程度日益加重

D. 心情愉快、工作繁忙时加重

E. 与情绪无关

考点：郁证★

解析：梅核气多见于青中年女性，因情志抑郁而起病，自觉咽中有物梗塞，但无咽痛及吞咽困难，咽中梗塞的感觉与情绪波动有关，在心情愉快、工作繁忙时，症状可减轻或消失，而当心

情抑郁或注意力集中于咽部时，则梗塞感觉加重。故本题选 A。

**125.** 血证的治疗原则是

A. 治火、治气、治血

B. 治风、治火、治血

C. 止血、宁血、补血

D. 补虚、凉血、止血

E. 消瘀、宁血、止血

考点：血证★

解析：治疗血证，应针对各种血证的病因病机及损伤脏腑的不同，结合证候虚实及病情轻重而辨证论治。概而言之，对血证的治疗可归纳为治火、治气、治血三个原则。故本题选 A。

**126.** 治疗尿血肾虚火旺证，应首选

A. 六味地黄丸　　B. 知柏地黄丸

C. 一贯煎　　　　D. 当归六黄汤

E. 八珍汤

考点：血证★

解析：尿血肾虚火旺证的治法为滋阴降火，凉血止血，代表方为知柏地黄丸加减。六味地黄丸治疗阴虚火旺之齿衄，当归六黄汤治疗阴虚火旺之盗汗，一贯煎治疗肝阴不足之胁痛，八珍汤主治气血两虚证。故本题选 B。

**127.** 治疗悬饮络气不和证，首选

A. 椒目瓜蒌汤　　B. 香附旋覆花汤

C. 柴枳半夏汤　　D. 己椒苈黄丸

E. 小青龙汤

考点：痰饮

解析：悬饮络气不和证的治法为理气和络，代表方为香附旋覆花汤加减。椒目瓜蒌汤治疗饮停胸胁之悬饮，柴枳半夏汤治疗邪犯胸肺之悬饮，己椒苈黄丸治疗饮留胃肠之痰饮，小青龙汤治疗溢饮和寒饮伏肺之支饮。故本题选 B。

**128.** 汗证的病机是

A. 阳盛阴衰，阴阳失交

B. 感受风邪，邪犯卫表

C. 阴阳失调，腠理不固

D. 气血阴阳亏虚

E. 气机郁滞不畅

考点：汗证

解析：汗证是指由于阴阳失调，腠理不固，而汗液外泄失常的病证。汗证的病位在卫表肌腠，其发生与肺、心、肾密切相关。病理性质有虚、实两端。由热邪郁蒸，迫津液外泄属实。由营卫不和、肺气亏虚、阳气虚衰、阴虚火旺、心

血不足所致者属虚。因气属阳，血属阴，自汗多阳气虚，盗汗多阴血虚。阳盛阴衰，阴阳失交为不寐的病机。感受风邪，邪犯卫表为感冒的病机。气血阴阳亏虚为虚劳的病机。气机郁滞不畅为郁证的病机。故本题选 C。

**129. 虚劳的病位主要在**

    A. 心、胃         B. 脾、肾

    C. 心、肝         D. 心、胃

    E. 肾、肝、肺

    考点：虚劳★

    解析：虚劳虽有因虚致病、因病成劳，或因病致虚、久虚不复成劳的不同，但其病理性质主要为气、血、阴、阳的亏虚，病损主要在五脏，尤以脾肾两脏更为重要。故本题选 B。

**130. 虚劳的病机为**

    A. 气、血、阴、阳亏虚

    B. 气、血、痰、湿郁结，壅遏化热

    C. 脾胃虚弱

    D. 气机郁滞不畅

    E. 气虚血亏

    考点：虚劳★

    解析：虚劳又称虚损，是以脏腑亏损、气血阴阳虚衰、久不复成劳为主要病机，以五脏虚证为主要临床表现的多种慢性虚弱证候的总称，基本病机变化不外乎气、血、阴、阳亏虚。故本题选 A。

**131. 下列不属于厥证病因的是**

    A. 外感六淫         B. 体虚劳倦

    C. 饮食不节         D. 情志内伤

    E. 亡血失津

    考点：厥证

    解析：引起厥证的病因主要有情志内伤、体虚劳倦、亡血失津、饮食不节等。故本题选 A。

**132. 痿证在脾胃的表现中，正确的是**

    A. 腹满，便秘

    B. 脘腹喜温畏冷，泛吐清水痰涎

    C. 食少，便溏

    D. 腹痛肠鸣，泻后痛减

    E. 腹痛绵绵，胃纳不佳

    考点：痿证

    解析：痿证的辨证重在辨病位，初起症见发热，咳嗽，咽痛，或在热病之后出现肢体软弱不用者，病位多在肺。凡见四肢痿软，食少便溏，面浮，下肢微肿，纳呆腹胀，病位多在脾胃。凡以下肢痿软无力明显，甚则不能站立，腰脊酸

软，头晕耳鸣，遗精阳痿，月经不调，咽干目眩，病位多在肝肾。故本题选 C。

# 【A2 型题】

**133. 患者，男，24 岁。身热较著，微恶风寒，汗出不畅，头胀痛，目胀，鼻塞，流浊涕，口干而渴，咳嗽，痰黄黏稠，咽燥，舌苔薄白微黄，边尖红，脉浮数。其治法是**

    A. 辛凉解表

    B. 清暑祛湿解表

    C. 辛温解表

    D. 疏风清肺，润燥止咳

    E. 疏风清热，宣肺止咳

    考点：急性上呼吸道感染

    解析：根据患者临床表现诊断为急性上呼吸道感染之风热犯表证，治法为辛凉解表，首选银翘散或葱豉桔梗汤加减。清暑祛湿解表为暑湿伤表证的治法；辛温解表为风寒束表证的治法；疏风清肺，润燥止咳为燥热伤肺证的治法；疏风清热，宣肺止咳为凉燥伤肺证的治法。故本题选 A。

**134. 患者，女，50 岁。每年持续咳嗽约 5 个月，已连续 10 年，胸部 X 片示两肺纹理增粗、紊乱。近日来咳嗽加剧，气促，痰多色黄黏稠，面红咽干，渴喜冷饮，便秘，尿赤，舌苔黄腻，脉滑数。应首先考虑的诊断是**

    A. 急性气管炎，风寒犯肺证

    B. 慢性气管炎，寒饮伏肺证

    C. 慢性气管炎，痰热郁肺证

    D. 急性气管炎，痰湿阻肺证

    E. 急性气管炎，风热犯肺证

    考点：慢性支气管炎

    解析：根据患者临床表现诊断为慢性气管炎。慢性气管炎的诊断要点：临床上以咳嗽、咳痰为主要症状或伴有喘息，每年发病持续 3 个月，并连续 2 年或以上。除外具有咳嗽、咳痰、喘息症状的其他疾病，如支气管哮喘、支气管扩张、肺结核、尘肺、肺脓肿、心功能不全等。痰热郁肺，肺失清肃，气逆于上，故见咳嗽，气促；痰热交结，随气而逆，故见痰多色黄黏稠；里热蒸腾，故见面红咽干；内热伤津，故见渴喜冷饮，便秘，尿赤；舌苔黄腻，脉滑数为痰热内蕴之象，辨证为痰热郁肺证。急性支气管炎起病较急，初为干咳或有少量黏液痰，随后痰量增多，咳嗽加剧，偶伴血痰。查体可无明显阳性表

现。也可以在两肺闻及散在干、湿啰音，或伴哮鸣音，血常规检查示细胞计数和分类多无明显改变。细菌感染时白细胞升高，或伴有中性粒细胞比例增加，血沉加快。痰涂片或培养可发现致病菌，X线检查可见正常或肺纹理增粗。故本题选C。

**135.** 患者，男，67岁。吸烟20余年，近3年来出现气喘、呼吸困难、咳嗽、咳痰。胸部视诊胸廓前后径增大，肋间隙增宽，两肺听诊呼吸音减弱，呼气延长。其诊断是
A. 原发性支气管肺癌
B. 支气管哮喘
C. 支气管扩张症
D. 慢性阻塞性肺疾病
E. 肺结核

考点：慢性阻塞性肺疾病

解析：老年男性患者，有吸烟史，慢性起病，症见气喘、呼吸困难、咳嗽、咳痰。查体胸廓前后径增大，肋间隙增宽，两肺听诊呼吸音减弱，呼气延长。符合慢性阻塞性肺疾病诊断标准。原发性支气管肺癌可见咳嗽，咳痰，多为刺激性干咳或有少量黏液痰，原因不明的四肢关节疼痛及杵状指，X线显示局限性肺气肿或段、叶性肺不张。支气管哮喘会有明显的反复发作喘息、气急、胸闷或咳嗽，发作时双肺可闻及散在或弥漫性，以呼气相为主的哮鸣音。支气管扩张症有慢性咳嗽、咳痰及反复咳血史，但痰结核菌阴性，X线胸片多无异常，或仅见局部肺纹理增粗或卷发状阴影。肺结核表现为咳嗽、咳痰、咳血、胸痛，呼吸困难，叩诊呈浊音，听诊可闻及病理性支气管呼吸音和细湿啰音。故本题选D。

**136.** 患者，女，21岁。春季旅游途中突感胸闷，呼吸困难，大汗。查体：口唇稍发绀，呼吸急促，听诊双肺布满干啰音，心率96次/分。既往有类似发作，有时休息后可缓解。应首先考虑的是
A. 过敏性休克　　　　B. 支气管哮喘
C. 喘息性支气管炎　　D. 心源性哮喘
E. 癔症

考点：支气管哮喘

解析：支气管哮喘的临床表现为发作性伴有哮鸣音的呼气性呼吸困难或发作性胸闷和咳嗽。有些青少年，其哮喘症状表现为运动时出现胸闷、咳嗽和呼吸困难，可见发作时胸部呈过度

充气状态，有广泛的哮鸣音，呼气音延长。心率增快、奇脉、胸腹反常运动和发绀常出现在严重哮喘患者中。本题中患者口唇稍发绀，呼吸急促，听诊双肺布满干啰音，心率96次/分，既往有类似发作史，有时休息后可缓解，应首先考虑支气管哮喘。故本题选B。

**137.** 患者，男，21岁。呼吸困难，咳嗽，汗出1小时而就诊。查体：端坐呼吸，呼吸急促，口唇微绀，心率114次/分，律不齐，双肺满布哮鸣音。为迅速缓解症状，应立即采取的最佳治法是
A. 口服氨茶碱　　　　B. 肌注氨茶碱
C. 喷吸沙丁胺醇　　　D. 口服泼尼松
E. 口服阿托品

考点：支气管哮喘

解析：根据患者临床表现可诊断为支气管哮喘。缓解哮喘发作的药物主要作用为舒张支气管。首选吸入法，因药物吸入气道直接作用于呼吸道，局部浓度高且作用迅速，所用剂量较小，全身性不良反应少，临床常用沙丁胺醇。故本题选C。

**138.** 患者，男，30岁。突起呼吸困难，两肺满布以呼气相为主的哮鸣音，无湿啰音，心界不大，心率100次/分，律齐，未闻及心脏杂音，并见咳痰色黄，口渴，面赤红，苔黄腻，脉滑数。应首先考虑的治疗药物是
A. β受体激动剂吸入与射干麻黄汤
B. 氨茶碱与玉屏风散
C. 喘定与小青龙汤
D. 异丙肾上腺素与金匮肾气丸
E. 糖皮质激素与定喘汤

考点：支气管哮喘★

解析：根据症状可以诊断为支气管哮喘之热哮证，治法为清热宣肺，化痰定喘，代表方为定喘汤加减。糖皮质激素是控制哮喘发作最有效的药物。虽β受体激动剂为治疗哮喘急性发作的首选药，但射干麻黄汤为治疗寒哮的药物，与病情不符。故本题选E。

**139.** 患者，男，37岁。1周来咳嗽，寒战，高热，呼吸困难。为确诊致病菌，应进行的检查为
A. 痰涂片检查　　　　B. 血培养
C. 尿常规　　　　　　D. 血常规
E. X线检查

考点：肺炎

解析：患者咳嗽，寒战，高热，呼吸困难，

初步诊断为肺炎，可进行痰、呼吸道分泌物及血培养，以鉴别和分离出致病菌。故本题选 B。

**140. 患者，女，22 岁。恶寒，高热，咳嗽，胸痛 1 天入院。检查：血压 85/50mmHg，脉搏 100 次/分，X 线胸片示右上肺大片片状阴影，呈肺段分布，白细胞 $21 \times 10^9/L$。其诊断是**

　　A. 休克型肺炎　　　B. 病毒性肺炎

　　C. 支原体肺炎　　　D. 肺炎球菌肺炎

　　E. 肺脓肿

　　考点：肺炎

　　解析：肺炎球菌肺炎多起病急骤，高热，寒战，全身肌肉酸痛，体温通常在数小时内升至 39～40℃，高峰在下午或傍晚，或呈稽留热，脉率随之增加。可有患侧胸部疼痛，放射到肩部或腹部，咳嗽或深呼吸时加剧。X 线早期仅见肺纹理增粗，或受累的肺段、肺叶稍模糊。随着病情进展，肺泡内充满炎性渗出物，表现为大片炎症浸润阴影或实变影，血白细胞计数（10～20）× $10^9/L$。病毒性肺炎多发于病毒流行季节，临床症状较轻，初起见上呼吸道症状，阵发性咳嗽，或少量白色黏痰，伴胸痛、气喘、持续发热，体征多不明显。支原体肺炎多伴咽炎、支气管炎等呼吸道感染，起病缓，发热无定型，可有畏寒，但无寒战，持久的阵发性刺激性呛咳为本病的突出症状。故本题选 D。

**141. 患者，男，18 岁。因高热，胸痛，咳黄痰，气喘入院。查体：急性病容，体温 40℃，脉搏 102 次/分，舌红，苔黄，脉滑数。X 线胸片示左下肺大片片状阴影，血白细胞 $19 \times 10^9/L$，中性粒细胞 80%，诊断为左下肺炎。其证型是**

　　A. 邪犯肺卫　　　B. 正虚邪恋

　　C. 痰热壅肺　　　D. 热陷心包

　　E. 阴竭阳脱

　　考点：肺炎★

　　解析：热邪炽盛，则见高热。邪热灼津炼液成痰，痰热壅肺，肺络受损，清肃失司，则胸痛、咳黄痰、气喘。舌红，苔黄，脉滑数均为痰热内蕴之象。辨证为痰热壅肺证。故本题选 C。

**142. 患者，男，32 岁。患肺炎球菌肺炎已 1 周，现低热夜甚，干咳少痰，五心烦热，神疲纳差，舌红少苔，脉细数。其证型是**

　　A. 热陷心包　　　B. 风热犯肺

　　C. 痰热犯肺　　　D. 正虚邪恋

　　E. 阴阳两虚

　　考点：肺炎★

解析：邪气稽留，耗伤气血阴阳。低热夜甚，干咳少痰，五心烦热为阴虚火旺的表现。神疲纳差等症状提示气虚，推动无力。舌红少苔，脉细数为阴虚内热之象。辨证为正虚邪恋证。故本题选 D。

**143. 患者，男，68 岁。诊为肺癌，症见唇甲紫暗，咳痰不爽，胸痛气急，舌有瘀点，脉弦。其证型是**

　　A. 脾肺气虚　　　B. 痰热搏结

　　C. 气滞血瘀　　　D. 痰湿内阻

　　E. 肺气郁闭

　　考点：原发性支气管肺癌★

　　解析：气机不畅，运行受阻，则咳痰不爽，胸痛气急。唇甲紫暗，舌有瘀点，脉弦，为血瘀之象。因此可诊断为气滞血瘀证证。故本题选 C。

**144. 患者，男，65 岁。慢性肺源性心脏病史 5 年。近日受凉后发热，喘息气粗，痰黄，黏稠难咯，溲黄便干，舌红苔黄腻，脉滑数。其证型是**

　　A. 痰浊阻肺　　　B. 痰热郁肺

　　C. 寒饮内停　　　D. 阴竭阳脱

　　E. 痰蒙神窍

　　考点：慢性肺源性心脏病★

　　解析：外邪犯肺，肺热炽盛，炼液成痰，壅塞肺气则发热，喘息气粗，痰黄，黏稠难咯。里热炽盛，则溲黄便干。舌红苔黄腻，脉滑数，均为内有痰热之象。辨证为痰热郁肺。故本题选 B。

**145. 患者，女，78 岁。慢性肺源性心脏病史 15 年。近日受凉后喘咳加重，气急不能平卧，神志恍惚，谵语，抽搐，烦躁不安，咳痰不爽，舌淡紫，苔白腻，脉细滑数。其中医治法是**

　　A. 清肺化痰，降逆平喘

　　B. 涤痰开窍，息风止痉

　　C. 温肾健脾，化饮利水

　　D. 补肺纳肾，降气平喘

　　E. 健脾益肺，化痰降气

　　考点：慢性肺源性心脏病★

　　解析：根据患者临床表现诊断为慢性肺源性心脏病之痰蒙神窍证，治法为涤痰开窍，息风止痉，代表方为涤痰汤加减，另服安宫牛黄丸或至宝丹。故本题选 B。

**146. 患者，女，60 岁。肺心病史，咳喘加重 1 周，神志恍惚，谵语，烦躁不安，嗜睡，颜面发绀，舌紫暗，舌苔白腻，脉滑数。动脉血气分析：$PaO_2$ 50mmHg，$PaCO_2$ 55mmHg。其诊**

断是

    A. Ⅰ型呼衰，痰蒙神窍证

    B. Ⅱ型呼衰，痰蒙神窍证

    C. Ⅰ型呼衰，脾肾阳虚证

    D. Ⅱ型呼衰，脾肾阳虚证

    E. Ⅱ型呼衰，痰浊阻肺证

考点：呼吸衰竭

解析：患者神志恍惚，谵语，烦躁不安，嗜睡，颜面发绀，舌紫暗，舌苔白腻，脉滑数，此为痰浊壅盛上扰心神的痰蒙神窍证。动脉血氧分压 < 60mmHg，并伴有二氧化碳分压 > 50mmHg，并排除心内解剖分流和原发于心排出量降低等因素，可诊断为Ⅱ型呼吸衰竭。<u>故本题选 B。</u>

**147.** 患者，男，72 岁。有急性心肌梗死病史。近 1 周来出现呼吸困难，卧则加重，伴咳嗽、咳痰、咯血、乏力、食欲不振、恶心、呕吐，心率 **120 次/分**。查体：颈静脉怒张，黄疸，肝大伴压痛，腹水。心脏听诊闻及三尖瓣收缩期杂音。应首先考虑的诊断是

    A. 左心衰竭

    B. 右心衰竭

    C. 全心衰竭

    D. 阵发性室上性心动过速

    E. 心房纤颤

考点：慢性心力衰竭

解析：患者症状表现为呼吸困难，卧则加重，咳嗽、咳痰、咯血，伴乏力、食欲不振、恶心、呕吐、心率增快，为左心衰表现。查体颈静脉怒张，黄疸，肝大伴压痛，腹水，为右心衰表现。故此患者诊断为全心衰竭。<u>故本题选 C。</u>

**148.** 患者，男，64 岁。持续胸痛4 小时，晕厥2次，心室率 40 次/分，律齐，心电图示窦性 P 波，P 波与 QRS 波群无固定关系。诊断为

    A. 三度房室传导阻滞

    B. 二度Ⅰ型房室传导阻滞

    C. 窦性心动过缓

    D. 室性期前收缩

    E. 心房颤动

考点：缓慢性心律失常★

解析：根据心室率 40 次/分可初步判断该患者为缓慢性心律失常。胸痛、晕厥，心电图示窦性 P 波，P 波与 QRS 波群无固定关系，符合三度房室传导阻滞诊断。<u>故本题选 A。</u>

**149.** 患者，男，53 岁。头晕头痛，目眩，面红目赤，烦躁，口苦，便秘，小便短赤，舌红苔黄，脉弦有力，血压 **170/100mmHg**。其治法是

    A. 滋阴平肝        B. 平肝潜阳

    C. 滋阴补阳        D. 化痰胜湿

    E. 镇肝息风

考点：原发性高血压★

解析：患者头晕头痛，血压 170/100mmHg，可诊断为高血压。目眩，面红目赤，烦躁，口苦，便秘，小便短赤，舌红苔黄，脉弦有力，均为肝阳上亢的临床表现。治法为平肝潜阳，代表方为天麻钩藤饮加减。<u>故本题选 B。</u>

**150.** 患者，女，45 岁。血压 160/95mmHg 以上，已持续 2 年。现眩晕头痛，腰膝酸软，耳鸣多梦，心烦易怒，口苦咽干，手足心热，舌红少苔，脉弦细数。其证型是

    A. 肝火亢盛        B. 肝风上扰

    C. 肝肾阴虚        D. 痰浊中阻

    E. 阴阳两虚

考点：原发性高血压★

解析：患者眩晕头痛，血压 160/95mmHg 以上 2 年，诊断为原发性高血压。眩晕头痛，腰膝酸软，耳鸣多梦，心烦易怒，口苦咽干，手足心热，舌红少苔，脉弦细数为肾阴不足不能上济肝阴，而引起肝阳上亢。辨证为肝肾阴虚。<u>故本题选 C。</u>

**151.** 患者，女，62 岁。有冠心病心绞痛病史 1 年。今上午情绪激动后胸痛再次发作。查体：血压 **160/70 mmHg**，心率 100 次/分。心电图示窦性心动过速、房性早搏、ST 段下降 0.1mV。为迅速缓解症状应首先考虑的治疗是

    A. 消心痛含服

    B. 普鲁帕酮静注

    C. 利多卡因静注

    D. 硝酸甘油含服

    E. 阿司匹林口服

考点：心绞痛★

解析：冠心病心绞痛急性发作时，为迅速缓解症状应首先考虑的治疗药物是硝酸甘油，可用 0.5mg，置于舌下含化，迅速被唾液溶解而吸收，1 ~ 2 分钟即开始起作用。<u>故本题选 D。</u>

**152.** 患者，女，62 岁。既往有糖尿病和冠心病。平时劳累后有胸痛发作，近日安静时亦有胸痛发作，胸痛较剧，痛有定处，入夜加重，舌质紫暗，有瘀斑，脉涩。心电图Ⅱ、Ⅲ、aVF 导联 T 波倒置，心肌酶谱正常。应首先考虑的方剂是

A. 补阳还五汤

B. 瓜蒌薤白桂枝汤合涤痰汤

C. 枳实薤白桂枝汤合当归四逆汤

D. 血府逐瘀汤

E. 参附汤合右归丸

考点：心绞痛★

解析：患者既往有糖尿病和冠心病，劳累或安静时均有胸痛发作，胸痛较剧，心电图Ⅱ、Ⅲ、aVF导联T波倒置，心肌酶谱正常，诊断为心绞痛。胸痛较剧，痛有定处，入夜加重，舌质紫暗，有瘀斑，脉涩，属于胸阳痹阻、血行瘀滞，辨证为心血瘀阻证。治法为活血化瘀，通脉止痛，代表方为血府逐瘀汤加减。<u>故本题选D。</u>

**153.** 患者，男，53岁。形体肥胖，胸闷胸痛反复发作1周，含服硝酸甘油1～2分钟可缓解。痰多色白，纳呆，脘胀，形寒肢冷，舌淡苔白滑，脉弦滑。其治法是

A. 通阳泄浊，益气养阴

B. 豁痰散结，益气补血

C. 豁痰化痰，行气止痛

D. 通阳泄浊，豁痰开痹

E. 疏肝理气，活血化痰

考点：心绞痛★

解析：患者胸闷胸痛反复发作1周，含服硝酸甘油1～2分钟可缓解，诊断为心绞痛。痰浊盘踞，胸阳失展，气机痹阻，脉络阻滞，则形体肥胖，痰多色白，纳呆，脘胀，形寒肢冷，舌淡苔白滑，脉弦滑，辨证为痰浊内阻证。治法为通阳泄浊，豁痰开痹。代表方为瓜蒌薤白半夏汤合涤痰汤。<u>故本题选D。</u>

**154.** 患者，男，75岁。既往有冠心病心绞痛病史。胸部闷痛，心悸盗汗，心烦不眠，头晕耳鸣，腰膝酸软，舌红少苔，脉沉细。其治法是

A. 益气养阴，通脉止痛

B. 活血化瘀，通络止痛

C. 滋阴清热，养心和络

D. 益气活血，理气止痛

E. 散寒宣痹，理气温通

考点：心绞痛★

解析：患者胸部闷痛，既往有冠心病心绞痛病史，诊断为心绞痛。心悸盗汗，心烦不眠，头晕耳鸣，腰膝酸软，舌红少苔，脉沉细，证属心肾阴虚。治法为滋阴清热，养心和络。<u>故本题选C。</u>

**155.** 患者，男，65岁。陈旧性心肌梗死病史，

近日劳累后心悸，气短乏力，心烦少寐，自汗盗汗，口干耳鸣，腰膝酸软，舌红少苔，脉细数。治疗应首先考虑的方剂是

A. 葶苈大枣泻肺汤

B. 苓桂术甘汤

C. 生脉散

D. 真武汤

E. 养心汤合补肺汤

考点：急性心肌梗死★

解析：患者年老久病，肾气不足，肾阴亏虚，气阴两虚，心脉失于濡养，则见心悸，气短乏力，心烦少寐，自汗盗汗，口干耳鸣，腰膝酸软。舌红少苔，脉细数为阴虚的表现。辨证为气阴两虚证，治法为益气滋阴，通脉止痛，代表方为生脉散合左归饮加减。<u>故本题选C。</u>

**156.** 患者，男，40岁。患心脏瓣膜病多年。症见心悸气短，神疲乏力，咳嗽喘促，颧颊暗红，唇甲青紫，舌有瘀斑，脉细结代。其治法是

A. 温补心阳　　　　B. 滋阴安神

C. 温阳利水　　　　D. 泻肺利水

E. 益气活血

考点：心脏瓣膜病★

解析：患者心悸气短，神疲乏力，咳嗽喘促，颧颊暗红，唇甲青紫，舌有瘀斑，脉细结代，提示心气虚无力推动血液运行而导致心血瘀阻。辨证为气虚血瘀证，治法为益气养心，活血通脉。<u>故本题选E。</u>

**157.** 患者，女，50岁。胃脘胀痛，痛窜两胁，每因情志不舒而加重，嗳气嘈杂，舌淡，脉弦缓。经胃镜检查诊断为慢性浅表性胃炎。治疗应首先考虑的方剂是

A. 四君子汤加减

B. 益胃汤加减

C. 失笑散合丹参饮加减

D. 柴胡舒肝散加减

E. 三仁汤加减

考点：慢性胃炎★

解析：患者胃脘胀痛，痛窜两胁，因情志不舒而加重，嗳气嘈杂，舌淡，脉弦缓，属于肝胃不和证。治疗应疏肝行气，和胃止痛，首选柴胡舒肝散加减。四君子汤主治脾胃虚弱，益胃汤主治胃阴不足，失笑散合丹参饮主治胃络瘀阻，三仁汤主治脾胃湿热证。<u>故本题选D。</u>

**158.** 患者，男，38岁。有溃疡病史，近2周来时常出现食后上腹部疼痛，无节律性，昨日酒后

症状加重，近日晨起呕吐，呕吐物为大量宿食。应首先考虑的是

A. 多发性胃溃疡

B. 十二指肠球部溃疡

C. 十二指肠球后部溃疡

D. 幽门部溃疡并发幽门梗阻

E. 胃溃疡恶变

考点：消化性溃疡

解析：患者有溃疡病史，近2周来时常出现食后上腹部疼痛，无节律性，诊断为消化性溃疡。因酒后出现呕吐，呕吐物为大量宿食，应首先考虑的是幽门部溃疡并发幽门梗阻。胃溃疡多表现为餐后1小时上腹痛。十二指肠球部溃疡表现为两餐间疼痛，食后缓解。球后溃疡除具有十二指肠溃疡特点外，以夜间痛及背部放射痛多见。故本题选D。

**159.** 患者，男，48岁。患胃溃疡1年。胃脘灼热疼痛，胸胁胀满，泛酸，口苦口干，烦躁易怒，大便秘结，舌红，苔黄，脉弦数。其证型是

A. 肝胃郁热　　　　B. 肝胃不和

C. 脾胃虚寒　　　　D. 胃阴不足

E. 胃络瘀阻

考点：消化性溃疡★

解析：肝气郁结，日久化热，邪热犯胃，则胃脘灼热疼痛，胸胁胀满，泛酸，大便秘结。肝郁气滞，则烦躁易怒。肝热夹胆火上乘，故口苦口干。舌红，苔黄，脉弦数均为肝胃郁热之象。辨证为肝胃郁热证。故本题选A。

**160.** 患者，男，45岁。胃脘无节律性胀痛半年，现胃脘胀满，时而伴两胁不适，呕吐吞酸，食少纳差，舌淡红苔薄白，脉弦，X线钡餐检查示胃小弯部有充盈缺损。其证型是

A. 气血亏虚　　　　B. 肝胃不和

C. 脾胃虚寒　　　　D. 痰食交阻

E. 痰瘀内结

考点：胃癌★

解析：患者胃脘无节律性胀痛半年，现胃脘胀满，时而伴两胁不适，X线钡餐检查示胃小弯部有充盈缺损，诊断为胃癌。胃脘胀满，时而伴两胁不适，呕吐吞酸，食少纳差，舌淡红苔薄白，脉弦，为肝气横逆，克脾犯胃所致，辨证为肝胃不和。故本题选B。

**161.** 患者，男，50岁。发现胃癌1个月。胃脘嘈杂灼热，食后痛胀，口干咽燥，五心烦热，舌红绛少苔，脉细数，应先考虑的治疗方剂是

A. 海藻玉壶汤

B. 柴胡疏肝散

C. 理中汤合四君子汤

D. 玉女煎

E. 开郁二陈汤

考点：胃癌★

解析：患者发现胃癌1个月，胃脘嘈杂灼热，食后痛胀，口干咽燥，五心烦热，舌红绛少苔，脉细数，辨证为胃热伤阴。治法为清热和胃，养阴润燥，代表方为玉女煎加减。故本题选D。

**162.** 患者，男，42岁。4年来经常腹胀，下肢浮肿。查体：前胸有蜘蛛痣，腹水，肝未触及，脾大。应首先考虑的是

A. 普通型病毒性肝炎

B. 门脉性肝硬化

C. 酒精性肝炎

D. 肝细胞肝癌

E. 慢性肝淤血

考点：肝硬化★

解析：患者前胸有蜘蛛痣，有腹水，肝未触及，脾大，应首先考虑的是门脉性肝硬化。门静脉高压肝硬化病理表现有：①门–体侧支循环开放，食管–胃底静脉曲张、痔核、腹壁静脉扩张。②脾大及脾功能亢进，红细胞、白细胞、血小板减少，有出血倾向及贫血。③腹水，腹胀，移动性浊音阳性。故本题选B。

**163.** 患者，男，55岁。右上腹胀痛、消瘦2个月，发热1周。查体：体温38.5℃，皮肤巩膜轻度黄染，肝肋下3.0cm触及，质硬，表面有结节。最有助于确诊的检查是

A. 腹部B超

B. 血清AFP定性

C. 腹部CT

D. 肝穿刺病理检查

E. 异常凝血酶原检查

考点：原发性肝癌★

解析：患者右上腹胀痛，消瘦，发热，黄疸，肝肋下3.0cm触及，质硬，表面有结节，初诊为原发性肝癌。临床上最有助于肝癌确诊的检查是肝穿刺病理检查。故本题选D。

**164.** 患者，男，52岁。右上腹疼痛2个月，右胁胀满，胁下癥块触痛，烦躁易怒，恶心纳呆，面色微黄不荣，舌暗有瘀斑，苔薄白，脉弦涩。实验室检查：甲胎蛋白510μg/L，B超示右肝叶

占位性病变，直径 5cm。其证型是

A. 热毒伤阴　　　　B. 湿热瘀毒

C. 气滞血瘀　　　　D. 水湿内停

E. 肝脾瘀血

考点：原发性肝癌★

解析：患者右上腹疼痛 2 个月，右胁胀满，胁下痞块触痛，面色微黄不荣，甲胎蛋白 510μg/L，B 超示右肝叶占位性病变，直径 5cm，诊断为原发性肝癌。右胁胀满，胁下痞块触痛，烦躁易怒，恶心纳呆，面色微黄不荣，舌暗有瘀斑，苔薄白，脉弦涩，为肝脾不调，肝气不舒所致。辨证为气滞血瘀证。<u>故本题选 C。</u>

**165.** 患者，男，50 岁。半天来呕血 4 次，量约 1200mL，黑便 2 次，伴头晕心悸。查体：血压 80/60mmHg，心率 118 次/分，神志淡漠，巩膜轻度黄染，腹部膨隆，移动性浊音（+）。应首先采取的措施是

A. 等待输血

B. 配血，快速输液，等待输血

C. 紧急胃镜检查明确出血部位

D. 诊断性腹腔穿刺，明确腹水性质

E. 急查血细胞比容

考点：上消化道出血

解析：患者短时间内呕血量超过 1000mL，并有黑便，伴头晕心悸。查体见血压 80/60mmHg，心率 118 次/分，神志淡漠，巩膜轻度黄染，腹部膨隆，移动性浊音（+）。诊断为上消化道出血。应首先采取的措施是配血，快速输液，等待输血。<u>故本题选 B。</u>

**166.** 患者，女，35 岁。有胃溃疡病史，症见吐血，色暗淡，大便黑，面色苍白，头晕心悸，神疲乏力，纳少，舌淡红，苔薄白，脉细弱。其证型是

A. 肝气郁结　　　　B. 脾不统血

C. 气随血脱　　　　D. 胃中积热

E. 肝火犯胃

考点：上消化道出血

解析：根据患者有胃溃疡病史，吐血，大便黑，头晕心悸，乏力及面色苍白，舌淡苔白等贫血症状，可诊断为上消化道出血之脾不统血证。<u>故本题选 B。</u>

**167.** 患者，男，36 岁。蛋白尿 1 个月，24 小时定量为 1.3g，下肢轻度浮肿，血压 150/96mmHg，血肌酐 124μmol/L。其诊断是

A. 慢性肾小球肾炎

B. 急性肾小球肾炎

C. 肾病综合征

D. 慢性肾功能衰竭

E. 慢性肾盂肾炎

考点：慢性肾小球肾炎

解析：患者表现为蛋白尿、水肿、高血压，血肌酐提示有肾功能减退，符合慢性肾小球肾炎的诊断标准。急性肾小球肾炎急性起病，1～3 周前有链球菌感染史（上呼吸道或皮肤感染），典型表现为浮肿，高血压和血尿，不同程度蛋白尿，急性期血清 ASO 滴度升高，总补体及 $C_3$ 暂时性下降。肾病综合征表现为高度水肿、大量蛋白尿、高脂血症、低蛋白血症。慢性肾功能衰竭的诊断是 Ccr < 80mL/min，Scr > 133mmol/L，有慢性原发或继发性肾脏疾病病史。慢性肾盂肾炎泌尿系统及全身表现均不太典型，半数以上患者有急性肾盂肾炎病史，可间断出现尿频、排尿不适、腰酸痛等，部分患者有不同程度的低热以及肾小管功能受损表现（夜尿增多、低比重尿等），病情持续可进展为慢性肾衰竭，感染严重时可呈急性肾盂肾炎表现。<u>故本题选 A。</u>

**168.** 患者，女，35 岁。既往有慢性肾炎。全身浮肿，面白，腰膝冷痛，畏寒，纳少乏力，便溏，月经不调，舌胖齿痕，脉沉细。其证型是

A. 脾肾阳虚　　　　B. 气阴两虚

C. 脾肾气虚　　　　D. 阴阳两虚

E. 湿浊证

考点：慢性肾小球肾炎★

解析：根据症状可辨为脾肾阳虚证。因患者未见神疲乏力等气虚之象，故排除 B、C 选项。而 E 选项应见纳呆，口中黏腻，身重困倦，舌苔腻等湿象。<u>故本题选 A。</u>

**169.** 患者，女，55 岁。近 1 年来反复出现颜面及下肢浮肿，面色无华，乏力气短，腰膝酸软，五心烦热，咽干，舌红，少苔，脉沉细。尿蛋白（++），伴有镜下血尿。应首先考虑的诊断是

A. 急性肾小球肾炎肾阴亏虚证

B. 慢性肾小球肾炎肾阳衰微证

C. 肾病综合征脾肾湿困证

D. 慢性肾小球肾炎气阴两虚证

E. 肾病综合征肾阳衰微证

考点：慢性肾小球肾炎★

解析：患者颜面及下肢浮肿，尿蛋白（++），伴有镜下血尿，可诊断为慢性肾小球肾炎。面色无华，乏力气短，腰膝酸软，五心烦热，咽

干，舌红，少苔，脉沉细，此为气阴两虚证。故本题选 D。

170. 患者，女，19 岁。患肾病综合征，症见眼睑浮肿，时有四肢、全身浮肿，身发痈疮，恶风发热，小便不利，舌红，苔薄黄，脉滑数。其证型是

    A. 湿毒浸淫       B. 风水相搏

    C. 水湿浸渍       D. 湿热内蕴

    E. 脾虚湿困

    考点：肾病综合征★

    解析：疮毒内归脾肺，脾失运化，肺失宣降，三焦水道不畅，水液溢于肌肤，则见眼睑浮肿，时有四肢、全身浮肿，身发痈疮，恶风发热，小便不利。舌红，苔薄黄，脉滑数均为湿热内蕴之象。辨证为湿毒浸淫证。故本题选 A。

171. 患者，女，35 岁。寒战发热，腰痛伴尿频、尿痛 2 天。尿常规检查：红细胞（＋＋＋），白细胞（＋＋＋），尿蛋白（＋）。血常规检查：血白细胞 $18 \times 10^9/L$，中性粒细胞 0.86。应首先考虑的诊断是

    A. 急性肾盂肾炎    B. 急性膀胱炎

    C. 急性肾炎       D. 肾结核

    E. 肾脓肿

    考点：尿路感染★

    解析：患者急性起病，寒战发热，腰痛伴尿频、尿痛，血尿，蛋白尿，血象见白细胞计数增高，符合急性肾盂肾炎诊断标准。故本题选 A。

172. 患者，女，37 岁。尿频，尿急，尿痛，排尿困难。尿常规：红细胞（＋），白细胞（＋＋＋），尿蛋白（±），血常规（－）。首先考虑的诊断是

    A. 尿道炎

    B. 急性肾盂肾炎

    C. 肾病综合征

    D. 膀胱炎

    E. 肾结石

    考点：尿路感染

    解析：膀胱炎的临床表现为尿频、尿急、尿痛、排尿困难、下腹部疼痛等，部分患者迅速出现排尿困难。一般无全身症状，少数患者可有腰痛、发热，体温多在 38℃ 以下。多见于中青年妇女。急性肾盂肾炎的表现：①全身症状：高热、寒战、头痛、周身酸痛、恶心、呕吐，体温多在 38℃ 以上，热型多呈弛张热，亦可呈间歇热或稽留热。②泌尿系统症状：尿频、尿急、尿

痛、排尿困难、下腹疼痛、腰痛等。患者多有腰酸痛或钝痛，少数还有剧烈的腹部阵发性绞痛，沿输尿管向膀胱方向放射。③体检时在肋腰点（腰大肌外缘与第 12 肋交叉点）有压痛，肾区叩击痛。肾病综合征的临床特征为大量蛋白尿、低白蛋白血症、水肿、高脂血症。故本题选 D。

173. 患者，女，22 岁。寒战高热，腰痛，尿频、尿急、灼热刺痛，舌红苔黄，脉濡数。检查：体温 38℃，双肾区叩击痛，血白细胞 $19.5 \times 10^9/L$，中性粒细胞 0.90，尿白细胞 20 个/高倍视野，尿大肠杆菌培养，菌落记数 $> 10^5/L$。治疗应首选

    A. 八正散

    B. 易黄散

    C. 龙胆泻肝汤

    D. 萆薢分清饮

    E. 知柏地黄汤

    考点：尿路感染★

    解析：根据患者临床表现诊断为急性肾盂肾炎之膀胱湿热证。治法为清热利湿通淋，代表方为八正散加减。故本题选 A。

174. 患者，男，40 岁。颅脑术后第 5 天，但持续高热 4 天，全身浮肿，近 2 天每日尿量不足 100mL，血尿素氮 260mmol/L，血肌酐 > 740μmol/L，血钾 6.6mmol/L。其诊断是

    A. 急性肾损伤    B. 休克

    C. 心力衰竭      D. 肝肾综合征

    E. 慢性肾衰竭

    考点：急性肾损伤★

    解析：急性肾损伤的诊断标准：①症状：急性少尿（＜400mL/24h），或无尿（＜100mL/24h），烦躁、嗜睡、意识障碍。②体征：水肿、高血压。③肾功能：血尿素氮、血肌酐进行性上升，血钾 > 6.5mmol/L，酸碱平衡紊乱。结合患者临床表现可诊断为急性肾损伤。故本题选 A。

175. 患者，女，65 岁。既往患有慢性肾衰竭。近日因劳累出现倦怠乏力，懒言，纳呆腹胀，便溏，腰膝酸软，舌淡有齿痕，苔白腻，脉沉细。中医治法是

    A. 和中降逆，化湿泄浊

    B. 清化和中

    C. 利水消肿

    D. 补气健脾益肾

    E. 活血化瘀

    考点：慢性肾衰竭★

解析：脾虚运化无力，肾虚气化失司，则倦怠乏力、懒言、纳呆腹胀、便溏、腰膝酸软，舌淡有齿痕，苔白腻，脉沉细。辨证为脾肾气虚。治法为补气健脾益肾，代表方为六君子汤加减。和中降逆、化湿泄浊适用于湿浊证。清化和中适用于中焦湿热证。利水消肿适用于水气证。活血化瘀适用于血瘀证。故本题选D。

**176.** 患者，男，40岁。患再生障碍性贫血。面色苍白，唇甲色淡，头晕，心悸，乏力，动则加剧，舌淡，脉细弱。治疗应首先考虑的方剂是
A. 右归丸合当归补血汤
B. 左归丸、右归丸合当归补血汤
C. 八珍汤
D. 六味地黄丸合桃红四物汤
E. 左归丸合当归补血汤
考点：再生障碍性贫血

解析：根据症状辨为气血两虚证，治法为补益气血，应首先考虑的方剂是具有气血双补作用的八珍汤。右归丸合当归补血汤用于肾阴虚证。左归丸、右归丸合当归补血汤用于肾阴阳两虚证。六味地黄丸合桃红四物汤用于肾虚血瘀证。左归丸合当归补血汤用于肾阳亏虚证。故本题选C。

**177.** 患者，男，21岁。患急性淋巴细胞性白血病，壮热口渴，头痛面赤，咽喉肿痛，时有鼻衄，便秘，舌红绛，苔黄，脉洪大。其证型是
A. 阴虚火旺    B. 气阴两虚
C. 热毒炽盛    D. 痰热瘀阻
E. 肝火上炎
考点：急性白血病★

解析：患者壮热口渴，头痛面赤，咽喉肿痛，时有鼻衄，便秘，舌红绛，苔黄，脉洪大，为邪热入里，灼伤营阴所致。辨证为热毒炽盛证。故本题选C。

**178.** 患者，男，22岁。患急性白血病，高热，口渴多汗，头痛面赤，咽喉肿痛，便秘，尿血，舌红绛，苔黄，脉大。治疗应首先考虑的方剂是
A. 知柏地黄丸合二至丸
B. 黄连解毒汤合清营汤
C. 温胆汤合桃红四物汤
D. 葛根芩连汤
E. 犀角地黄汤
考点：急性白血病★

解析：患者高热，口渴多汗，头痛面赤，咽喉肿痛，便秘，尿血，舌红绛，苔黄，脉大，辨证为热毒炽盛证。治法为清热解毒，凉血止血，代表方为黄连解毒汤合清营汤加减。知柏地黄丸合二至丸用于阴虚火旺证，温胆汤合桃红四物汤用于痰热瘀阻证，葛根芩连汤用于湿热内蕴证，犀角地黄汤用于热毒壅盛证。故本题选B。

**179.** 患者，女，30岁。有慢性髓细胞白血病史。形体消瘦，面色晦暗，胸痛，胁下痞块坚硬，皮肤有瘀斑，舌质紫暗，脉细涩。中医治法是
A. 益气养阴    B. 凉血活血
C. 清热解毒    D. 活血化瘀
E. 健脾益肾
考点：慢性髓细胞白血病★

解析：患者形体消瘦，面色晦暗，胸痛，胁下痞块坚硬，皮肤瘀斑，舌质紫暗，脉细涩，辨证为瘀血内阻证。治法为活血化瘀，代表方为膈下逐瘀汤加减。益气养阴适用于气血两虚证，凉血活血适用于血热妄行证，清热解毒适用于热毒壅盛证，健脾益肾适用于脾肾两虚证。故本题选D。

**180.** 患儿，男，14岁。2周前患急性咽炎。1天前突然牙龈出血，口腔血疱，双下肢瘀斑。实验室检查：血红蛋白110g/L，白细胞$9 \times 10^9/L$，血小板$10 \times 10^9/L$，骨髓增生活跃，巨核细胞23%。应首先考虑的诊断是
A. 急性白血病
B. 再生障碍性贫血
C. 过敏性紫癜
D. 原发免疫性血小板减少症（急性型）
E. 原发免疫性血小板减少症（慢性型）
考点：原发免疫性血小板减少症★

解析：原发免疫性血小板减少症急性型的临床表现：患者发病前1~2周有上呼吸道等感染史，特别是病毒感染史。起病急骤，部分患者可有畏寒、寒战、发热，皮肤、黏膜出血，内脏出血等。故本题选D。

**181.** 患者，女，44岁。患有原发免疫性血小板减少症。现下肢皮肤紫斑，月经血块多，色紫暗，面色黧黑，眼睑色青，舌紫暗有瘀斑，脉细涩。治疗应首选
A. 归脾汤    B. 桃红四物汤
C. 茜根散    D. 犀角地黄汤
E. 保元汤
考点：原发免疫性血小板减少症★

解析：瘀血阻滞，血行不畅，则见皮肤紫斑，月经血块多，色紫暗，面色黧黑，眼睑色

青，舌紫暗有瘀斑，脉细涩。辨证为瘀血内阻证，治法为活血化瘀止血，代表方为桃红四物汤加减。归脾汤用于气不摄血证，茜根散用于阴虚火旺证，犀角地黄汤用于血热妄行证，保元汤用于虚劳气怯，元气不足证。**故本题选 B。**

**182.** 患者，男，25 岁。半年来常有心悸失眠，消瘦，神疲乏力，气短汗出，口干咽燥，手足心热，纳差便溏，双眼突出，颈前肿大，双手颤抖，舌淡红，少苔，脉细。诊断为甲状腺功能亢进症。其证型是

    A. 气滞痰凝        B. 肝火旺盛

    C. 阴虚火旺        D. 气阴两虚

    E. 气血两虚

**考点：** 甲状腺功能亢进症★

**解析：** 患者心悸失眠，消瘦，神疲乏力，气短汗出，口干咽燥，手足心热，纳差便溏，双眼突出，颈前肿大，双手颤抖，舌淡红，少苔，脉细，此为甲状腺功能亢进症之气阴两虚证。**故本题选 D。**

**183.** 患者，男，58 岁。患糖尿病 15 年。检查：双下肢浮肿，尿蛋白（＋＋＋），空腹血糖 **8.0mmol/L，餐后 2 小时血糖 11.13mmol/L，血压 160/100mmHg。** 其诊断是

    A. 高血压 1 级合并糖尿病

    B. 糖尿病肾病

    C. 慢性肾炎合并糖尿病

    D. 糖尿病合并肾盂肾炎

    E. 糖尿病肾炎

**考点：** 糖尿病★

**解析：** 患者血压 160/100mmHg，诊断为高血压 2 级。有糖尿病病史，现空腹血糖 8.0mmol/L，餐后 2 小时血糖 11.13mmol/L，可诊断为糖尿病。尿蛋白（＋＋＋），双下肢浮肿，可确诊为糖尿病肾病。**故本题选 B。**

**184.** 患者，女，24 岁。口干渴，消瘦 2 年，用胰岛素治疗好转。因故停药 3 天，出现恶心呕吐，神志不清。急查：尿糖（＋＋＋），血糖 **28mmol/L，血液 pH 7.2，脱水貌。** 治疗应首选

    A. 补液、纠正电解质平衡紊乱，清开灵注射液滴注

    B. 补液、纠正电解质平衡紊乱，安宫牛黄丸开水化服

    C. 补液、纠正电解质及酸碱平衡紊乱，注射胰岛素

    D. 补碱、补液和纠正电解质平衡紊乱

    E. 滴注中枢兴奋剂、足量胰岛素

**考点：** 糖尿病★

**解析：** 患者患有糖尿病，现恶心呕吐，神志不清，尿糖（＋＋＋），血糖 28mmol/L，血液 pH 7.2，脱水貌。故应以补液、纠正电解质及酸碱平衡紊乱，患者有糖尿病病史，胰岛素亦不能停用。**故本题选 C。**

**185.** 患者，男，70 岁。患糖尿病 2 年，不规则服用降糖药。突发昏迷 6 小时。血压 90/60mmHg，心率 130 次/分，律齐。血钠 160mmol/L，血糖 34mmol/L，尿酮体（－），动脉血 pH 7.3。应首先考虑的治疗药物是

    A. 静脉滴入碳酸氢钠

    B. 静脉滴入低渗盐水

    C. 小剂量胰岛素与低渗盐水静脉滴入

    D. 大剂量胰岛素与低渗盐水静脉滴入

    E. 小剂量胰岛素与等渗盐水静脉滴注

**考点：** 糖尿病★

**解析：** 高渗高血糖综合征临床可见血糖 > 33.3mmol/L，血钠 >155mmol/L，血浆渗透压显著升高，但无酮症或较轻。根据症状，患者为高渗高血糖综合征，治疗应该以小剂量胰岛素与等渗盐水静脉滴注。**故本题选 E。**

**186.** 患者，男，30 岁。有糖尿病病史。口渴多尿，多食易饥，形体消瘦，大便干燥，舌红苔黄，脉滑实有力。其中医治法是

    A. 活血化瘀祛痰

    B. 益气健脾，生津止渴

    C. 清胃泻火，养阴增液

    D. 滋阴温阳，补肾固摄

    E. 活血通络

**考点：** 糖尿病

**解析：** 根据患者症状辨证为中消（胃热炽盛证）。治法为清胃泻火，养阴增液，代表方为玉女煎加减。活血化瘀祛痰用于痰瘀互结证，益气健脾，生津止渴用于气阴两虚证，滋阴温阳，补肾固摄用于阴阳两虚证，活血通络用于脉络瘀阻证。**故本题选 C。**

**187.** 一患者，呼出酮味气体，血 pH、$HCO_3^-$ 下降，$PaCO_2$ 正常，$CO_2CP$ 降低。可诊断为

    A. 代谢性酸中毒

    B. 呼吸性酸中毒

    C. 呼吸性酸中毒并代谢性酸中毒

    D. 呼吸性酸中毒并代谢性碱中毒

    E. 呼吸性碱中毒

考点：酸碱平衡失调

解析：代谢性酸中毒的血气分析：血 pH 及 $HCO_3^-$、AB、SB 下降，BE 负值增加是代谢性酸中毒的典型表现。$CO_2CP$ 降低，$AG > 16mmol/L$，在排除呼吸因素后，可诊断代谢性酸中毒。故本题选 A。

188. 患者，女，38 岁。患类风湿关节炎 1 年多。现午后发热，盗汗，口干咽燥，手足心热，关节肿胀疼痛，小便赤涩，大便秘结，舌红少苔，脉细数。其中医治法是

A. 清热利湿，祛风通络

B. 养阴清热，祛风通络

C. 祛风散寒，清热化湿

D. 活血化瘀，祛痰通络

E. 益肝肾，补气血，祛风湿，通经络

考点：类风湿关节炎

解析：根据症状辨证为阴虚内热证，治法为养阴清热，祛风通络，代表方为丁氏清络饮加减。清热利湿，祛风通络用于治疗湿热痹阻证。祛风散寒，清热化湿用于治疗寒热错杂证。活血化瘀，祛痰通络用于治疗痰瘀互结证。益肝肾，补气血，祛风湿，通经络用于治疗肝肾亏损证。故本题选 B。

189. 患者，男，51 岁。近 3 天关节红肿热痛，痛不可触，得热痛剧，得寒痛减，痛势剧烈，伴心烦口渴，身热不减。血尿酸 892μmol/L。舌红，苔黄，脉滑数。治疗应首选

A. 桃红饮      B. 蠲痹汤

C. 导痰汤      D. 独活寄生汤

E. 白虎加桂枝汤

考点：痛风

解析：根据患者临床表现诊断为痛风之风湿郁热证，治法为清热除湿，祛风通络，首选白虎加桂枝汤加减。桃红饮为痰瘀痹阻证首选，蠲痹汤为风寒湿阻证首选，导痰汤为痰浊中阻证首选，独活寄生汤为肝肾亏虚证首选。故本题选 E。

190. 患者，女，30 岁。患系统性红斑狼疮。现低热，口苦纳呆，两胁胀痛，黄疸，肝大，烦躁易怒，皮肤红斑，舌紫暗，脉弦。其证型是

A. 瘀热痹阻      B. 气血两亏

C. 阴虚内热      D. 瘀热伤肝

E. 热郁积饮

考点：系统性红斑狼疮★

解析：热毒内盛，瘀血阻滞，伤及肝脏，则

低热，口苦纳呆，两胁胀痛，黄疸，肝大，烦躁易怒，皮肤红斑。舌紫暗，脉弦为瘀血内结之象。辨证为瘀热伤肝证。故本题选 D。

191. 患者，男，28 岁。癫痫大发作。眩晕，两目干涩，心烦失眠，腰膝酸软，舌红少苔，脉细数。其中医治法是

A. 补益肝肾，育阴息风

B. 健脾和胃，化痰息风

C. 清肝泻火，化痰息风

D. 开窍醒神，涤痰息风

E. 活血化瘀，通络息风

考点：癫痫

解析：根据患者症状辨证为肝肾亏虚证，治法为补益肝肾，育阴息风，代表方为左归丸加减。健脾和胃，化痰息风为脾虚痰湿证的治法。清肝泻火，化痰息风为肝火痰热证的治法。开窍醒神，涤痰息风为阳痫的治法。活血化瘀，通络息风为瘀阻清窍证的治法。故本题选 A。

192. 患者突然昏倒，神志不清，口吐涎沫，两目上视，四肢抽搐，口中怪叫，移时苏醒，舌苔白腻，脉弦滑。治疗首选

A. 导痰汤      B. 二阴煎

C. 控涎丹      D. 涤痰汤

E. 定痫丸

考点：癫痫

解析：根据患者症状可诊断为癫痫之阳痫，治法为急以开窍醒神，继以泻热涤痰息风。代表方为定痫丸加减。故本题选 E。

193. 患者，女，58 岁。脑动脉硬化 6 年。突然发生口眼歪斜，半身不遂，半小时后自行恢复。平日头晕头痛，耳鸣，腰膝酸软，舌红，苔薄黄，脉弦细。应首先考虑的方剂是

A. 镇肝息风汤      B. 参附汤合生脉散

C. 涤痰汤      D. 补阳还五汤

E. 血府逐瘀汤

考点：短暂性脑缺血发作★

解析：患者有脑动脉硬化病史，突然发生口眼歪斜，半身不遂，兼有头晕头痛，耳鸣，腰膝酸软，舌红，苔薄黄，脉弦细，属于短暂性脑缺血发作之肝肾亏虚，风阳上扰证。治法为镇肝息风，育阴潜阳，首选镇肝息风汤。故本题选 A。

194. 患者，男，25 岁。因昏迷而送来急诊。查体：深昏迷状态，呼吸有轻度大蒜味，疑为有机磷杀虫药中毒。下列哪项对诊断最有帮助

A. 瞳孔缩小

B. 呕吐物有大蒜臭味

C. 大小便失禁

D. 肌肉抽动

E. 全血胆碱酯酶活力降低

考点：有机磷杀虫药中毒

解析：全血胆碱酯酶活力降低是对有机磷杀虫药中毒诊断最有帮助的辅助检查。瞳孔缩小、大小便失禁是由于副交感神经末梢过度兴奋，产生的毒蕈碱样症状。**故本题选 E。**

**195.** 患者，女，23 岁。被人发现时呈昏迷状态。查体：神志不清，两侧瞳孔呈针尖样大小，呼吸有大蒜臭味，应首先考虑的是

A. 急性安眠药物中毒

B. 急性毒蕈中毒

C. 急性有机磷杀虫药中毒

D. 亚硝酸盐中毒

E. 一氧化碳中毒

考点：有机磷杀虫药中毒

解析：临床上有机磷杀虫药中毒可表现为瞳孔缩小、胸闷、气短、呼吸困难、恶心、呕吐、腹痛、腹泻。括约肌松弛表现为大小便失禁。腺体分泌增加表现为大汗、流泪和流涎。肌纤维颤动，甚至全身肌肉强直性痉挛。谵妄、抽搐和昏迷、神志不清等。所以，患者瞳孔呈针尖样大小，呼吸有大蒜臭味，应首先考虑的是急性有机磷杀虫药中毒。**故本题选 C。**

**196.** 患者，男，20 岁。肌注青霉素后突然晕倒，血压测不到。应首先采取的抢救措施是

A. 立即静脉点滴呋塞米（速尿）

B. 静脉点滴 5% 碳酸氢钠

C. 立即皮下注射肾上腺素

D. 静脉注射间羟胺

E. 静脉点滴 20% 甘露醇

考点：休克★

解析：对于过敏性休克的紧急治疗应首先采取的抢救措施是立即皮下注射肾上腺素加强心肌收缩，提高心功能。**故本题选 C。**

**197.** 患者在高温下作业，体温 39℃，头痛头晕，口渴，胸闷，脸色苍白。应考虑的诊断是

A. 热射病　　　　　B. 热痉挛

C. 热衰竭　　　　　D. 轻症中暑

E. 中暑先兆

考点：中暑

解析：热衰竭常发生在未适应高温作业的新工人和体弱者。常无高热。先有头痛、头晕、恶心，继有口渴、胸闷、脸色苍白、冷汗淋漓、脉搏细弱、血压偏低。可有晕厥、抽搐，重者出现循环衰竭。可有低钠、低钾血症。热射病以高热、无汗、意识障碍为特征。热痉挛患者常先大量出汗后突然出现阵发性四肢及腹壁肌肉甚至肠平滑肌痉挛和疼痛。有低钠、低氯血症和肌酸尿症。中暑先兆是在高温作业环境下工作一定时间后，出现头晕、头痛、乏力、口渴、多汗、心悸、注意力不集中、动作不协调等症状，体温正常或略有升高，但低于 38.0℃，可伴有面色潮红、皮肤灼热等，短时间休息后症状即可消失。**故本题选 C。**

**198.** 患者，女，47 岁。不寐 6 年。虚烦不寐，终日惕惕，胆怯心悸，舌淡，脉弦细。治宜

A. 补益心脾，养血安神

B. 益气镇惊，安神定志

C. 疏肝泻火，镇心安神

D. 滋阴降火，交通心肾

E. 清化痰热，和中安神

考点：不寐

解析：不寐心胆气虚证，临床表现为虚烦不寐，触事易惊，终日惕惕，胆怯心悸，伴气短自汗，倦怠乏力，舌淡，脉弦细。治法为益气镇惊，安神定志。清化痰热，和中安神为痰热扰心证的治法；补益心脾，养血安神为心脾两虚证的治法；滋阴降火，交通心肾为心肾不交证的治法；疏肝泻火，镇心安神为肝火扰心的治法。**故本题选 B。**

**199.** 患者，男，32 岁。1 天前朋友聚会，暴饮暴食，腹部疼痛，脘腹拒按，恶心呕吐，嗳腐吞酸，痛而欲泻，泻后痛减，舌苔厚腻，脉滑数。治疗应首选

A. 保和丸　　　　　B. 良附丸

C. 小建中汤　　　　D. 枳实导滞丸

E. 补中益气汤

考点：腹痛

解析：根据患者临床表现诊断为腹痛之饮食积滞证，治法为消食导滞，理气止痛，首选枳实导滞丸加减。保和丸为胃痛饮食内停证首选，良附丸为腹痛寒邪内阻证首选，小建中汤为腹痛中脏虚寒证首选，补中益气汤为胃痛脾胃虚弱证首选。**故本题选 D。**

**200.** 患者，男，39 岁。患肝炎多年，近 2 天来腹大胀满，按之如囊裹水，下肢浮肿，脘腹胀满，得热则舒，精神困倦，怯寒懒动，小便少，

大便溏，苔白腻，脉缓。治疗应首选

  A. 调营饮

  B. 胃苓汤

  C. 实脾饮

  D. 附子理苓汤

  E. 中满分消丸合茵陈蒿汤

考点：鼓胀

解析：根据患者症状诊断为鼓胀之水湿困脾证，治法为温中健脾，行气利水，代表方为实脾饮加减。调营饮为瘀结水留证首选，胃苓汤为气滞湿阻证首选，附子理苓汤为阳虚水泛证首选，中满分消丸合茵陈蒿汤为水热蕴结证首选。故本题选 C。

**201.** 患者，女，46 岁。神思恍惚，梦魂颠倒，心悸易惊，善悲欲哭，肢体困乏，饮食减少，舌质淡，脉细无力。其治法是

  A. 甘润缓急，养心安神

  B. 健脾养心，益气活血

  C. 健脾养心，化痰解郁

  D. 益气养血，化痰祛瘀

  E. 益气和胃，养心安神

考点：郁证

解析：根据患者症状诊断为郁证之心神失养证，治法为甘润缓急，养心安神，代表方为甘麦大枣汤加减。故本题选 A。

**202.** 患者，女，60 岁。胸胁支满，心下痞闷，胃中有振水音，脘腹喜温畏冷，泛吐清水痰涎，饮入易吐，口渴不欲饮水，头晕目眩，心悸气短，食少，大便溏，舌苔白滑，脉弦细而滑。治疗首选

  A. 己椒苈黄丸

  B. 柴枳半夏汤

  C. 小青龙汤

  D. 金匮肾气丸合苓桂术甘汤

  E. 苓桂术甘汤合小半夏加茯苓汤

考点：痰饮

解析：根据患者临床表现诊断为痰饮之脾阳虚弱证，治法为温脾化饮，首选苓桂术甘汤合小半夏加茯苓汤加减。己椒苈黄丸为痰饮饮留胃肠证首选，柴枳半夏汤为悬饮邪犯胸肺证首选，小青龙汤为溢饮首选，金匮肾气丸合苓桂术甘汤为支饮脾肾阳虚证首选。故本题选 E。

# 【A3 型题】

（203～205 题共用题干）

患者，男，29 岁。恶寒，高热，咳嗽，胸痛 1 天入院。现症：咳痰黄稠，呼吸气促，高热不退，胸膈痞满，按之疼痛，口渴烦躁，小便黄赤，大便干燥。查体：BP 85/50mmHg，P 100 次/分。X 线胸片示：右上肺大片片状阴影，呈肺段分布。白细胞 $21 \times 10^9/L$。舌红苔黄，脉滑数。

**203.** 最可能的诊断是

  A. 支原体肺炎

  B. 病毒性肺炎

  C. 克雷伯杆菌肺炎

  D. 葡萄球菌肺炎

  E. 肺炎链球菌肺炎

**204.** 治疗应首选

  A. 银翘散

  B. 三拗汤

  C. 清营汤

  D. 麻杏石甘汤合《千金》苇茎汤

  E. 竹叶石膏汤

**205.** 西医治疗首选

  A. 青霉素 G      B. 病毒唑

  C. 庆大霉素      D. 红霉素

  E. 糖皮质激素

考点：肺炎链球菌肺炎★

解析：试题 203 考查西医诊断。根据患者临床表现诊断为肺炎链球菌肺炎。肺炎链球菌肺炎的症状：寒战，发热，胸痛，咳嗽，咳痰，呼吸困难。体征：早期肺部无明显异常体征，仅有呼吸幅度减小、叩诊轻度浊音、听诊呼吸音减低和胸膜摩擦音。肺实变时有叩诊呈浊音、听诊语颤增强和支气管呼吸音等典型体征。消散期可闻及湿啰音。病变累及胸膜时可有胸膜摩擦音。早期仅见肺纹理增粗或受累的肺段、肺叶稍模糊，随病情进展可见大片炎症浸润阴影或实变影，沿大叶、肺段或亚肺段分布，实变阴影中可见支气管充气征。肋膈角可有少量胸腔积液。消散期可见散在的大小不一的片状阴影，继而变成条索状阴影，最后完全消散。故 203 题选 E。试题 204 考查中医辨证论治。患者咳痰黄稠，呼吸气促，高热不退，胸膈痞满，按之疼痛，口渴烦躁，小便黄赤，大便干燥，舌红苔黄，脉滑数，辨证为痰热壅肺证，治法为清热化痰，宽胸止咳，首选麻杏石甘汤合《千金》苇茎汤加减。故 204 题选

D。试题 205 考查西医治疗。治疗肺炎链球菌肺炎首选青霉素 G。对青霉素过敏者，可用大环内酯类，如红霉素或罗红霉素，亦可用喹诺酮类药物口服或静脉滴注。对耐药或重症患者可改用头孢噻肟钠、头孢唑林钠等头孢菌素类。对多重耐药菌株感染者可用万古霉素。故 205 题选 A。

（206～208 题共用题干）

患者，男，50 岁。咳嗽、咳痰史 10 多年，每年持续 3 个月以上，活动后气急 2 年，病情加重 3 天，呼吸困难。查体：T 36.2℃，P 76 次/分，R 20 次/分，BP 130/80mmHg。桶状胸，双肺叩诊过清音，听诊双肺干、湿啰音。

**206. 诊断是**
　　A. 慢性支气管炎急性加重期
　　B. 慢性阻塞性肺疾病急性加重期
　　C. 支气管哮喘急性发作期
　　D. 慢性支气管炎缓解期
　　E. 慢性阻塞性肺疾病缓解期

**207. 为明确诊断应做的检查是**
　　A. 胸部 X 线摄片
　　B. 痰细菌学检查
　　C. 肺功能测定
　　D. 血常规检查
　　E. 血肝肾功能检查

**208. 该患者主要的治疗是**
　　A. 抗生素应用
　　B. 祛痰止咳剂
　　C. 吸氧
　　D. 雾化吸入
　　E. $\beta_2$ 受体激动剂

考点：慢性阻塞性肺疾病★

解析：试题 206 考查西医诊断。慢性阻塞性肺疾病的症状是慢性咳嗽、咳痰，气短、喘息或呼吸困难。急性加重期指在疾病过程中，短期内咳嗽、咳痰、气短和（或）喘息加重，痰量增多，呈脓性或黏液脓性，伴发热等症状。早期体征不明显，随疾病进展，胸廓前后径增大，肋间隙增宽，剑突下胸骨下角增宽，呈桶状胸；呼吸动度减弱，触诊双侧语颤减弱或消失；触诊肺部呈过清音，心浊音界缩小，肺下界和肝浊音界下降；听诊两肺呼吸音减弱，呼气延长，部分患者可闻及湿性啰音和（或）干性啰音，心率增快，心音遥远，肺动脉瓣第二心音亢进，如剑突下出现收缩期心脏搏动及其心音较心尖部明显增强

时，提示并发早期肺心病。故 206 题选 B。试题 207 考查辅助检查。肺功能检查是判断气流受限的主要客观指标，对 COPD 诊断、严重程度评价、疾病进展、预后及治疗反应有重要意义。COPD 早期胸片可无变化，以后可出现肺纹理增粗、紊乱等非特异性改变，也可出现肺气肿改变。故 207 题选 C。试题 208 考查西医治疗。感染因素是 COPD 发生与进展的重要因素之一，控制感染应选择抗生素治疗。抗生素选择，应依据患者所在地常见病原菌类型及药物敏感情况。如给予 β 内酰胺类/β 内酰胺酶抑制剂、第二代头孢菌素、大环内酯类或喹诺酮类。故 208 题选 A。

（209～211 题共用题干）

患者，女，48 岁。诊断为三度房室传导阻滞。症见心悸气短，乏力，失眠多梦，自汗盗汗，五心烦热，舌质淡红少津，脉虚弱。

**209. 中医辨证是**
　　A. 心肾阳虚证
　　B. 气阴两虚证
　　C. 心阳不足证
　　D. 心脉瘀阻证
　　E. 痰浊阻滞证

**210. 治疗应首选**
　　A. 血府逐瘀汤
　　B. 涤痰汤
　　C. 桂枝甘草龙骨牡蛎汤
　　D. 炙甘草汤
　　E. 参附汤合真武汤

**211. 西医治疗措施宜选用**
　　A. 异丙肾上腺素静脉滴注
　　B. 阿托品静脉滴注
　　C. 安装人工心脏起搏器
　　D. 糖皮质激素
　　E. 肾上腺皮质激素

考点：缓慢性心律失常★

解析：试题 209 考查中医辨证。心气虚，鼓动乏力，心阴虚，心失濡养，心动失常，故见心悸；宗气衰少，功能减退，故气短，乏力；虚热扰心，神不守舍，故见失眠多梦；气虚卫外不固，故自汗；阴不制阳，虚热内生，则盗汗，五心烦热；舌质淡红少津，脉虚弱为气阴不足之象，辨证为气阴两虚证。故 209 题选 B。试题 210 考查方剂的选用。治疗三度房室传导阻滞之

气阴两虚证，首选炙甘草汤加减。血府逐瘀汤为心脉痹阻证首选，涤痰汤为痰浊阻滞证首选，桂枝甘草龙骨牡蛎汤为心阳不足证首选，参附汤合真武汤为心肾阳虚证首选。故 210 题选 D。试题 211 考查西医治疗。人工心脏起搏是用人为的脉冲电流刺激心脏，以带动心搏的治疗方法。主要用于治疗缓慢性心律失常，也用于快速性心律失常治疗和诊断。严重缓慢性心律失常，永久心脏起搏是唯一有效而可靠的治疗方法。故 211 题选 C。

(212～214 题共用题干)

患者，男，63 岁。体胖，有高血压和糖尿病史。饱餐后突然感心前区闷痛，伴有气短痰多，纳呆恶心，含服硝酸甘油 2 分钟疼痛缓解。查体：T 36.8℃，P 78 次/分，R 18 次/分，心界不大，心率 78 次/分，律齐，各瓣膜区未闻及杂音。舌苔浊腻，脉滑。心电图示 $V_3$～$V_6$ 波倒置，心肌酶谱正常。

**212. 应考虑的诊断是**
- A. 原发性高血压
- B. 心绞痛
- C. 心肌梗死
- D. 慢性肺源性心脏病
- E. 二尖瓣关闭不全

**213. 治法是**
- A. 通阳泄浊，豁痰宣痹
- B. 活血化瘀，通脉止通
- C. 益气养阴，活血通络
- D. 辛温通阳，散寒止痛
- E. 益气活血，通脉止通

**214. 治疗应首选**
- A. 血府逐瘀汤
- B. 补阳还五汤
- C. 瓜蒌薤白半夏汤合涤痰汤
- D. 生脉散合炙甘草汤
- E. 枳实薤白桂枝汤合当归四逆汤

考点：心绞痛★

解析：试题 212 考查西医诊断。根据患者临床表现诊断为心绞痛。心绞痛以发作性胸痛为主要临床表现。典型心绞痛的五大症状特点：①部位：主要在胸骨体中段或上段之后，可波及心前区，常放射至左肩、左臂内侧达无名指和小指，或至颈、咽或下颌部。②性质：阵发性的胸痛常为压榨性、闷胀性或窒息性，也可有烧灼

感。③诱因：发作常由体力劳动或情绪激动(如愤怒、焦急、过度兴奋等)所诱发，饱食、寒冷、吸烟、心动过速、休克等亦可诱发。④持续时间：疼痛出现后常逐步加重，然后在 3～5 分钟内渐消失，很少超过 15 分钟。⑤缓解方式：一般在停止诱发症状的活动即可缓解，舌下含服硝酸甘油能在几分钟内缓解。体征：平时一般无异常体征。心绞痛发作时常见心率增快、血压升高、表情焦虑、皮肤冷或出汗，有时出现第四或第三心音奔马律。可有暂时性心尖部收缩期杂音、第二心音逆分裂或交替脉。故 212 题选 B。试题 213 考查中医治法。根据心前区闷痛，气短痰多，纳呆恶心，舌苔浊腻，脉滑，辨证为痰浊内阻证，治法为通阳泄浊，豁痰宣痹。活血化瘀，通脉止痛为心血瘀阻证的治法；益气养阴，活血通络为气阴两虚证的治法；辛温通阳，散寒止痛为阴寒凝滞证的治法；益气活血，通脉止通为气虚血瘀证的治法。故 213 题选 A。试题 214 考查方剂的选用。治疗心绞痛之痰浊内阻证，首选瓜蒌薤白半夏汤合涤痰汤加减。血府逐瘀汤为心血瘀阻证首选，补阳还五汤为气虚血瘀证首选，生脉散合炙甘草汤为气阴两虚证首选，枳实薤白桂枝汤合当归四逆汤为阴寒凝滞证首选。故 214 题选 C。

(215～217 题共用题干)

患者，男，58 岁。反复活动中胸痛 2 年。2 小时前胸痛再次发作，持续不缓解，四肢厥逆，烦躁不安，大汗淋漓，面色苍白，口唇发绀。查体：血压 80/50mmHg，心律不齐，心音低钝，各瓣膜听诊区未闻及病理性杂音。舌质青紫，脉微欲绝。血常规：白细胞 $10.9 \times 10^9$/L，中性粒细胞 75%。肌钙蛋白 I 升高。诊断为急性前间壁心肌梗死。

**215. 其心电图特征性改变出现的导联是**
- A. $V_1$～$V_3$
- B. $V_3$～$V_5$
- C. $V_1$～$V_6$
- D. I、aVL
- E. II、III、aVF

**216. 辨证是**
- A. 气阴两虚证
- B. 寒凝心脉证
- C. 痰瘀互结证
- D. 阳虚水泛证
- E. 心阳欲脱证

**217. 治疗首选**
- A. 真武汤合葶苈大枣泻肺汤
- B. 生脉散合左归饮

C. 参附龙牡救逆汤

D. 当归四逆汤合苏合香丸

E. 瓜蒌薤白白酒汤合桃红四物汤

**考点：急性心肌梗死★**

解析：试题215考查心电图检查。急性前间壁心肌梗死特征性心电图改变导联是 $V_1 \sim V_3$，前壁是 $V_3 \sim V_5$，广泛前壁是 $V_1 \sim V_6$，高侧壁是 Ⅰ、aVL，下壁是 Ⅱ、Ⅲ、aVF。故215题选A。试题216、217考查中医辨证论治。心阳衰亡，不能外固，故大汗淋漓；心阳不能温煦四肢，故四肢厥逆；阳气外脱，脉道失充，故面色苍白；阳衰血脉失于温通，则胸痛持续不缓解；心神散乱，则烦躁不安；心阳衰竭，则舌质青紫，脉微欲绝；辨证为心阳欲脱证。治法为回阳救逆，益气固脱，首选参附龙牡救逆汤加减。当归四逆汤合苏合香丸为寒凝心脉证首选，瓜蒌薤白白酒汤合桃红四物汤为痰瘀互结证首选，生脉散合左归饮为气阴两虚证首选，真武汤合葶苈大枣泻肺汤为阳虚水泛证首选。故216题选E，217题选C。

（218～220题共用题干）

患者，女，50岁。活动后胸闷1年，夜间阵发性呼吸困难4天。现症：心悸气短，胸痛憋闷，面色瘀暗，唇紫。查体：BP 130/80mmHg，$P_2$亢进，心尖部可闻及舒张期隆隆样杂音，余瓣膜区未闻及杂音。舌质紫暗，脉细数。

**218. 该患者最可能的诊断是**

A. 二尖瓣关闭不全

B. 主动脉瓣关闭不全

C. 主动脉瓣狭窄

D. 室间隔缺损

E. 二尖瓣狭窄

**219. 该患者最易出现的心律失常是**

A. 三度房室传导阻滞

B. 室上性心动过速

C. 心房扑动

D. 室性心动过速

E. 心房颤动

**220. 治疗应首选**

A. 独参汤合桃仁红花煎

B. 归脾汤

C. 炙甘草汤

D. 参附汤合五苓散

E. 血府逐瘀汤

**考点：心脏瓣膜病★**

解析：试题218考查西医诊断。二尖瓣狭窄的症状：呼吸困难、咯血、咳嗽、声音嘶哑、右心力衰竭、血栓栓塞。体征：重度二尖瓣狭窄可见"二尖瓣面容"，双颧绀红、口唇发绀；二尖瓣狭窄的心脏体征：心尖区可闻及第一心音（$S_1$）亢进和开瓣音（提示前叶尚较柔软、活动度好，如瓣叶钙化僵硬，则 $S_1$ 减弱，开瓣音消失）。心尖区有低调的隆隆样舒张中晚期杂音，左侧卧位较响，局限不传导，常可触及舒张期震颤。二尖瓣关闭不全心尖部可闻及较粗糙的吹风样收缩期杂音。主动脉瓣狭窄心尖部第一心音正常；主动脉瓣区第二心音减弱或消失，可听到高调、粗糙的递增-递减型收缩期杂音，向颈部传导，可有收缩早期喷射音。主动脉瓣关闭不全则在主动脉瓣第二听诊区可闻及叹气样递减型舒张期杂音。故218题选E。试题219考查并发症。二尖瓣狭窄并发的心律失常以心房颤动最常见，房颤占风心病患者的30%～40%，尤其是二尖瓣狭窄和左房明显扩大者。故219题选E。试题220考查中医辨证论治。患者心悸气短，胸痛憋闷，面色瘀暗、唇紫，舌质紫暗，脉细数，辨证为心肺瘀阻证，治法为行气活血化瘀，首选血府逐瘀汤加减。独参汤合桃仁红花煎为气虚血瘀证首选，归脾汤为气血亏虚证首选，炙甘草汤为气阴两虚证首选，参附汤合五苓散为心肾阳虚证首选。故220题选E。

（221～223题共用题干）

患者，男，30岁。无规律上腹隐痛3个月，喜温喜按，食后胀满痞闷，纳呆，便溏，神疲乏力，舌质淡红。查体：T 36.1℃，P 80次/分，R 19次/分，BP 110/60mmHg。形体消瘦，腹软，剑突下轻压痛，无肌紧张及反跳痛，墨菲征（－）。苔薄白，脉沉细。胃镜下可见黏膜呈灰白色，血管暴露。腹部B超：肝胆脾胰双肾未见异常。大便常规：隐血（－）。

**221. 诊断是**

A. 慢性萎缩性胃炎

B. 慢性浅表性胃炎

C. 慢性胆囊炎

D. 消化性溃疡

E. 急性胰腺炎

**222. 该病最主要的病因是**

A. 幽门螺杆菌感染

B. 自身免疫

C. 酗酒

D. 非甾体类抗炎药

E. 刺激性食物

**223. 治疗应首选**

A. 失笑散合丹参饮

D. 黄芪建中汤

C. 益胃汤

D. 四君子汤

E. 三仁汤

考点：慢性胃炎 ★

解析：试题221考查西医诊断。幽门螺杆菌引起的慢性胃炎多数病人常无任何症状，部分病人表现为上腹胀满不适、隐痛、嗳气、反酸、食欲不佳等消化不良症状；自身免疫性胃炎患者可伴有贫血和维生素 $B_{12}$ 缺乏。慢性胃炎的症状：幽门螺杆菌引起的慢性胃炎多数病人常无任何症状，部分病人表现为上腹胀满不适、隐痛、嗳气、反酸、食欲不佳等消化不良症状；自身免疫性胃炎患者可伴有贫血和维生素 $B_{12}$ 缺乏。体征多不明显，有时上腹部可出现轻度压痛。浅表性胃炎（非萎缩性胃炎）胃镜下可见黏膜充血、色泽较红、边缘模糊，多为局限性，水肿与充血区共存，形成红白相间征象，黏膜粗糙不平，有出血点，可有小的糜烂。萎缩性胃炎则见黏膜失去正常颜色，呈淡红、灰色，呈弥散性，黏膜变薄，皱壁变细平坦，黏膜血管暴露，有上皮细胞增生或明显的肠化生。消化性溃疡一般表现为发作性上腹疼痛，有周期性和节律性，好发于秋冬和冬春之交。钡餐造影可发现龛影或间接征象。胃镜检查可见黏膜溃疡。慢性胆囊炎表现为反复发作右上腹隐痛，进食油脂食物常加重。B超可见胆囊炎性改变，静脉胆道造影时胆囊显影淡薄或不显影，多合并胆囊结石。急性胰腺炎呈剧烈而持续的上腹痛，恶心、呕吐，腹部压痛，肌紧张，肠鸣音减弱或消失，血清淀粉酶活性增高。故221题选A。试题222考查西医病因。幽门螺杆菌感染是慢性胃炎最主要的病因自身免疫和幽门括约肌功能不全、酗酒、非甾体抗炎药、高盐、刺激性食物等也可引起。故222题选A。试题223考查中医辨证论治。根据患者临床表现辨证为脾胃虚弱证，治法为健脾益气，温中和胃，首选四君子汤加减。三仁汤为脾胃湿热证首选，益胃汤为胃阴不足证首选，失笑散合丹参饮为胃络瘀阻证首选，黄芪建中汤

为急性胃炎脾胃虚寒证首选。故223题选D。

（224～226题共用题干）

患者，男，48岁。肝硬化5年，腹胀，按之软而不坚，胁下胀痛，纳少，食后胀甚，得嗳气稍减，小便短少。查体：慢性病容。腹部膨隆，腹壁静脉曲张，移动性浊音阳性。肝肋下未扪及，脾脏肿大。舌苔薄白腻，脉弦。血常规：Hb 80g/L。肝功能：丙氨酸氨基转移酶（ALT）240U/L，天门冬氨酸氨基转移酶（AST）260U/L，总胆红素 87.3μmol/L。HBsAg（+），抗-HBe（+），抗-HBc（+）。B超：肝缩小，脾肿大，腹腔内可见到液性暗区。

**224. 辨证是**

A. 气滞湿阻证   B. 寒湿困脾证

C. 肝脾血瘀证   D. 湿热蕴脾证

E. 肝肾阴虚证

**225. 治疗应首选**

A. 调营饮

B. 实脾饮

C. 中满分消丸合茵陈蒿汤

D. 柴胡疏肝散合胃苓汤

E. 附子理中汤合五苓散

**226. 若患者出现腹水，基本的治疗方法是**

A. 应用大量利尿剂

B. 腹水浓缩回输

C. 多次抽放腹水，每次 4000mL 以上

D. 限制钠、水的摄入

E. 反复输新鲜血

考点：肝硬化 ★

解析：试题224考查中医辨证。根据患者病史、临床表现诊断为肝硬化。情志不畅，肝气郁结，故见腹胀，按之软而不坚，胁下胀痛；肝气横逆乘脾，脾运不健，湿阻中焦，浊气充塞，故见纳少，食后胀甚，得嗳气稍减，小便短少；舌苔薄白腻，脉弦为气滞湿阻之象，辨证为气滞湿阻证。故224题选A。试题225考查方剂的选用。治疗肝硬化之气滞湿阻证，首选柴胡疏肝散合胃苓汤加减。调营饮为肝脾血瘀证首选，实脾饮为寒湿困脾证首选，中满分消丸合茵陈蒿汤为湿热蕴脾证首选，附子理中汤合五苓散为脾肾阳虚证首选。故225题选D。试题226考查腹水的治疗。治疗腹水：①限制钠、水的摄入；②利尿剂宜从小剂量开始；③提高血浆胶体渗透压，每周定期、少量、多次静脉输注白蛋白、血浆或新

鲜血液；④放腹水同时补充白蛋白，对于难治性腹水患者，可采用放腹水加输注白蛋白疗法；⑤腹水浓缩回输，适用于难治性腹水，特别适用于肝硬化腹水伴肾功能不全者；⑥手术治疗。故226题选D。

（227～229题共用题干）

患者，男，64岁。反复浮肿5个月，浮肿明显，肌肤绷急，腹大胀满，胸闷烦热，口苦、口干，大便干结，小便短赤。查体：全身浮肿呈凹陷性，舌红苔黄腻，脉濡数。实验室检查：尿蛋白明显增高，血浆蛋白降低，血清胆固醇5.97mmol/L。

**227. 诊断是**

A. 急性肾小球肾炎

B. 肾病综合征

C. 慢性肾小球肾炎

D. 系统性红斑狼疮性肾炎

E. 急性肾盂肾炎

**228. 辨证是**

A. 风水相搏证　　　B. 湿热内蕴证

C. 脾虚湿困证　　　D. 肝肾阴虚证

E. 脾肾阳虚证

**229. 治疗应首选**

A. 疏凿饮子　　　B. 越婢加术汤

C. 五味消毒饮　　D. 实脾饮

E. 济生肾气丸

**考点：肾病综合征★**

解析：试题227考查西医诊断。根据患者临床表现诊断为肾病综合征。肾病综合征的诊断要点包括：①大量蛋白尿（＞3.5g/24h）；②低蛋白血症（血浆白蛋白≤30g/L）；③明显水肿；④高脂血症。①和②为诊断的必备条件。慢性肾小球肾炎以蛋白尿、血尿、水肿及高血压为其基本临床表现，常伴有不同程度的肾功能损害。故227题选B。试题228考查中医辨证。湿热内蕴，充斥内外，影响水液代谢，故见浮肿，肌肤绷急，腹大胀满；热结于内，故见胸闷烦热，口苦、口干，大便干结，小便短赤；舌红苔黄腻，脉濡数为湿热内蕴之象，辨证为湿热内蕴证。故228题选B。试题229考查方剂的选用。肾病综合征湿热内蕴证的治法为清热利湿，利水消肿，首选疏凿饮子加减。实脾饮为脾虚湿困证首选，越婢加术汤为风水相搏证首选，五味消毒饮为湿毒浸淫证首选，济生肾气丸为肾阳衰微证首

选。故229题选A。

（230～232题共用题干）

患者，女，30岁。1周来发热、尿频、尿急、尿痛伴腰痛，既往无类似病史。查体：T 38.3℃，心肺检查未见异常，腹软，肝脾肋下未触及，双肾区有叩击痛。实验室检查：尿蛋白（＋），白细胞30～50/HP，可见白细胞管型。

**230. 对该患者最可能的诊断是**

A. 急性肾小球肾炎

B. 急性尿道炎

C. 膀胱炎

D. 急性肾盂肾炎

E. 尿道综合征

**231. 对该病有确诊意义的检查结果为**

A. 中段尿细菌定量培养≥10^5/mL

B. 中段尿细菌定量培养≥10^4/mL

C. 中段尿细菌定量培养＜10^5/mL

D. 中段尿细菌定量培养＜10^4/mL

E. 中段尿细菌定量培养≤10^5/mL

**232. 引起该病最多见的致病菌是**

A. 大肠杆菌　　　B. 副大肠杆菌

C. 变形杆菌　　　D. 葡萄球菌

E. 粪链球菌

**考点：尿路感染★**

解析：试题230考查西医诊断。根据患者临床表现诊断为急性肾盂肾炎。急性肾盂肾炎可见于任何年龄，育龄期妇女最多见，起病急骤。全身症状见高热、寒战、头痛、周身酸痛、恶心、呕吐，体温多在38℃以上，热型多呈弛张热，亦可呈间歇热或稽留热。泌尿系统症状见尿频、尿急、尿痛、排尿困难、下腹疼痛、腰痛等。患者多有腰酸痛或钝痛，少数还有剧烈的腹部阵发性绞痛，沿输尿管向膀胱方向放射。查体在肋腰点（腰大肌外缘与第12肋交叉点）有压痛，肾区叩击痛。膀胱炎的临床表现为尿频、尿急、尿痛、排尿困难、下腹部疼痛等，部分患者迅速出现排尿困难。一般无全身症状，少数患者可有腰痛、发热，体温多在38℃以下。多见于中青年妇女。故230题选D。试题231考查辅助检查。尿细菌培养：可采用清洁中段尿、导尿及膀胱穿刺尿做细菌培养，其中膀胱穿刺培养结果最可靠。中段尿细菌定量培养≥10^5/mL，称为真性菌尿，可确诊尿路感染；尿细菌定量培养10^4～10^5/mL，为可疑阳性，需复查；如＜10^4/mL，

可能为污染。耻骨上膀胱穿刺尿细菌定性培养有细菌生长，即为真性菌尿。<u>故 231 题选 A。</u>试题 232 考查西医病因。革兰阴性菌属引起的泌尿系感染约占 75%，阳性菌属约占 25%。革兰阴性菌属中以大肠杆菌最为常见，约占 80%；革兰阳性菌属中以葡萄球菌最为常见。尿路感染可由一种或多种细菌引起，偶可由真菌、病毒引起。<u>故 232 题选 A。</u>

（233～235 题共用题干）

患者，女，18 岁。发热，鼻出血，皮肤紫癜 2 周，周身乏力，面色晦暗，头晕耳鸣，腰膝酸软。查体：舌尖有血泡，双下肢见瘀斑，浅表淋巴结及肝脾未触及，胸骨压痛阴性。舌质紫暗，脉涩。血常规：血红蛋白 52g/L，白细胞 $2.0 \times 10^9$/L，分类中性粒细胞 0.24，淋巴细胞 0.75，嗜碱性粒细胞 0.01，血小板 $22 \times 10^9$/L，网织红细胞 0.1%。骨髓象：骨髓增生减低，粒系及红系减少，巨核细胞未见，酸化血清溶血试验（-），尿含铁血黄素（-）。

**233. 最可能的诊断是**
    A. 脾功能亢进
    B. 再生障碍性贫血
    C. 淋巴瘤
    D. 慢性髓细胞白血病
    E. 多发性骨髓瘤

**234. 要明确诊断应先做哪项检查**
    A. B 超
    B. 硫酸亚铁或右旋糖酐铁
    C. 骨髓检查
    D. MRI
    E. 放射性核素骨扫描

**235. 治疗应首选**
    A. 左归丸合当归补血汤
    B. 右归丸合当归补血汤
    C. 八珍汤
    D. 六味地黄丸合桃红四物汤
    E. 清瘟败毒饮

**考点：** 再生障碍性贫血★

解析：试题 233 考查西医诊断。根据患者临床表现诊断为再生障碍性贫血。再障主要表现为贫血、感染和出血。诊断要点：全血细胞减少，网织红细胞百分数 <0.01，淋巴细胞比例增高；一般无脾肿大；骨髓检查显示至少一部位增生减低（<正常的 50%）或重度减低（<正常

的 25%），如增生活跃，巨核细胞应明显减少，骨髓小粒成分中见非造血细胞增多；能除外其他引起全血细胞减少的疾病，如 PNH、骨髓增生异常综合征（MDS）中的难治性贫血、急性造血功能停滞、骨髓纤维化、急性白血病、恶性组织细胞病等。<u>故 233 题选 B。</u>试题 234 考查辅助检查。再障骨髓象多部位骨髓增生减低，粒、红系及巨核细胞明显减少且形态大致正常，淋巴细胞、网状细胞及浆细胞等非造血细胞比例明显增高。骨髓小粒无造血细胞，呈空虚状，NSAA 多部位骨髓增生减低，可见较多脂肪滴。<u>故 234 题选 C。</u>试题 235 考查中医辨证论治。根据患者临床表现辨证为肾虚血瘀证，治法为补肾活血，首选为六味地黄丸或金匮肾气丸合桃红四物汤加减。左归丸合当归补血汤为肾阴虚证首选，右归丸合当归补血汤为肾阳亏虚证首选，八珍汤为气血两虚证首选，清瘟败毒饮为热毒壅盛证首选。<u>故 235 题选 D。</u>

（236～238 题共用题干）

患者，女，47 岁。颈前肿胀，眼突，烦躁易怒，易饥多食，手指颤抖，恶热多汗，面红烘热，心悸失眠，头晕目眩，口苦咽干，大便秘结，月经不调。查体：T 37.5℃，P 105 次/分，R 20 次/分，BP 155/65mmHg。神清，营养不良，眼裂增宽，双侧甲状腺中度肿大，听诊有血管杂音，心界不大，心律不齐，心尖区可闻及收缩期杂音，两肺呼吸音清，腹软。舌质红，舌苔黄，脉弦数。心电图示：房型早搏，ST-T 段改变。

**236. 诊断是**
    A. 亚急性甲状腺炎
    B. 慢性淋巴细胞性甲状腺炎
    C. 痛风
    D. 甲状腺功能亢进症
    E. 甲状腺功能减退症

**237. 中医治法是**
    A. 清肝泻胆，消肿止痛
    B. 疏肝理气，化痰散结
    C. 清肝泻火，消瘿散结
    D. 滋阴降火，消瘿散结
    E. 益气养阴，消瘿散结

**238. 治疗应首选**
    A. 龙胆泻肝汤
    B. 生脉散

C. 天王补心丹

D. 海藻玉壶汤

E. 逍遥散合二陈汤

考点：甲状腺功能亢进症★

解析：试题236考查西医诊断。甲状腺功能亢进症表现为怕热、多汗、易激动、易饥多食、消瘦、手颤、腹泻、心动过速及眼征、甲状腺肿大等，在甲状腺部位听到血管杂音和触到震颤具有诊断意义。心脏体征以早搏最为常见。亚急性甲状腺炎表现为甲状腺肿大、结节、疼痛、压痛，伴有全身症状，甲状腺摄$^{131}$I率和血清$T_3$、$T_4$呈分离现象。甲状腺功能减退症临床特点有易疲劳、怕冷、反应迟钝、抑郁、心动过缓、厌食等全身性低代谢表现。慢性淋巴细胞性甲状腺炎多见于中年妇女，起病缓慢，病初大部分无症状。HT患者双侧甲状腺弥漫性对称性肿大，质韧如橡皮，表面光滑，无触痛，常可扪及锥体叶，约半数伴甲减，部分患者可出现一过性甲亢表现。AT患者的首发症状为甲减表现。痛风常见关节炎、痛风石等表现。故236题选D。试题237考查中医治法。根据患者临床表现辨证为肝火旺盛证，治法为清肝泻火，消瘿散结。清肝泻胆，消肿止痛为肝胆郁热证的治法；疏肝理气，化痰散结为气滞痰凝证的治法；滋阴降火，消瘿散结为阴虚火旺证的治法；益气养阴，消瘿散结为气阴两虚证的治法。故237题选C。试题238考查方剂的选用。治疗甲状腺功能亢进症之肝火旺盛证，首选龙胆泻肝汤加减。逍遥散合二陈汤为气滞痰凝证首选，生脉散为气阴两虚证首选，天王补心丹为阴虚火旺证首选，海藻玉壶汤为痰瘀互结证首选。故238题选A。

（239～241题共用题干）

患者，男，62岁。2天前突然右眼黑蒙。左侧肢体无力，约10分钟后恢复，今日又有类似发作1次。查体：未发现异常。血压18/12kPa。

**239. 依据临床表现，病变定位是**

　　A. 椎－基底动脉　　　　B. 颈内动脉

　　C. 大脑中动脉　　　　　D. 大脑前动脉

　　E. 大脑后动脉

**240. 最可能的诊断是**

　　A. 脑栓塞

　　B. 脑血栓形成

　　C. 多发性脑梗死

　　D. 脑出血

E. 短暂性脑缺血发作

**241. 最有助于诊断的检查方法是**

　　A. 头颅CT　　　　　　B. 空腹血糖

　　C. 胸部平片　　　　　D. 头颅X线片

　　E. 脑电图

考点：短暂性脑缺血发作★

解析：试题239考查病变部位。颈内动脉系统TIA持续时间较短，易进展为完全性卒中。常见症状为发作性单肢无力或轻偏瘫及对侧面部轻瘫，当主侧半球受累时可见失语症，也可有失读、失写症等。本病的特征性改变是伴有病变侧单眼一过性黑蒙或失明或病变侧Horner征；部分视野缺损常见，偏盲则较少见。故239题选B。试题240考查西医诊断。TIA好发于50～70岁，男性多于女性。发病突然，迅速出现局限性神经功能或视网膜功能障碍，多于5分钟左右达到高峰症状和体征，大多在24小时内完全消失，可反复发作。根据受累血管不同，临床上分为颈内动脉系统TIA和椎－基底动脉系统TIA。其诊断要点有：多数在50岁以上发病；有高血压、高脂血症、糖尿病、心脏病病史及吸烟等不良嗜好；突然发生的局灶性神经功能缺失，持续数分钟或可达数小时，但在24小时内完全恢复正常；不同患者的局灶性神经功能障碍症状常按一定的血管支配区刻板地反复出现；发作间歇期无神经系统定位体征。故240题选E。试题241考查辅助检查。EEG、头颅CT或MRI检查大多正常，部分病例可见脑内有小梗死灶或缺血灶。CT（10%～20%患者）、MRI（约20%患者）可见腔隙性梗死灶。SPECT可有局部血流量下降，PET可见局限性氧与糖代谢障碍。故241题选A。

## 【B1型题】

　　A. 射干麻黄汤　　　　B. 玉屏风散

　　C. 六君子汤　　　　　D. 定喘汤

　　E. 金匮肾气丸

**242. 治疗支气管哮喘缓解期脾虚证，应首选**

**243. 治疗支气管哮喘缓解期肾虚证，应首选**

考点：支气管哮喘★

解析：治疗支气管哮喘缓解期脾虚证，应首选六君子汤以健脾化痰。治疗支气管哮喘缓解期肾虚证，应首选金匮肾气丸或七味都气丸以补肾纳气。射干麻黄汤主要是治疗寒哮证，定喘汤主要是治疗热哮证。故242题选C，243题选E。

A. 二陈汤合瓜蒌薤白半夏汤

B. 温胆汤

C. 生脉散合沙参麦冬汤

D. 七味白术散

E. 补中益气汤

**244.** 治疗原发性支气管肺癌痰湿蕴肺证，应首选

**245.** 治疗原发性支气管肺癌气阴两虚证，应首选

考点：原发性支气管肺癌★

解析：原发性支气管肺癌痰湿蕴肺证的治法为祛湿化痰，应选二陈汤合瓜蒌薤白半夏汤加减。原发性支气管肺癌气阴两虚证的治法为益气养阴，化痰散结，应选生脉散合沙参麦冬汤加减。故244题选A，245题选C。

A. 越婢加半夏汤

B. 生脉散合血府逐瘀汤

C. 真武汤

D. 苏子降气汤

E. 补肺汤

**246.** 慢性肺心病，呼吸浅短，声低气怯，张口抬肩，倚息不能平卧，心慌，形寒，汗出，舌淡紫，脉沉细微无力。治疗首选

**247.** 慢性肺心病，咳喘无力，气短难续，咳痰不爽，面色晦暗，心慌，唇甲青紫，神疲乏力，舌淡暗，脉沉细涩无力。治疗应首选

考点：慢性肺源性心脏病★

解析：慢性肺心病，呼吸浅短，声低气怯，张口抬肩，倚息不能平卧，心慌，形寒，汗出，舌淡紫，脉沉细微无力，辨证为肺肾气虚证。治法为补肺纳肾，降气平喘。代表方为补肺汤加减。咳喘无力，气短难续，咳痰不爽，面色晦暗，心慌，唇甲发紫，神疲乏力，舌淡暗，脉沉细涩无力，辨证为气虚血瘀证，治法为益气活血，止咳化痰。代表方为生脉散合血府逐瘀汤加减。越婢加半夏汤用于痰热郁肺证，真武汤用于阳虚水泛证，苏子降气汤用于痰浊壅肺证。故246题选E，247题选B。

A. 一度房室传导阻滞

B. 二度Ⅱ型房室传导阻滞

C. 二度Ⅰ型房室传导阻滞

D. 三度房室传导阻滞

E. 窦房传导阻滞

**248.** P波与QRS波群无固定关系，可见室性自主心律的心电图表现是

**249.** PR间期固定，QRS波群有脱漏的心电图表现是

考点：缓慢性心律失常★

解析：三度房室传导阻滞时，心电图表现为窦性P波，PP间隔一般规则。P波与QRS波群无固定关系。心房速率快于心室率。心室率由交接区或心室自主起搏点维持。二度Ⅱ型房室传导阻滞心电图可表现为PR间期固定。P波突然不能下传而QRS波群脱漏。二度Ⅰ型房室传导阻滞心电图表现为PR间隔期逐渐延长。RR间隔相应的逐渐缩短，直到P波后无QRS波群出现，如此周而复始。一度房室传导阻滞心电图表现为窦性P波，每个P波后都有相应的QRS波群。PR间期延长至0.20秒以上。故248题选D，249题选B。

A. 济生肾气丸

B. 半夏白术天麻汤

C. 六味地黄丸

D. 参附汤合右归丸

E. 当归四逆汤合苏合香丸

**250.** 治疗心绞痛心肾阳虚证，应首选

**251.** 治疗高血压肾阳虚衰证，应首选

考点：原发性高血压、心绞痛★

解析：心绞痛心肾阳虚证的治法为温补阳气，振奋心阳，应首选参附汤合右归丸加减。高血压肾阳虚衰证的治法为温补肾阳，应首选济生肾气丸加减。半夏白术天麻汤用于高血压痰湿内盛证。六味地黄丸用于高血压肝肾阴虚证。当归四逆汤合苏合香丸用于心梗寒凝心脉证。故250题选D，251题选A。

A. 寒邪内侵，饮食不节，情志失调

B. 正气虚弱，外邪侵袭，心血瘀阻

C. 情志失调，寒邪内侵，饮食不节，久病过劳

D. 先天禀赋不足，寒邪内侵，饮食不节，情志失调，年迈体衰

E. 寒邪内侵，饮食不节，情志失调，年迈体衰，痰湿内蕴

**252.** 冠心病心绞痛的中医病因病机是

**253.** 心脏瓣膜病的中医病因病机是

考点：心绞痛、心脏瓣膜病★

解析：冠心病心绞痛的中医病因病机有寒邪内侵、饮食不节、情志失调、劳倦内伤、年迈体衰等。心脏瓣膜病的中医病因病机是正气虚衰，风寒湿热之邪入侵，内舍于心而成心痹。<u>故252题选 E，253 题选 B。</u>

  A. 桃红四物汤　　　B. 生脉散
  C. 补中益气汤　　　D. 瓜蒌薤白白酒汤
  E. 参附龙牡汤

**254. 治疗急性心肌梗死气阴两虚证，应首选**

**255. 治疗急性心肌梗死心阳欲脱证，应首选**
  考点：急性心肌梗死★

  解析：急性心肌梗死气阴两虚证，治法为益气滋阴，通脉止痛，代表方为生脉散合左归饮加减。急性心肌梗死心阳欲脱证，治法为回阳救逆，益气固脱，代表方为参附龙牡汤加减。<u>故254 题选 B，255 题选 E。</u>

  A. 补阳还五汤　　　B. 血府逐瘀汤
  C. 左归丸　　　　　D. 参附汤
  E. 独参汤合桃仁红花煎

**256. 治疗心脏瓣膜病气虚血瘀证，应首选**

**257. 治疗急性心肌梗死气虚血瘀证，应首选**
  考点：急性心肌梗死、心脏瓣膜病★

  解析：治疗心脏瓣膜病气虚血瘀证应首选独参汤合桃仁红花煎加减。治疗急性心肌梗死气虚血瘀证，应首选补阳还五汤加减。血府逐瘀汤用于急性心肌梗死气滞血瘀证。左归丸用于心绞痛心肾阴虚证。参附汤合生脉散用于心脏瓣膜病心阳虚脱证。<u>故256 题选 E，257 题选 A。</u>

  A. 化肝煎　　　　　B. 良附丸
  C. 保和丸　　　　　D. 失笑散
  E. 益胃汤

**258. 治疗慢性胃炎胃阴不足证，应首选**

**259. 治疗急性胃炎寒邪客胃证，应首选**
  考点：急性胃炎、慢性胃炎★

  解析：慢性胃炎胃阴不足证的治法为养阴益胃，和中止痛，代表方为益胃汤加减。急性胃炎寒邪客胃证的治法为温中散寒，和胃止痛，治疗应首选香苏散合良附丸加减。<u>故258 题选 E，259 题选 B。</u>

  A. 上消化道出血
  B. 肝性脑病

  C. 自发性腹膜炎
  D. 原发性肝癌
  E. 肝肾综合征

**260. 肝硬化最常见的并发症是**

**261. 肝硬化最凶险的也是致死的并发症是**
  考点：肝硬化

  解析：肝硬化的并发症：①上消化道出血是肝硬化最常见的并发症；②肝性脑病是肝硬化最严重的并发症，亦是最常见的死亡原因；③感染，自发性腹膜炎是常见且严重的并发症；④原发性肝癌，肝硬化易并发肝癌，10% ~25% 的肝癌是在肝硬化基础上发生的；⑤肝肾综合征；⑥电解质和酸碱平衡紊乱。<u>故260 题选 A，261 题选 B。</u>

  A. 柴胡疏肝散
  B. 调营饮
  C. 附子理中汤合五苓散
  D. 一贯煎合膈下逐瘀汤
  E. 胃苓汤

**262. 治疗肝硬化脾肾阳虚证，应首选**

**263. 治疗肝硬化肝肾阴虚证，应首选**
  考点：肝硬化★

  解析：肝硬化脾肾阳虚证的治法为温肾补脾，化气利水，代表方为附子理中汤合五苓散加减。肝硬化肝肾阴虚证的治法为滋养肝肾，化气利水，代表方为一贯煎合膈下逐瘀汤加减。柴胡疏肝散、胃苓汤用于气滞湿阻证，调营饮用于肝脾血瘀证。<u>故262 题选 C，263 题选 D。</u>

  A. 疏肝理气，活血化瘀
  B. 清利湿热，化瘀解毒
  C. 养阴清热，解毒祛瘀
  D. 理气化痰，消食散结
  E. 温中散寒，健脾调胃

**264. 治疗原发性肝癌湿热瘀毒证，应首选**

**265. 治疗原发性肝癌气滞血瘀证，应首选**
  考点：原发性肝癌★

  解析：原发性肝癌湿热瘀毒证的治法为清利湿热，化瘀解毒，代表方为茵陈蒿汤合鳖甲煎丸加减。原发性肝癌气滞血瘀证的治法为疏肝理气，活血化瘀，代表方为逍遥散合桃红四物汤加减。<u>故264 题选 B，265 题选 A。</u>

  A. >5mL　　　　　B. 30 ~40mL

C. 50～100mL　　　　D. 80～100mL

E. 120mL 以上

**266. 大便潜血试验阳性，提示消化道出血量在**

**267. 出现柏油样便，提示消化道出血量在**

考点：上消化道出血

解析：大便潜血试验阳性提示消化道出血量＞5mL。出现柏油样便提示消化道出血量为50～100mL。胃内蓄积血量在250～300mL可引起呕血。出血量超过400～500mL可出现全身症状。故266题选A，267题选C。

A. 五皮饮合五苓散

B. 参芪地黄丸

C. 异功散

D. 三仁汤

E. 附子理中丸

**268. 慢性肾小球肾炎湿热证首选**

**269. 慢性肾小球肾炎气阴两虚证首选**

考点：慢性肾小球肾炎

解析：慢性肾小球肾炎湿热证的治法为清热利湿，代表方为三仁汤加减。慢性肾小球肾炎气阴两虚证的治法为益气养阴，代表方为参芪地黄丸加减。五苓散合五皮饮主治水湿证，异功散主治脾肾气虚证，附子理中丸主治脾肾阳虚证。故268题选D，269题选B。

A. 健脾补肾

B. 健脾补肺，利水消肿

C. 健脾补肾，清热通淋

D. 滋阴益肾，清热通淋

E. 补气健脾益肾

**270. 慢性肾小球肾炎脾肾气虚证的治法是**

**271. 尿路感染脾肾亏虚，湿热屡犯证的治法是**

考点：慢性肾小球肾炎、尿路感染★

解析：慢性肾小球肾炎脾肾气虚证的治法为补气健脾益肾。尿路感染脾肾亏虚，湿热屡犯证的治法为健脾补肾。故270题选E，271题选A。

A. 香砂六君子汤　　B. 八珍汤

C. 四神丸　　　　　D. 四物汤

E. 金匮肾气丸

**272. 治疗缺铁性贫血脾胃虚弱证，应首选**

**273. 治疗缺铁性贫血心脾两虚证，应首选**

考点：缺铁性贫血★

解析：治疗缺铁性贫血脾胃虚弱证，应首选香砂六君子汤合当归补血汤以健脾和胃，益气养血。治疗缺铁性贫血心脾两虚证，应首选归脾汤或八珍汤以益气补血，养心安神。四神丸主要用于脾肾阳虚的泄泻，四物汤治疗营血虚滞病证，金匮肾气丸主要治疗肾阳虚证。故272题选A，273题选B。

A. 六味地黄丸

B. 归脾汤

C. 生脉散

D. 黄芪建中汤合右归丸

E. 犀角地黄汤合玉女煎

**274. 白细胞减少症脾肾亏虚证首选**

**275. 白细胞减少症肝肾阴虚证首选**

考点：白细胞减少症

解析：白细胞减少症脾肾亏虚证的治法为温补脾肾，代表方为黄芪建中汤合右归丸加减。白细胞减少症肝肾阴虚证的治法为滋补肝肾，代表方为六味地黄丸加减。归脾汤主治气血两虚证。生脉散主治气阴两虚证。犀角地黄汤合玉女煎主治外感温热证。故274题选D，275题选A。

A. 他巴唑加天王补心丹

B. 碘加天王补心丹

C. 他巴唑加六味地黄丸

D. 他巴唑加消瘿丸

E. 碘液加天王补心丹

**276. 治疗甲状腺功能亢进症阴虚火旺证，应首选**

**277. 治疗甲状腺功能亢进症阴虚火旺证，且对抗甲状腺药物过敏者，应首选**

考点：甲状腺功能亢进症★

解析：甲状腺功能亢进症阴虚火旺证，治法为滋阴降火，消瘿散结，首选天王补心丹加减，西药治疗选抑制甲状腺激素合成的他巴唑。治疗甲状腺功能亢进症阴虚火旺证，且对抗甲状腺药物过敏者，应首选碘加天王补心丹，放射性碘治疗适用于25岁以上，中度甲亢，ATD治疗无效或ATD过敏者。故276题选A，277题选B。

A. 血浆胰岛素测定

B. 葡萄糖耐量试验

C. 糖化血红蛋白

D. 尿糖

E. 空腹血糖

**278. 鉴别 1 型和 2 型糖尿病的主要指标是**

**279. 判断近 2~3 个月血糖控制程度的指标是**

考点：糖尿病

解析：鉴别 1 型和 2 型糖尿病的主要指标是血浆胰岛素水平，以了解胰岛 B 细胞功能。判断近 2~3 个月血糖控制程度的指标是糖化血红蛋白。故 278 题选 A，279 题选 C。

A. 降糖　　　　　　B. 控制饮食

C. 纠正酸碱平衡　　D. 补液

E. 消除诱因

**280. 高渗高血糖综合征治疗的关键是**

**281. 酮症糖尿病昏迷治疗的关键是**

考点：糖尿病★

解析：高渗高血糖综合征是因高血糖引起的血浆渗透压增高，以严重脱水和进行性意识障碍为特征的临床综合征。治疗当补液、应用胰岛素、补钾等。糖尿病酮症酸中毒（DKA）是各种诱因使体内胰岛素缺乏，引起糖、脂肪、蛋白质代谢紊乱，出现以高血糖、高酮血症、代谢性酸中毒为主要表现的临床综合征。治疗当补液、应用胰岛素、纠酸、补钾、处理诱发病和防治并发症。补液可以维持血容量，降低血液中的渗透压和酸浓度，因此补液是关键。故 280 题选 D，281 题选 D。

A. 全身皆肿，腹大胀满，气喘不能平卧

B. 心下满闷，呕吐清水痰涎，胃肠辘辘有声，体形昔肥今瘦

C. 身体疼痛而沉重，甚则肢体浮肿，当汗出而不汗出

D. 咳逆倚息，短气不得平卧，其形如肿

E. 胸胁胀满，咳唾引痛，喘促不能平卧

**282. 悬饮的表现是**

**283. 溢饮的表现是**

考点：痰饮

解析：悬饮：胸胁胀满，咳唾引痛，喘促不能平卧，属饮流胁下。溢饮：身体疼痛而沉重，甚则肢体浮肿，当汗出而不汗出，属饮溢肢体。支饮：咳逆倚息，短气不得平卧，其形如肿，属饮邪支撑胸肺。痰饮：心下满闷，呕吐清水痰涎，胃肠辘辘有声，体形昔肥今瘦，属饮停胃肠。故 282 题选 E，283 题选 C。

# 中西医结合外科学

## 【A1 型题】

**1. 肿疡基底部周围之坚硬区，称为**
    A. 创面　　　　　B. 疽
    C. 根盘　　　　　D. 根脚
    E. 护场

考点：专业术语

解析：创面指外科疾病损伤或破溃的表面。疽指气血被毒邪阻滞而发于皮肉筋骨的疾病。根盘是肿疡基底部周围之坚硬区，边缘清楚。根脚是肿疡基底根部。护场指在疮疡的正邪交争中，正气能够约束邪气，使之不至于深陷或扩散。<u>故本题选 C。</u>

**2. 下列病证中属阳证的是**
    A. 病程较长
    B. 肿胀范围不明显，根脚散漫
    C. 皮肤紫暗或皮色不变
    D. 病发于筋骨
    E. 肿胀形势高起，肿胀明显

考点：辨证

解析：阳证特点为急性发作，病发于皮肉，皮肤颜色红活焮赤，皮温灼热，肿胀形势高起，肿胀明显。病程较长，肿胀范围不明显，根脚散漫，皮肤紫暗或皮色不变，病发于筋骨均属于阴证。<u>故本题选 E。</u>

**3. 千锤膏属于**
    A. 粉剂　　　　　B. 膏药
    C. 洗剂　　　　　D. 溶液
    E. 软膏

考点：外治法★

解析：千锤膏是膏药的一种，可用于红肿热痛明显之阳证疮疡。<u>故本题选 B。</u>

**4. 治疗阳证疮疡、溃疡通用的膏药是**
    A. 红油膏　　　　B. 生肌玉红膏
    C. 冲和膏　　　　D. 千锤膏
    E. 回阳玉龙膏

考点：外治法★

解析：红油膏、生肌玉红膏适用于溃疡期。冲和膏适用于半阴半阳证疮疡。千锤膏适用于红肿热痛明显之阳证疮疡，为肿疡、溃疡的通用方。回阳玉龙膏适用于阴证疮疡。<u>故本题选 D。</u>

**5. 金黄散主要适用于**
    A. 阴疽　　　　　B. 阴证溃疡
    C. 溃后生肌　　　D. 半阴半阳证
    E. 溃疡疮疡阳证

考点：外治法★

解析：金黄散可清热除湿，散瘀化痰，止痛消肿，用于溃疡疮疡阳证。余参见 4 题。<u>故本题选 E。</u>

**6. 治疗疮疡阴证，首选**
    A. 阳和解凝膏　　　B. 冲和膏
    C. 玉露膏　　　　　D. 生肌白玉膏
    E. 回阳玉龙膏

考点：外治法★

解析：阳和解凝膏用于阴证疮疡未溃者，玉露膏用于疮疡阳证。生肌白玉膏可用于溃疡期。余参见 4 题。<u>故本题选 E。</u>

**7. 腐蚀力较大的腐蚀药，一般含有的成分是**
    A. 金　　　　　　B. 银
    C. 砷　　　　　　D. 砒
    E. 铅

考点：外治法★

解析：腐蚀药一般含有汞、砒等成分，腐蚀力较大，在应用时需谨慎。<u>故本题选 D。</u>

**8. 煮沸法消毒杀灭一般细菌所需时间为**
    A. 20 分钟　　　　B. 40 分钟
    C. 60 分钟　　　　D. 80 分钟
    E. 100 分钟

考点：物理灭菌法

解析：煮沸灭菌法适用于金属器械、玻璃、橡胶类物品等。在正常压力下，在水中煮沸至 100℃，持续 15～20 分钟，一般细菌即可被杀灭，持续煮沸 1 ~ 2 小时以上，可杀灭带芽孢细菌。故本题选 A。

**9.** 下列不属全身麻醉的是
　　A. 吸入麻醉　　　　B. 静脉麻醉
　　C. 肌内注射麻醉　　D. 直肠灌注麻醉
　　E. 蛛网膜下腔麻醉
　　考点：麻醉方法的分类★

　　解析：全身麻醉包括吸入性麻醉和非吸入性麻醉，其中非吸入性麻醉包括静脉麻醉、肌内注射麻醉和直肠灌注麻醉。蛛网膜下腔麻醉属于椎管内麻醉。故本题选 E。

**10.** 下列各项，不属局部麻醉的是
　　A. 局部浸润麻醉　　B. 直肠灌注麻醉
　　C. 表面麻醉　　　　D. 区域阻滞麻醉
　　E. 神经阻滞麻醉
　　考点：麻醉方法的分类★

　　解析：局部麻醉可分为表面麻醉、局部浸润麻醉、局部区域麻醉、神经及神经节阻滞。直肠灌注麻醉属于全身灌注麻醉。故本题选 B。

**11.** 蛛网膜下腔麻醉最常见的并发症是
　　A. 术后头痛　　　　B. 尿潴留
　　C. 腰背痛　　　　　D. 下肢瘫痪
　　E. 四肢麻木
　　考点：蛛网膜下腔麻醉

　　解析：蛛网膜下腔麻醉的并发症为术后头痛、腰背痛、尿潴留、下肢瘫痪。其中术后头痛为蛛网膜下腔麻醉最常见的并发症，为脑脊液外渗致颅内压降低所致。故本题选 A。

**12.** 全身麻醉并发血压下降，治疗应首选的药物是
　　A. 肾上腺素　　　　B. 去甲肾上腺素
　　C. 多巴胺　　　　　D. 间羟胺
　　E. 麻黄素
　　考点：全身麻醉并发症及处理

　　解析：全身麻醉并发血压下降，应先吸氧，保持呼吸道畅通，在此基础上治疗药物首选麻黄素 15 ~ 30mg 静注或肌注升压，或 50% 葡萄糖 80 ~ 100mL，并适当加快输液。故本题选 E。

**13.** 可出现反常性酸性尿的酸碱平衡失调是
　　A. 低氯性碱中毒　　B. 呼吸性碱中毒
　　C. 呼吸性酸中毒　　D. 低钾性碱中毒
　　E. 代谢性酸中毒
　　考点：钾的异常

　　解析：低钾时，细胞内 $K^+$ 移至细胞外，细胞外 $H^+$ 移入细胞内，细胞内液 $H^+$ 浓度增加，而细胞外 $H^+$ 浓度降低，出现细胞内酸中毒和细胞外碱中毒并存。此外，因肾小管上皮细胞内缺钾，故排 $K^+$ 减少而排 $H^+$ 增多，出现代谢性碱中毒，同时排出反常性酸性尿。故本题选 D。

**14.** 呼吸深快，呼出气带酮味的酸碱平衡失调是
　　A. 呼吸性酸中毒　　B. 呼吸性碱中毒
　　C. 代谢性碱中毒　　D. 代谢性酸中毒
　　E. 混合性碱中毒
　　考点：代谢性酸中毒★

　　解析：代谢性酸中毒的诊断：①有严重腹泻、肠瘘等病史。②呼吸深而快，呼吸频率有时可达 40 ~ 50 次/分，呼出气体有酮味。③血气分析 pH 值、〔$HCO_3^-$〕明显下降，$PCO_2$ 在正常范围或有所降低，AB、SB、BB 均降低，BE 负值增大。④酸中毒程度的估计可比照 $CO_2CP$，轻度酸中毒 $CO_2CP$ 为 15 ~ 22mmol/L，中度酸中毒为 8 ~ 15mmol/L，重度酸中毒 $CO_2CP$ < 8mmol/L。故本题选 D。

**15.** 属于代谢性酸中毒临床表现的是
　　A. 有严重腹泻病史
　　B. 呼吸困难，躁动不安
　　C. 呼吸困难，血浆 $HCO_3^-$ 上升
　　D. 呼吸浅而慢，血浆 $CO_2CP$ 下降
　　E. 呼吸慢，血压高，神志昏迷
　　考点：代谢性酸中毒★

　　解析：参见 14 题。故本题选 A。

**16.** 呼吸困难，躁动不安，发绀，属于
　　A. 呼吸性酸中毒
　　B. 呼吸性碱中毒
　　C. 代谢性碱中毒
　　D. 代谢性酸中毒
　　E. 混合性碱中毒
　　考点：呼吸性酸中毒

　　解析：呼吸性酸中毒是由于肺通气、弥散及肺循环功能障碍，不能充分排出体内生成的 $CO_2$，使血液 $PaCO_2$ 增加而形成高碳酸血症。有呼吸困难、躁动不安、发绀等临床表现。代谢性酸中毒有严重腹泻、肠瘘等病史。呼吸深而快，呼吸频率有时可达 40 ~ 50 次/分。呼出气带有酮味。呼吸性碱中毒有头晕、胸闷，呼吸快而深，后转浅而短促，间有叹息样呼吸等临床表现。代谢性碱中毒有呼吸浅慢，口周、手足麻木，面部及四肢肌肉小抽动，出现嗜睡、烦躁、精神错乱和谵妄等精神症状。故本题选 A。

**17.** 长期肠外营养可出现与糖代谢紊乱有关的并

发症是

  A. 肝脂肪变性    B. 肝酶谱升高

  C. 脑病    D. 栓塞

  E. 微量元素缺乏

考点：肠外营养★

解析：长期肠外营养出现与糖代谢紊乱有关的并发症是高血糖与低血糖、高渗性非酮性昏迷、肝脂肪变性。肝酶谱升高、脑病为氨基酸性并发症，栓塞为插管的并发症，微量元素缺乏为其他营养物质缺乏的并发症。故本题选 A。

**18. 肠外营养中出现氨基酸性并发症的是**

  A. 肠屏障功能受损

  B. 肝脂肪变性

  C. 脑病

  D. 微量元素缺乏

  E. 胆汁淤积

考点：肠外营养★

解析：肠外营养出现的氨基酸性并发症有高血氨、高氯性代谢性酸中毒、肝酶谱升高和脑病。肠屏障功能受损、胆汁淤积属于其他并发症。余参见 17 题。故本题选 C。

**19. 输血最常见的反应是**

  A. 发热反应

  B. 溶血反应

  C. 过敏反应

  D. 充血性心力衰竭

  E. 枸橼酸中毒

考点：发热反应★

解析：输血的不良反应有发热反应、过敏反应、溶血反应、循环超负荷、细菌污染反应和枸橼酸中毒等。其中，最常见的为发热反应。最严重的为溶血反应。故本题选 A。

**20. 针对输血后的发热反应，应采取**

  A. 停止输血，积极抗休克，维持循环功能，保护肾功能和防治弥散性血管内凝血

  B. 保证血源质量，防止血源污染，严格无菌操作

  C. 主要措施为抗休克、抗感染

  D. 立即停止输血，半坐位，吸氧和利尿

  E. 立即减慢输血速度，严重者停止输血

考点：发热反应★

解析：发热反应处理措施为停止输血。保持静脉通路畅通。对症处理，保暖，给予退热剂、镇静剂。伴寒战者可肌注异丙嗪 25mg 或哌替啶 25～50mg。高热者予以物理降温或针刺等。A 选

项为溶血反应早期的处理措施。B 选项、C 选项是细菌污染反应的处理措施。D 选项是循环超负荷的处理措施。故本题选 E。

**21. 输血过程中最严重的并发症是**

  A. 循环超负荷

  B. 过敏反应

  C. 发热反应

  D. 细菌污染反应

  E. 溶血反应

考点：溶血反应★

解析：发热反应的症状：多发生在输血后 1～2 小时内（快者可在 15 分钟左右）。患者先出现发冷或寒战，继而出现高热，体温可达 39～41℃，常伴有恶心、呕吐、头痛、皮肤潮红及周身不适，但血压无明显变化，症状可于 1～2 小时内完全消退，伴随大汗，体温逐渐降至正常。溶血反应的症状：典型的急性溶血反应多在输血 10～20mL 后，患者突感头痛、呼吸急促、心前区压迫感、全身麻木或剧烈腰背部疼痛（有时可反射到小腿）。严重时可出现寒战高热，呼吸困难，脉搏细弱，血压下降，休克，继而出现黄疸、血红蛋白尿，并相继出现少尿、无尿等肾衰竭的症状。过敏反应的症状：面色潮红、局部红斑、皮肤瘙痒，出现局限性或广泛性的荨麻疹，严重者可出现哮喘、喉头水肿、呼吸困难、神志不清、血压降低，甚至过敏性休克而危及生命。细菌污染反应的症状：轻者常被误认为发热反应。在输入少量血液后即可突然出现寒战、高热、头痛、烦躁不安、大汗、呼吸困难、发绀、恶心、呕吐、腹痛、腹泻、脉搏细数、血压下降等类似感染性休克的表现，白细胞计数明显升高。循环超负荷症状：突发心率加快、咳嗽甚至呼吸困难、肺部大量湿性啰音、咳大量血性泡沫样痰、皮肤发绀。X 线摄片显示肺水肿影像。故本题选 E。

**22. 输血后，出现呼吸困难、肺部大量湿啰音的是**

  A. 发热反应    B. 溶血反应

  C. 过敏反应    D. 细菌污染反应

  E. 循环超负荷

考点：循环超负荷★

解析：参见 21 题。故本题选 E。

**23. 下列哪项不属于自体输血的禁忌证**

  A. 血液可能有癌细胞的污染

  B. 胸腹开放性损伤超过 2 小时者

C. 血液受胃肠道内容物或尿液等污染

D. 心、肺、肝、肾功能不全者

E. 贫血或凝血因子缺乏者

考点：自体输血的禁忌证

解析：自体输血的禁忌证：①血液受胃肠道内容物或尿液等污染；②血液可能有癌细胞的污染；③心、肺、肝、肾功能不全者；④贫血或凝血因子缺乏者；⑤血液内可能有感染者；⑥胸腹开放性损伤超过4小时者。故本题选 B。

**24. 术后顽固性呃逆，应首选的治疗措施是**

A. 压迫眶上缘

B. 星状神经节封闭

C. 颈部膈神经封闭

D. 肌内注射异丙嗪

E. 肌内注射地西泮

考点：术后不适的处理

解析：术后早期发生呃逆可压迫眶上缘，针刺内关、足三里、天突、鸠尾等穴位。对顽固性呃逆可采用颈部膈神经封闭。故本题选 C。

**25. 世界卫生组织推荐用于轻度疼痛药物是**

A. 哌替啶          B. 吗啡

C. 可待因          D. 布桂嗪

E. 阿司匹林

考点：按阶梯口服用药★

解析：第一阶梯用药为解热镇痛药，如阿司匹林，替代药物有消炎痛、扑热息痛、布洛芬、双氯芬酸、萘普生等。适用于轻度疼痛。第二阶梯用药为弱阿片类镇痛药，如可待因，替代药物有强痛定、羟考酮、曲马多、右丙氧芬等。适用于中度疼痛。第三阶梯用药为强效阿片类镇痛药，如吗啡，替代药物有氢吗啡酮、羟吗啡酮、左马喃、美沙酮、芬太尼贴剂和丁丙诺啡等。适用于重度疼痛。故本题选 E。

**26. 世界卫生组织推荐的三阶梯治疗方案中，中度疼痛首选的治疗药物是**

A. 哌替啶          B. 阿司匹林

C. 芬太尼          D. 可待因

E. 吗啡

考点：按阶梯口服用药★

解析：参见25题。故本题选 D。

**27. 世界卫生组织推荐用于重度疼痛的药物是**

A. 羟考酮

B. 可待因

C. 吗啡

D. 对乙酰氨基酚

E. 布桂嗪

考点：按阶梯口服用药★

解析：参见25题。故本题选 C。

**28. 纤维胆道镜的并发症是**

A. 胰腺炎          B. 心肺意外

C. 药物反应和感染   D. 血管损伤

E. 内脏损伤

考点：内镜在临床上的应用

解析：纤维胆道镜的并发症有出血、胰腺炎、胆管炎和十二指肠穿孔。心肺意外、药物反应和感染为纤维胃镜检查的并发症。血管损伤、内脏损伤为腔镜外科技术的并发症。故本题选 A。

**29. 丹毒的临床表现是**

A. 初起毛囊处有红肿热痛的小结节，逐渐肿大并隆起，数天后中央部组织坏死，出现脓栓，红肿热痛随之加重，中心部位变软，随后脓栓脱落，脓液排出，炎症随之消退而愈

B. 易向四周及深部浸润发展，周围有浸润性水肿，常有局部淋巴结肿大、疼痛

C. 呈片状红疹，颜色鲜红，中间较淡，边缘清楚，略为隆起

D. 红肿热痛等局部症状明显，范围扩大迅速，进而中心坏死、化脓，出现波动感

E. 局部淋巴结肿大和压痛

考点：丹毒★

解析：丹毒好发部位为下肢和头面部。起病急，患者常有头痛、畏寒、发热等全身症状。局部表现呈片状红疹，颜色鲜红，中间较淡，边缘清楚，略为隆起。手指轻压可使红色消退，松压后很快恢复鲜红色。红肿向四周扩展时，中央红色逐渐消退、脱屑，转为棕黄色。红肿区有时有水疱形成，局部有烧灼样疼痛。常伴附近淋巴结肿大、疼痛。患者常有头痛、畏寒、发热等全身症状。故本题选 C。

**30. 颈痈的是中医治法是**

A. 和营祛瘀，清热解毒

B. 疏肝解郁，清热解毒

C. 散风清热，清热解毒

D. 散风清热，化痰消肿

E. 活血化瘀，清热解毒

考点：急性淋巴管炎和淋巴结炎★

解析：颈痈治法为散风清热，化痰消肿，代表方为牛蒡解肌汤加减。故本题选 D。

中西医结合外科学

**31. 下列各项，属于特异性感染的疾病是**
 A. 流注　　　　　B. 锁喉痈
 C. 气性坏疽　　　D. 疔疮走黄
 E. 犬咬伤
 考点：气性坏疽★
 解析：特异性感染包括破伤风、气性坏疽。故本题选 C。

**32. 创伤后并发气性坏疽的时间通常是**
 A. 2～3 天　　　B. 1～4 天
 C. 5～7 天　　　D. 7～14 天
 E. 15～30 天
 考点：气性坏疽★
 解析：创伤后并发气性坏疽的时间最早为伤后8～10小时，最迟为5～6日，通常在伤后1～4日。临床特点是病情突然恶化，烦躁不安，有恐惧或欣快感。皮肤、口唇变白，大量出汗，脉搏快速，体温逐步上升。随着病情的发展，可发生溶血性贫血、黄疸、血红蛋白尿、酸中毒，全身情况可在12～24小时内全面迅速恶化。故本题选 B。

**33. 下列各项，不属于颅内血肿手术指征的是**
 A. 意识障碍程度逐渐加深
 B. 有局灶性脑损害体征
 C. 颅内压进行性升高
 D. CT 检查幕上血肿达 20mL
 E. 非手术治疗过程中病情恶化
 考点：颅内血肿
 解析：颅内血肿的手术指征是意识障碍程度逐渐加深；颅内压的监测压力在2.7kPa以上，并呈进行性升高；有局灶性脑损害体征；CT检查血肿较大（幕上者＞40mL，幕下血者＞10mL），或血肿不大但中线结构移位明显（移位＞1cm）、脑室或脑池受压明显；在非手术治疗过程中病情恶化。故本题选 D。

**34. 肾脏损伤不出现的临床表现是**
 A. 疼痛　　　　B. 膀胱刺激征
 C. 休克　　　　D. 发热
 E. 血尿
 考点：肾损伤
 解析：肾损伤的主要症状是休克、血尿、疼痛、发热。故本题选 B。

**35. 导尿后注入生理盐水 200mL，片刻后吸出，若液体进出量差异很大，提示破裂的部位是**
 A. 肾　　　　B. 膀胱
 C. 肝　　　　D. 脾

 E. 十二指肠
 考点：膀胱损伤
 解析：膀胱损伤时可行导尿管试验，经导尿管注入灭菌生理盐水200mL，片刻后吸出，液体外漏时吸出量会减少，腹腔液体回流时吸出量会增多，若液体进出量差异很大，提示膀胱破裂。故本题选 B。

**36. 尿道损伤或轻度裂伤者排尿有困难时，予以保留导尿管的时间是**
 A. 3 天　　　B. 5 天
 C. 1 周　　　D. 2 周
 E. 3 周
 考点：尿道损伤
 解析：尿道损伤或轻度裂伤者排尿有困难时，予以保留导尿1周，并用抗生素预防感染。故本题选 C。

**37. 治疗烧伤火毒伤津证，首选**
 A. 清热解毒，益气养阴
 B. 回阳救逆，益气护阴
 C. 清热解毒，顺气通腑
 D. 清火解毒退脓
 E. 清营凉血解毒
 考点：烧伤
 解析：烧伤火毒伤津证的治法为清热解毒，益气养阴，代表方为白虎加人参汤加减。故本题选 A。

**38. 毒蛇咬伤后，出现感觉麻木，头晕、眼花，呼吸困难的是**
 A. 血虚寒凝证
 B. 蛇毒内陷证
 C. 风火毒证
 D. 风毒（神经毒）证
 E. 火毒（血液毒）证
 考点：毒蛇咬伤★
 解析：毒蛇咬伤风毒（神经毒）证临床表现为局部伤口无红肿，疼痛轻微，感觉麻木。全身症状有头昏、眼花、嗜睡、气急，严重者呼吸困难，四肢麻痹，张口困难，口角流涎，双目直视，眼睑下垂，复视，表情肌麻痹，神志模糊甚至昏迷。舌质红，苔薄白，脉弦数或迟弱。故本题选 D。

**39. 蛇咬伤神经毒证的治法是**
 A. 泻火解毒，凉血活血
 B. 活血通络，驱风解毒
 C. 清热解毒，凉血息风

D. 清热解毒，益气养阴

E. 清营凉血解毒

考点：毒蛇咬伤★

解析：蛇咬伤神经毒证的治法为活血通络，驱风解毒，代表方为活血驱风解毒汤加减。故本题选 B。

**40.** 下列各项，不是甲亢手术并发症的是

A. 呼吸困难和窒息

B. 声音嘶哑

C. 呛咳

D. 甲状腺危象

E. 吞咽困难

考点：甲状腺功能亢进症的外科治疗★

解析：甲亢术后常见并发症有：①术后呼吸困难和窒息。②喉返神经损伤，引起声音嘶哑。③喉上神经损伤，引起误咽，尤其是饮水时呛咳。④手足抽搐。⑤甲状腺危象。⑥甲状腺功能减退。故本题选 E。

**41.** 治疗甲状腺癌气郁痰凝证，应首选的方剂是

A. 桃红四物汤合海藻玉壶汤

B. 海藻玉壶汤合逍遥散

C. 通窍活血汤合养阴清肺汤

D. 海藻玉壶汤合神效瓜蒌散

E. 知柏地黄丸合海藻玉壶汤

考点：甲状腺癌

解析：甲状腺癌气郁痰凝证的治法为理气开郁，化痰消坚，代表方为海藻玉壶汤合逍遥散加减。故本题选 B。

**42.** 可引起异位激素综合征的疾病是

A. 肺癌 　　B. 肾癌

C. 肝癌 　　D. 胃癌

E. 大肠癌

考点：原发性支气管肺癌

解析：肺癌转移引起的体征：最常见的为锁骨上淋巴结肿大，也可见腋下淋巴结肿大。肺癌转移到中枢神经系统可引起相应的病理体征。肺癌可引起异位激素综合征。故本题选 A。

**43.** 治疗原发性支气管肺癌热毒炽盛证，应首选

A. 白虎承气汤 　　B. 百合固金汤

C. 黄连温胆汤 　　D. 黄连解毒汤

E. 五味消毒饮

考点：原发性支气管肺癌

解析：原发性支气管肺癌热毒炽盛证的治法为清热泻火，解毒散肿，代表方为白虎承气汤加减。故本题选 A。

**44.** 急性乳腺炎常见的原因为

A. 病毒感染 　　B. 内分泌失调

C. 不良生活习惯 　　D. 饮食结构不合理

E. 乳汁淤积

考点：急性乳腺炎

解析：急性乳腺炎的发病原因主要有乳汁淤积和细菌入侵两个方面。致病菌以金黄色葡萄球菌为主，少数可为链球菌感染。故本题选 E。

**45.** 急性乳腺炎脓肿形成后，应首选的外科治疗方法是

A. 乳房按摩 　　B. 穿刺排脓

C. 刮痧 　　D. 芒硝热敷

E. 切开排脓

考点：急性乳腺炎★

解析：急性乳腺炎患部肿块变软，按之有波动感，证明脓肿已形成，宜切开排脓。故本题选 E。

**46.** 治疗急性乳腺炎肝胃郁热证，应首选

A. 透脓散 　　B. 托里消毒散

C. 逍遥散 　　D. 瓜蒌牛蒡汤

E. 柴胡疏肝散

考点：急性乳腺炎★

解析：急性乳腺炎肝胃郁热证的治法为疏肝清胃，通乳散结，代表方为瓜蒌牛蒡汤加减。故本题选 D。

**47.** 治疗乳腺增生病肝郁气滞证，应首选的方剂是

A. 逍遥散加减

B. 二仙汤加味

C. 清瘟败毒饮合桃红四物汤加减

D. 人参养荣汤加减

E. 失笑散合开郁散加减

考点：乳腺增生病★

解析：乳腺增生病肝郁气滞证的治法为疏肝理气，散结止痛，代表方为逍遥散加减。故本题选 A。

**48.** 乳腺囊性增生用逍遥散加味治疗，其证型是

A. 肝郁气滞 　　B. 痰瘀凝结

C. 气滞血瘀 　　D. 冲任失调

E. 肝脾不和

考点：乳腺增生病★

解析：乳腺增生病肝郁气滞证的治法为疏肝理气，散结止痛，代表方为逍遥散加减。痰瘀凝结证应选用失笑散合开郁散加减治疗。冲任失调证应选用二仙汤加减治疗。气滞血瘀证应选用桃

红四物汤合失笑散加减。故本题选 A。

**49. 消化道穿孔最有意义的诊断依据是**
A. 腹部按诊
B. 腹部 B 超不均质回声团
C. 腹部立位平片游离气体
D. 腹部 X 线积液
E. 腹部 CT 液性暗区
考点：胃及十二指肠溃疡急性穿孔★
解析：消化道穿孔，气体进入腹腔，在立位腹部平片可以清楚看到有游离气体的存在。故本题选 C。

**50. 治疗瘢痕性幽门梗阻气阴两虚证，应首选的方剂是**
A. 生脉散　　　　B. 麦门冬汤
C. 六君子汤　　　D. 炙甘草汤
E. 丁香散
考点：胃及十二指肠溃疡瘢痕性幽门梗阻
解析：胃及十二指肠溃疡瘢痕性幽门梗阻气阴两虚证的治法为益气生津，降逆止呕，代表方为麦门冬汤加减。故本题选 B。

**51. 对诊断原发性肝癌价值很大、特异性较高的检查是**
A. AFP　　　　　B. CEA
C. ALT　　　　　D. CA19－9
E. AST
考点：原发性肝癌
解析：AFP 检测对诊断原发性肝癌价值很大、特异性较高。CEA 测定用于消化器官癌症的诊断、鉴别原发性和转移性肝癌。胰腺癌、胆囊癌、胆管癌等血清 CA19－9 水平明显增高，尤其是诊断胰腺癌的敏感性和特异性较高，是重要的辅助诊断指标。ALT、AST 对病毒性肝炎、肝硬化、肝内外胆汁淤积、急性心肌梗死等诊断意义较大。故本题选 A。

**52. 治疗门静脉高压症瘀血内结证，应首选的方剂是**
A. 通窍活血汤　　B. 桃核承气汤
C. 膈下逐瘀汤　　D. 血府逐瘀汤
E. 失笑散
考点：门静脉高压症★
解析：门静脉高压症瘀血内结证的治法为祛瘀软坚，兼调脾胃，代表方为膈下逐瘀汤加减。故本题选 C。

**53. 治疗门静脉高压症寒湿困脾证，应首选的方剂是**
A. 丁香散　　　　B. 二陈汤
C. 麦门冬汤　　　D. 实脾饮
E. 独参汤
考点：门静脉高压症★
解析：门静脉高压症寒湿困脾证的治法为温中健脾，利气行水，代表方为实脾饮加茵陈。故本题选 D。

**54. 治疗肠梗阻肠腑热结证，首选**
A. 大黄牡丹汤　　B. 大柴胡汤
C. 黄连解毒汤　　D. 复方大承气汤
E. 大陷胸汤
考点：肠梗阻
解析：肠梗阻肠腑热结证的治法为活血清热，通里攻下，代表方为复方大承气汤加减。故本题选 D。

**55. 胆囊炎的下列哪个证型常用茵陈蒿汤合大柴胡汤治疗**
A. 肝胆气郁证　　B. 肝胆湿热证
C. 热毒内蕴证　　D. 血瘀痰凝证
E. 肝胃不和证
考点：急性胆道感染
解析：胆囊炎湿热证（肝胆湿热）的治法为清胆利湿，通气通腑，代表方为茵陈蒿汤合大柴胡汤加减。故本题选 B。

**56. 胆石症首选的检查方法是**
A. 胆道造影　　　B. 肝功能检查
C. CT　　　　　　D. B 超
E. MRI
考点：胆石症
解析：胆道造影、B 超、CT 或 MRI 检查可见到胆囊或（和）胆管扩张和结石造影像。其中 B 超方便易行，价格低廉，为首选检查。故本题选 D。

**57. Richter 疝所指的腹外疝类型是**
A. 难复性疝　　　B. 嵌顿性疝
C. 绞窄性疝　　　D. 肠管壁疝
E. 易复性疝
考点：腹外疝的概述
解析：Richter 疝又叫肠管壁疝，其嵌顿内容物仅为部分肠壁，系膜侧肠壁及其系膜并未进入疝囊，肠腔并无完全梗阻。故本题选 D。

**58. 疝内容物经回纳后，压住腹股沟管内环，不出现的是**
A. 股疝　　　　　B. 腹股沟直疝
C. 腹股沟斜疝　　D. 脐疝

E. 切口疝

考点：腹股沟斜疝 ★

解析：腹股沟斜疝患者平卧或用手法将包块向腹环处推挤，包块可回纳消失。股疝常在腹股沟韧带下方卵圆窝处出现一半球形肿块，一般约核桃大小，除部分患者在久站或咳嗽时感到患处胀痛外，无其他明显症状，尤其肥胖患者易被忽视。腹股沟直疝起立时出现，平卧时消失。因其基底部较宽，容易还纳，极少发生嵌顿，还纳后指压内环不能阻止其出现。故本题选 C。

**59.** 婴幼儿腹股沟斜疝的手术方式是

    A. 腹股沟上修补法

    B. 腹股沟下修补术

    C. 疝成形术

    D. 疝高位结扎

    E. 疝修补术

考点：腹股沟斜疝 ★

解析：高位结扎法多用于婴幼儿，在腹股沟管薄弱部于发育过程中能够逐渐加强时采用此治疗方法，疗效确切。腹股沟上修补法适用于较大疝或嵌顿性股疝。腹股沟下修补术适用于较小股疝或老年体弱者。疝成形术适用于巨型疝或复发性疝、腹股沟管后壁严重缺损等无法利用局部组织进行修补者。疝修补术适用于腹股沟管缺损不大，附近肌腱比较完整的成年患者。故本题选 D。

**60.** 腹股沟斜疝的治疗中，加强腹股沟管前壁最常用的方法是

    A. 高位结扎法    B. 疝成形术

    C. 麦可威法    D. 弗格森法

    E. 巴西尼法

考点：腹股沟斜疝 ★

解析：高位结扎法多用于婴幼儿，在腹股沟管薄弱部于发育过程中能够逐渐加强时采用此治疗方法。疝成形术适用于巨型疝或复发性疝、腹股沟管后壁严重缺损等无法利用局部组织进行修补者。麦可威法是修补腹股沟管后壁的方法，多用于腹壁重度薄弱的较大斜疝和复发性疝。弗格森法是加强腹股沟管前壁最常用的方法。巴西尼法是修补腹股沟管后壁的方法。故本题选 D。

**61.** 嵌顿性内痔的临床分期是

    A. Ⅰ期    B. Ⅱ期

    C. Ⅲ期    D. Ⅳ期

E. Ⅴ期

考点：痔

解析：Ⅳ期内痔又叫嵌顿性内痔，平时腹压稍大时痔核即脱出肛外，手托亦常不能复位，痔核经常位于肛外，易感染，形成水肿、糜烂和坏死。故本题选 D。

**62.** 混合痔的手术方法是

    A. 药物注射    B. 外剥内扎术

    C. 缝合结扎    D. 冷冻、激光

    E. 结扎熏洗

考点：痔

解析：痔的手术包括五种。①痔切除术：适用于结缔组织性外痔和静脉曲张性外痔。②血栓性外痔剥离术：适用于血栓性外痔痔核较大，血栓不易吸收，炎症局限者。③外剥离内痔结扎术：适用于混合痔。④外切内注结扎术：适用于混合痔。⑤吻合器痔上黏膜环切术：适用于Ⅱ～Ⅲ期内痔、环状痔和部分Ⅳ期内痔。故本题选 B。

**63.** 肛周脓肿火毒炽盛证的治法是

    A. 清热解毒透脓

    B. 清热解毒，消肿止痛

    C. 养阴清热，祛湿解毒

    D. 清热解毒，化瘀止痛

    E. 清热解毒，利湿通络

考点：肛周脓肿

解析：肛周脓肿火毒炽盛证的治法为清热解毒透脓，代表方为透脓散加减。故本题选 A。

**64.** 直肠癌的最初症状是

    A. 便血

    B. 腹痛

    C. 消瘦

    D. 大便变细或变形

    E. 排便习惯改变

考点：直肠癌

解析：直肠癌的临床表现：①排便习惯改变是常见早期症状；②出血；③脓血便；④大便变细或变形；⑤转移征象。当肿瘤侵犯膀胱、前列腺时，可有尿频、尿痛、血尿等表现；骶前神经受侵犯，可出现骶尾部持续性剧烈疼痛。直肠癌晚期或有肝转移时可出现肝大、黄疸、腹水、贫血、消瘦、浮肿及恶病质等。故本题选 E。

**65.** 治疗直肠癌脾虚湿热证，应首选的方剂是

    A. 四妙散合白头翁汤

    B. 木香分气丸

C. 参苓白术散合吴茱萸汤

D. 导痰汤

E. 桃花四物汤

考点：直肠癌

解析：直肠癌脾虚湿热证的治法为清热利湿，理气健脾，代表方为四妙散合白头翁汤加减。故本题选 A。

**66. 治疗睾丸炎寒湿凝滞证，首选的方剂是**

　　A. 石韦散　　　　B. 阳和汤

　　C. 济生肾气丸　　D. 暖肝煎

　　E. 滋阴除湿汤

考点：睾丸炎★

解析：睾丸炎寒湿凝滞证的治法为温经散寒止痛，代表方为暖肝煎加减。故本题选 D。

**67. 治疗前列腺增生症脾肾气虚证，应首选的方剂是**

　　A. 八正散　　　　B. 知柏地黄丸

　　C. 抵当汤　　　　D. 补中益气汤

　　E. 附子理中汤

考点：前列腺增生症★

解析：前列腺增生症脾肾气虚证的治法为健脾温肾，益气利尿，代表方为补中益气汤加减。故本题选 D。

**68. 可用于治疗血栓闭塞性脉管炎的扩血管药物是**

　　A. 潘生丁　　　　B. 己酮可可碱

　　C. 前列腺素 $E_1$　　D. 阿司匹林

　　E. 烟酸

考点：血栓闭塞性脉管炎

解析：治疗血栓闭塞性脉管炎的扩血管药物有妥拉苏林、罂粟碱、烟酸。抗血小板聚集药物有阿司匹林、潘生丁。改善微循环药物有己酮可可碱、前列腺素 $E_1$。故本题选 E。

**69. 提示严重缺血的踝肱压指数为**

　　A. 大于 1.5　　　B. 小于 1.5

　　C. 大于 1　　　　D. 小于 1

　　E. 小于 0.5

考点：动脉硬化性闭塞症

解析：踝压/肱压值称为踝肱压指数，即踝压与同侧肱压相比，正常值为 >1.0，如 <1 而 >0.5 则为缺血，如 <0.5 则严重缺血。故本题选 E。

**70. 动脉硬化性闭塞症热毒蕴结证的中医治法是**

　　A. 清热利湿，活血祛瘀

　　B. 理气活血，清热利湿

C. 清热解毒，利湿通络

D. 清热解毒，化瘀止痛

E. 活血化瘀，通络止痛

考点：动脉硬化性闭塞症

解析：动脉硬化性闭塞症热毒蕴结证的治法为清热解毒，利湿通络，代表方为四妙勇安汤加减。故本题选 C。

**71. 黄癣皮损直接镜检的结果是**

　　A. 铁锈色小孢子菌

　　B. 羊毛状小孢子菌

　　C. 发内菌丝孢子

　　D. 链状排列的小孢子

　　E. 环状排列的小孢子

考点：癣★

解析：黄癣皮损为以毛发为中心的黄癣痂，伴鼠尿臭味，发展缓慢，毛发脱落，形成永久性脱发，直接镜检为发内菌丝孢子，滤过紫外线检查显示亮绿色荧光，培养为许兰毛癣菌。故本题选 C。

**72. 皮肤瘙痒症患者适用的物理疗法是**

　　A. 日光浴　　　　B. 沙疗

　　C. 冷冻疗法　　　D. 皮下输氧

　　E. 激光疗法

考点：皮肤瘙痒症

解析：皮肤瘙痒症患者的物理疗法有紫外线照射、皮下输氧、淀粉浴、糠浴或矿泉浴。故本题选 D。

**73. 梅毒一期的主要表现是**

　　A. 疳疮（硬下疳）

　　B. 杨梅疮

　　C. 横痃

　　D. 小儿遗毒：胎传梅毒

　　E. 杨梅结毒

考点：梅毒★

解析：梅毒一期的主要表现是疳疮（硬下疳），二期主要表现是杨梅疮，三期梅毒亦称晚期梅毒，除皮肤黏膜损害外，常侵犯多个脏器。故本题选 A。

**74. 二期梅毒的主要表现是**

　　A. 疳疮（硬下疳）

　　B. 杨梅疮

　　C. 横痃

　　D. 小儿遗毒：胎传梅毒

　　E. 杨梅结毒

考点：梅毒★

解析：参见 73 题。故本题选 B。

**75.** 治疗梅毒首选抗生素为

　　A. 青霉素类　　　　B. 万古霉素

　　C. 红霉素　　　　　D. 喹诺酮类

　　E. 氨基糖苷类

　　考点：梅毒

　　解析：治疗梅毒首选抗生素为青霉素。故本题选 A。

# 【A2 型题】

**76.** 患者，男，30 岁。输血后 4~5 分钟，即出现寒战、高热、头痛，腰背剧痛，心前区压迫感，黏膜及皮下出血，血压为 80/60mmHg，血浆呈粉红色。应首先考虑的是

　　A. 发热反应　　　　B. 过敏反应

　　C. 溶血反应　　　　D. 细菌污染反应

　　E. 枸橼酸盐中毒

　　考点：溶血反应★

　　解析：参见 21 题。故本题选 C。

**77.** 患儿头皮毛囊处红、肿、热、痛，疮形肿势虽小，但根脚坚硬，未破如蟛拱头。诊断是

　　A. 疖病　　　　　　B. 暑疖

　　C. 蝼蛄疖　　　　　D. 脓肿

　　E. 急性淋巴结炎

　　考点：疖和疖病

　　解析：暑疖：初起局部皮肤潮红，次日发生肿痛，根角很浅，范围局限，直径多在 3cm 左右。疖病：好发于项后、背部、臀部等处，数个到数十个，反复发作，缠绵经年不愈。蝼蛄疖：多生于小儿头皮部，疮形肿势虽小，但根脚坚硬，未破如膳拱头。脓肿：浅表脓肿可见局部隆起红肿热痛明显，压之剧痛，有波动感。深部脓肿则红肿和波动感不明显，但局部疼痛、水肿、有压痛，患处可发生功能障碍。在压痛或水肿最明显处用粗针穿刺，抽得脓液即可确诊。大的或深部脓肿常有明显的全身症状。急性淋巴结炎：早期有局部淋巴结肿大、疼痛和压痛，病情发展则有局部红肿热痛加剧。炎症继续向淋巴结周围蔓延，可扩展成肿块，出现发热、头痛、乏力等全身症状，也可发展形成脓肿，呈外痈表现。故本题选 C。

**78.** 患者，男，30 岁。右小腿出现水肿性红斑，灼热疼痛 4 天，伴发热，口渴。查体：右小腿肿胀，色鲜红，有小水疱，扪之灼热。其诊断是

　　A. 痈　　　　　　　B. 附骨疽

　　C. 发　　　　　　　D. 丹毒

　　E. 蜂窝织炎

　　考点：丹毒★

　　解析：痈以发病迅速，局部红肿疼痛、光软无头为特点。附骨疽特点为多发于儿童，常见于四肢长骨，局部胖肿，附筋着骨，推之不移，疼痛彻骨，溃后脓水淋漓，不易收口。发的特点为初起无头，红肿蔓延成片，中央明显，四周较浅，边界不清，灼热疼痛。蜂窝织炎局部呈红、肿、热、痛，红色较暗，与正常皮肤无明显分界，中央部的颜色较边缘为深。丹毒以局部皮肤突然发红成片，色如涂丹为特点。题干中患者临床表现以右小腿出现水肿性红斑，灼热疼痛 4 天为主诉，据此可诊断为丹毒。故本题选 D。

**79.** 患者，男，24 岁。头昏头痛，烦躁不安，苦笑面容，颈项强直，角弓反张，牙关紧闭，呼吸急促，全身大汗，四肢抽搐不止。应首先考虑

　　A. 狂犬病　　　　　B. 癫痫

　　C. 破伤风　　　　　D. 气性坏疽

　　E. 化脓性脑膜炎

　　考点：破伤风

　　解析：根据患者临床表现诊断为破伤风。破伤风的前驱症状有头昏头痛、失眠、乏力、烦躁不安，伤口局部疼痛，附近肌肉有牵拉感，咀嚼肌酸胀，反射亢进。一般持续 10~24 小时。典型症状：①肌肉持续性收缩。全身肌肉呈持续性强烈收缩，先是咀嚼肌，以后顺序为面肌、颈肌、背腹肌，最后是膈肌和肋间肌。逐渐咀嚼不便、张口困难、牙关紧闭、苦笑面容、颈项强直、角弓反张、呼吸困难。②肌肉阵发性痉挛和抽搐，伴面色紫绀，呼吸急促，口吐白沫，全身大汗，四肢抽搐不止，发作间歇期肌肉仍不能完全松弛。癫痫是一种反复发作性的疾患，发作形式多种多样，临床出现意识、运动、感觉、精神或自主神经功能障碍。主要表现为一过性的意识丧失或意识改变，肢体肌肉强直或阵挛性抽搐，还可出现行为、情感、知觉等方面的异常。故本题选 C。

**80.** 脑震荡患者，头部外伤 10 天后仍感头晕，肢倦乏，精神不振，舌淡，苔薄白，脉细弱。其中医治疗是

　　A. 益气补肾，养血健脑

　　B. 益气养血，活血化瘀

　　C. 疏肝活血，安神健脑

　　D. 开窍通闭，活血化瘀

E. 益气养阴，祛瘀开窍

考点：脑震荡

解析：脑震荡患者恢复期表现：7～10天后仍感头微晕，肢倦乏力，精神不振，舌淡，苔薄白，脉细弱。治法为益气补肾，养血健脑，方药首选可保立苏汤。故本题选A。

**81.** 患者烧伤12h，双上肢疼痛、红斑、水疱，其烧伤面积占体表的比例是

　　A. 9%　　　　　　B. 18%

　　C. 27%　　　　　D. 46%

　　E. 48%

考点：烧伤

解析：烧伤面积的估计：①中国新九分法：按体表面积划分为11个9%的等份，另加1%，构成100%的体表面积，即头、面、颈部为9%；双上肢是2×9%=18%；躯干前后包括外阴为3×9%=27%；双下肢包括臀部：5×9%+1%=46%。②手掌法：病人并指的掌面约占体表面积的1%。故本题选B。

**82.** 患者，女，45岁。因火灾中被烧伤左头面颈部，局部红肿疼痛，可见大水疱。其烧伤程度为

　　A. 浅Ⅱ°99%　　B. 浅Ⅱ°18%

　　C. 浅Ⅱ°4.5%　　D. Ⅰ°27%

　　E. 深Ⅱ°10%

考点：烧伤

解析：Ⅰ°伤只达表皮角质层，临床表现为轻度红肿热痛，感觉敏感，表皮干燥，无水疱。浅Ⅱ°伤达真皮浅层，临床表现为剧痛，感觉过敏，有水疱，疱皮剥脱后可见创面均匀发红、潮湿，水肿明显。深Ⅱ°伤达真皮深层，临床表现为感觉迟钝，可有或无水疱，基层苍白，间有红色斑点，创面潮湿。Ⅲ°伤达真皮全层，有时可达皮下组织，临床表现为皮肤感觉消失，无弹性，干燥，无水疱，皮革样变，蜡白或炭化。头、面、颈部烧伤面积为9%，患者烧伤左头面颈部，则烧伤面积为4.5%。故本题选C。

**83.** 患者，女，28岁。右前臂圆形肿物如指头大小，质硬，表面光滑，边缘清楚，无粘连，活动度大。应首先考虑的是

　　A. 粉瘤　　　　　B. 脂肪瘤

　　C. 神经纤维瘤　　D. 纤维瘤

　　E. 血管瘤

考点：纤维瘤★

解析：纤维瘤可分为软、硬两种。软者又称皮赘，有蒂，大小不等，柔软无弹性，多见于

面、颈及胸背部。硬者具有包膜，切除后不易复发，不发生转移。其生长缓慢，大小不定，实性，圆形，质硬，光滑，界清，无粘连，活动度大，无压痛，很少引起压迫和功能障碍。故本题选D。

**84.** 甲状腺功能亢进患者，症见瘿肿，质软不硬，喉感堵塞，胸闷不舒，性急易怒，眼突舌颤，倦怠乏力，舌红，舌苔薄腻，脉弦滑。其中医治法是

　　A. 清胃泻火，软坚散结

　　B. 清肝泻火，解郁散结

　　C. 疏肝理气，软坚散结

　　D. 滋阴清热，化痰软坚

　　E. 益气养阴，泻火化痰

考点：甲状腺功能亢进症的外科治疗★

解析：甲亢肝郁痰结证，临床表现为颈部瘿肿，质软不硬，喉感堵塞，胸闷不舒，性急易怒，忧郁怔忡，心悸失眠，眼突舌颤，倦怠乏力，大便溏薄，月经不调，舌红，舌苔薄腻，脉弦滑。治法为疏肝理气，软坚散结，代表方为柴胡疏肝散合海藻玉壶汤加减。故本题选C。

**85.** 患者颈部肿大，眼突肢颤，心烦心悸，急躁易怒，面红目赤，口干口苦，坐卧不宁，形体消瘦，舌红苔黄，脉弦数有力。治疗应首选的方剂是

　　A. 柴胡疏肝散　　B. 白虎加人参汤

　　C. 龙胆泻肝汤　　D. 海藻玉壶汤

　　E. 当归六黄汤

考点：甲状腺功能亢进症的外科治疗★

解析：甲亢肝火旺盛证，临床表现为患者颈部肿大，眼突肢颤，心烦心悸，急躁易怒，面红目赤，口干口苦，坐卧不宁，怕热多汗，消谷善饥，形渐消瘦，舌红苔黄，脉弦数有力。治法为清肝泻火，解郁散结，代表方为龙胆泻肝汤合藻药散加减。故本题选C。

**86.** 患者，女，36岁。颈前肿块，边界清楚并有完整包膜，可随吞咽移动，伴气急气短，吞咽不利，舌暗红有瘀斑，脉细涩。确诊为甲状腺腺瘤，中医治疗首选方剂为

　　A. 海藻玉壶汤　　B. 五海瘿瘤丸

　　C. 四海舒郁丸　　D. 柴胡清肝饮

　　E. 逍遥散

考点：甲状腺腺瘤★

解析：根据患者的临床表现辨证为痰凝血瘀证，治法为活血化瘀，软坚化痰，代表方为海藻

玉壶汤合神效瓜蒌散加减。肝郁气滞证者药用逍遥散合海藻玉壶汤加减。肝肾亏虚证者用知柏地黄丸合消瘰丸加减。<u>故本题选 A。</u>

**87.** 患者，女，23 岁。产后 23 天，左乳房肿痛，伴发热恶寒，口干，舌红苔薄黄，脉浮数。查体：左乳外上象限可扪及一硬块，皮肤微红压痛。诊断为急性乳腺炎，治疗应首选青霉素加

A. 瓜蒌牛蒡汤　　　B. 黄连清解汤
C. 四妙散　　　　　D. 黄连解毒汤
E. 仙方活命饮

考点：急性乳腺炎★

解析：根据患者症状可诊断为急性乳腺炎之肝胃郁热证，治法为疏肝清胃，通乳散结，代表方为瓜蒌牛蒡汤加减。四妙散为治疗痛风走注的主方。黄连清解汤泻火解毒，主治一切实热火毒，三焦热盛之证。仙方活命饮清热解毒，消肿溃坚，活血止痛，主治阳证痈疡肿毒初起。<u>故本题选 A。</u>

**88.** 患者，女，48 岁。右乳房发现肿块 2 个月。查体：右乳头抬高，右乳外上象限可扪及一个 2～2.5cm 大小肿块，质硬，表面不平，边界不清。应首先考虑的是

A. 乳腺纤维瘤　　　B. 乳腺增生病
C. 乳腺癌　　　　　D. 乳房结核
E. 乳管扩张症

考点：乳腺癌★

解析：乳腺癌的症状：①乳房内包块。②局部皮肤改变，包块表面皮肤出现明显的凹陷性酒窝征，是乳癌早期的常见局部体征。癌块继续增大，如皮下淋巴管被癌细胞堵塞，引起淋巴回流障碍，出现真皮水肿，皮肤呈橘皮样改变。③乳头部抬高或内陷。结合患者症状，诊断为乳腺癌。<u>故本题选 C。</u>

**89.** 患者，男，55 岁。确诊为胃癌，现感胃脘胀满疼痛，痛引两胁，情志不舒，易怒，喜太息，嗳腐吞酸，呃逆呕吐，吞咽不畅，脉弦。其证型是

A. 肝胃不和　　　B. 脾胃虚寒
C. 胃热伤阴　　　D. 气血双亏
E. 脾虚痰湿

考点：胃癌

解析：患者出现胃脘胀满疼痛，痛引两胁，提示病位在胃脾。伴情志不舒，易怒，喜太息，嗳腐吞酸，呃逆呕吐，吞咽不畅，提示肝气不畅，肝胃不和。患者不存在虚寒、胃热、痰湿、

气血亏虚等表现，排除脾胃虚寒、胃热伤阴、气血双亏、脾虚痰湿。<u>故本题选 A。</u>

**90.** 患者转移性右下腹痛 2 天，全腹痛 1 天。检查：腹膜刺激征阳性，以右下腹为著，肠鸣音减弱，血白细胞计数为 $1.8 \times 10^9/L$。应首先考虑的是

A. 急性肠胃炎　　　B. 急性胆囊炎
C. 急性胰腺炎　　　D. 宫外孕破裂
E. 阑尾炎穿孔并发腹膜炎

考点：急性阑尾炎★

解析：急性肠胃炎临床多表现为腹泻、呕吐、发热等症状，并无腹膜刺激征。急性胆囊炎有胆囊区压痛、黄疸等表现。急性胰腺炎多表现为突发的腹痛、恶心、呕吐、黄疸等。宫外孕破裂多表现为月经后期，突发性的少腹部疼痛，随后可出现腹膜刺激征，后穹隆穿刺有不凝血，白细胞计数多正常。阑尾炎穿孔并发腹膜炎可表现为转移性右下腹疼痛，腹膜刺激征阳性，肠鸣音减弱，白细胞计数升高，伴头痛、腹胀、乏力、汗出、心率加快等。<u>故本题选 E。</u>

**91.** 患者转移性右下腹痛 2 天，右下腹局限性压痛，伴恶心纳差，发热 37.5℃，舌红苔白腻，脉弦紧。其中医证型是

A. 瘀滞证　　　B. 湿热证
C. 热毒证　　　D. 气滞证
E. 虚寒证

考点：急性阑尾炎★

解析：急性阑尾炎瘀滞证临床表现为转移性右下腹痛呈持续性、进行性加剧，右下腹局限性压痛或拒按，伴恶心纳差，可有轻度发热，舌红苔白腻，脉弦滑或弦紧。<u>故本题选 A。</u>

**92.** 患者，女，32 岁。右腹疼痛 3 天，伴发热，口干欲饮，大便秘结，小便黄，舌红苔黄腻，脉滑数。查体：右下腹麦氏点压痛、反跳痛，诊断为急性阑尾炎。其证型是

A. 瘀滞　　　B. 湿热
C. 热毒　　　D. 气血瘀滞
E. 热毒蕴滞

考点：急性阑尾炎★

解析：患者临床表现为发热、口干、大便秘结、小便黄、舌红苔黄腻、脉滑数等湿热之象。患者表现无瘀滞之象，故可排除瘀滞、气血瘀滞。热毒多表现为舌绛，苔燥结黄黑，故可排除热毒、热毒蕴滞。<u>故本题选 B。</u>

**93.** 患者，男，68 岁。停止排气排便 5 天，腹痛

腹胀 3 天。查体：腹部压痛明显，移动性浊音阳性。X 线检查可见孤立胀大的肠袢，位置固定。应首选的治疗方法是

 A. 吸氧    B. 灌肠疗法

 C. 颠簸疗法   D. 手术治疗

 E. 穴位注射

考点：肠梗阻

解析：患者临床表现为腹痛，腹胀，停止排便排气，X 线检查见孤立胀大的肠袢，位置固定，诊断为绞窄性肠梗阻，首选治疗为手术治疗。故本题选 D。

**94.** 患者，男，51 岁。阵发性腹痛、腹胀 2 天，伴恶心呕吐，大便秘结，小便黄，舌红苔薄白，脉沉弦。查体：腹软，轻压痛，偶见肠型。诊断为肠梗阻，其证型是

 A. 肠腑热结   B. 气滞血瘀

 C. 水结湿阻   D. 肠腑寒凝

 E. 虫积阻滞

考点：肠梗阻★

解析：气滞不畅，血瘀内阻，不通则痛，则见腹痛，腹胀，恶心呕吐，大便秘结，小便黄。舌红苔薄白、脉沉弦均为气滞血瘀之象。辨证为气滞血瘀证。故本题选 B。

**95.** 胆石症患者，胁腹隐痛，胸闷不适，肩背窜痛，口苦咽干，腹胀纳呆，大便干结，舌红，苔腻，脉弦。治疗应首选的方剂是

 A. 金铃子散合桃仁承气汤

 B. 金铃子散合大柴胡汤

 C. 大柴胡汤合龙胆泻肝汤

 D. 大柴胡汤合茵陈蒿汤

 E. 黄连解毒汤合茵陈蒿汤

考点：胆石症

解析：根据患者临床表现诊断为胆石症之肝郁气滞证，治法为疏肝利胆，理气开郁，代表方为金铃子散合大柴胡汤加减。故本题选 B。

**96.** 患者酗酒后突然左上腹剧痛，并向背部放射，伴发热，恶心呕吐。查体：腹平软，左上腹呈束带式压痛，肝脾不大。其最可能的诊断是

 A. 急性胰腺炎  B. 急性阑尾炎

 C. 急性肠梗阻  D. 胆道蛔虫症

 E. 胆囊结石

考点：急性胰腺炎★

解析：急性胰腺炎的主要症状：①腹痛。腹痛剧烈，起始于中上腹，也可偏重于右上腹或左上腹，放射至背部，累及全胰则呈腰带状向腰背

部放射痛。②恶心、呕吐。③腹胀。主要体征：发热，黄疸，腹膜炎体征，休克，皮肤瘀斑，脐周、腹部可出现青紫色的不规则斑块，手足搐搦。呼吸窘迫综合征和多器官功能衰竭。急性阑尾炎的临床表现：转移性右下腹疼痛，胃肠道症状，全身症状，压痛，反跳痛，腹肌紧张，右下腹包块。肠梗阻的临床表现：腹痛、呕吐、腹胀、停止排气排便，腹部膨胀，压痛、反跳痛、肌紧张等腹膜刺激征。胆道蛔虫症的临床表现：突发性剑突下阵发性钻顶样剧烈绞痛，食欲不振，面色萎黄，脐周疼痛，时作时止，吐蛔、便蛔。胆囊结石的临床表现：阵发性绞痛，可向右肩胛部放射，常伴有恶心呕吐。高脂肪餐、暴饮暴食、过度疲劳可诱发胆绞痛。右上腹部有程度不同的压痛。故本题选 A。

**97.** 患者右腹股沟韧带下方卵圆窝处出现一半球形肿块，站立或者咳嗽时明显感到不适。查体：肿块局部压痛，表面光滑，移动性差，不可还纳。其诊断是

 A. 难复性斜疝  B. 易复性斜疝

 C. 嵌顿性斜疝  D. 绞窄性斜疝

 E. 腹股沟直疝

考点：腹股沟斜疝★

解析：难复性斜疝除坠胀感、牵引痛稍重外，其主要表现为包块不能完全回纳，尚有消化不良和便秘等症状。易复性斜疝用手轻按疝囊，嘱患者咳嗽，可扪及膨胀性冲击感。患者平卧或用手法将包块向腹环处推挤，包块可回纳消失。嵌顿性和绞窄性斜疝常发生在高强度劳动或剧烈咳嗽及严重便秘等腹内压骤增时，主要表现为包块突然增大，伴有明显疼痛，包块变硬无弹性，触痛明显，不能回纳。如疝内容物为肠管，可出现急性肠梗阻或绞窄性肠梗阻症状，如腹部绞痛、恶心、呕吐、便秘、腹胀等。若疝内容物为大网膜，局部触痛常较轻。疝且嵌顿则自行回纳的机会很少，在临床上嵌顿和绞窄是不能完全分开的两个发展阶段。包块位于腹股沟内侧和耻骨结节的外上方，多呈半球状，从不进入阴囊，不伴有疼痛及其他症状。腹股沟直疝起立时出现，平卧时消失。因其基底部较宽，容易还纳，极少发生嵌顿。还纳后指压内环不能阻止其出现。故本题选 A。

**98.** 患者晨起突然感右腰部剧痛，并向右下腹放射，伴恶心呕吐，尿色深。查体：腹平软，右肾区叩痛阳性。应首先考虑的诊断是

A. 急性胆囊炎　　　B. 肾绞痛
C. 急性肠炎　　　　D. 阑尾炎
E. 肠梗阻

考点：泌尿系结石

解析：肾绞痛位于腰部，多突然发作，剧痛难忍，并有放射痛，面色苍白，伴恶心呕吐。急性胆囊炎常见的临床表现是突发右上腹阵发性绞痛，常在饱餐、进油腻食物后或在夜间发作。疼痛常放射至右肩部、肩胛部和背部。伴恶心呕吐、厌食等。右上腹可有不同程度、不同范围的压痛、反跳痛及肌紧张，Murphy 征阳性。阑尾炎的临床表现：转移性右下腹疼痛。胃肠道症状。全身症状。压痛、反跳痛、腹肌紧张。右下腹包块。急性肠炎表现为恶心、呕吐在先，继以腹泻，每天 3~5 次，甚至数十次不等，大便呈水样，深黄色或带绿色，恶臭，可伴有腹部绞痛、发热、全身酸痛等症状。肠梗阻的临床表现：腹痛、呕吐、腹胀、停止排气排便。腹部膨胀，压痛、反跳痛、肌紧张等腹膜刺激征。**故本题选 B。**

**99.** 患者，男，30 岁。右肾突然发生绞痛，面色苍白，伴恶心呕吐。B 超发现右肾盂内有结石，直径为 2.0cm，尿常规见红细胞。治疗宜选

A. 体外冲击波碎石术
B. 输尿管镜碎石术
C. 经皮肾镜取石术
D. 肾切除术
E. 肾部分切除术

考点：泌尿系结石

解析：患者右肾突然发生绞痛，面色苍白，伴恶心呕吐，诊断为上尿路结石。体外冲击波碎石适用于直径≤2.5cm 的上尿路结石。**故本题选 A。**

**100.** 患者不洁性交后，出现尿急、尿频、尿痛，尿道口红肿发痒，有黄色黏稠脓液溢出。治疗应首选的药物是

A. 甲硝唑　　　　B. 复方新诺明
C. 庆大霉素　　　D. 青霉素
E. 氟康唑

考点：前列腺炎

解析：急性细菌性前列腺炎临床表现为起病突然，发热，寒战，乏力，伴尿频、尿急、尿痛，排尿不尽及尿道口脓性分泌物，排尿时尿道灼热感，尿道口红肿发痒等。治疗首选药为复方新诺明，该药可在前列腺内保持较高浓度，抗菌

效果显著。**故本题选 B。**

**101.** 患者，男，34 岁。有慢性前列腺炎史，现腰膝酸软，头晕目眩，失眠多梦，五心烦热，遗精，排尿时有白浊，尿道不适，舌红少苔，脉细数。治疗应首选

A. 八正散　　　　B. 龙胆泻肝汤
C. 知柏地黄汤　　D. 前列腺汤
E. 济生肾气丸

考点：前列腺炎

解析：根据患者临床表现可诊断为前列腺炎之阴虚火旺证。治法为滋阴降火，代表方为知柏地黄汤加减。八正散或龙胆泻肝汤为湿热下注证首选，前列腺汤为气滞血瘀证首选，济生肾气丸为肾阳虚证首选。**故本题选 C。**

**102.** 患者，男，42 岁，患慢性前列腺炎 10 年。少腹、会阴、睾丸坠胀疼痛，排尿不净。肛诊前列腺有压痛，舌质暗，苔薄白，脉弦滑。治疗应首选

A. 龙胆泻肝汤　　B. 前列腺汤
C. 右归丸　　　　D. 知柏地黄丸
E. 桃仁四物汤

考点：前列腺炎 ★

解析：据患者临床表现可诊断为前列腺炎之气滞血瘀证。治法为活血化瘀，行气止痛，代表方为前列腺汤加减。**故本题选 B。**

**103.** 患者，男，76 岁。尿频不爽，排尿费力，尿线变细，滴沥不畅，伴神疲乏力，面色无华，舌淡，苔白，脉细。应首选的治疗药物是

A. 抗生素　　　　B. α 受体阻滞剂
C. β 受体阻滞剂　D. 抗胆碱药物
E. 利尿剂

考点：前列腺增生症 ★

解析：患者为老年男性，尿频不爽，排尿费力，尿线变细，滴沥不畅，诊断为前列腺增生症。治疗药物包括激素类药物、α 受体阻滞剂及植物药。**故本题选 B。**

**104.** 患者，女，67 岁。左下肢发凉、怕冷、麻木，足部及小腿有酸痛，继而出现间歇性跛行，最后发展为静息痛，尤以夜间为甚。下肢肢端皮肤呈苍白，皮温降低，皮肤干燥，小腿肌肉萎缩，足趾发生溃疡及干性坏疽。舌白润，苔白腻，脉沉濡。治疗应首选

A. 济生肾气丸　　B. 大分清饮
C. 人参养荣汤　　D. 附桂八味丸
E. 阳和汤

中西医结合外科学

考点：血栓闭塞性脉管炎★

解析：根据患者症状可诊断为血栓闭塞性脉管炎之寒湿证。治法为温阳通脉，祛寒化湿，代表方为阳和汤加减。故本题选 E。

**105.** 患者，女，50 岁。左下肢有蚯蚓状静脉迁曲，站立时明显，平卧时减轻。应首先考虑的诊断是

A. 浅静脉炎

B. 动脉硬化性闭塞症

C. 血栓闭塞性脉管炎

D. 下肢深静脉血栓形成

E. 单纯性下肢静脉曲张

考点：单纯性下肢静脉曲张

解析：单纯性下肢静脉曲张的临床表现为下肢浅静脉扩张、迁曲，状如蚯蚓，下肢沉重、酸胀感，下肢皮肤色素沉着，溃疡形成。动脉硬化性闭塞症：肢体发凉、间歇性跛行，肢体麻木、沉重无力、酸痛、刺痛及烧灼感，继而出现静息痛等。血栓闭塞性脉管炎：①疼痛为最突出的症状，患肢伴发凉、麻木、足底弓疼痛，"间歇性跛行"。②患肢发凉。③感觉异常，甚至出现部分感觉丧失区。下肢深静脉血栓形成分为中央型（患肢沉重、胀痛或酸痛，股三角区疼痛）、周围型（大腿或小腿肿痛、沉重、酸胀，皮肤颜色正常或稍红）和混合型（下肢沉重、酸胀、疼痛，股三角及腘窝和小腿肌肉疼痛，压痛明显）。故本题选 E。

**106.** 患儿头皮剧烈瘙痒 1 个月。查体：发根部发现红色丘疹，干后形成黄痂，边缘翘起，中心微凹，上有毛发贯穿，去痂后为浅表溃疡，有特殊的鼠尿臭味。其诊断是

A. 黄癣    B. 白癣

C. 黑点癣   D. 黑白癣

E. 红癣

考点：癣

解析：黄癣好发于儿童。初起毛发根部出现红色丘疹或脓疱，干后黄痂，逐渐增厚扩大，形成碟形黄癣痂，上有毛发贯穿。痂皮下为鲜红湿润的糜烂面或浅表溃疡，鼠尿臭味。遗留永久性脱发，严重时只在头皮的边缘保留残余的头发。瘙痒剧烈，可伴发热，局部淋巴结肿大。也可侵犯头皮外的光滑皮肤及甲部，偶见侵犯内脏器官。白癣损为白色鳞屑斑，断发有白色菌鞘，愈后不留瘢痕，青春期可自愈。镜检发外密集小孢子，滤过紫外线检查显示亮绿色荧光，培养为大

小孢子菌或铁锈色小孢子菌或羊毛状小孢子菌。黑点癣皮损为小片白色鳞屑斑，低位断发，形如黑点，进展缓慢，有的至青春期可自愈，病久可形成瘢痕。镜检可见发内呈链状排列稍大的小孢子，培养为堇色毛菌和断发毛癣菌。故本题选 A。

**107.** 患者，男，5 岁。头顶中间出现大小不一的灰白色鳞屑性斑片，呈圆形，伴瘙痒。应首先考虑的诊断是

A. 黄癣    B. 白癣

C. 黑点癣   D. 黑白癣

E. 红癣

考点：癣

解析：白癣多发于学龄前儿童，好发于头顶中间，开始时为大小不一的灰白色鳞屑性斑片，呈圆形或椭圆形，时有瘙痒，其上头发失去光泽，白色斑片日久蔓延扩大，形成大片，病程缠绵不愈，但至青春期大多自愈，新发再生，不留瘢痕。故本题选 B。

**108.** 患者，男，40 岁。急性湿疹，红肿，有丘疹、水疱，甚至脓疱疹，但无糜烂面，宜用

A. 抗生素   B. 糊剂

C. 药湿敷   D. 干燥疗法

E. 非特异性脱敏疗法

考点：湿疹

解析：急性湿疹：急性红肿，有大量浆液或脓液，或多或少，痂皮的糜烂面和溃破面宜用药湿敷。急性湿疹，红肿，有丘疹、水疱，甚至脓疱疹，但无糜烂或溢液，宜用干燥疗法。故本题选 D。

## 【A3 型题】

（109 ~ 111 题共用题干）

患者，男，38 岁。高处坠落受伤。现症：右胁肋部剧烈疼痛，局部瘀斑，有压痛。查体：右侧胸壁肿胀，按之有压痛，有骨摩擦感。舌紫暗，苔薄黄，脉弦。

**109.** 首先考虑的疾病是

A. 气胸    B. 血胸

C. 脾破裂   D. 肋骨骨折

E. 胰腺损伤

**110.** 中医辨证是

A. 肺络损伤证  B. 气滞血瘀证

C. 肝肾不足证  D. 筋骨不续证

E. 气血亏虚证

**111.** 治疗应首选

    A. 接骨紫金丹

    B. 八珍汤

    C. 复元活血汤

    D. 六味地黄丸

    E. 十灰散合止嗽散

**考点：肋骨骨折★**

解析：试题109考查西医诊断。根据患者的临床表现诊断为肋骨骨折。肋骨骨折有明确的外伤史，局部疼痛。体格检查可见受伤的局部胸壁有时肿胀，按之有压痛，甚至可有骨摩擦感。多根多处肋骨骨折时伤侧胸壁可有反常呼吸运动。受伤的胸壁部分脱离胸廓整体，失去支持形成浮（动）胸壁，也称连枷胸。气胸：①闭合性气胸：大量气胸时病人有胸闷、胸痛和气促症状，气管向健侧移位，伤侧胸部叩诊呈鼓音，听诊呼吸音减弱或消失。②开放性气胸：病人出现气促、呼吸困难和发绀、循环障碍以至休克。③张力性气胸：病人极度呼吸困难，烦躁，意识障碍，大汗淋漓，发绀，可有脉细速、血压降低等休克表现。体格检查可见伤侧胸部饱满，肋间隙增宽，呼吸幅度减低，颈部、胸部可见皮下气肿。血胸：小量出血的血胸，其胸内积血少于500mL者，可无明显症状。胸部X线检查可见肋膈角消失。中等量以上出血的血胸，短期内胸腔内积血达1000mL以上时，多可出现面色苍白、脉搏细速、呼吸急促、血压下降等休克征象和胸腔积液的体征。<u>故109题选D</u>。试题110考查中医辨证。气机不畅，瘀血内停，则右胁肋部剧烈疼痛，有压痛；瘀血内阻，积滞成块，则局部瘀斑；舌紫暗，苔薄黄，脉弦为气滞血瘀之象；辨证为气滞血瘀证。<u>故110题选B</u>。试题111考查方剂的选用。气滞血瘀证的治法为活血化瘀，理气止痛，首选复元活血汤加减。八珍汤为气血亏虚证的首选，接骨紫金丹为筋骨不续证的首选，六味地黄丸为肝肾不足证的首选，十灰散合止嗽散为肺络损伤证的首选。<u>故111题选C</u>。

（112～114题共用题干）

患者，男，30岁。右小腿出现水肿性红斑，灼热肿胀4天，痛如火燎，表面光亮，伴发热、口渴。查体：右小腿肿胀，色鲜红，有小水疱，扪之灼热。舌红，苔黄腻，脉滑数。

**112.** 其诊断是

    A. 痈           B. 附骨疽

    C. 发           D. 丹毒

    E. 急性蜂窝织炎

**113.** 治法是

    A. 凉血清热解毒

    B. 清肝泻热利湿

    C. 利湿清热解毒

    D. 疏风清热解毒

    E. 清火解毒透脓

**114.** 治疗应首选

    A. 五味消毒饮合透脓散

    B. 五神汤合萆薢渗湿汤

    C. 龙胆泻肝汤

    D. 普济消毒饮

    E. 犀角地黄汤

**考点：丹毒★**

解析：试题112考查西医诊断。根据患者临床表现诊断为丹毒。丹毒好发部位为下肢和头面部。起病急，病人常有头痛、畏寒、发热等全身症状。局部表现呈片状红疹，颜色鲜红，中间较淡，边缘清楚，略为隆起。手指轻压可使红色消退，松压后很快又恢复鲜红色。红肿向四周扩展时，中央红色逐渐消退、脱屑，转为棕黄色。红肿区有时有水疱形成，局部有烧灼样疼痛。常伴有附近淋巴结肿大、疼痛。病人常有头痛、畏寒、发热等全身症状。急性蜂窝织炎发生部位浅者红、肿、热、痛等局部症状明显，范围扩大迅速，进而中心坏死、化脓，出现波动感。部位深者局部红肿不明显，但局部水肿、压痛明显，并伴有全身症状。痈早期在局部呈片状稍隆起的紫红色浸润区，质地坚韧，界限不清。随后中央形成多个脓栓，破溃后呈蜂窝眼状。常有局部淋巴结肿大、疼痛。多数病人有畏寒发热、食欲不振、白细胞计数增高等全身表现。<u>故112题选D</u>。试题113考查中医治法。根据患者临床表现辨证为湿热毒蕴证，治法为利湿清热解毒。凉血清热解毒为胎火蕴毒证的治法，清肝泻热利湿为肝脾湿火证，疏风清热解毒为风热毒蕴证的治法，清火解毒透脓为火毒结聚证的治法。<u>故113题选C</u>。试题114考查方剂的选用。治疗丹毒湿热毒蕴证，首选五神汤合萆薢渗湿汤加减。五味消毒饮合透脓散为火毒结聚证首选，普济消毒饮为风热毒蕴证首选，龙胆泻肝汤为肝脾湿火证首选，犀角地黄汤为胎火毒蕴证首选。<u>故114题选B</u>。

(115～117题共用题干)

患者，女，46岁。间断乳房胀痛5年，月经后缓解。双侧乳房有结节样及片块样肿块，按之疼痛，肿块质韧不硬，表面不规则，与周围组织分界不清。舌边有瘀斑，苔薄而微黄，脉细涩。B超：双侧乳房内散在多个不均匀的低回声区。

**115. 应首先考虑的诊断是**

A. 乳腺增生病

B. 乳腺癌

C. 乳腺纤维腺瘤

D. 积乳囊肿

E. 急性乳腺炎

**116. 中医治法是**

A. 疏肝解郁，化痰散结

B. 行气活血，散瘀止痛

C. 活血化瘀，软坚祛痰

D. 疏肝理气，散结止痛

E. 调理冲任，活血散结

**117. 治疗应首选**

A. 逍遥散

B. 二仙汤

C. 逍遥散合桃红四物汤

D. 失笑散合开郁散

E. 桃红四物汤合失笑散

考点：乳腺增生病★

解析：试题115考查西医诊断。根据患者临床表现诊断为乳腺增生病。乳腺增生病的症状：①乳房内肿块。②乳房胀痛。③乳头溢液。体征：乳房内可扪及多个形态不规则的肿块，多呈片块状、条索状或颗粒状结节，也可各种形态混合存在。各种形态的肿块边界都不甚清楚，与皮肤及深部组织无粘连，推之能活动，多有压痛。B超示不均匀的低回声区以及无回声囊肿。乳腺癌：乳房内包块，包块表面皮肤出现明显的凹陷性酒窝征，乳房抬高或乳头内陷。乳腺纤维腺瘤：乳房肿块多发生于乳房外上象限，圆形，光滑，大小不等，乳房轻微疼痛。乳房内可扪及单个或多个圆形或卵圆形肿块，质地坚韧，表面光滑，边缘清楚，无粘连，极易推动。患乳外观无异常，腋窝淋巴结不肿大。急性乳腺炎：乳房肿胀疼痛，发热。起时患部压痛，结块或有或无，皮色微红或不红。化脓时患部肿块逐渐增大，结块明显，皮肤红热水肿，触痛显著，拒按。脓已成时肿块变软，按之有波动感。故115题选A。

试题116、117考查中医辨证论治。患者乳房胀痛、结块，质地较韧，舌边有瘀斑，苔薄而微黄，脉细涩，辨证为痰瘀凝结证，治法为活血化瘀，软坚祛痰，首选失笑散合开郁散加减。故116题选C，117题选D。

(118～120题共用题干)

患者，男，55岁。呕血黑便5天，伴乏力、嗜睡、腹胀。既往乙肝病史20年，脾功能亢进20年。查体：心率100次/分，血压100/70mmHg，上腹部压痛，肠鸣音活跃。血常规：Hb 60g/L。现症：面色苍白，四肢厥冷，汗出如油，苔白，脉微。

**118. 应首先考虑的诊断是**

A. 急性肝炎

B. 肝硬化

C. 黑热病

D. 门静脉高压症

E. 肝性脑病

**119. 中医辨证是**

A. 瘀血内结证　　　　B. 寒湿困脾证

C. 气随血脱证　　　　D. 气滞血瘀证

E. 水结湿阻证

**120. 治疗应首选**

A. 独参汤

B. 桃仁承气汤

C. 实脾饮

D. 膈下逐瘀汤

E. 甘遂通结汤

考点：门静脉高压症★

解析：试题118考查西医诊断。根据患者临床表现诊断为门静脉高压症。门静脉高压症：脾肿大、脾功能亢进、呕血或柏油样黑便、腹水及非特异性全身症状（如乏力、嗜睡、厌食、腹胀等）。可触及脾肿大，肿大可达脐下。肝硬化诊断的主要指征：①内镜或食道吞钡X线检查发现食管静脉曲张。②B超提示肝回声明显增强、不均、光点粗大；或肝表面欠光滑，凹凸不平或呈锯齿状；或门静脉内径＞13mm；或脾脏增大，脾静脉内径＞8mm。③腹水伴腹壁静脉怒张。④CT、显示肝外缘结节状隆起，肝裂扩大，尾叶/右叶比例＞0.05，脾大。⑤腹腔镜或肝穿刺活组织检查诊为肝硬化。以上除⑤外，其他任何一项结合次要指征，可以确诊。故118题选D。试题119考查中医辨证。血亡气脱，气血不能上荣于面，故面色苍白，苔白；气脱亡阳，形体失于温煦，则四肢厥冷；津随气泄，则汗出如油；阳气亡失将尽，无力鼓动于脉，则脉微；辨证为气随血脱证。故119题选C。试题120考查方剂的选用。门静脉高压症之气随血脱证的治法为益气固脱，首选独参汤。膈下逐瘀汤为瘀血内结证的首选，实脾饮为寒湿困脾证的首选，桃仁承气汤为气滞血瘀证的首选，甘遂通结汤为水结湿阻证的首选。故120题选A。

(121~123题共用题干)

患者，女，35岁。转移性右下腹疼痛3天，伴发热，口干欲饮，大便秘结，小便黄。查体：右下腹压痛、反跳痛、肌紧张，腰大肌试验阳性。舌红苔黄腻，脉滑数。血常规：白细胞总数13.5×10⁹/L，中性粒细胞85%。

**121.** 应首先考虑的诊断是
A. 急性阑尾炎
B. 胃十二指肠溃疡穿孔
C. 肠梗阻
D. 急性肠系膜淋巴结炎
E. 右侧附件炎

**122.** 治法是
A. 行气活血，通腑泄热
B. 通腑泄热，利湿解毒
C. 通腑排毒，养阴清热
D. 活血通络，通里攻下
E. 温中散寒，通里攻下

**123.** 治疗应首选
A. 大陷胸汤
B. 大承气汤
C. 桃仁承气汤
D. 大黄牡丹汤合透脓散
E. 复方大柴胡汤

**考点：急性阑尾炎★**

解析：试题121考查西医诊断。根据患者临床表现诊断为急性阑尾炎。急性阑尾炎：转移性右下腹疼痛；胃肠道症状；全身症状如头晕、头痛、乏力、汗出、口干、尿黄、脉数等。少数坏疽性阑尾炎或导致门静脉炎时，可有寒战高热。主要体征是①右下腹局限性显著压痛是阑尾炎最重要的特征；②反跳痛；③腹肌紧张；④右下腹包块，若阑尾周围脓肿形成，右下腹可扪及痛性包块，边界不清且固定。腰大肌试验阳性提示炎性阑尾贴近腰大肌，多见于盲肠后位阑尾炎。

胃十二指肠溃疡穿孔：多有上消化道溃疡病史，突然出现上腹部剧烈疼痛并迅速波及全腹。腹膜刺激征明显，多有肝浊音界消失，肠鸣音消失，可出现休克，X线检查常可发现膈下游离气体。典型的肠梗阻具有痛、呕、胀、闭四大症状，腹部可见肠型及肠蠕动波，肠鸣音亢进，可出现全身脱水等体征。故121题选A。试题122、123考查中医辨证论治。患者右下腹疼痛，发热，口干欲饮，大便秘结，小便黄，舌红苔黄腻，脉滑数，辨证为湿热证，治法为通腑泄热，利湿解毒，首选复方大柴胡汤加减。故122题选B，123题选E。

# 【B1型题】

A. 透托法　　　　B. 温通法
C. 清热法　　　　D. 消法
E. 补托法

**124.** 肿疡已成，毒盛正气不虚，尚未溃破或溃而脓出不畅者，治疗应首选

**125.** 没有成脓的初期肿疡，治疗应首选

考点：内治法

解析：透托法用于毒气虽盛而正气未衰者。温通法为治疗虚寒阴证的治法。清热法用于热毒之证。消法适用于尚未成脓的初期肿疡。补托法适用于正虚毒盛，不能托毒外达之虚证。故124题选A，125题选D。

A. 冲和膏　　　　B. 玉露膏
C. 阳和解凝膏　　D. 回阳玉龙膏
E. 生肌白玉膏

**126.** 治疗疮疡半阴半阳证，应首选

**127.** 治疗疮疡阳证，应首选

考点：外治法★

解析：参见4、6题。故126题选A，127题选B。

A. 4~5天　　　　B. 6~7天
C. 7~9天　　　　D. 10~12天
E. 14天

**128.** 臀部手术在术后的拆线时间是

**129.** 阑尾炎手术在术后的拆线时间是

考点：切口处理★

解析：一般头、面、颈部切口术后4~5天拆线，下腹部、会阴部手术6~7日拆线，胸部、背部、上腹部、臀部术后7~9日拆线，四肢术

中西医结合外科学

后 10 ~ 12 日拆线，减张缝线术后 14 日。<u>故 128 题选 C, 129 题选 B。</u>

 A. 4 ~ 5 天

 B. 6 ~ 7 天

 C. 7 ~ 9 天

 D. 10 ~ 12 天

 E. 14 天

**130. 颈面头部术后拆线时间是**

**131. 减张缝合术后拆线时间是**

 考点：切口处理★

 解析：参见 128、129 题。<u>故 130 题选 A, 131 题选 E。</u>

 A. 疮    B. 痈

 C. 疖    D. 发

 E. 疽

**132. 相邻近的多个毛囊及毛囊周围急性化脓性炎症属**

**133. 化脓菌侵入单个毛囊及周围组织引起的急性化脓性炎症属**

 考点：疖、痈

 解析：疮疡是各种致病因素侵袭人体后引起的一切体表化脓感染性疾病的总称，包括急性和慢性两大类。痈为相邻近的多个毛囊及毛囊周围急性化脓性炎症。疖是化脓菌侵入单个毛囊及周围组织引起的急性化脓性炎症。一般把来势迅猛而病变范围大于痈的外疡称之为发，相当于西医的蜂窝织炎。疽是局部皮肤肿胀坚硬而皮色不变的毒疮，分有头疽和无头疽。<u>故 132 题选 B, 133 题选 C。</u>

 A. 竹叶黄芪汤  B. 知柏地黄丸

 C. 五味消毒饮  D. 仙方活命饮

 E. 牛蒡解肌汤

**134. 治疗痈阴虚火盛证，首选**

**135. 治疗红丝疔，首选**

 考点：痈、浅部急性淋巴管炎和淋巴结炎

 解析：痈阴虚火盛证的治法为滋阴生津、清热托毒，代表方为竹叶黄芪汤加减。红丝疔的治法为清热解毒，代表方为五味消毒饮加减。<u>故 134 题选 A, 135 题选 C。</u>

 A. 利湿清热解毒

 B. 疏风清热解毒

 C. 凉血清热解毒

 D. 散风利湿解毒

 E. 清肝泄热利湿

**136. 丹毒患者，症见胸胁不适，大片鲜红，红肿蔓延，摸之灼手，肿胀触痛，舌红，苔黄腻，脉弦滑数。治法是**

**137. 丹毒患者，症见下肢小腿处灼热肿胀，痛如火燎，表面光亮，舌红，苔黄腻，脉滑数。治法是**

 考点：丹毒

 解析：丹毒肝脾湿火证表现为发于腰胯胁下，大片鲜红，红肿蔓延，摸之灼手，肿胀触痛；舌红，苔黄腻，脉弦滑数。治法为清肝泄热利湿。丹毒湿热毒蕴证表现为下肢小腿处灼热肿胀，痛如火燎，表面光亮；舌红，苔黄腻，脉滑数。反复发作可形成大脚风。治法为利湿清热解毒。<u>故 136 题选 E, 137 题选 A。</u>

 A. 腋中线和腋后线之间的第 6 ~ 8 肋间

 B. 腋中线第 6 肋间

 C. 腋后线第 6 肋间

 D. 锁骨中线第 2 肋间

 E. 锁骨中线第 3 肋间

**138. 闭式胸腔引流血液时，最佳的穿刺部位是**

**139. 闭式胸腔引流气体时，最佳的穿刺部位是**

 考点：气胸与血胸

 解析：闭式胸膜腔引流的穿刺部位：液体一般选择腋中线和腋后线之间的第 6 ~ 8 肋间插管引流，气体常选锁骨中线第 2 肋间。<u>故 138 题选 A, 139 题选 D。</u>

 A. 瘀血阻窍证  B. 络伤血瘀证

 C. 气阴两虚证  D. 络伤溢血证

 E. 肾络损伤证

**140. 膀胱损伤患者，症见下腹部疼痛，膀胱区压痛明显，小便窘迫，舌紫，苔薄白，脉弦细。其中医证型是**

**141. 膀胱损伤后期患者，症见腹痛较前明显减轻，但神疲乏力，面赤咽干，心烦少寐，小便无力，面色无华，舌淡苔薄，脉细数无力。其中医证型是**

 考点：膀胱损伤

 解析：膀胱损伤络伤血瘀证，临床表现为下腹部疼痛，或剧痛难忍，或放射至会阴及下肢，膀胱区压痛明显，小便窘迫，或有血尿，舌淡或紫，苔薄白，脉弦细。膀胱损伤气阴两虚证，临床表现为腹痛较前明显减轻，但神疲乏力，少气懒言，或潮热盗汗，面赤咽干，心烦少寐，小便无力，或尿频，面色无华，舌淡苔薄或少苔，脉细数无力。<u>故 140 题选 B，141 题选 C。</u>

    A. 脂肪瘤        B. 纤维瘤
    C. 皮脂腺囊肿    D. 神经纤维瘤
    E. 蔓状血管瘤

**142.** 柔软的分叶状肿物是
**143.** 与皮肤粘连的肿物是

    考点：脂肪瘤、皮脂腺囊肿

    解析：皮脂腺囊肿的特点：多呈圆形，直径多在 1～3cm，略隆起。质软，界清，表面与皮肤粘连，稍可移动，肿物中央皮肤表面可见一小孔，有时可见一黑色粉样小栓。脂肪瘤的特点：单发或多发。好发于肩、背、臀部。边界清楚，呈圆形、扁圆形或分叶状，无痛，有假性波动感，基底活动度不大。纤维瘤的特点：多见于面、颈、胸背部，质地较硬，生长缓慢。与周围组织无粘连，活动度大，无压痛，很少引起压迫症状和功能障碍。神经纤维瘤的特点：数目不定，大小不一，突出皮肤表面，或软或硬，沿神经干走向生长，呈念珠状或蚯蚓结节状，皮肤出现咖啡斑。蔓状血管瘤的特点：外观常见蚯蚓状蜿蜒迂曲的血管，有压缩性和膨胀性，紫红色，有搏动、震颤及血管杂音，局部温度稍高。肿瘤周围有交通的小动脉，压之搏动消失。<u>故 142 题选 A，143 题选 C。</u>

    A. 纤维瘤        B. 脂肪瘤
    C. 血管瘤        D. 皮脂腺囊肿
    E. 神经纤维瘤

**144.** 肿块数十枚，分布于躯干四肢，沿神经干走向生长，大小不等。应首先考虑的诊断是
**145.** 面颊部肿块如蛋大，质软如绵，表面紫红，按之缩小，放手即复原。应首先考虑的诊断是

    考点：神经纤维瘤、血管瘤★

    解析：神经纤维瘤的特点：①呈多发性，数目不定，几个甚至上千个不等。肿物大小不一，米粒至拳头大小，多凸出于皮肤表面，质地或软或硬，有的可下垂或有蒂，大者可达十数千克。②肿瘤沿神经干走向生长，呈念珠状，或呈蚯蚓结节状。③皮肤出现咖啡斑，大小不定，可为雀斑小点状，或为大片状，其分布与神经瘤分布无

关，是诊断本病的重要依据。海绵状血管瘤常见于头部、颈部，也可发生于其他部位及内脏。瘤体呈紫红或暗红色，柔软如海绵，大小不等，边界清楚，位于皮下或黏膜下组织内者可境界不清。指压柔软，有波动感，偶有少数呈柔韧或坚实感，无波动和杂音。<u>故 144 题选 E，145 题选 C。</u>

    A. 瘿        B. 蛇串疮
    C. 瘤        D. 疹
    E. 颈痈

**146.** 颈部肿块，可随吞咽移动的是
**147.** 皮肤上出现红斑、水疱，排列成带状，累累如串珠状的是

    考点：甲状腺疾病、蛇串疮

    解析：甲状腺疾病属于中医"瘿病"的范畴。瘿是指颈前结喉处有肿块，或单侧或双侧，可随吞咽上下移动者，多因肝郁气滞痰凝，或与地方水土有关。蛇串疮的特点是皮肤上出现红斑、水疱或丘疱疹，累累如串珠，排列成带状，沿一侧周围神经分布区出现，局部刺痛或伴臖核肿大。<u>故 146 题选 A，147 题选 B。</u>

    A. 海藻玉壶汤
    B. 普济消毒饮合丹栀逍遥散
    C. 透脓散合仙方活命饮
    D. 龙胆泻肝汤合芍药散
    E. 知柏地黄汤合当归六黄汤

**148.** 治疗甲状腺功能亢进症阴虚火旺证，应首选
**149.** 治疗慢性淋巴性甲状腺炎气滞痰凝证，应首选

    考点：慢性淋巴性甲状腺炎、甲状腺功能亢进症的外科治疗★

    解析：甲状腺功能亢进症阴虚火旺证，治法为滋阴清热，化痰软坚，代表方为知柏地黄汤合当归六黄汤加减。慢性淋巴性甲状腺炎气滞痰凝证的治法为疏肝理气，化痰散结，代表方为海藻玉壶汤加减。<u>故 148 题选 E，149 题选 A。</u>

    A. 窒息        B. 手足抽搐
    C. 饮水呛咳    D. 呼吸困难
    E. 说话费力

**150.** 甲状腺功能亢进症的手术治疗损伤喉上神经内支，可见

**151.** 甲状腺功能亢进症的手术治疗损伤喉上神经外支，可见

考点：甲状腺功能亢进症的外科治疗

解析：甲状腺功能亢进症的手术治疗，损伤喉上神经内支则喉部黏膜感觉丧失，进食特别是饮水时容易发生呛咳。甲状腺功能亢进的手术治疗，损伤喉上神经外支使环甲肌瘫痪，引起声带松弛，音调降低，说话费力。故150题选C，151题选E。

A. 右上腹阵发性绞痛，常于进食油腻、饱餐后发病
B. 腹痛，起病急骤，病情迅速恶化
C. 转移性右下腹痛
D. 腰腹部绞痛，伴有血尿
E. 阵发性腹痛，伴有呕吐、腹泻

**152.** 急性阑尾炎常见的临床表现是

**153.** 急性胆囊炎常见的临床表现是

考点：急性阑尾炎、急性胆道感染

解析：急性阑尾炎常见的临床表现是转移性右下腹疼痛，胃肠道症状，全身症状，右下腹局限性显著压痛，反跳痛，腹肌紧张。右下腹包块。急性胆囊炎常见的临床表现是突发右上腹阵发性绞痛，常在饱餐、进油腻食物后或在夜间发作。疼痛常放射至右肩部、肩胛部和背部。伴恶心呕吐、厌食等。右上腹可有不同程度、不同范围的压痛、反跳痛及肌紧张，Murphy征阳性。故152题选C，153题选A。

A. 阳和汤　　　　B. 桃红四物汤
C. 四妙勇安汤　　D. 十全大补汤
E. 六味地黄丸

**154.** 治疗血栓闭塞性脉管炎寒湿证，应首选的方剂是

**155.** 治疗血栓闭塞性脉管炎热毒证，应首选的方剂是

考点：血栓闭塞性脉管炎★

解析：血栓闭塞性脉管炎寒湿证的治法为温阳通脉，祛寒化湿，代表方为阳和汤加减。血栓闭塞性脉管炎热毒证的治法为清热解毒，化瘀止痛，代表方为四妙勇安汤加减。故154题选A，155题选C。

A. Charcot 三联征
B. 雷诺（Raynaud）现象

C. Horner 征
D. Homans 征阳性
E. 墨菲（Murphy）征阳性

**156.** 下肢深静脉血栓形成的体征有

**157.** 血栓闭塞性脉管炎的体征有

考点：血栓闭塞性脉管炎、下肢深静脉血栓形成

解析：下肢小腿深静脉血栓形成的体征为小腿剧痛，不能行走，行走则疼痛加重，往往呈跛行，腓肠肌压痛明显，Homans征阳性。血栓闭塞性脉管炎的体征有皮肤颜色改变，游走性血栓性浅静脉炎，营养障碍，动脉搏动减弱或消失，雷诺（Raynaud）现象，坏疽和溃疡。故156题选D，157题选B。

A. 角膜溃疡　　　B. 菌鞘
C. 点状出血　　　D. 同形反应
E. 无蒂疣

**158.** 带状疱疹可见的皮损是

**159.** 银屑病可见的皮损是

考点：带状疱疹、银屑病

解析：带状疱疹可有多种类型，有不完全型或顿挫型带状疱疹、大疱型带状疱疹、血性带状疱疹、坏疽性带状疱疹、泛发型带状疱疹、角膜溃疡、眼带状疱疹、外耳道或鼓膜疱疹、内脏带状疱疹。寻常银屑病，白色鳞屑、发亮薄膜和点状出血是本病的临床特征。故158题选A，159题选C。

A. 病毒唑　　　　B. 10%硫黄软膏
C. 补骨脂酊　　　D. 青霉素G
E. 炉甘石洗剂

**160.** 治疗白癣，应选

**161.** 治疗白癜风，应选

考点：癣、白癜风

解析：白癣治疗用灰黄霉素、酮康唑，局部用2.5%～5%碘酊、10%硫黄软膏、复方苯甲酸软膏、硝酸咪康唑霜剂及洗剂等。白癜风治疗用补骨脂及其衍生物、皮质类固醇激素、自体表皮移植。故160题选B，161题选C。

A. 皮损为局部色素脱失斑，呈乳白色斑点或斑片，境界清楚，边缘褐色
B. 皮疹局限，边界清楚，皮疹肥厚粗糙，或呈苔藓样变，颜色褐红，阵发瘙痒

C. 皮损为不规则红斑，继而出现簇集性疱疹，粟粒至绿豆大小，迅速变为水疱

D. 初起为散在性、局限性点状红斑，以后发展为大小不等的圆形或不规则形灰白色鳞屑斑

E. 皮疹为红色的斑丘疹，上覆多层银白色鳞屑，刮之可见薄膜和露水珠样出血点

**162. 寻常型银屑病的表现是**
**163. 慢性湿疹的表现是**

考点：湿疹、银屑病★

解析：寻常型银屑病的临床特点是白色鳞屑、发亮薄膜和点状出血。慢性湿疹的表现是皮损局限于某一部位，边界清楚，皮疹肥厚浸润，表面粗糙，或呈苔藓样变，颜色褐红或褐色，常伴丘疱疹、痂皮、抓痕，有阵发瘙痒。<u>故 162 题选 E，163 题选 B。</u>

A. 1～12 个月　　　　B. 2～4 周
C. 6～8 周　　　　　D. 1～2 个月
E. 2～10 天

**164. 淋病的潜伏期是**
**165. 尖锐湿疣的潜伏期是**

考点：淋病、尖锐湿疣

解析：淋病的潜伏期是 2～10 天，平均 3～5 天。尖锐湿疣的潜伏期是 1～12 个月，平均 3 个月。<u>故 164 题选 E，165 题选 A。</u>

A. 龙胆泻肝汤　　　　B. 五虎汤
C. 萆薢化毒汤　　　　D. 黄连解毒汤
E. 萆薢渗湿汤

**166. 尖锐湿疣湿热毒蕴证应首选**
**167. 尖锐湿疣湿毒下注证应首选**

考点：尖锐湿疣

解析：尖锐湿疣湿热毒蕴证的治法为清热解毒，化浊利湿，代表方为黄连解毒汤加苦参、萆薢、土茯苓、大青叶、马齿苋等。尖锐湿疣湿毒下注证的治法为利湿化浊，清热解毒，代表方为萆薢化毒汤加黄柏、土茯苓、大青叶。<u>故 166 题选 D，167 题选 C。</u>

# 中西医结合妇产科学

## 【A1 型题】

**1. 骨盆的组成不包括**

    A. 骶骨             B. 尾骨

    C. 坐骨             D. 第 5 腰椎

    E. 髂骨

    考点：骨盆的组成★

    解析：组成骨盆的骨骼包括骶骨、尾骨及左右两块髋骨。骶骨由 5~6 块骶椎合成。尾骨由 4~5 块尾椎合成。每块髋骨又包括髂骨、坐骨及耻骨。第 5 腰椎在骨盆之上，没有参与骨盆的组成。<u>故本题选 D。</u>

**2. 有关女性生殖器官的描述，正确的是**

    A. 女性外生殖器即会阴

    B. 子宫为奇恒之腑

    C. 双侧小阴唇前端为腹股沟韧带终止点

    D. 前庭大腺称斯氏腺

    E. 阴道前庭为双侧大阴唇之间的菱形区

    考点：外阴、内生殖器★

    解析：外阴是指生殖器官的外露部分，为两股内侧从耻骨联合至会阴之间的区域，包括阴阜、大阴唇、小阴唇、阴蒂、阴道前庭。会阴是外生殖器后方与肛门前方的部位。奇恒之腑包括脑、髓、骨、脉、胆、女子胞（子宫）。前庭大腺称巴多林腺。阴道前庭指两侧小阴唇之间的菱形区，前为阴蒂，后为阴唇系带。<u>故本题选 B。</u>

**3. 下列各项，不属女性内生殖器的是**

    A. 小阴唇          B. 阴道

    C. 子宫             D. 输卵管

    E. 卵巢

    考点：内生殖器★

    解析：女性外阴包括阴阜、大阴唇、小阴唇、阴蒂、阴道前庭。内生殖器包括阴道、子宫、输卵管、卵巢。<u>故本题选 A。</u>

**4. 雌激素的生理作用是**

    A. 增加子宫平滑肌对缩宫素的敏感性

    B. 使增生期子宫内膜转化为分泌期内膜

    C. 加快阴道上皮细胞脱落

    D. 抑制输卵管肌节律性收缩的振幅

    E. 兴奋下丘脑体温调节中枢

    考点：卵巢激素★

    解析：雌激素的生理作用：①促进子宫肌细胞增生和肥大。增加血运，促使和维持子宫的发育。增加子宫平滑肌对缩宫素的敏感性。②使子宫内膜腺体及间质增生、修复。③使宫颈口松弛、扩张，宫颈黏液分泌增加，性状变稀薄，富有弹性易拉成丝状。④促使输卵管肌层发育及上皮分泌活动，并可加强输卵管平滑肌节律性收缩振幅。⑤使阴道上皮细胞增生和角化，黏膜变厚，增加细胞内糖原含量，使阴道维持酸性环境。⑥使阴唇发育丰满，色素加深。⑦促使乳腺管增生，乳头、乳晕着色，促使其他第二性征的发育。⑧协同 FSH 促使卵泡发育。⑨通过对下丘脑和垂体的正负反馈调节，控制 Gn 的分泌。⑩促使水钠潴留，促进肝脏高密度脂蛋白合成，抑制低密度脂蛋白合成，降低循环中胆固醇水平，维持和促进骨基质代谢。<u>故本题选 A。</u>

**5. 受卵巢激素影响发生周期性变化的是**

    A. 阴道黏膜底层

    B. 阴道黏膜中层

    C. 子宫内膜基底层

    D. 子宫内膜功能层

    E. 输卵管黏膜

    考点：子宫内膜周期性变化

    解析：子宫内膜分为基底层和功能层。功能层由基底层再生而来，受卵巢性激素的影响呈现周期性变化，若未受孕功能层则坏死脱落形成月经。<u>故本题选 D。</u>

**6. 维持阴道酸碱度的是**

    A. 乳杆菌          B. 双歧杆菌

    C. 放线菌          D. 酵母菌

E. 酪酸梭菌

考点：其他生殖器的周期性变化

解析：排卵前，在雌激素作用下，阴道黏膜底层细胞增生，逐渐演变为中层细胞与表层细胞，使阴道上皮增厚，表层细胞角化，其程度在排卵期最明显，细胞内富含糖原，经乳杆菌分解为乳酸，使阴道内保持一定酸度，可防止致病菌的繁殖。<u>故本题选 A。</u>

**7.** 不属于胎盘合成的是

    A. 人绒毛膜促性腺激素（HCG）

    B. 人胎盘生乳素（HPL）

    C. 孕激素

    D. 缩宫素酶

    E. 卵泡刺激素

考点：胎儿附属物★

解析：胎盘的合成功能主要合成激素和酶，激素包括蛋白激素和甾体激素两类。蛋白激素有人绒毛膜促性腺激素（HCG）、人胎盘生乳素（HPL）等。甾体激素有雌激素、孕激素等。酶包括缩宫素酶、耐热性碱性磷酸酶等。<u>故本题选 E。</u>

**8.** 关于缩宫素酶分泌部位的叙述，正确的是

    A. 胎盘        B. 卵巢

    C. 妊娠黄体    D. 胎儿肾上腺

    E. 胎儿肝脏

考点：胎儿附属物★

解析：参见 7 题。<u>故本题选 A。</u>

**9.** 下列关于妊娠子宫的叙述，正确的是

    A. 孕 10 周超出盆腔

    B. 妊娠晚期出现左旋

    C. 子宫峡部逐渐伸展

    D. 宫颈黏液稀薄、透明

    E. 孕晚期宫颈逐渐肥大变软

考点：妊娠期各系统变化特点

解析：妊娠子宫逐渐增大变软，子宫略成球形且不对称，受精卵着床部位的子宫壁突出明显。孕 12 周后增大子宫匀称并超出盆腔，于耻骨联合上方可触及。妊娠晚期子宫出现右旋，与乙状结肠占据盆腔左侧有关。子宫峡部非孕时约长 1cm，孕 12 周以后，峡部逐渐伸展、拉长、变薄，扩展成宫腔的一部分，形成子宫下段。妊娠早期宫颈肥大、变软、呈紫蓝色。宫颈管内腺体肥大、宫颈黏液增多，形成黏稠的黏液栓，有防止病原体入侵宫腔的作用。<u>故本题选 C。</u>

**10.** 我国现阶段采用的围生期范围是指

    A. 从胚胎形成至产后 1 周

    B. 从妊娠满 20 周至产后 4 周

    C. 从妊娠满 28 周至产后 1 周

    D. 从妊娠满 28 周至产后 4 周

    E. 从妊娠满 24 周至产后 1 周

考点：围生期

解析：我国将从妊娠满 28 周至产后 1 周这段时期定为围生期。<u>故本题选 C。</u>

**11.** 孕妇末次月经为 2014 年 3 月 15 日，其预产期是

    A. 2015 年 1 月 20 日

    B. 2014 年 12 月 28 日

    C. 2014 年 12 月 22 日

    D. 2015 年 1 月 15 日

    E. 2015 年 12 月 15 日

考点：预产期推算★

解析：预产期推算：从末次月经第 1 日算起，月份减 3 或加 9，日数加 7（农历日数加 14）。<u>故本题选 C。</u>

**12.** 下列不属于胎儿健康检查的是

    A. 胎心率的检测    B. 羊膜镜检查

    C. 无应激试验    D. 宫颈细胞学检查

    E. 缩宫素激惹试验

考点：胎儿宫内情况监护

解析：胎儿电子监护通过连续观察胎心及其与胎动和宫缩间的关系，评估胎儿宫内的安危。无应激试验和缩宫素激惹试验用以了解胎儿储备能力。羊膜镜检查主要检查羊水的质量，以判断胎儿在宫内是否缺氧。<u>故本题选 D。</u>

**13.** 枕先露的分娩机制正确顺序是

    A. 衔接 - 下降 - 内旋转 - 俯屈 - 仰伸 - 复位及外旋转 - 胎肩及胎儿娩出

    B. 衔接 - 下降 - 俯屈 - 内旋转 - 仰伸 - 复位及外旋转 - 胎肩及胎儿娩出

    C. 衔接 - 下降 - 俯屈 - 外旋转 - 仰伸 - 复位及内旋转 - 胎肩及胎儿娩出

    D. 衔接 - 下降 - 仰伸 - 内旋转 - 俯屈 - 复位及外旋转 - 胎肩及胎儿娩出

    E. 衔接 - 下降 - 仰伸 - 外旋转 - 俯屈 - 复位及内旋转 - 胎肩及胎儿娩出

考点：枕先露的分娩机制

解析：枕先露的分娩机制：①衔接。②下降。③俯屈。④内旋转。⑤仰伸。⑥复位及外旋转。⑦胎肩及胎儿娩出。<u>故本题选 B。</u>

**14.** 下列不属于先兆流产症状的是

A. 阴道流血　　　B. 腹痛

C. 腰背痛　　　　D. 小腹坠胀

E. 阴道胎块

考点：先兆流产

解析：先兆流产指妊娠 28 周前出现少量阴道流血，下腹痛或腰背痛。妇科检查：子宫颈口未开，胎膜未破，子宫大小与停经周数相符。经治疗及休息后症状消失，可继续妊娠。中医称"胎漏""胎动不安"。阴道胎块指胚胎组织或者羊膜囊，是难免流产的表现。故本题选 E。

**15. 关于产褥期保健的叙述，错误的是**

A. 尽早适当活动

B. 禁止性生活

C. 按规定进行产后访视

D. 剖宫产术后可忍痛做产后健身操

E. 手术产者可适当推迟活动时间

考点：产褥期保健

解析：产褥期保健：①产后活动：尽早适当及做产后康复运动。经阴道分娩的产后 6～12 小时可起床轻微活动，第 2 天可在室内随意走动，产后康复的运动量应循序渐进。②避孕：产褥期原则上应禁止性生活。③产后检查：包括产后访视和产后健康检查。故本题选 D。

**16. 更易导致妇科疾病的淫邪因素是**

A. 热邪、湿邪、火邪

B. 寒邪、暑邪、火邪

C. 寒邪、热邪、湿邪

D. 风邪、寒邪、湿邪

E. 暑邪、湿邪、燥邪

考点：中医常见病因

解析：淫邪因素主要指风、寒、暑、湿、燥、火六种治病邪气，六淫皆能导致妇科疾病，但妇女"以血为本"，寒、热、湿邪更易与血相搏结而引发妇产科疾病。故本题选 C。

**17. 下列关于妇产科疾病的发病机理中，正确的是**

A. 脏腑功能失常，气血失调，冲、任、督、带损伤，胞宫、胞脉、胞络受损

B. 淫邪致病，情志因素，生活失调，体质因素

C. 气虚、血热、血瘀

D. 感染邪毒、热入营血和热陷心包

E. 气虚、肾虚、血瘀、气滞

考点：中医对妇产科疾病发病机理的认识

解析：妇产科疾病发病机理：①脏腑功能失

常。②气血失调。③冲、任、督、带损伤。④胞宫、胞脉、胞络受损。故本题选 A。

**18. 下列各项，不属治疗妇科气血两虚代表方剂的是**

A. 人参养荣汤　　B. 十全大补丸

C. 生化汤　　　　D. 当归补血汤

E. 八珍汤

考点：中医内治法

解析：气血两虚所致的闭经、痛经、胎漏、胎动不安、堕胎、小产、胎萎不长、胎死不下、难产、产后血晕、缺乳、乳汁自出，治法为气血双补。代表方：八珍汤、十全大补汤、人参养荣汤、当归补血汤、通乳丹。故本题选 C。

**19. 妊娠剧吐时，不考虑终止妊娠的情况是**

A. 心率每分钟超过 120 次

B. 呕吐物中有胆汁

C. 持续黄疸

D. 持续蛋白尿

E. 体温持续升高至 38℃

考点：妊娠剧吐

解析：妊娠剧吐的西医治疗：①止呕。②纠正脱水、电解质紊乱及酸碱失衡。若经治疗无好转，体温持续高于 38℃，心率每分钟超过 120 次，出现持续性黄疸或持续蛋白尿，或伴发 Wernicke 综合征时，应当终止妊娠。故本题选 B。

**20. 流产正确的处理措施是**

A. 先兆流产黄体功能不足者，给予甲状腺素片口服

B. 早期难免流产可用缩宫素促使子宫收缩，完全排出胎儿和胎盘组织

C. 不全流产可等待其完全流产

D. 先兆流产气血亏虚证可口服胎元饮

E. 复发性流产肾气亏损证可用泰山磐石散口服

考点：流产★

解析：先兆流产黄体功能不足者，应给予黄体酮和维生素 E。甲状腺功能减退者应给予甲状腺素片。先兆流产气血亏虚证的中医治法为补气养血，固肾安胎，代表方为胎元饮。早期难免流产应行刮宫术，妊娠物送病理检查。晚期流产时因子宫较大，可用缩宫素促使子宫收缩，当胎儿和胎盘组织排出后应检查是否完全，必要时清宫。不全流产及时行刮宫术或钳刮术，以清除宫腔内的残留物，必要时补液、输血，给予抗生素

预防感染。复发性流产肾气亏损证的中医治法为补肾益气，调固冲任，代表方为补肾固冲丸。故本题选 D。

**21. 治疗复发性流产肾气亏损证，应首选的方剂是**
A. 保阴煎
B. 胎元饮
C. 寿胎丸
D. 补肾固冲丸
E. 泰山磐石散
考点：滑胎★
解析：复发性流产：与同一性伴侣连续 3 次或 3 次以上自然流产者称为复发性流产。每次流产往往发生在同一妊娠月份，其流产过程与一般流产相同，中医称"滑胎"。肾气亏损证的治法为补肾益气，调固冲任，代表方为补肾固冲丸。故本题选 D。

**22. 中医认为异位妊娠的病因病机是**
A. 冲脉气滞血瘀
B. 气滞、血瘀、血虚、虚寒，以致胞脉胞络阻滞失养
C. 少腹素有瘀滞，冲任胞络不畅
D. 冲任损伤，胎元不固
E. 脾胃虚弱，土不制水，水渍胞中
考点：异位妊娠
解析：异位妊娠的基本病机是少腹血瘀实证。常见病因病机有瘀阻胞络、气虚血瘀、气滞血瘀、气陷血脱、瘀结成癥。故本题选 C。

**23. 疑为异位妊娠破裂，最常用的辅助检查方法是**
A. 妊娠试验
B. B 超
C. 阴道后穹隆穿刺
D. 腹腔镜检查
E. 诊断性刮宫
考点：异位妊娠
解析：阴道后穹隆穿刺适用于疑有腹腔内出血或 B 型超声检查显示有盆腔积液的患者。如经后穹隆穿刺抽出暗红色不凝血，说明有血腹症存在，可协助诊断异位妊娠。故本题选 C。

**24. 下列各项，不属异位妊娠保守治疗指征的是**
A. 输卵管妊娠未发生破裂或流产
B. 输卵管妊娠包块小于 4cm
C. 血 HCG 小于 5000U/L
D. 无明显内出血
E. 肝肾功能及血常规正常
考点：异位妊娠
解析：药物治疗主要适用于早期输卵管妊娠、要求保留生育能力的年轻患者。可采用化学

药物治疗或米非司酮治疗、中医中药治疗。必须符合下列条件：①输卵管妊娠未发生破裂或流产。②输卵管妊娠包块直径 < 4cm。③血 β - HCG < 2000U/L。④无明显内出血。⑤肝肾功能及血常规检查正常。故本题选 C。

**25. 治疗异位妊娠休克型气陷血脱证，其治法是**
A. 益气养血，滋养胎元
B. 益气化瘀，消癥杀胚
C. 回阳救逆，益气固脱
D. 活血化瘀，消癥散结
E. 养血益气，宁心安胎
考点：异位妊娠
解析：异位妊娠休克型气陷血脱证的治法为回阳救逆，益气固脱，代表方为参附汤合生脉散加黄芪、柴胡、炒白术。故本题选 C。

**26. 与妊娠期高血压疾病的发生关系最密切的是**
A. 心、脾、肾功能失调
B. 肺、脾、肾功能失调
C. 肝、脾、肾功能失调
D. 肝、脾、肺功能失调
E. 心、肝、肾功能失调
考点：妊娠期高血压疾病
解析：妊娠期高血压疾病常见病因病机有脾肾两虚、气滞湿阻、阴虚肝旺、脾虚肝旺、肝风内动和痰火上扰。本病与肝、脾、肾功能失调关系最为密切。故本题选 C。

**27. 治疗妊娠期高血压疾病脾肾两虚证，应首选**
A. 天仙藤散
B. 白术散
C. 真武汤
D. 肾气丸
E. 四苓散
考点：妊娠期高血压疾病★
解析：妊娠期高血压脾肾两虚证的治法为健脾温肾，行水消肿，代表方为白术散合五苓散。故本题选 B。

**28. 下列各项，不属于胎儿生长受限的中医证型的是**
A. 肾气亏虚
B. 阴虚内热
C. 气血虚弱
D. 脾虚湿盛
E. 胞宫虚寒
考点：胎儿生长受限★
解析：胎儿生长受限的中医证型有肾气亏虚证、气血虚弱证、阴虚内热证、胞宫虚寒证。故本题选 D。

**29. 下列各项，不属于妊娠合并心脏病主要症状的是**

A. 劳力性呼吸困难　B. 腹痛

C. 经常性胸闷　　　 D. 咯血

E. 夜间端坐呼吸

考点：心脏病

解析：妊娠合并心脏病的主症有劳力性呼吸困难、经常性夜间端坐呼吸、咯血、经常性胸闷、胸痛等心功能异常的症状。故本题选 B。

**30. 妊娠合并病毒性肝炎湿热蕴结证的治法是**

A. 清热除湿，化瘀止痛

B. 清热利湿，止血调经

C. 清热利湿，杀虫止痒

D. 清热利湿，佐以安胎

E. 健脾化湿，养血安胎

考点：病毒性肝炎

解析：病毒性肝炎湿热蕴结证的治法为清热利湿，佐以安胎，代表方为茵陈蒿汤加金钱草、虎杖、寄生、续断。故本题选 D。

**31. 下列关于妊娠合并糖尿病对胎儿的影响，错误的是**

A. 胎儿畸形不易发生

B. 巨大儿增多

C. 胎儿畸形率增高

D. 胎儿生长受限

E. 流产和早产发生率增高

考点：糖尿病

解析：妊娠合并糖尿病对胎儿的影响：巨大儿增多，胎儿畸形率增高（常见心血管畸形和神经系统畸形），胎儿生长受限、流产和早产发生率增高。故本题选 A。

**32. 妊娠期糖尿病需立即终止妊娠的指标是**

A. 糖尿病病程 > 10 年，伴有视网膜病变及肾功能损害、重度子痫前期

B. 有死胎、死产史的孕妇

C. 巨大儿、胎位异常

D. 胎盘功能不良

E. 胎儿窘迫

考点：糖尿病

解析：妊娠期糖尿病血糖控制不满意，有下列情况者应立即终止妊娠：①血管病变。②合并重度子痫前期。③胎儿生长受限。④严重感染。⑤胎儿窘迫。A、B、C、D 选项属于剖宫产指征。故本题选 E。

**33. 妊娠合并尿路感染常见的中医证型是**

A. 肺热津伤证　　　 B. 阴虚火旺证

C. 气血虚弱证　　　 D. 气滞湿阻证

E. 热毒内蕴证

考点：尿路感染 ★

解析：妊娠合并尿路感染常见的中医证型：阴虚火旺证、心火偏亢证。故本题选 B。

**34. 下列关于协调性宫缩乏力的处理措施，正确的是**

A. 静脉点滴硫酸镁　 B. 肌注地西泮

C. 肌注派替啶　　　 D. 静滴缩宫素

E. 立即剖宫产

考点：产力异常

解析：协调性宫缩乏力的西医处理原则：寻找原因，检查有无头盆不称及胎位异常，了解宫颈扩张及先露部下降情况，估计不能经阴道分娩者，应及时行剖宫产术。若无头盆不称或胎位异常，估计能从阴道分娩，则采取中西医结合疗法加强宫缩。故本题选 D。

**35. 不属于慢性胎儿窘迫临床表现的是**

A. 酸中毒

B. 胎动减少

C. OCT 可见频繁重度变异减速

D. 胎儿电子监护 NST 结果评分 ≤ 4 分

E. 胎盘功能低下

考点：胎儿窘迫

解析：慢性胎儿窘迫的临床表现：①胎动减少或消失：胎动 < 10 次/12h 为胎动减少，是胎儿缺氧的重要表现。胎动消失 24 小时后胎心消失。②胎儿电子监护：缺氧时胎心率可出现以下异常，NST 无反应性。在无胎动与宫缩时，胎心率 > 180 次/分或 < 110 次/分持续 10 分钟以上。基线变异频率 < 5 次/分。OCT 可见频繁重度变异减速或晚期减速。③胎盘功能低下。④B 型超声监测：根据 B 型超声监测，脐动脉血流信号、胎动、胎儿呼吸运动、胎儿肌张力、羊水量，加之胎儿电子监护 NST 结果评分 ≤ 4 分提示胎儿窘迫，5 ~ 6 分胎儿可疑缺氧。故本题选 A。

**36. 急性胎儿窘迫的处理措施正确的是**

A. 卧床休息，右侧卧位

B. 积极治疗妊娠合并症及并发症

C. 定时间断吸氧

D. 左侧卧位，吸氧

E. 行剖宫产术终止妊娠

考点：胎儿窘迫

解析：急性胎儿窘迫的西医处理：左侧卧位，吸氧，纠正脱水、酸中毒及电解质紊乱。宫口开全或近开全，尽快经阴道助产分娩。宫口未

开全，短时间不能经阴道分娩者，剖宫产分娩。胎儿娩出后，应作好新生儿窒息抢救准备。积极治疗妊娠合并症及并发症、定时间断吸氧、行剖宫产术终止妊娠属于慢性胎儿窘迫的处理措施。故本题选 D。

**37.** 下列各项，不属胎膜早破常见病因的是

    A. 生殖道感染    B. 营养因素

    C. 胎膜受力不均    D. 羊膜腔压力增高

    E. 宫颈内口松弛

    考点：胎膜早破

    解析：胎膜早破常见病因有生殖道感染，羊膜腔压力增高，胎膜受力不均，创伤、营养因素等。故本题选 E。

**38.** 先兆子宫破裂临床表现中错误的是

    A. 胎心率的变化    B. 下腹部压痛

    C. 病理缩腹环    D. 休克

    E. 血尿

    考点：子宫破裂

    解析：先兆子宫破裂的临床表现：病理缩复环、下腹部压痛、胎心率的变化及血尿是先兆子宫破裂的四个重要症状。由于产程停滞延长，孕妇可有水、电解质紊乱。故本题选 D。

**39.** 不属羊水栓塞早期阶段抢救措施的是

    A. 抗过敏

    B. 纠正呼吸循环功能衰竭

    C. 积极纠正休克

    D. 抗纤溶药物治疗

    E. 改善低氧血症

    考点：羊水栓塞★

    解析：一旦发生羊水栓塞，应立即抢救。早期阶段以抗过敏，纠正呼吸循环功能衰竭和改善低氧血症，抗休克为主。DIC 阶段，早期抗凝治疗，晚期抗纤溶治疗。少尿无尿阶段，应及时使用利尿剂，预防肾衰竭发生。抗纤溶药物治疗属于 DIC 阶段的抢救措施。故本题选 D。

**40.** "产后三审"包括

    A. 产后泄泻与否    B. 产后呕吐与否

    C. 产后出血与否    D. 小腹痛与不痛

    E. 小便通与不通

    考点：产后"三审"★

    解析：产后病的诊断除以四诊八纲为基本方法外，尤其要注意"三审"：先审小腹痛与不痛，以辨有无恶露停滞；次审大便通与不通，以验津液之盛衰；再审乳汁行与不行及饮食多少，以察胃气之强弱。故本题选 D。

**41.** 治疗晚期产后出血血瘀证，应首选的方剂是

    A. 保阴煎    B. 补中益气汤

    C. 毓麟珠    D. 参苓白术散

    E. 生化汤

    考点：晚期产后出血★

    解析：晚期产后出血血瘀证的治法为活血化瘀，调冲止血，代表方为生化汤合失笑散加益母草、茜草。故本题选 E。

**42.** 产褥感染常见的中医证型是

    A. 肝气郁结证    B. 感染邪毒证

    C. 气血虚弱证    D. 暑伤津气证

    E. 暑入阳明证

    考点：产褥感染★

    解析：产褥感染常见的中医证型有感染邪毒证、热入营血证、热陷心包证。故本题选 B。

**43.** 治疗产褥感染感染邪毒证，应首选的方剂是

    A. 五味消毒饮合失笑散

    B. 大黄牡丹汤合失笑散

    C. 清营汤合紫雪

    D. 解毒散结汤合失笑散

    E. 解毒四物汤合紫雪

    考点：产褥感染★

    解析：产褥感染感染邪毒证的治法为清热解毒，凉血化瘀，代表方为五味消毒饮加丹皮、赤芍、鱼腥草、益母草。故本题选 A。

**44.** 属于产褥期抑郁症心脾两虚证主症的是

    A. 胸胁乳房胀痛

    B. 心烦易怒，善太息

    C. 舌暗有瘀斑，脉弦

    D. 喜怒无常，少寐多梦

    E. 健忘，悲伤欲哭

    考点：产褥期抑郁症★

    解析：产褥期抑郁症心脾两虚证的临床表现：产后精神不振，心神不宁，悲伤欲哭，失眠多梦、健忘，伴神疲乏力，面色萎黄。舌淡，苔薄白，脉细弱。胸胁乳房胀痛，心烦易怒，善太息属于肝郁气结证的表现。喜怒无常，少寐多梦，舌暗有瘀斑，脉弦属于痰阻气逆证的表现。故本题选 E。

**45.** 治疗产后缺乳气血虚弱证应选用

    A. 健固汤    B. 通乳丹

    C. 顺经汤加牛膝    D. 两地汤合二至丸

    E. 加味阿胶汤

    考点：产后缺乳★

    解析：产后缺乳气血虚弱证的治法为补气养

血，佐以通乳。代表方为通乳丹去木通，加通草。故本题选 B。

**46. 下列各项，不属于产后尿潴留气虚证主要症状的是**
A. 产后小便不通
B. 小腹胀急疼痛
C. 气短懒言
D. 面色晦暗
E. 舌淡，苔薄白，脉缓弱

考点：产后排尿异常

解析：产后排尿异常包括产后尿潴留与产后小便不禁。气虚证症见产后小便不通，小腹胀急疼痛或坠胀，倦怠乏力，气短懒言，面色㿠白，舌淡，苔薄白，脉缓弱。面色晦暗为肾虚证的症状。故本题选 D。

**47. 治疗外阴硬化性苔藓肝肾阴虚证，应首选的方剂是**
A. 归肾丸合二至丸
B. 黑逍遥散
C. 龙胆泻肝汤
D. 知柏地黄汤
E. 完带汤

考点：外阴硬化性苔藓★

解析：外阴硬化性苔藓肝肾阴虚证的治法为补益肝肾，养荣润燥，代表方为归肾丸合二至丸。故本题选 A。

**48. 治疗子宫颈炎症湿热下注证，应首选**
A. 龙胆泻肝汤　　B. 止带方
C. 二妙丸　　　　D. 五味消毒饮
E. 仙方活命饮

考点：子宫颈炎症★

解析：子宫颈炎症湿热下注证的治法为疏肝清热，利湿止带，代表方为龙胆泻肝汤去木通。故本题选 A。

**49. 治疗盆腔炎性疾病热毒炽盛证，应首选的方剂是**
A. 萆薢渗湿汤合五苓散
B. 止带方加生薏苡仁、野菊花
C. 龙胆泻肝汤合五味消毒饮
D. 知柏地黄汤合易黄汤
E. 五味消毒饮合大黄牡丹皮汤

考点：盆腔炎性疾病★

解析：盆腔炎性疾病热毒炽盛证的治法为清热解毒，凉血化瘀，代表方为五味消毒饮合大黄牡丹皮汤。故本题选 E。

**50. 治疗崩漏的三法是**
A. 塞流、澄源、求因
B. 补肾、益脾、调肝
C. 补肾、益脾、化痰
D. 塞流、澄源、复旧
E. 塞流、止血、求因

考点：排卵障碍性异常子宫出血★

解析：治疗崩漏的三法是塞流、澄源、复旧。故本题选 D。

**51. 无排卵性异常子宫出血肾阴虚证，应首选的方剂的是**
A. 左归丸合二至丸
B. 固本止崩汤合举元煎
C. 保阴煎合生脉散
D. 清热固经汤合生脉散
E. 丹栀逍遥散合二至丸

考点：排卵障碍性异常子宫出血★

解析：无排卵性异常子宫出血肾阴虚证的治法为滋肾养阴，固冲止血，代表方为左归丸去牛膝合二至丸。故本题选 A。

**52. 不属于黄体功能不足肝郁血热证临床表现的是**
A. 月经周期或先或后
B. 月经色深红或紫红
C. 经行不畅，乳房胀痛
D. 胸胁胀满，口苦咽干
E. 月经提前，量或多或少

考点：排卵障碍性异常子宫出血★

解析：黄体功能不足肝郁血热证的临床表现：月经提前，量或多或少，色深红或紫红，质稠有块，经行不畅，乳房或少妇胀痛，胸胁胀满，口苦咽干。舌红，苔薄黄，脉弦数。故本题选 A。

**53. 下列哪项是月经先期肝郁血热证的主症**
A. 经量增多　　B. 经量减少
C. 经量或多或少　D. 经色淡红
E. 经后小腹隐痛

考点：排卵障碍性异常子宫出血★

解析：参见 52 题。故本题选 C。

**54. 治疗子宫内膜不规则脱落湿热蕴结证，应首选**
A. 清肝止淋汤　　B. 二妙丸
C. 清经散　　　　D. 两地汤
E. 固经丸

考点：排卵障碍性异常子宫出血★

解析：子宫内膜不规则脱落湿热蕴结证的治法为清热利湿，止血调经。代表方为固经丸。清肝止淋汤用于排卵期出血（经间期出血）湿热证。二妙丸可用于月经不调之湿热证。清经散用于黄体功能不足之阳盛血热证。两地汤用于子宫内膜修复延长之虚热证。<u>故本题选 E。</u>

**55.** 下列哪项不是闭经气血虚弱证的主要症状

    A. 月经闭止，腰膝酸软

    B. 月经量少，经色淡质稀，继而停经

    C. 头晕眼花

    D. 神疲乏力

    E. 食欲不振

    *考点：闭经★*

    解析：闭经气血虚弱证的临床表现为月经由后期量少而渐至停闭，面色苍白，头晕目眩，心悸怔忡，气短懒言，纳少，舌质淡红，苔白，脉细弱。<u>故本题选 A。</u>

**56.** 丹溪治湿痰方用于闭经的中医证型是

    A. 肝肾不足证     B. 阴虚血燥证

    C. 气滞血瘀证     D. 寒凝血瘀证

    E. 痰湿阻滞证

    *考点：闭经★*

    解析：闭经痰湿阻滞证的治法为燥湿化痰，活血通经，代表方为丹溪治湿痰方、苍附导痰丸合佛手散。<u>故本题选 E。</u>

**57.** 下列各项，不属于痛经常见证型的是

    A. 气滞血瘀     B. 痰湿阻滞

    C. 肝肾亏损     D. 寒凝血瘀

    E. 气血虚弱

    *考点：痛经★*

    解析：痛经的主要证型为气滞血瘀证、寒凝血瘀证、湿热瘀阻证、气血虚弱证、肝肾亏损证。<u>故本题选 B。</u>

**58.** 治疗肝肾亏损型痛经，应首选的方剂是

    A. 左归丸     B. 调肝汤

    C. 十全大补汤     D. 右归丸

    E. 知柏地黄丸

    *考点：痛经★*

    解析：痛经肝肾亏损证的治法为滋肾养肝，调经止痛，代表方为调肝汤加桑寄生、肉苁蓉。<u>故本题选 B。</u>

**59.** 治疗多囊卵巢综合征胰岛素抵抗，常用的药物是

    A. 螺内酯     B. 醋酸甲羟孕酮

    C. 二甲双胍     D. 氯米芬

    E. 妈富隆

    *考点：多囊卵巢综合征*

    解析：二甲双胍为双胍类口服降糖药，适用于治疗肥胖或胰岛素抵抗，可改善胰岛素抵抗及月经排卵功能，连续用 3~6 个月。螺内酯用于治疗高雄激素血症。醋酸甲羟孕酮、妈富隆用于调整月经周期。氯米芬用于促排卵。<u>故本题选 C。</u>

**60.** 二仙汤合二至丸用于治疗绝经综合征的哪种证候

    A. 心脾气虚证     B. 心肾不交证

    C. 肾虚肝郁证     D. 肾阴阳两虚证

    E. 肝肾阴虚证

    *考点：绝经综合征★*

    解析：绝经综合征肾阴阳两虚证的治法为滋阴补肾，调补冲任，代表方为二仙汤合二至丸。肝肾阴虚证的代表方为杞菊地黄丸去泽泻，脾肾阳虚证的代表方为右归丸，心肾不交证的代表方为天王补心丹去人参、朱砂，加太子参、桑葚。<u>故本题选 D。</u>

**61.** 关于女性生殖器官肿瘤的叙述，正确的是

    A. 高危型 HPV 的持续感染是宫颈癌的主要危险因素

    B. 卵巢囊肿的转移途径以淋巴转移为主

    C. 鳞状细胞浸润癌占宫颈癌的15%~20%

    D. 宫腔镜检查是确诊子宫内膜癌的主要依据

    E. 子宫肌瘤≥1 个月妊娠大时，于腹部可触及

    *考点：女性生殖器官肿瘤*

    解析：高危型 HPV 的持续感染是宫颈癌的主要危险因素。卵巢囊肿的转移以直接转移和腹腔种植为主，其次为淋巴转移，血行转移较少见。鳞状细胞浸润癌占宫颈癌的80%~85%。腺癌占宫颈癌的15%~20%。分段诊断性刮宫是确诊子宫内膜癌的主要依据。子宫肌瘤≥3 个月妊娠大时，于腹部可触及。<u>故本题选 A。</u>

**62.** 宫颈癌诊断的最可靠方法是

    A. 宫颈活组织检查

    B. 尿液检查

    C. 血液检查

    D. 腹腔镜检查

    E. 超声检查

    *考点：宫颈癌★*

    解析：早期病例的诊断应采用子宫颈细胞学

中西医结合妇产科学

检查和（或）HPV 检测、阴道镜检查、子宫颈活组织检查的"三阶梯"程序，确诊依据为组织学诊断。故本题选 A。

**63. 不属于子宫肌瘤常见的中医证型是**

  A. 气虚血瘀证    B. 肾虚血瘀证

  C. 气血虚弱证    D. 痰湿瘀阻证

  E. 湿热瘀阻证

  考点：子宫肌瘤★

  解析：子宫肌瘤常见的中医证型有气滞血瘀证、痰湿瘀阻证、肾虚血瘀证、气虚血瘀证、湿热瘀阻证。故本题选 C。

**64. 下列各项，对诊断葡萄胎最有意义的是**

  A. 子宫妊娠 5 个月大小，摸不到胎体

  B. 盆腔 B 超示落雪状影像

  C. 血 HCG ＞100mIU/mL

  D. 下腹疼痛

  E. 停经后阴道出血

  考点：葡萄胎

  解析：超声检查是葡萄胎最常用而又比较准确的诊断方法。B 超示子宫腔内呈"落雪状"或"蜂窝状"影像，超声多普勒检查能探测到子宫血流杂音而探测不到胎心。故本题选 B。

**65. 关于葡萄胎随访期间避孕时间，正确的是**

  A. 严格避孕 2 年    B. 严格避孕 3 年

  C. 严格避孕 1 年    D. 严格避孕 3 个月

  E. 严格避孕 6 个月

  考点：葡萄胎★

  解析：葡萄胎随访期间必须严格避孕 6 个月，推荐避孕套或者口服避孕药避孕，一般不用宫内节育器，以免穿孔或混淆子宫出血的原因。故本题选 E。

**66. 最易被子宫内膜异位症侵犯的器官是**

  A. 卵巢    B. 输卵管

  C. 肠管    D. 输尿管

  E. 膀胱

  考点：子宫内膜异位症

  解析：卵巢子宫内膜异位症最多见，卵巢常与其邻近的组织器官紧密粘连，使其固定在盆腔内。病灶分为微小病灶型和典型病灶型（又称卵巢巧克力囊肿）。故本题选 A。

**67. 肾虚血瘀型子宫内膜异位症的证候特点**

  A. 经行腹痛，痛引腰骶，腰膝酸软

  B. 经行腹痛，喜温喜按，色淡质稀

  C. 下腹结块，经前、经期小腹掣痛，拒按

  D. 经前小腹冷痛，绞痛，拒按，得热痛减

  E. 经血紫暗有块，块下痛减，胸闷乳胀

  考点：子宫内膜异位症★

  解析：子宫内膜异位症肾虚血瘀证的临床表现：经行腹痛，痛引腰骶，月经先后不定期，经量或多或少，色淡暗质稀，或有血块，不孕或易流产，头晕耳鸣，腰膝酸软，性欲减退，盆腔可及结节或包块。舌淡暗或有瘀点，苔薄白，脉沉细而涩。故本题选 A。

**68. 治疗肾虚血瘀型子宫内膜异位症，应首选的方剂是**

  A. 膈下逐瘀汤    B. 清热调血汤

  C. 苍附导痰丸    D. 归肾丸

  E. 理冲汤

  考点：子宫内膜异位症★

  解析：子宫内膜异位症肾虚血瘀证的治法为补肾益气，活血化瘀，代表方为归肾丸合桃红四物汤。膈下逐瘀汤用于气滞血瘀证，清热调血汤用于瘀热互结证，苍附导痰丸用于痰瘀互结证，理冲汤用于气虚血瘀证。故本题选 D。

**69. 老年女性重度子宫脱垂，无生育要求者，应采取的治疗方法是**

  A. 子宫托疗法

  B. 阴式子宫全切术

  C. 高锰酸钾溶液坐浴

  D. 阴道切除术合子宫托疗法

  E. 子宫全切术

  考点：子宫脱垂

  解析：子宫脱垂是指子宫从正常位置沿阴道下降，宫颈外口达坐骨棘水平以下，甚至子宫全部脱出于阴道口外。子宫托适用于子宫脱垂和阴道前后壁脱垂。但重度子宫脱垂伴盆底肌明显萎缩、宫颈或阴道壁有炎症或溃疡者均不宜使用，经期和妊娠期停用。曼氏手术即行阴道前后壁修补、主韧带缩短及宫颈部分切除，适用于较年轻、宫颈较长、希望保留生育功能的Ⅱ、Ⅲ度子宫脱垂伴阴道前后壁脱垂患者。阴式子宫全切除及阴道前后壁修补术适用于Ⅱ、Ⅲ度子宫脱垂伴阴道前后壁脱垂，年龄较大无生育要求且无手术禁忌证者。高锰酸钾溶液坐浴常用于治疗肛管及会阴部的细菌性炎症。子宫全切术即全腹式子宫全切术，是经腹腔切除子宫肿瘤及治疗某些子宫出血和附件病变等的手术。故本题选 B。

**70. 子宫脱垂的主要中医治法是**

  A. 补中益气，升提举陷

  B. 健脾利湿，升举阳气

C. 益气升提，补肾固脱

D. 温肾纳气，升阳举陷

E. 收涩固脱，升举阳气

考点：子宫脱垂★

解析：子宫脱垂的主要病机是冲任不固，带脉失约，提摄无力，以益气升提，补肾固脱为主要治法。故本题选C。

**71.** 治疗子宫脱垂中气下陷证，应首选的方药是

A. 六君子汤加杜仲

B. 升陷汤加乌梅

C. 大补元煎加黄芪、升麻

D. 理中汤加柴胡

E. 补中益气汤加枳壳

考点：子宫脱垂★

解析：子宫脱垂中气下陷证的治法为补益中气，升阳举陷，代表方为补中益气汤加枳壳。故本题选E。

**72.** 下列关于不孕症的中医治疗，错误的是

A. 肝气郁结证选开郁种玉汤

B. 湿热内蕴证选清热调血汤

C. 肾阳虚选温肾丸

D. 肾气虚弱证选毓麟珠

E. 痰湿壅阻证选启宫丸

考点：不孕症★

解析：不孕症肝气郁结证的代表方为开郁种玉汤，湿热内蕴证的代表方为仙方活命饮加红藤、败酱草、车前子、薏苡仁，肾阳虚证的代表方为温肾丸，肾气虚弱证的代表方为毓麟珠，痰湿壅阻证的代表方为启宫丸。故本题选B。

**73.** 治疗不孕症肾阴虚型宜选用

A. 大补元煎　　　　B. 温胞饮

C. 开郁种玉汤　　　D. 六味地黄丸

E. 养精种玉汤

考点：不孕症★

解析：不孕症肾阴虚证的治法为滋阴养血，调冲益精，代表方为养精种玉汤合清骨滋肾汤。故本题选E。

**74.** 不是人工负压吸引术禁忌证的是

A. 宫腔压力大者

B. 生殖道炎症者，患盆腔炎者

C. 高血压患者

D. 高热患者

E. 严重贫血者

考点：人工流产

解析：人工负压吸引术的禁忌证包括：①生

殖器官急性炎症。②各种疾病的急性期，或严重的全身性疾病不能耐受手术者。③术前2次体温高于37.5℃者。禁忌证中未涉及宫腔压力的问题。故本题选A。

**75.** 产后7个月，哺乳期内，选择避孕的方式是

A. 口服短效避孕药

B. 宫内节育器

C. 行绝育术

D. 避孕套避孕

E. 女性外用避孕

考点：计划生育措施的选择

解析：哺乳期多采取避孕套、IUD，不宜选用药物避孕。新婚期多采用口服短效避孕药、避孕套或女性外用避孕套。生育后期各种避孕方式均适合，无生育要求的可行绝育术。故本题选D。

# 【A2型题】

**76.** 患者，女，24岁，已婚。孕39周，阵发性下腹痛约13小时，伴阴道少许出血，肛门坠胀，有排便感。检查：宫缩45秒/3分钟，宫口已开大达9cm。其诊断是

A. 分娩先兆

B. 先兆早产

C. 已临产，第一产程

D. 已临产，第二产程

E. 已临产，第三产程

考点：各产程的临床经过★

解析：第一产程：①规律宫缩，产程开始时，子宫收缩力弱，持续时间较短（约30秒），间隔时间较长（5~6分钟）。随着产程的进展，子宫收缩强度不断增加，持续时间长且增强，间隔时间逐渐缩短，当宫口近开全时，宫缩持续时间可长达60秒，间歇时间仅1~2分钟。②宫口扩张，子宫颈口逐渐扩张，从1cm开张到10cm为宫口开全。③胎先露下降程度是决定能否经阴道分娩的重要观察指标。④胎膜破裂。故本题选C。

**77.** 患者，女，26岁，已婚。停经48天，尿妊娠试验（+），1周来纳呆恶心，呕吐食物残渣，恶闻食气，口淡，神疲思睡，舌淡苔白，脉缓滑无力。其证型是

A. 脾胃虚寒　　　　B. 脾胃虚弱

C. 痰湿中阻　　　　D. 肝胃不和

E. 气血虚弱

考点：妊娠剧吐★

解析：患者停经 48 天，尿妊娠试验（＋），可知为妊娠早期。脾胃虚弱，冲气上逆，胃失和降，故见上述症状。辨证为脾胃虚弱证。**故本题选 B。**

**78.** 患者，女，31 岁。妊娠早期少量阴道流血，色淡暗，腰酸、腹坠，孕 5 产 0，舌淡，苔白，脉沉细滑尺弱。B 超提示宫内单活胎。应首选的治疗措施是

　　A. 肌注缩宫素，口服生化汤

　　B. 肌注黄体酮，口服六味地黄丸

　　C. 肌注黄体酮，口服寿胎丸

　　D. 宫颈环扎术，口服泰山磐石散

　　E. 宫颈口环扎术，口服寿胎丸

考点：胎动不安★

解析：患者妊娠早期少量阴道流血，腰酸、腹坠，B 超提示宫内单活胎，可诊断为先兆流产，中医称为胎动不安。由患者临床表现辨证为肾虚证。治法为补肾益气，固冲安胎。代表方为寿胎丸加党参、白术。西医治疗：卧床休息，禁止性生活，黄体功能不足者可肌注黄体酮和维生素 E。**故本题选 C。**

**79.** 患者，女，33 岁，已婚。曾孕 3 次均自然流产，本次孕 7 周，阴道下血，色鲜红，腰腹坠胀疼痛，手足心热，口干心烦，小便黄，大便秘结，舌红苔黄，脉滑数。治疗应首选

　　A. 茵陈二黄汤　　　B. 清经散

　　C. 两地汤　　　　　D. 寿胎丸

　　E. 保阴煎

考点：胎动不安★

解析：孕期阴道下血，腰腹坠胀为胎动不安。血色鲜红，手足心热，口干心烦，小便黄，大便秘结，舌红苔黄，脉滑数等均为血热之象。辨证为血热证。治法为清热凉血，固冲安胎。代表方为保阴煎。**故本题选 E。**

**80.** 患者，女，25 岁，已婚。孕 52 天，阴道少量流血 5 天，色淡红，质稀，伴腰腹坠痛，神疲乏力，心悸气短，舌质淡，苔薄白，脉细滑。B超显示胚胎存活。治疗应首选的方剂是

　　A. 胎元饮　　　　　B. 补肾固冲丸

　　C. 桂枝茯苓丸　　　D. 保阴煎

　　E. 寿胎丸

考点：胎动不安★

解析：患者孕 52 天，阴道少量流血 5 天，伴腰腹坠痛，可诊断为胎动不安。气血虚弱，冲

任匮乏不能载胎养胎，胎元不固，气不摄血，故阴道出血。气血虚弱，本源不足，故血色淡红，质稀。腰腹坠痛正是气虚系胞无力，血虚胞失濡养所致。神疲乏力，心悸气短，舌质淡，苔薄白，脉细滑，均为气血虚弱之象。辨证为气血虚弱证。治法为补气养血，固肾安胎。代表方为胎元饮。**故本题选 A。**

**81.** 患者，女，31 岁，已婚。停经 2 个月余，反复少量阴道流血 18 天，10 天前曾下腹剧痛，现小腹坠胀。妇科盆腔及 B 超检查：子宫大小正常，右附件包块大小约 7cm × 6cm × 5cm，尿妊娠试验可疑（＋）。应首先考虑的是

　　A. 宫外孕未破损型

　　B. 宫外孕不稳定型

　　C. 宫外孕包块型

　　D. 子宫内膜异位症

　　E. 右附件炎性包块

考点：异位妊娠

解析：宫外孕不稳定型的主要症状为停经、少量阴道流血、腹剧痛坠胀。辅助检查见到明显包块，而子宫内无异常。**故本题选 B。**

**82.** 患者，女，32 岁，妊娠 25 周。现面目及下肢浮肿，按之凹陷，即时难起，伴倦怠无力，气短懒言，舌淡胖有齿印，苔薄腻，脉沉滑无力。检查：血压 150/90mmHg，尿蛋白 0.35g/24h。应首选的治疗措施是

　　A. 休息、降压，真武汤

　　B. 休息、解痉，白术散合五苓散

　　C. 镇镇、降压，小半夏加茯苓汤

　　D. 镇镇、利尿，正气天香散

　　E. 降压、扩容，半夏白术天麻汤

考点：子痫前期、子肿★

解析：患者妊娠 25 周出现面目及下肢浮肿，可诊断为子肿。按之凹陷，即时难起，伴倦怠无力，气短懒言，舌淡胖有齿印，苔薄腻，脉沉滑无力，可辨证为脾肾两虚证。治法为健脾温肾，行水消肿。代表方为白术散合五苓散。血压 ≥140/90mmHg，尿蛋白 ≥0.3g/24h 或随机尿蛋白（＋）可诊断为轻度子痫前期，治疗原则为休息、解痉、镇静、降压、合理扩容、必要时利尿、密切监测母胎状态、适时终止妊娠。**故本题选 B。**

**83.** 患者，女，29 岁，已婚。孕 8 个月，头晕头痛，耳鸣作响，心悸怔忡，夜寐多梦，舌红，少苔，脉弦细滑，血压 150/90mmHg。治疗应首选

A. 半夏白术天麻汤

B. 杞菊地黄丸

C. 羚角钩藤汤

D. 知柏地黄汤

E. 牛黄降压丸

考点：子痫★

解析：上述症状是由于阴虚肝旺，肝阳上亢，虚火内扰导致的，治疗应滋阴养血，平肝潜阳，用杞菊地黄丸加减。半夏白术天麻汤用于妊娠期高血压疾病脾虚肝旺证。羚角钩藤汤用于肝风内动证。知柏地黄汤用于阴虚火旺证。孕妇慎用牛黄降压丸。故本题选 B。

84. 患者，女，35 岁，已婚，孕 3 产 1。现孕 8 月余，症见头痛眩晕，视物不清，突发四肢抽搐，两目直视，牙关紧闭，角弓反张，颜面潮红，舌红苔薄黄，脉弦细滑。查体：血压 160/110mmHg，尿蛋白（+++）。其中医治法是

A. 健脾温肾，行水消肿

B. 滋阴养血，平肝潜阳

C. 健脾利湿，平肝潜阳

D. 清热豁痰，息风开窍

E. 滋阴清热，平肝息风

考点：子痫★

解析：患者孕 8 个月，突发四肢抽搐，两目直视，牙关紧闭，角弓反张，血压 160/110mmHg，尿蛋白（+++），诊断为子痫。孕晚期肝肾阴虚，孕后阴血下注养胎，阴虚肝旺，水不涵木，风阳易动，上扰清窍，故头痛眩晕，视物不清。产前阴血暴虚，筋脉失于滋养，筋脉挛急，故出现四肢抽搐，两目直视，牙关紧闭，角弓反张。阴血内热故颜面潮红。舌红苔薄黄、脉弦细滑均为阴虚阳亢，风痰内盛之象。辨证为肝风内动证。治法为滋阴清热，平肝息风。故本题选 E。

85. 患者，女，26 岁，已婚。孕 36 周余，小腿水肿，胸闷气短，疲乏无力，口淡纳少，腹胀便溏。舌胖嫩边有齿痕，苔薄白，脉滑缓无力。检查：水肿（+），血压 130/90mmHg。治疗应首选

A. 天仙藤散

B. 半夏白术天麻汤

C. 四君子汤

D. 白术散

E. 真武汤

考点：子肿★

解析：根据患者症状可诊断为子肿之脾肾两虚证，治法为健脾温肾，行水消肿，代表方为白术散合五苓散。故本题选 D。

86. 患者，女，38 岁，妊娠 30 周。心悸、气短 1 周，伴喘憋不能平卧，咳白色泡沫痰，畏寒肢冷，倦怠懒言，舌淡，苔白润，脉结代。查体：心率 112 次/分，呼吸 20 次/分，肺底少量湿啰音。应首先考虑的病证结合诊断是

A. 妊娠合并心衰，阳虚水泛证

B. 妊娠合并急性左心衰，气虚血瘀证

C. 妊娠合并肾功能不全，阳虚水泛证

D. 妊娠合并肺部感染，痰湿阻滞证

E. 妊娠合并高血压病，脾肾两虚证

考点：心脏病★

解析：患者症状妊娠 30 周，心悸气短 1 周，伴喘憋不能平卧，可诊断为妊娠合并心脏病。心率 112 次/分，呼吸 20 次/分，肺底少量湿啰音可考虑早期心衰。阳虚则温煦肢体功能失常，出现畏寒肢冷，阳虚运化无权，则水液停聚为痰。水气射肺则咳白色泡沫痰。水气上逆凌心则见心悸气短。水气犯脾，脾失健运，则倦怠懒言。舌淡，苔白润，脉结代均为阳虚水泛之象，辨证为阳虚水泛证。故本题选 A。

87. 患者，女，28 岁。产后 2 小时，阴道出血 600mL，头晕目花，心悸怔忡，气短懒言，舌淡，脉虚数。检查可见宫底升高，轮廓不清。应首选的治疗措施是

A. 加强宫缩，口服升举大补汤

B. 加强宫缩，口服生化汤

C. 行刮宫术，口服化瘀止崩汤

D. 子宫切除术，口服生脉饮

E. 输新鲜全血，口服当归补血丸

考点：产后出血

解析：患者产后 2 小时阴道出血 600mL，检查见宫底升高，轮廓不清，可诊断为产后出血。西医治疗应加强宫缩。头晕目花，心悸怔忡，气短懒言，舌淡，脉虚数，辨证为气虚证，治法为补气固冲，摄血止崩，代表方为升举大补汤去黄连，加地榆炭、乌贼骨。故本题选 A。

88. 患者，女，25 岁。在分娩时突发呼吸困难，其后咯血而死。尸检发现肺小血管内有胎脂及角化上皮。其死因可能是

A. 血栓栓塞     B. 气体栓塞

C. 脂肪栓塞     D. 羊水栓塞

E. 瘤细胞栓塞

考点：羊水栓塞

中西医结合妇产科学

解析：羊水栓塞临床表现为胎膜破裂后、胎儿娩出后或手术中产妇突然出现寒战、呛咳、气急、烦躁不安、尖叫、发绀、呼吸困难、抽搐、出血、不明原因休克等临床表现。血涂片查找羊水有形物质：采集下腔静脉血，镜检见到羊水成分可以确诊。结合上述症状可确诊为羊水栓塞。故本题选 D。

**89.** 患者，女，26 岁，已婚，孕 2 产 1。现孕 40 周，来院途中分娩，总产程 1 小时，产后 5 天出现寒战、高热、下腹痛，无乳胀及腹泻。妇科检查：阴道内有脓血，宫颈轻度裂伤，子宫大而软，压痛明显。应首先考虑的是

    A. 乳腺炎　　　　　B. 宫颈炎

    C. 产褥感染　　　　D. 产后细菌性痢疾

    E. 泌尿系统感染

考点：产褥感染

解析：根据总产程 1 小时，产后 5 天出现寒战、高热、下腹痛，无乳胀及腹泻，可排除乳腺炎、宫颈炎、产后细菌性痢疾、泌尿系统感染。阴道内有脓血，宫颈轻度裂伤，子宫大而软，可以判断为感染导致，属于产褥感染。故本题选 C。

**90.** 患者，女，30 岁，已婚。分娩一女婴。因小事与家人发生争吵后，情志抑郁，食欲不振，2 天后乳汁减少，乳房胀硬，低热，舌质正常，脉弦。其证型是

    A. 气血虚弱　　　　B. 肝郁气滞

    C. 心脾两虚　　　　D. 肝胃不和

    E. 肝经郁热

考点：产后缺乳★

解析：患者与家人争吵，因情志内伤，气机瘀滞，脉络不通导致的上述症状，属于肝郁气滞。故本题选 B。

**91.** 患者，女，29 岁。产后 1 个月。产后乳汁不行，乳房胀满疼痛，情志抑郁不乐。舌暗红，苔微黄，脉弦。治疗宜选用

    A. 木通散　　　　　B. 生化汤

    C. 逍遥散　　　　　D. 下乳涌泉散

    E. 通乳丹

考点：产后缺乳

解析：患者产后缺乳，情志抑郁，辨证为肝郁气滞证。治法为疏肝解郁，通络下乳，首选下乳涌泉散。木通散主治产后尿潴留之气滞证，生化汤主治产后关节痛之血瘀证，逍遥散主治产后抑郁症之肝郁气结证，通乳丹主治产后缺乳

之气血虚弱证。故本题选 D。

**92.** 患者，女，28 岁，已婚。产后小便频繁，夜尿增多，腰酸膝软，面色晦暗，舌淡，苔白滑，脉沉细无力。其中医证型是

    A. 外感证　　　　　B. 气虚证

    C. 肾气亏虚证　　　D. 气滞证

    E. 血瘀证

考点：产后排尿异常★

解析：患者产后小便频繁，夜尿增多，诊断为产后排尿异常（产后小便频数与失禁）。产后小便频繁，夜尿增多，腰酸膝软，面色晦暗，舌淡，苔白滑，脉沉细无力，为肾虚之象，辨证为肾气亏虚证。故本题选 C。

**93.** 患者，女，32 岁。产后小便不通，小腹胀满刺痛，乍寒乍热，舌紫暗，苔薄白，脉沉涩。应首先考虑的病证结合诊断是

    A. 产后尿潴留气滞证

    B. 产后尿潴留血瘀证

    C. 产后尿潴留血虚证

    D. 产后尿潴留气虚证

    E. 产后尿失禁肾虚证

考点：产后排尿异常★

解析：患者产后小便不通，诊断为产后尿潴留。气血运行受阻，不通则痛，则小腹胀满刺痛，乍寒乍热。舌紫暗，苔薄白，脉沉涩为血瘀之象，辨证为血瘀证。故本题选 B。

**94.** 患者，女，50 岁。外阴干燥瘙痒，夜间尤甚，局部皮肤萎缩、变白，干燥脆薄，阴道口狭窄，伴头晕目眩，腰膝酸楚，舌红，苔少，脉细数。应首先考虑的病证结合诊断是

    A. 外阴硬化性苔藓，湿热下注证

    B. 外阴鳞状上皮增生，肝肾阴虚证

    C. 外阴硬化性苔藓，肝肾阴虚证

    D. 外阴鳞状上皮增生，血虚化燥证

    E. 外阴硬化性苔藓，血虚化燥证

考点：外阴硬化性苔藓

解析：患者外阴干燥瘙痒，局部皮肤萎缩、变白，干燥脆薄，阴道口狭窄，诊断为外阴硬化性苔藓。肝肾阴虚则津液不足，局部无力滋养，出现外阴干燥瘙痒。肝肾阴虚，水不涵木，肝阳偏亢，故头晕目眩。肾阴不足，腰膝失养，故腰膝酸楚。舌红、苔少、脉细数均为阴虚内热之象。辨证为肝肾阴虚证。故本题选 C。

**95.** 患者，女，48 岁。外阴干燥瘙痒，灼热疼痛，夜间尤甚，伴头晕目眩，腰膝酸软，双目干

中西医结合执业医师资格考试真题解析

涩，舌红少苔，脉细数。妇科检查见局部皮肤黏膜萎缩，色素减退。其中医治法是

A. 补益肝肾，养荣润燥

B. 疏肝解郁，养血通络

C. 益气养血，润燥止痒

D. 温肾健脾，养血润燥

E. 滋肾降火，调补肝肾

考点：外阴硬化性苔藓 ★

解析：患者外阴干燥瘙痒，妇科检查见局部皮肤黏膜萎缩，色素减退，诊断为外阴硬化性苔藓。肝肾阴虚则津液不足，局部无力滋养，出现外阴干燥瘙痒，灼热疼痛。肝肾阴虚，水不涵木，肝阳偏亢，故头晕目眩。肝肾阴虚，不能上达，目失濡养，则双目干涩。肾阴不足，腰膝失养，故腰膝酸软。舌红、苔少、脉细数均为阴虚内热之象。辨证为肝肾阴虚证。治法为补益肝肾，养荣润燥。故本题选 A。

**96.** 患者，女，40 岁，已婚。3 天来带下量多，呈灰黄色泡沫状，伴外阴及阴道口瘙痒，尿频、尿痛。应首先考虑的诊断是

A. 霉菌性阴道炎　　 B. 滴虫阴道炎

C. 老年性阴道炎　　 D. 非特异性阴道炎

E. 急性外阴炎

考点：阴道炎症 ★

解析：滴虫阴道炎的主要症状是稀薄的泡沫状白带增多及外阴瘙痒，若有其他细菌混合感染则排出物呈脓性，可有臭味，瘙痒部位主要为阴道口及外阴，间或有灼热、疼痛、性交痛等。若尿道口有感染，可有尿频、尿痛，有时可见血尿。检查时可见阴道黏膜充血，严重者有散在的出血斑点，后穹隆有大量白带，呈灰黄色、黄白色稀薄液体或为黄绿色脓性分泌物，常呈泡沫状。老年性阴道炎白带呈黄水状，甚者呈脓性或血性，有臭味，外阴灼热，干涩感。外阴、阴道潮红，黏膜萎缩、变薄，皱襞消失，常有散在出血点或小片出血斑。霉菌性阴道炎即为念珠菌阴道炎，可见白带呈白色乳酪样或豆渣样，可伴有尿频、尿急、性交痛，小阴唇内侧及阴道黏膜附有白色膜状物，拭去后见黏膜充血红肿。故本题选 B。

**97.** 患者，女，24 岁，已婚。使用避孕膜避孕后阴道分泌物增多，呈灰白色，稀薄，均匀，有臭味，伴外阴烧灼感，口苦咽干，胸胁胀痛，舌红，苔黄腻，脉弦数，查线索细胞阳性。其证型是

A. 肝气郁滞　　 B. 滋生湿虫

C. 肝经湿热　　 D. 热毒蕴结

E. 阴虚火旺

考点：阴道炎症 ★

解析：患者阴道分泌物增多，灰白色，稀薄，均匀，有臭味，伴外阴烧灼感，查线索细胞阳性，可以诊断为细菌性阴道炎，而口苦咽干，胸胁胀痛，舌红，苔黄腻，脉细滑，辨证为肝经湿热证。故本题选 C。

**98.** 患者，女，17 岁，未婚。月经不规律半年余，近 1 个月来，月经淋沥不断，色淡质稀，伴面唇淡白，神倦懒言，舌淡胖，脉缓无力。血常规检查：未见明显异常，基础体温呈单相型。治疗应首选的方剂是

A. 固本止崩汤

B. 左归丸合举元煎

C. 安冲汤

D. 清热固经汤

E. 补中益气汤

考点：排卵障碍性异常子宫出血 ★

解析：患者月经不规律，月经淋沥不断近 1 个月，血常规检查未见明显异常，基础体温呈单相型，诊断为无排卵性异常子宫出血（崩漏）。经色淡质稀，伴面唇淡白，神倦懒言，舌淡胖，脉缓无力，辨证为脾虚证。治法为补气摄血，固冲调经，代表方为固本止崩汤或固冲汤。故本题选 A。

**99.** 患者，女，30 岁，已婚。月经周期正常，但经量多（5 包纸/次），色深红，质稠，心烦口渴，尿黄便结，舌红苔黄，脉滑数。妇科盆腔及 B 超检查无异常，基础体温呈双相。治疗应首选

A. 保阴煎

B. 清经散

C. 固本止崩汤

D. 两地汤

E. 丹栀逍遥散

考点：排卵障碍性异常子宫出血 ★

解析：患者月经周期正常，但经量多（5 包纸/次），色深红，质稠，心烦口渴，尿黄便结，舌红苔黄，脉滑数，妇科盆腔及 B 超检查无异常，基础体温呈双相，诊断为排卵性月经过多之血热证，治法为清热凉血，固冲止血，代表方为保阴煎加炒地榆。故本题选 A。

**100.** 患者，女，34 岁。产后月经停闭 2 年余，神疲肢倦，心悸气短，苔少脉细弱。多次重复检

查 **FSH、LH 无升高，雌激素偏低，促甲状腺激素升高。应首选的治疗措施是**

A. 甲状腺素加人参荣汤

B. 甲状腺素加减一阴煎

C. 促性腺激素加归肾丸

D. 雌激素加人参荣汤

E. 孕激素加温经汤

考点：闭经★

解析：患者产后停经 2 年，多次检查示 FSH、LH 无升高，雌激素偏低，促甲状腺激素升高，可诊断为闭经。神疲肢倦、心悸气短、苔少脉细弱，辨证为气血虚弱证，治法为益气健脾、养血调经，代表方为人参荣汤。患者促甲状腺激素升高提示甲减。甲状腺素，如甲状腺片，适用于甲减所致的闭经。**故本题选 A。**

101. **患者，女，21 岁，未婚。月经 17 岁初潮，量少、色淡红，渐至闭经 1 年余，头晕耳鸣，腰膝酸软，舌淡红，少苔，脉细涩。其中医治法是**

A. 补肾益气，养血调经

B. 滋补肝肾，养血调经

C. 养阴清热，养血调经

D. 益气健脾，养血调经

E. 温经散寒，活血通经

考点：闭经

解析：根据患者临床表现诊断为闭经之肝肾阴虚证，治法为滋补肝肾、养血调经，首选育阴汤。补肾益气、养血调经为肾气亏损证的治法；养阴清热、养血调经为阴虚血燥证的治法；益气健脾、养血调经为气血虚弱证的治法；温经散寒、活血通经为寒凝血瘀证的治法。**故本题选 B。**

102. **患者，女，28 岁。经期小腹胀痛，经血紫暗有块，舌紫黯，脉弦涩。中医辨证是**

A. 肝郁气滞　　　B. 痰瘀凝结

C. 气滞血瘀　　　D. 冲任失调

E. 肝脾不和

考点：痛经

解析：患者经期小腹胀痛，诊断为痛经。经期气机不畅，则小腹胀痛；瘀血阻滞胞宫，血行不畅，则经血紫暗有块；舌紫黯，脉弦涩为气滞血瘀之象，辨证为气滞血瘀证。**故本题选 C。**

103. **患者，女，23 岁。每逢经行小腹胀痛拒按，月经量少，色紫暗有块，块下痛减，伴胸胁、乳房作胀，舌暗，脉弦。治疗应首选**

A. 柴胡疏肝散　　　B. 膈下逐瘀汤

C. 少腹逐瘀汤　　　D. 桂枝茯苓丸

E. 逍遥散

考点：痛经★

解析：痛经气滞血瘀证常会伴有经前或经期下腹胀痛，拒按，经量少，经色紫暗夹血块，血块排出后疼痛减轻，月经干净后疼痛消失，伴胸胁、乳房胀痛，舌质紫暗，有瘀点瘀斑，苔薄白，脉弦或弦滑等症状。治疗应理气活血，逐瘀止痛，代表方为膈下逐瘀汤加蒲黄。柴胡疏肝散用于肝瘀气滞证。少腹逐瘀汤用于寒湿凝滞证。桂枝茯苓丸用于血瘀型先兆流产。逍遥散用于肝瘀脾虚证。**故本题选 B。**

104. **患者，女，30 岁，已婚。经期延后及月经量少 3 年，未避孕，未怀孕 2 年。症见头晕头重，胸闷泛恶，形体肥胖，多毛，带下量多，舌体胖大，苔白腻，脉滑。B 超提示双侧卵巢多囊样改变。其中医证型是**

A. 肾阴虚证　　　B. 血瘀证

C. 肝郁证　　　　D. 痰湿阻滞证

E. 湿热证

考点：多囊卵巢综合征★

解析：患者月经不调、不孕、肥胖、多毛、B 超提示双侧卵巢多囊样改变，诊断为多囊卵巢综合征。痰湿停聚阻碍脾胃的运化，则胸闷泛恶。脾胃运化功能受阻，水湿难化，则形体肥胖，带下量多。舌体胖大，苔白腻，脉滑均为痰湿阻滞之象。辨证为痰湿阻滞证。**故本题选 D。**

105. **患者，女，32 岁。结婚 5 年未孕，月经规则，自觉胸脘痞闷，带下量多、色白、质黏，舌苔白腻，脉细滑。妇科检查：子宫如孕 2 个月大小，宫底部明显突出，质硬，B 超检查为单个结节，血红蛋白 90g/L。应首选的治疗措施是**

A. 甲睾酮加开郁二陈汤

B. 雌激素加开郁二陈汤

C. 输血加开郁二陈汤

D. 子宫肌瘤摘除术

E. 子宫次全切除术

考点：子宫肌瘤★

解析：根据症状子宫如孕 2 个月大小，宫底部明显突出，质硬，B 超检查为单个结节，血红蛋白 90g/L，提示肌瘤较大，又因患者未孕，故考虑子宫肌瘤摘除术。**故本题选 D。**

106. **患者，女，35 岁。月经过多 3 个月，色淡有块，神疲乏力，纳少便溏，舌淡暗，脉细涩。妇科检查：子宫增大，表面不规则单个结节突**

起，质硬，附件未触及异常。应首先考虑的病证结合诊断是

 A. 子宫内膜异位症，气滞血瘀证

 B. 子宫肌瘤，气虚血瘀证

 C. 子宫腺肌病，肾虚血瘀证

 D. 子宫内膜癌，湿热瘀阻证

 E. 子宫腺肌病，痰湿瘀阻证

 考点：子宫肌瘤★

 解析：患者月经过多3个月，子宫增大，表面不规则单个结节突起，质硬，可诊断为子宫肌瘤。气虚摄血无力则月经过多，色淡有块。气虚则神疲乏力。脾气虚运化无力则纳少便溏。血瘀则经血有块。舌淡暗，脉细涩均为气虚血瘀之象。辨证为气虚血瘀证。<u>故本题选 B。</u>

**107.** 患者，女，39 岁，已婚。小腹有包块，胀满不适，月经后期，量少不畅，经质稠黏，带下量多，色白质黏稠，脘腹痞满，形体肥胖，嗜睡肢倦，舌淡胖，苔白腻，脉沉滑。其中医治法是

 A. 清热利湿，活血消癥

 B. 化痰除湿，活血消癥

 C. 温经散寒，活血消癥

 D. 化湿涤痰，软坚散结

 E. 燥湿除痰，通络调经

 考点：子宫肌瘤★

 解析：患者小腹有包块，月经后期，带下量多，诊断为子宫肌瘤。痰湿内结，阻滞冲任胞宫，血行受阻，则小腹有包块，胀满不适，月经后期，量少不畅。经期间湿邪下注，则带下量多，色白质黏稠。痰湿内停，阻碍脾胃运化及气机的功能，导致脘腹痞满，形体肥胖，嗜睡肢倦。舌淡胖，苔白腻，脉沉滑为痰湿内蕴之象。辨证为痰湿瘀阻证。治法为化痰除湿，活血消癥，代表方为开郁二陈汤加丹参、水蛭。<u>故本题选 B。</u>

**108.** 患者，女，30 岁。经行腹痛进行性加重 3 年，经前小腹冷痛，拒按，遇热痛减，经色紫暗，舌紫暗，脉沉紧。检查：妇科检查宫体后位，于宫体左、右侧分别触及囊性包块，CA125 为 75U/mL，1 年内无妊娠计划。应首选的治疗措施是

 A. 米非司酮加理冲汤

 B. 雌激素加少腹逐瘀汤

 C. 孕三烯酮加膈下逐瘀汤

 D. 短效避孕药加膈下逐瘀汤

 E. 促性腺激素释放激素激动剂加少腹逐瘀汤

 考点：子宫内膜异位症★

 解析：患者进行性加剧的痛经，妇科检查宫体后位，于宫体左、右侧分别触及囊性包块，CA125 为 75U/mL，可诊断为子宫内膜异位症。经前小腹冷痛，拒按，遇热痛减，经色紫暗，舌紫暗，脉沉紧，辨证为寒凝血瘀证。治法为温经散寒，活血祛瘀，代表方为少腹逐瘀汤。用于治疗的西医药物：①避孕药：孕激素和炔雌醇。②高效孕激素。③假绝经疗法：达那唑、孕三烯酮、促性腺激素释放激素激动剂、孕激素受体拮抗剂米非司酮。<u>故本题选 E。</u>

**109.** 患者，女，31 岁，已婚。人工流产术后 1 年，经行腹痛逐渐加重，灼痛难忍，拒按，月经量多，色深红，带下色黄，有味，舌质暗，苔黄腻，脉滑数。妇科检查：后穹隆可触及蚕豆大小的触痛性结节。治疗应首选

 A. 血府逐瘀汤  B. 清热调血汤

 C. 膈下逐瘀汤  D. 失笑散

 E. 银甲丸

 考点：子宫内膜异位症★

 解析：根据患者临床表现诊断为子宫内膜异位症之瘀热互结证，治法为清热凉血，活血祛瘀，代表方为清热调血汤加红藤、薏苡仁、败酱草。<u>故本题选 B。</u>

**110.** 患者阴中有物突出，劳则加剧，小腹下坠，神倦乏力，少气懒言，面色无华，舌淡，苔薄，脉缓弱。治疗应选

 A. 龙胆泻肝汤  B. 大补元煎

 C. 补中益气汤  D. 八珍汤

 E. 六君子汤

 考点：子宫脱垂★

 解析：患者阴中有物突出，小腹下坠，可诊断为子宫脱垂。中气下陷，内脏失于托举，则阴中有物突出，劳则加剧。脾气亏虚，升举无力，气坠于下，则小腹下坠。脾气虚，气血生化乏源，气虚推动乏力，血液充养不足，则神倦乏力，少气懒言，面色无华，舌淡，苔薄，脉缓弱。辨证为中气下陷证。治法为补益中气，升阳举陷。代表方为补中益气汤加枳壳。<u>故本题选 C。</u>

**111.** 患者，女，30 岁，已婚。结婚 4 年未孕，月经周期正常，量少，色红无血块，小腹隐痛，腰腿酸软，头晕眼花，午后低热，口干咽燥，舌红，少苔，脉细数。治疗应首选

A. 温胞饮或者右归丸

B. 开郁种玉汤

C. 养精种玉汤

D. 少腹逐瘀汤或膈下逐瘀汤

E. 苍术导痰丸

考点：不孕症★

解析：根据患者症状诊断为不孕症之肾阴虚证。治法为滋阴养血，调冲益精，代表方为养精种玉汤合清骨滋肾汤。**故本题选 C。**

**112.** 患者，女，33 岁。剖宫产后 1 年，术中见腹腔粘连明显，血清 ALT 增高。B 超：子宫肌瘤。应选择的最佳避孕方法是

A. 口服避孕药

B. 阴茎套避孕

C. 体外排精

D. 放置宫内节育器

E. 经腹腔镜输卵管绝育术

考点：计划生育措施的选择

解析：根据患者剖宫产后 1 年，术中见腹腔粘连，明显不适合放置宫内节育器，又因血清 ALT 增高主要提示有肝功能的损伤，B 超示子宫肌瘤，故不适合药物避孕，以免加重肝脏负担及对子宫肌瘤产生影响。腹腔镜输卵管绝育术适合无生育要求的患者。体外射精避孕概率小于避孕套。**故本题选 B。**

## 【A3 型题】

（113 ~ 115 题共用题干）

患者，女，30 岁。妊娠 47 天，恶心呕吐，多为食物，呕不能食，脘腹胀满，不思饮食，头晕乏力，倦怠思睡，舌淡，苔白，脉缓滑无力。妇科检查：妊娠子宫大小与停经月份相符。

**113.** 诊断是

A. 妊娠期高血压疾病

B. 不全流产

C. 先兆流产

D. 异位妊娠

E. 妊娠剧吐

**114.** 治法是

A. 益气养血，滋养胎元

B. 健脾和胃，降逆止呕

C. 清肝和胃，降逆止呕

D. 补肾益气，固冲安胎

E. 健脾利湿，平肝潜阳

**115.** 治疗应首选

A. 加味温胆汤

B. 香砂六君子汤

C. 小半夏加茯苓汤

D. 干姜人参半夏丸

E. 苏叶黄连汤

考点：妊娠剧吐★

解析：试题 113 考查西医诊断。根据患者临床表现诊断为妊娠剧吐。妊娠剧吐多见于年轻初孕妇。于停经 6 周左右出现恶心呕吐频繁，食入即吐，呕吐物中可有胆汁或咖啡样物，晨起较重，或伴头晕、倦怠乏力等症状。严重时可出现嗜睡、意识模糊、谵妄，甚至昏迷、死亡。体征可见明显消瘦，精神萎靡，面色苍白，皮肤干燥，眼球凹陷，脉搏加快，体温轻度升高，严重者可见黄疸、昏迷等。妇科检查可见妊娠子宫大小与停经月份相符。妊娠期高血压疾病可见高血压、尿蛋白、水肿等。异位妊娠可见下腹一侧疼痛、阴道不规则流血、晕厥和休克。患侧下腹压痛及反跳痛，叩诊有移动性浊音。后穹隆饱满，宫颈举痛或摇摆痛，子宫有漂浮感等。先兆流产指妊娠 28 周前出现少量阴道流血，下腹痛或腰背痛。不全流产由难免流产发展而来，部分妊娠物已排出体外，尚有部分残留在宫腔内或嵌顿于宫颈口处，影响子宫收缩，出血量多，甚至发生失血性休克。**故 113 题选 E。**试题 114、115 考查中医辨证论治。辨证属于脾胃虚弱证，治法为健脾和胃，降逆止呕，首选香砂六君子汤。**故 114 题选 B，115 题选 B。**

（116 ~ 118 题共用题干）

患者，女，25 岁，已婚。停经 2 个月，阴道少量出血伴小腹下坠 1 周。既往子宫肌瘤 4 年。停经后无明显不适，近 1 周少量阴道出血，色暗红，质黏稠，小腹疼痛。查体：T 36.1℃，P 76 次/分，R 19 次/分，BP 112/80mmHg。舌暗，脉沉弦。B 超示：宫内妊娠，胚胎存活，子宫肌瘤（4.2cm × 3.6cm）。

**116.** 诊断是

A. 胎儿生长受限

B. 不全流产

C. 子痫

D. 先兆流产

E. 滑胎

**117.** 辨证是

A. 肾虚证　　　　B. 气血两虚证

C. 血热证      D. 血瘀证

E. 脾肾两虚证

**118. 治疗应首选**

A. 桂枝茯苓丸      B. 胎元饮

C. 固阴煎      D. 圣愈汤

E. 保阴煎

考点：流产★

解析：试题116考查西医诊断。先兆流产指妊娠28周前出现少量阴道流血，下腹痛或腰背痛。妇科检查：子宫颈口未开，胎膜未破，子宫大小与停经周数相符。经治疗及休息后症状消失，可继续妊娠。中医称"胎漏""胎动不安"。不全流产由难免流产发展而来，部分妊娠物已排出体外，尚有部分残留在宫腔内或嵌顿于宫颈口处，影响子宫收缩，出血量多，甚至发生失血性休克。妇科检查：宫颈口已扩张，子宫颈口妊娠组织堵塞及持续性血液流出，一般子宫小于停经周数。中医称"堕胎""小产"。子痫指妊娠晚期或临产前及新产后，突然发生眩晕倒仆，昏不知人，两目上视，牙关紧闭，四肢抽搐，全身强直，须臾醒，醒复发，甚至昏迷不醒者。胎儿生长受限指出生体重低于同孕龄同性别胎儿平均体重的两个标准差或第10百分位数，或足月胎儿出生体重小于2500g。凡堕胎或小产连续发生3次或3次以上者，称为"滑胎"。故116题选D。试题117、118考查中医辨证论治。瘀血阻塞脉络，阻碍气血运行，终至血涌络破，排出体外，故见阴道少量出血，色暗红，质黏稠；气血运行受阻，不通则痛，故小腹疼痛；血行瘀滞，故舌暗，脉沉弦，辨证为血瘀证。治法为活血消癥，补肾安胎，首选桂枝茯苓丸加菟丝子、桑寄生、续断。故117题选D，118题选A。

（119～121题共用题干）

患者，女，29岁。产后高热寒战，小腹疼痛拒按，恶露量多或少，色紫暗如败酱，气臭秽，烦躁，口渴引饮，尿少色黄，大便燥结。查体：T 39.2℃，P 110次/分。下腹部压痛。舌红，苔黄而干，脉数有力。血常规：白细胞 $14.5 \times 10^9$/L，中性粒细胞88%。妇科检查：子宫大而软，有压痛，双侧附件区压痛。

**119. 诊断是**

A. 产褥中暑

B. 产褥感染

C. 晚期产后出血

D. 前庭大腺炎症

E. 阴道炎症

**120. 治疗应首选的抗生素是**

A. 大环内酯类

B. 林可霉素类

C. 青霉素类和头孢类

D. 氨基糖苷类

E. 四环素类

**121. 治疗应首选**

A. 清营汤

B. 清暑益气汤

C. 逍遥散

D. 甘麦大枣汤合归脾汤

E. 五味消毒饮合失笑散

考点：产褥感染★

解析：试题119考查西医诊断。根据患者临床表现诊断为产褥感染。产褥感染可见发热、下腹疼痛、恶露异常。体温升高，脉搏增快，下腹有压痛，或有反跳痛、肌紧张。妇科检查子宫大而软，有压痛，双侧附件区压痛或触及包块。白细胞总数明显升高，中性粒细胞增高。B型超声可了解子宫大小、有无残留物及复旧情况。晚期产后出血可见阴道流血，腹痛和发热，出血多时有头晕、心悸，甚至休克表现。贫血貌，同时有不同程度的心率加快，血压降低，脉压缩小，呼吸增快。子宫复旧不佳可扪及子宫增大、变软，宫口松弛，有时可触及残留组织和血块；伴有感染者，子宫有压痛；剖宫产切口裂开，宫颈内有血块，宫颈外口松，有时可触及子宫下段明显变软，切口部位有凹陷或突起；滋养细胞肿瘤患者，有时可于产道内发现转移结节。故119题选B。试题120考查西医治疗。抗生素治疗应根据临床表现及临床经验选择，首选青霉素类和头孢类药物，同时加用甲硝唑，青霉素过敏可选用林可霉素或红霉素。故120题选C。试题121考查中医辨证论治。根据患者表现辨证为感染邪毒证，治法为清热解毒，凉血化瘀，首选五味消毒饮合失笑散加丹皮、赤芍、鱼腥草、益母草。清营汤主治产褥感染之热陷心包证，清暑益气汤主治产褥中暑之暑伤气津证，逍遥散主治产褥期抑郁症之肝郁气结证，甘麦大枣汤合归脾汤主治产褥期抑郁症之心脾两虚证。故121题选E。

（122～124题共用题干）

患者，女，32岁。产后1个月，下腹部疼

痛拒按，热势起伏，寒热往来，带下量多，色黄，质稠，味臭秽，大便燥结，小便短赤。查体：急性病容，T 38.1℃，P 108 次/分。下腹部肌紧张、压痛、反跳痛。舌红有瘀点，苔黄厚，脉滑数。血常规：白细胞 $12 \times 10^9/L$，血沉 30mm/h，C 反应蛋白 12mg/L。妇科检查：阴道充血，有大量脓性分泌物，穹隆明显触痛。宫颈充血、水肿，举痛明显，宫体稍大，较软，压痛，活动受限。输卵管压痛明显。B 超：盆腔内有炎性渗出液。

**122. 应首先考虑的诊断是**

A. 产褥感染

B. 前庭大腺炎症

C. 急性子宫颈炎

D. 细菌性阴道病

E. 盆腔炎性疾病

**123. 中医治法是**

A. 清热解毒，凉血化瘀

B. 清热利湿，化瘀止痛

C. 疏肝清热，利湿止带

D. 清热解毒，燥湿止带

E. 养血活络，化瘀止痛

**124. 治疗应首选**

A. 少腹逐瘀汤　　B. 五味消毒饮

C. 膈下逐瘀汤　　D. 血府逐瘀汤

E. 仙方活命饮

考点：盆腔炎性疾病★

解析：试题 122 考查西医诊断。盆腔炎性疾病表现为下腹疼痛伴发热，甚至高热、寒战，阴道分泌物增多，呈脓性，秽臭。急性病容，体温升高，心率增快，下腹部有肌紧张、压痛及反跳痛，肠鸣音减弱或消失。妇科检查：阴道充血，有大量脓性分泌物，穹隆明显触痛。宫颈充血、水肿，举痛明显，宫体稍大，较软，压痛，活动受限。输卵管压痛明显，有时扪及包块。白细胞升高，血沉升高，C 反应蛋白升高。B 超提示盆腔内有炎性渗出液或肿块。产褥感染可见发热、下腹疼痛、恶露异常。体温升高，脉搏增快，下腹有压痛，或有反跳痛、肌紧张。妇科检查：子宫大而软，有压痛，双侧附件区压痛或触及包块。白细胞总数明显升高，中性粒细胞增高。前庭大腺炎症为急性炎症，局部肿胀、疼痛、灼热感，常伴恶寒、发热等全身症状。局部皮肤红肿、发热、压痛，若形成脓肿时，则疼痛加剧，行走困难，继续增大则脓肿溃破，有脓液流出，

破孔小引流不畅者炎症可反复急性发作。检查见大阴唇下 1/3 处有肿块，触痛明显，脓肿形成时有压痛及波动感。常伴腹股沟淋巴结肿大。急性子宫颈炎多无症状或阴道分泌物增多呈黏液脓性，伴有外阴瘙痒及灼热感。宫颈充血、水肿、黏膜外翻，黏液脓性分泌物从宫颈管流出。细菌性阴道病分泌物增多，灰白色稀薄，有鱼腥臭味。性交后加重，可伴有轻度外阴瘙痒或烧灼感。坠胀，有灼痛感、瘙痒。检查可见阴道黏膜无红肿、充血等炎症反应，分泌物易从阴道壁拭去。故 122 题选 E。试题 123、124 考查中医辨证论治。根据患者临床表现辨证为湿热瘀结证，治法为清热利湿，化瘀止痛，首选仙方活命饮加薏苡仁、冬瓜仁。故 123 题选 B，124 题选 E。

（125～127 题共用题干）

患者，女，26 岁。经期小腹胀痛，灼热感，痛连腰骶，经血量多，色暗红，质稠，带下量多，色黄质黏有臭味，小便黄赤。舌红，苔黄腻，脉滑数。

**125. 应首先考虑的诊断是**

A. 无排卵障碍性异常子宫出血（崩漏）

B. 多囊卵巢综合征

C. 绝经综合征

D. 闭经

E. 痛经

**126. 中医辨证为**

A. 痰湿阻滞证　　B. 阴虚血燥证

C. 湿热瘀阻证　　D. 肝郁血热证

E. 阳盛血热证

**127. 治疗应首选**

A. 龙胆泻肝汤　　B. 清热调血汤

C. 草薢渗湿汤　　D. 清经散

E. 解毒活血汤

考点：痛经★

解析：试题 125 考查西医诊断。痛经是指妇女正值经期或经行前后出现周期性下腹部疼痛，或伴腰骶酸痛，影响正常工作及生活。无排卵障碍性异常子宫出血表现为月经周期紊乱，经期长短不一，经量时多时少，甚至大量出血。可继发贫血，伴有乏力、头晕等症状，甚至出现失血性休克。多囊卵巢综合征表现为月经失调、闭经、不孕、多毛、痤疮、黑棘皮症、腹部肥胖。绝经综合征临床以月经改变、血管舒缩症状、精神神经症状、泌尿生殖道症状、心血管病变、骨质疏

松为特征。闭经表现为原发或继发闭经。<u>故125题选E。</u>试题126、127考查中医辨证论治。湿热瘀结小腹，气血运行受阻，故见小腹胀痛，灼热感，痛连腰骶，经血量多，色暗红；血行瘀滞，则质稠；湿热下注，则带下量多，色黄质黏有臭味，小便黄赤；舌红，苔黄腻，脉滑数为湿热瘀内结之象；辨证为湿热瘀阻证。治法为清热除湿，化瘀止痛，首选清热调血汤加蒲公英、薏苡仁。<u>故126题选C，127题选B。</u>

## 【B1型题】

A. 子宫收缩
B. 子宫颈黏液有羊齿状结晶
C. 乳房发育
D. 基础体温上升
E. 输卵管蠕动

**128. 孕激素的作用是使**

**129. 雌激素和孕激素的协同作用是使**

考点：卵巢激素★

解析：孕激素的主要作用有：①使子宫肌肉松弛，对外界刺激的反应能力降低，降低妊娠子宫对催产素的敏感性。②使增生期子宫内膜转化为分泌期内膜，为受精卵着床作好准备。③使子宫颈口闭合，黏液减少、变稠、拉丝度降低。④抑制输卵管肌节律性收缩的振幅。⑤使阴道上皮细胞脱落加快。⑥在雌激素影响的基础上，促进乳腺腺泡的发育。⑦通过对丘脑下部的负反馈作用，影响脑垂体促性腺激素的分泌。⑧孕激素能通过中枢神经系统起到升温作用，正常妇女在排卵后基础体温可升高0.3～0.5℃，这种基础体温的改变，可以作为排卵的重要指标，即排卵前基础体温低，排卵后由于孕激素作用基础体温升高。孕激素通常是在雌激素作用的基础上，进一步促使女性生殖器和乳房发育，为妊娠准备条件，二者有协同作用。<u>故128题选D，故129题选C。</u>

A. 4～6周　　　　B. 8～10周
C. 2周内　　　　D. 16周
E. 20周

**130. 正常妊娠时，绒毛膜促性腺激素出现高峰，是在末次月经后的**

**131. 正常妊娠时，绒毛膜促性腺激素开始下降，是在产后**

考点：胎儿附属物

解析：人绒毛膜促性腺激素（HCG）是由合体滋养细胞产生的糖蛋白激素，受精后第6日开始分泌，妊娠8～10周血清中HCG浓度达高峰，以后迅速下降，产后2周内消失。<u>故130题选B，131题选C。</u>

A. 脾胃虚弱　　　　B. 肝胃不和
C. 脾虚痰滞　　　　D. 肝郁脾虚
E. 肝经湿热

**132. 妊娠恶阻，口淡，呕吐清水或食物者，多为**

**133. 妊娠恶阻，口苦，呕吐酸水或苦水者，多为**

考点：妊娠剧吐★

解析：妊娠早期，少数孕妇早孕反应严重，恶心呕吐频繁，不能进食，以致出现体液失衡及新陈代谢障碍，甚至危及生命者，称妊娠剧吐，属中医"妊娠恶阻"范畴。口淡，呕吐清水或食物者属于脾胃虚弱。口苦，呕吐酸水或苦水者，有肝气上逆之象为肝胃不和。<u>故132题选A，133题选B。</u>

A. 犀角地黄汤　　　B. 柴胡疏肝散
C. 导赤散　　　　　D. 橘皮竹茹汤
E. 玉女煎

**134. 治疗妊娠合并尿路感染心火偏亢证，首选**

**135. 治疗妊娠剧吐肝胃不和证，首选**

考点：妊娠剧吐、尿路感染★

解析：妊娠合并尿路感染心火偏亢证的治法为清心泻火通淋，代表方为导赤散去木通，加黄连、玄参、车前草。妊娠剧吐肝胃不和证的治法为清肝和胃，降逆止呕，代表方为橘皮竹茹汤加黄连或黄连温胆汤合左金丸。<u>故134题选C，135题选D。</u>

A. 肾虚证　　　　B. 气血虚弱证
C. 血热证　　　　D. 血瘀证
E. 气滞证

**136. 妊娠期阴道下血，色红质稠，腰腹坠胀作痛，舌红，苔黄，脉滑数，其证候是**

**137. 产后遍身疼痛，关节刺痛，恶露量少色暗，舌紫暗，脉涩，其证候是**

考点：胎动不安、产后关节痛★

解析：妊娠期阴道下血，腰腹坠胀作痛，诊断为胎动不安。热邪直犯冲任、胞宫，内扰胎元，胎元不固，出现阴道下血。血为热灼故色红质稠。舌红苔黄，脉滑数为血热之象。辨证为血热证。产后遍身疼痛，诊断为产后关节痛。由于产后余血未净，留滞经脉，或因难产手术伤气动血，或因感受寒热，寒凝或热灼致瘀，瘀阻经脉关节，发为疼痛，血瘀以刺痛为特点，瘀阻胞宫则恶露量少色暗。舌紫暗，脉涩为血瘀之象。辨证为血瘀证。故 136 题选 C，137 题选 D。

    A. 丹栀逍遥散　　　　B. 血府逐瘀汤
    C. 乌药汤　　　　　　D. 天仙藤散
    E. 龙胆泻肝丸

**138.** 治疗经前期综合征气滞血瘀证，应首选

**139.** 治疗子肿气滞湿阻证，应首选

    考点：子肿、经前期综合征★

    解析：经前期综合征气滞血瘀证的治法为理气活血，化瘀调经，代表方为血府逐瘀汤。子肿属于妊娠期高血压疾病范畴。气滞湿阻证的治法为理气行滞，除湿消肿。代表方为天仙藤散。丹栀逍遥散养血健脾，疏肝清热。乌药汤行气止痛，主治脘腹胀痛。龙胆泻肝丸清肝胆，利湿热，用于治疗胁痛、口苦、尿赤、湿热带下等。故 138 题选 B，139 题选 D。

    A. 生化汤　　　　　　B. 胎元饮
    C. 补中益气汤　　　　D. 泰山磐石散
    E. 长胎白术散

**140.** 胎儿生长受限胞宫虚寒证，治疗应首选的方剂是

**141.** 晚期产后出血血瘀证，治疗应首选的方剂是

    考点：胎儿生长受限、晚期产后出血★

    解析：胎儿生长受限胞宫虚寒证的治法为温肾扶阳，养血育胎，代表方为长胎白术散。晚期产后出血血瘀证的治法为活血化瘀，调冲止血，代表方为生化汤合失笑散加益母草、茜草。故 140 题选 E，141 题选 A。

    A. 病痉、病郁冒、大便难
    B. 冲心、冲胃、冲肺
    C. 咳嗽、心悸、呃逆
    D. 感冒、腹痛、血虚
    E. 呕吐、盗汗、泄泻

**142.** 妇科产后"三急"，指的是

**143.** 妇科产后"三病"，指的是

    考点：产后"三病""三急"★

    解析：产后三急指产后呕吐、盗汗、泄泻，产后三病指产后病痉、病郁冒、大便难。故 142 题选 E，143 题选 A。

    A. 清热固经汤　　　　B. 清经散
    C. 保阴煎　　　　　　D. 右归丸
    E. 丹栀逍遥散

**144.** 治疗无排卵性异常子宫出血肾阳虚证，应首选的方剂是

**145.** 治疗晚期产后出血血热证，应首选的方剂是

    考点：晚期产后出血、排卵障碍性异常子宫出血★

    解析：无排卵性异常子宫出血肾阳虚证的治法为温肾固冲，止血调经，代表方为右归丸去肉桂，加艾叶炭、补骨脂、黄芪。晚期产后出血血热证的治法为清热凉血，安冲止血，代表方为保阴煎加七叶一枝花、贯众、炒地榆、煅牡蛎。故 144 题选 D，145 题选 C。

    A. 养阴清热，安冲止血
    B. 清营泻热，清心开窍
    C. 清热解暑，益气生津
    D. 清营解毒，散瘀泄热
    E. 清热解毒，凉血化瘀

**146.** 治疗产褥中暑，暑入心营证，其中医治法是

**147.** 治疗产褥感染，热入营血证，其中医治法是

    考点：产褥感染、产褥中暑★

    解析：产褥中暑暑入心营证的治法为清营泻热，清心开窍，代表方为清营汤送服安宫牛黄丸或紫雪丹或至宝丹。产褥感染热入营血证的治法为清营解毒，散瘀泄热，代表方为清营汤加紫花地丁、蒲公英、栀子、丹皮。故 146 题选 B，147 题选 D。

    A. 养心汤
    B. 逍遥散
    C. 甘麦大枣汤合归脾汤
    D. 癫狂梦醒汤
    E. 桂枝加龙骨牡蛎汤

**148.** 治疗产褥期抑郁症肝郁气结证，应首选

**149.** 治疗产褥期抑郁症瘀阻气逆证，应首选

考点：产褥期抑郁症

解析：治疗产褥期抑郁症肝郁气结证，应疏肝解郁，镇静安神，首选逍遥散加夜交藤、合欢皮、磁石、柏子仁。治疗产褥期抑郁症瘀阻气逆证，应活血化瘀，镇逆安神，首选癫狂梦醒汤加酸枣仁。故 148 题选 B，149 题选 D。

A. 左归丸
B. 右归丸
C. 人参荣汤
D. 黄芪桂枝五物汤
E. 济生肾气丸

**150.** 治疗外阴硬化性苔藓血虚化燥证，应首选

**151.** 治疗外阴硬化性苔藓脾肾阳虚证，应首选

考点：外阴硬化性苔藓

解析：外阴硬化性苔藓血虚化燥证的治法为益气养血，润燥止痒，首选人参荣汤。外阴硬化性苔藓脾肾阳虚证的治法为温肾健脾，养血润燥，首选右归丸加黄芪、白术。左归丸治疗肾阴虚。黄芪桂枝五物汤治疗血虚证。济生肾气丸治疗肾阳亏虚证。故 150 题选 C，151 题选 B。

A. 月经第 5 天
B. 月经第 7 天
C. 经前 1～2 日或月经来潮 6 小时内
D. 经期结束第 1 天
E. 经期结束第 7 天

**152.** 为确定排卵和黄体功能，诊断性刮宫的时间是

**153.** 若怀疑子宫内膜不规则脱落，诊断性刮宫的时间是

考点：排卵障碍性异常子宫出血

解析：诊断性刮宫的作用是止血和明确子宫内膜病理诊断。为确定排卵和黄体功能，应在经前 1～2 日或月经来潮 6 小时内诊刮。若怀疑子宫内膜不规则脱落，应在月经第 5 天诊刮。长期大量出血者可随时诊刮。故 152 题选 C，153 题选 A。

A. 血府逐瘀汤　　　B. 桃红四物汤
C. 加减一阴煎　　　D. 两地汤
E. 少腹逐瘀汤

**154.** 治疗子宫内膜不规则脱落血瘀证，应首选的方剂是

**155.** 治疗排卵期出血肾阴虚证，应首选的方

剂是

考点：排卵障碍性异常子宫出血★

解析：子宫内膜不规则脱落血瘀证的治法为活血化瘀，固冲调经，代表方为桃红四物汤合失笑散。排卵期出血肾阴虚证的治法为滋肾养阴，固冲止血，代表方为加减一阴煎。故 154 题选 B，155 题选 C。

A. 左归丸　　　　　B. 右归丸
C. 育阴汤　　　　　D. 血府逐瘀汤
E. 丹溪治痰湿方

**156.** 治疗闭经肝肾阴虚证，应首选

**157.** 治疗闭经痰湿阻滞证，应首选

考点：闭经★

解析：治疗闭经肝肾阴虚证应滋补肝肾，养血调经，首选育阴汤去海螵蛸、牡蛎，加当归、菟丝子。治疗闭经痰湿阻滞证，应燥湿化痰，活血通经，首选丹溪治湿痰方、苍附导痰丸合佛手散。左归丸、右归丸分别治疗肾阴虚、肾阳虚证，血府逐瘀汤治疗血瘀证。故 156 题选 C，157 题选 E。

A. 天王补心丹　　　B. 二至丸
C. 杞菊地黄丸　　　D. 知柏地黄丸
E. 柴胡疏肝散

**158.** 治疗经前期综合征肝郁气滞证，应首选的方剂是

**159.** 治疗绝经综合征肝肾阴虚证，应首选的方剂是

考点：经前期综合征、绝经综合征★

解析：经前期综合征肝郁气滞证的治法为疏肝解郁，养血调经，代表方为柴胡疏肝散。绝经综合征肝肾阴虚证的治法为滋养肝肾，育阴潜阳，代表方为杞菊地黄丸。故 158 题选 E，159 题选 C。

A. 肝肾阴虚证　　　B. 心血亏虚证
C. 心肾不交证　　　D. 肝郁气滞证
E. 肾虚血瘀证

**160.** 绝经前后出现烘热汗出，头晕目眩，腰膝酸软，月经紊乱。其证候是

**161.** 经行前后出现精神抑郁，胸闷胁胀，少腹胀痛，烦躁易怒。其证候是

考点：经前期综合征、绝经综合征★

解析：阴虚导致燥热内生，则绝经前后出现

烘热汗出。肝肾阴虚，筋脉、腰府失去濡养，则头晕目眩，腰膝酸软。诊断为绝经综合征之肝肾阴虚证。肝气郁结，失于调达，则经行前后出现精神抑郁，胸闷胁胀，少腹胀痛，烦躁易怒，诊断为经前期综合征之肝郁气滞证。故 160 题选 A，161 题选 D。

A. 桂枝茯苓丸　　B. 血府逐瘀汤
C. 失笑散　　D. 膈下逐瘀汤
E. 桃红四物汤

**162. 治疗子宫肌瘤气滞血瘀证，应首选**

**163. 治疗子宫内膜异位症气滞血瘀证，应首选**

考点：子宫肌瘤、子宫内膜异位症★

解析：子宫肌瘤气滞血瘀证的治法为行气活血，化瘀消癥，代表方为膈下逐瘀汤。子宫内膜异位症气滞血瘀证的治法为理气活血，活血祛瘀，代表方为膈下逐瘀汤。故 162 题选 D，163 题选 D。

A. 曼氏手术
B. 阴式子宫全切除及阴道前后壁修补术
C. 子宫托
D. 阴道封闭术

E. 针灸治疗

**164. 患者，女，40 岁。子宫Ⅲ度脱垂及阴道壁膨出。应首选的治疗措施是**

**165. 患者，女，72 岁。绝经 23 年，子宫萎缩，Ⅲ度脱垂，伴有冠心病。应首选的治疗**

考点：子宫脱垂

解析：子宫Ⅲ度脱垂及阴道壁膨出属于阴道前后壁的原因导致的，无生育要求者，应选择阴式子宫全切除及阴道前后壁修补术。阴道封闭术适用于年老体弱，不能耐受大手术，不需保留性交功能者。故 164 题选 B，165 题选 D。

A. 毓麟珠　　B. 养精种玉汤
C. 启宫丸　　D. 开郁种玉汤
E. 少腹逐瘀汤

**166. 治疗不孕症瘀滞胞宫证，应首选的方剂是**

**167. 治疗不孕症痰湿阻滞证，应首选的方剂是**

考点：不孕症★

解析：不孕症瘀滞胞宫证的治法为活血化瘀，调理冲任，代表方为少腹逐瘀汤。不孕症痰湿阻滞证的治法为燥湿化痰，调理冲任，代表方为启宫丸。故 166 题选 E，167 题选 C。

# 中西医结合儿科学

## 【A1 型题】

**1. 婴儿期是指**

A. 出生后到满 1 周岁

B. 1～3 周岁

C. 自出生后脐带结扎时起，至生后足 28 天

D. 3 周岁后到入小学前（6～7 岁）

E. 6～7 岁至 11～12 岁

考点：年龄分期标准★

解析：出生后脐带结扎至生后满 28 天，称为新生儿期。出生后至 1 周岁为婴儿期。1～3 周岁为幼儿期。3 周岁后至入小学前（6～7 岁）为学龄前期。从 6～7 周岁入小学至青春期之前（一般为女 12 岁，男 13 岁）称学龄期。故本题选 A。

**2. 幼儿认识父母面容的时间是**

A. 4～5 个月     B. 5～6 个月

C. 6～7 个月     D. 7～8 个月

E. 8～9 个月

考点：感觉发育

解析：幼儿视觉感知发育迅速，1 个月可凝视光源，开始有头眼协调。3～4 个月看自己的手。4～5 个月认识母亲面容，初步分辨颜色，喜欢红色。1～2 岁喜看图画，能区别形状。6 岁视深度已充分发育，视力达 1.0。故本题选 A。

**3. 中医学称小儿为"纯阳之体"，其含义是**

A. 纯阳无阴     B. 发育迅速

C. 阳常有余     D. 肝常有余

E. 阴虚阳亢

考点：生理特点★

解析：古代医家把小儿蓬勃生机、发育迅速的特点概括为"纯阳之体"或"体禀纯阳"。故本题选 B。

**4. 下列关于母乳喂养优点的叙述，错误的是**

A. 母乳含饱和脂肪酸多，利于婴儿消化吸收

B. 母乳钙磷比例适宜，较少发生低钙血症

C. 母乳含优质蛋白质、必需氨基酸多

D. 母乳有促进婴儿免疫力的作用

E. 哺乳可促进子宫收缩，利于母亲早日康复

考点：母乳喂养的优点

解析：母乳喂养的优点：母乳是婴儿最适宜的天然营养品。母乳营养丰富，蛋白质、脂肪、糖之比例为 1:3:6。母乳易于消化、吸收和利用。母乳含有丰富的抗体和免疫活性物质，有抗感染和抗过敏的作用。母乳温度适宜、经济、卫生。母乳喂养能增进母子感情。产后哺乳可刺激子宫收缩，促其早日恢复。故本题选 A。

**5. 不属于婴儿辅食添加原则的是**

A. 患病时添加新品种

B. 从少到多

C. 由稀到稠

D. 由细到粗

E. 由一种到多种

考点：辅助食品的添加原则

解析：添加辅食应遵照循序渐进的原则进行，包括从少到多，由稀到稠，由细到粗，由一种到多种，天气炎热或婴儿患病时暂缓添加新品种。故本题选 A。

**6. 不属于中医儿科整体望诊的是**

A. 望姿态     B. 望形体

C. 望色     D. 望二阴

E. 望神

考点：望诊★

解析：儿科整体望诊主要包括望神、望色、望形体、望姿态。望二阴属于局部望诊的内容。故本题选 D。

**7. 下列属于小儿正常指纹的是**

A. 指纹沉而不显

B. 指纹细而浅淡

C. 黄红相兼，隐现于风关之内

D. 过风关至气关

E. 过气关达命关

考点：指纹诊查★

解析：小儿指纹沉而不显是病邪入里的表现。指纹细而浅淡说明患儿多虚多寒。黄红相兼为正常颜色，隐现于风关之内为正常的长度。指纹过风关至气关是邪气入经，邪深而病重。指纹过气关达命关是邪入脏腑，病情严重的表现。故本题选 C。

**8. 小儿指纹显紫色，多为**

　　A. 热证　　　　　　B. 寒证

　　C. 虚证　　　　　　D. 实证

　　E. 痛证

考点：指纹诊查★

解析：儿科指纹辨证纲领"浮沉分表里、红紫辨寒热、淡滞定虚实、三关分轻重"，小儿指纹显红色主寒证，小儿指纹显紫色主热证。故本题选 A。

**9. 幼儿的中药用药量应为成人的**

　　A. 1/6　　　　　　B. 1/3

　　C. 2/3　　　　　　D. 1/5

　　E. 1/2

考点：药物剂量计算常用方法

解析：小儿中药用量：新生儿用成人量的 1/6，乳婴儿用成人量的 1/3，幼儿用成人量的 1/2，学龄前儿童用成人量的 2/3 或成人量。故本题选 E。

**10. 可造成胎儿重度贫血的是**

　　A. 先天胆道闭塞　　B. 肝炎

　　C. 败血症　　　　　D. ABO 溶血

　　E. Rh 溶血

考点：新生儿黄疸

解析：ABO 溶血除引起黄疸外，其他改变不明显。Rh 溶血可造成胎儿重度贫血，甚至心力衰竭。故本题选 E。

**11. 下列各项，不属新生儿病理性黄疸临床特点的是**

　　A. 出生后 24 小时内出现黄疸

　　B. 黄疸持续加深

　　C. 黄疸退而复现

　　D. 足月儿血清总胆红素大于 221μmol/L

　　E. 足月儿黄疸大多在 10 ~ 14 天消退

考点：生理性黄疸与病理性黄疸的鉴别

解析：出生后 24 小时内即出现黄疸，3 周后仍不消退，甚或持续加深，或消退后复现，均

为病理性黄疸。足月儿血清总胆红素超过 221μmol/L，早产儿超过 256.5μmol/L 称为高胆红素血症，为病理性黄疸。足月儿黄疸大多在 10 ~ 14 天消退属于生理性黄疸的特点。故本题选 E。

**12. 治疗新生儿黄疸湿热郁蒸证应选用**

　　A. 茵陈术附汤　　　B. 茵陈蒿汤

　　C. 八正散　　　　　D. 清胃黄连丸

　　E. 参苓白术散

考点：新生儿黄疸★

解析：新生儿黄疸湿热郁蒸证的治法为清热利湿退黄，代表方为茵陈蒿汤加味。故本题选 B。

**13. 引起小儿咽 – 结合膜热的病原是**

　　A. 柯萨奇 A 组病毒　B. 腺病毒 3、7 型

　　C. 肺炎链球菌　　　D. 金黄色葡萄球菌

　　E. 流感嗜血杆菌

考点：急性上呼吸道感染

解析：咽 – 结合膜热是由腺病毒 3、7 型所致。常发生于春夏季，可见高热，咽痛，眼部刺痛。体检时可见咽部充血，一侧或两侧滤泡性眼结合膜炎，颈部、耳后淋巴结肿大。病程 1 ~ 2 周。故本题选 B。

**14. 治疗小儿暑邪感冒应首选**

　　A. 荆防败毒散　　　B. 新加香薷饮

　　C. 银翘散　　　　　D. 三拗汤

　　E. 桑菊饮

考点：急性上呼吸道感染★

解析：小儿暑邪感冒的治法为清暑解表，代表方剂为新加香薷饮加减。荆防败毒散治疗风寒感冒。银翘散治疗风热感冒。桑菊饮治疗风热夹痰。三拗汤治疗风寒夹痰。故本题选 B。

**15. 治疗肺炎痰热闭肺证的首选方剂是**

　　A. 银翘散合麻杏石甘汤加减

　　B. 华盖散

　　C. 杏苏散

　　D. 五虎汤合葶苈大枣泻肺汤

　　E. 荆防败毒散

考点：肺炎★

解析：肺炎痰热闭肺证的治法是清热涤痰，开肺定喘，代表方为五虎汤合葶苈大枣泻肺汤加减。故本题选 D。

**16. 治疗肺炎肺脾气虚证，应首选的方剂是**

　　A. 沙参麦冬汤　　　B. 人参五味子汤

　　C. 玉屏风散　　　　D. 黄芪桂枝五物汤

　　E. 炙甘草汤

考点：肺炎★

解析：肺炎肺脾气虚证的治法为补肺健脾，益气化痰，代表方为人参五味子汤加减。故本题选 B。

**17. 下列各项，属于肺炎变证的是**

A. 风寒闭肺证　B. 痰热闭肺证

C. 阴虚肺热证　D. 心阳虚衰证

E. 肺脾气虚证

考点：肺炎★

解析：肺炎常证有风寒闭肺证、风热闭肺证、痰热闭肺证、毒热闭肺证、阴虚肺热证、肺脾气虚证。变证有心阳虚衰证、邪陷厥阴证。故本题选 D。

**18. 下列各项，与哮喘发病密切相关的脏是**

A. 心、肝、肾　B. 肝、脾、肾

C. 心、脾、肾　D. 肺、脾、心

E. 肺、脾、肾

考点：支气管哮喘★

解析：支气管哮喘的病机为外因诱发，触动伏痰，痰阻气道。小儿因先天禀赋不足，或因后天调护失养，或病后体弱，导致肺、脾、肾三脏不足，水液代谢异常，凝聚成痰，痰饮留伏于体内，这是发病的内在因素。故本题选 E。

**19. 治疗小儿哮喘外寒内热证，应首选的方剂是**

A. 小青龙汤合三子养亲汤

B. 玉屏风散

C. 六君子汤

D. 麻杏石甘汤

E. 射干麻黄汤合都气丸

考点：支气管哮喘★

解析：小儿哮喘外寒内热证的治法为降气化痰，补肾纳气，代表方为射干麻黄汤合都气丸加减。故本题选 E。

**20. 诊断小儿反复呼吸道感染，第 2 次上呼吸道感染距第 1 次至少要间隔的时间是**

A. 14 天　B. 10 天

C. 7 天　D. 6 天

E. 5 天

考点：反复呼吸道感染

解析：小儿反复呼吸道感染诊断标准之一为上呼吸道感染第 2 次距第 1 次至少要间隔 7 天以上。故本题选 C。

**21. 小儿病毒性心肌炎临床诊断的说法，正确的是**

A. 以 Q 波为主的 2 个或 2 个以上的主要导联的 ST－T 改变持续 4 天以上伴动态变化

B. 房室结及房室折返引起的异位性心动过速

C. 心脏缩小

D. 心肌肌钙蛋白阳性

E. CK－MB 降低

考点：病毒性心肌炎★

解析：病毒性心肌炎临床诊断依据：①心功能不全、心源性休克或心脑综合征。②心脏扩大。③心电图改变，以 R 波为主的 2 个或 2 个以上主要导联（Ⅰ、Ⅱ、aVF、$V_5$）的 ST－T 改变持续 4 天以上伴动态变化，窦房传导阻滞，房室传导阻滞，完全性右或左束支阻滞，成联律、多形、多源、成对或并行性早搏，非房室结及房室折返引起的异位性心动过速，低电压（新生儿除外）及异常 Q 波。④CK－MB 升高或心肌肌钙蛋白（cTnI 或 cTnT）阳性。故本题选 D。

**22. 下列各项，不属病毒性心肌炎心电图诊断依据的是**

A. Ⅰ、Ⅱ导联的 ST－T 改变持续 4 年天以上

B. 窦房传导阻滞

C. 异常 U 波

D. 异常 Q 波

E. 房室传导阻滞

考点：病毒性心肌炎★

解析：参见 21 题。故本题选 C。

**23. 治疗小儿病毒性心肌炎，主张大量使用的维生素是**

A. 维生素 A　B. B 族维生素

C. 维生素 C　D. 维生素 D

E. 维生素 E

考点：病毒性心肌炎★

解析：维生素 C 是一种较强的抗氧化剂，有清除氧自由基的作用，从而保护心肌，改善心肌功能。故本题选 C。

**24. 下列属于病毒性心肌炎风热犯心证临床表现的是**

A. 心悸不宁，心前区痛如针刺，脘闷呕恶

B. 心悸怔忡，畏寒肢冷，面色苍白

C. 发热，咽红肿痛，心悸气短

D. 寒热起伏，全身肌肉酸痛

E. 心悸不宁，头晕目眩，烦热口渴

考点：病毒性心肌炎★

解析：病毒性心肌炎风热犯心证，临床表现为发热，低热绵延，或不发热，鼻塞流涕，咽红肿痛，咳嗽有痰，肌痛肢楚，头晕乏力，心悸气短，胸闷胸痛，舌质红，舌苔薄，脉数或结代。A 项为痰瘀阻络证的表现，B 项为心阳虚弱证的表现，D 项为湿热侵心证的表现，E 项为气阴亏虚证的表现。故本题选 C。

**25.** 小儿病毒性心肌炎痰瘀阻络证的治法是

A. 化痰祛瘀，宁心安神

B. 豁痰化瘀，活血通络

C. 清热解毒，宁心复脉

D. 温振心阳，宁心复脉

E. 清热化湿，宁心复脉

考点：病毒性心肌炎★

解析：小儿病毒性心肌炎痰瘀阻络证的治法为豁痰化瘀，活血通络，代表方为瓜蒌薤白半夏汤合失笑散加减。故本题选 B。

**26.** 小儿鹅口疮主要的临床特征是

A. 口腔周围及舌体生白色小疮点

B. 口腔黏膜上出现白色乳凝块样白膜

C. 咽喉部有白假膜

D. 齿龈上有白色疱疹

E. 口腔内红赤溃烂

考点：鹅口疮★

解析：小儿鹅口疮主要的临床特征是口腔黏膜上出现白色乳凝块样白膜，初起时呈点状和小片状，微凸起，可逐渐融合成大片，白膜界限清楚，不易拭去，如强行剥落后，可见充血、糜烂创面，局部黏膜潮红粗糙，可有溢血，但不久又为新生白膜覆盖。偶可波及喉部、气管、肺或食管、肠管，甚至引起全身性真菌病，出现呕吐、吞咽困难、声音嘶哑或呼吸困难等。故本题选 B。

**27.** 小儿鹅口疮口腔局部的临床特征是

A. 口腔黏膜出现单个或成簇的小疱疹

B. 口腔黏膜充血、水肿，可有疱疹

C. 口腔创面有纤维素渗出物形成或灰白色假膜，易拭去

D. 口腔黏膜表面覆盖有白色乳凝块样片状物，不易拭去

E. 口腔黏膜出现大小不等的糜烂或溃疡

考点：鹅口疮★

解析：参见 26 题。故本题选 D。

**28.** 治疗疱疹性口炎风热乘脾证宜选用

A. 银翘散　　　　B. 泻黄散

C. 清热泻脾散　　D. 泻心导赤散

E. 六味地黄丸

考点：疱疹性口炎★

解析：疱疹性口炎风热乘脾证的治法为疏风清热，泻火解毒，代表方为银翘散加减。故本题选 A。

**29.** 治疗小儿疱疹性口炎心火上炎证，应首选的方剂是

A. 凉膈散　　　　B. 泻心导赤散

C. 清热泻脾散　　D. 清胃散

E. 泻黄散

考点：疱疹性口炎★

解析：小儿疱疹性口炎心火上炎证的治法为清心泻火，凉血解毒，代表方为泻心导赤散加减。故本题选 B。

**30.** 治疗小儿腹泻病风寒泻，应首选的方剂是

A. 保和丸　　　　B. 四神丸

C. 附子理中汤　　D. 参苓白术散

E. 藿香正气散

考点：小儿腹泻病★

解析：小儿腹泻病风寒泻的治法为疏风散寒，化湿和中，代表方为藿香正气散加减。故本题选 E。

**31.** 小儿急性肾小球肾炎风水相搏证的首选方剂是

A. 麻黄连翘赤小豆汤

B. 银翘散

C. 五味消毒饮

D. 葱豉桔梗汤

E. 藿香正气散

考点：急性肾小球肾炎★

解析：急性肾小球肾炎风水相搏证的治法是疏风宣肺，利水消肿，代表方为麻黄连翘赤小豆汤合五苓散加减。银翘散疏风风热。五味消毒饮清热解毒，消散疔疮。葱豉桔梗汤辛凉解肌，疏风清热。其均无利水功效。藿香正气散解表化湿，理气和中，主治外感风寒，内伤湿滞证。故本题选 A。

**32.** 下列选项，不属于肾病综合征临床表现的是

A. 水肿　　　　　B. 蛋白尿

C. 高血压　　　　D. 高脂血症

E. 低蛋白血症

考点：肾病综合征★

解析：肾病综合征具有以下四大特点：大量蛋白尿、低蛋白血症、高胆固醇血症（高脂血

症）和不同程度的水肿。故本题选 C。

**33. 诊断小儿肾病综合征的必要条件是**

    A. 大量蛋白尿，低蛋白血症

    B. 大量蛋白尿，高胆固醇症

    C. 大量蛋白尿，不同程度的水肿

    D. 高胆固醇血症，不同程度的水肿

    E. 低蛋白血症，高胆固醇血症

    考点：肾病综合征★

    解析：小儿肾病综合征的诊断要点：大量蛋白尿（尿蛋白＋＋＋～＋＋＋＋，1 周内 3 次测定 24 小时尿蛋白定量≥50mg/kg）。血浆白蛋白低于 30g/L。血浆胆固醇高于 5.7mmol/L。不同程度的水肿。以上四项中大量蛋白尿和低蛋白血症为必要条件。故本题选 A。

**34. 肾炎性肾病区别于单纯性肾病的要点是**

    A. 低蛋白血症　　B. 大量蛋白尿

    C. 血尿　　　　　D. 高度浮肿

    E. 高胆固醇血症

    考点：肾病综合征

    解析：肾炎性肾病区别于单纯性肾病的要点：①2 周内分别 3 次以上离心尿检查红细胞≥10/HP，并证实为肾小球源性血尿。②反复持续高血压并除外使用糖皮质激素等原因所致。③肾功能不全并排除由血容量不足等导致者。④持续低补体血症。故本题选 C。

**35. 小儿癫痫与晕厥共有的表现是**

    A. 体位性低血压　　B. 惊惕不安

    C. 呼吸暂停　　　　D. 意识障碍

    E. 二便失禁

    考点：癫痫

    解析：癫痫临床表现为意识、运动、感觉、精神或自主神经功能障碍。晕厥是各种原因引起的一过性脑供血不足导致突然发生的意识丧失状态，发作时先有出汗、面色苍白、视物模糊，继之意识障碍，全身肌张力丧失，严重者可见惊厥发作，一般无二便失禁。故本题选 D。

**36. 癫痫持续状态的特点是**

    A. 癫痫发作或反复发作 10 分钟

    B. 癫痫发作或反复发作 15 分钟

    C. 癫痫发作或反复发作 20 分钟

    D. 癫痫发作或反复发作 25 分钟

    E. 癫痫发作或反复发作 30 分钟

    考点：癫痫持续状态

    解析：癫痫持续状态是指癫痫发作持续 30 分钟以上，或反复发作达 30 分钟以上，其间意

识不能恢复者。故本题选 E。

**37. 不属于小儿病毒性脑炎常用的对症处理措施是**

    A. 注意营养供给，维持水和电解质

    B. 重症患儿应注意呼吸道和心血管功能的监护与支持

    C. 控制高热，可给予物理降温及化学药物降温

    D. 控制惊厥发作

    E. 肾上腺皮质激素的应用

    考点：病毒性脑炎★

    解析：小儿病毒性脑炎的对症处理措施：①注意营养供给，维持水和电解质平衡。②控制高热，可给予物理降温及化学药物降温。③重症患儿应注意呼吸道和心血管功能的监护与支持，及时处理颅内高压和呼吸循环功能障碍。对于颅内压明显增高的重症患儿，迅速稳妥地降低颅内压非常重要。一般选用 20% 甘露醇 0.5～1.5g/kg 每 4～8 小时 1 次，必要时再联合应用速尿、白蛋白、激素等。④控制惊厥，可适当给予止惊剂如安定、苯巴比妥等。故本题选 E。

**38. 注意力缺陷多动障碍的主要发病机制是**

    A. 心常有余　　　B. 肝常有余

    C. 脾常不足　　　D. 肾常虚

    E. 阳动有余，阴静不足

    考点：注意力缺陷多动障碍★

    解析：注意力缺陷多动障碍的主要发病机制是阴阳平衡失调，即阳动有余，阴静不足。故本题选 E。

**39. 治疗注意力缺陷多动障碍痰火内扰证，首选的方剂是**

    A. 当归龙荟丸　　B. 青蒿鳖甲汤

    C. 黄连温胆汤　　D. 大定风珠

    E. 生脉饮

    考点：注意力缺陷多动障碍

    解析：注意力缺陷多动障碍痰火内扰证的治法为清热化痰，宁心安神，代表方为黄连温胆汤加减。故本题选 C。

**40. 治疗小儿抽动障碍肝亢风动证，首选的方剂是**

    A. 天麻钩藤饮　　B. 礞石滚痰丸

    C. 醒脾散　　　　D. 知柏地黄汤

    E. 大定风珠

    考点：抽动障碍

    解析：小儿抽动障碍肝亢风动证的治法为平

中西医结合儿科学

肝潜阳，息风止动，代表方为天麻钩藤饮加减。故本题选 A。

**41.** 口服铁剂治疗小儿缺铁性贫血，为促进铁的吸收，应同时服用的药物是

    A. 维生素 E        B. 维生素 $B_1$

    C. 维生素 C        D. 维生素 $B_6$

    E. 维生素 A

考点：营养性缺铁性贫血

解析：口服铁剂最好于两餐之间服药，既减少对胃黏膜的刺激，又利于吸收。同时口服维生素 C 促进铁的吸收。牛奶、茶、咖啡及抗酸药等与铁同服均可影响铁的吸收。故本题选 C。

**42.** 小儿营养性缺铁性贫血，经铁剂治疗血红蛋白达正常后，仍需服用铁剂的时间是

    A. 2～3 周        B. 5～7 周

    C. 6～8 周        D. 半年

    E. 2 年

考点：营养性缺铁性贫血

解析：小儿营养性缺铁性贫血，经铁剂治疗血红蛋白达正常水平后应继续服用铁剂 6～8 周再停药，以补足铁的贮存量。故本题选 C。

**43.** 免疫性血小板减少症血热伤络证的治法是

    A. 清热解毒，凉血止血

    B. 益气健脾，摄血养血

    C. 滋阴清热，凉血宁络

    D. 活血化瘀，理气止血

    E. 清热解毒，凉血宁络

考点：免疫性血小板减少症★

解析：免疫性血小板减少症血热伤络证的治法为清热解毒，凉血止血，代表方为犀角地黄汤加减。故本题选 A。

**44.** 下列各项，可作为鉴别真性性早熟和假性性早熟的是

    A. FSH 兴奋试验    B. LH 兴奋试验

    C. GnRH 兴奋试验    D. E2 兴奋试验

    E. T 兴奋试验

考点：性早熟

解析：诊断真性性早熟和假性性早熟可以通过 GnRH 兴奋试验。GnRH 兴奋试验亦称黄体生成素释放激素（LHRH）兴奋试验。其原理是通过 GnRH 刺激垂体分泌黄体生成素（LH）和卵泡刺激素（FSH），从而评价垂体促性腺激素细胞储备功能，对鉴别真性和假性性早熟非常有价值。故本题选 C。

**45.** 性早熟阴虚火旺证的治法是

    A. 疏肝解郁，清利湿热

    B. 滋补肾阴，清泻相火

    C. 滋阴清热，凉血宁络

    D. 温补脾肾，益精生血

    E. 滋水涵木，平肝潜阳

考点：性早熟

解析：性早熟阴虚火旺证的治法为滋补肾阴，清泻相火，代表方为知柏地黄丸加减。故本题选 B。

**46.** 不属于过敏性紫癜常用治法的是

    A. 泻火解毒，清胃化斑

    B. 祛风清热，凉血安络

    C. 温肾壮阳，益精填髓

    D. 滋阴降火，凉血止血

    E. 益气活血，化瘀消斑

考点：过敏性紫癜★

解析：过敏性紫癜中医证型有风热伤络证，治法为祛风清热，凉血安络。血热妄行证的治法为清热解毒，凉血止血。湿热痹阻证的治法为清热利湿，通络止痛。胃肠积热证的治法为泻火解毒，清胃化斑。阴虚火旺证的治法为滋阴降火，凉血止血。气虚血瘀证的治法为益气活血，化瘀消斑。故本题选 C。

**47.** 治疗皮肤黏膜淋巴结综合征，常用阿司匹林，热退后一般需要服用的时间是

    A. 1～2 周        B. 2～3 周

    C. 3～4 周        D. 4～5 周

    E. 6～8 周

考点：皮肤黏膜淋巴结综合征

解析：阿司匹林为治疗皮肤黏膜淋巴结综合征的首选药，每日 50～100mg/kg，热退后 2～3 天逐渐减量，每日 5～15mg/kg，再用 6～8 周。故本题选 E。

**48.** 属于小儿肥胖症主要病因的是

    A. 饮食失调        B. 食物供给过多

    C. 喂养不当        D. 不良饮食习惯

    E. 日照不足

考点：小儿肥胖症

解析：引起小儿肥胖症的主要病因为饮食失调和脾肾两虚。故本题选 A。

**49.** 小儿肥胖的诊断标准为

    A. 体重大于参照人群体重的 10%

    B. 体重大于参照人群体重的 15%

    C. 体重大于参照人群体重的 20%

    D. 体重大于参照人群体重的 30%

E. 体重大于参照人群体重的50%

考点：小儿肥胖症

解析：小儿肥胖的诊断标准目前采用身高标准体重和体重指数，其中体重大于参照人群体重的20%，有过度营养、运动不足、行为偏差的特征，除外某些疾病引起的继发性肥胖或药物引起的肥胖，脂肪分布均匀，凡具上述4项者可诊断为单纯性肥胖。故本题选C。

**50. 下列关于小儿肥胖症的叙述，错误的是**

A. 治疗区分痰、湿和脏腑虚损

B. 辨证主要采用脏腑辨证

C. 治疗以补脏腑、除痰湿为主

D. 病变脏腑以肝肾为主

E. 痰湿、脂膏为主要病理产物

考点：小儿肥胖症

解析：小儿肥胖症辨证按脏腑辨证，主要区分痰、湿和脏腑虚损，治疗以补脏腑和除痰湿为主。病位主要在脾、胃，涉及肝、肺、肾。痰湿、脂膏为主要病理产物。故本题选D。

**51. 初期佝偻病患儿每日需补充维生素D**

A. 800 ~ 900U        B. 900 ~ 1000U

C. 1000 ~ 2000U      D. 1000 ~ 2200U

E. 1000 ~ 2500U

考点：维生素D缺乏性佝偻病

解析：针对佝偻病患儿，维生素D制剂的用药方法分为口服法和突击疗法（肌内注射）。①口服法：初期（轻度），维生素D每日1000 ~ 2000U。激期（中、重度），每日3000 ~ 6000U。②突击疗法：对各种原因不能坚持每日服药，或重症佝偻病可一次肌内注射维生素$D_3$20万 ~ 30万U，2 ~ 3个月后改为口服预防量。故本题选C。

**52. 治疗小儿维生素D缺乏性佝偻病脾虚肝旺证，应首选的方剂是**

A. 四君子汤        B. 补肾地黄丸

C. 六味地黄丸      D. 益脾镇惊散

E. 资生健脾丸

考点：维生素D缺乏性佝偻病

解析：小儿维生素D缺乏性佝偻病脾虚肝旺证的治法为健脾助运，平肝息风，代表方为益脾镇惊散加减。故本题选D。

**53. 麻疹皮疹最先消退的部位是**

A. 背部        B. 颈部

C. 头面        D. 耳后

E. 发际

考点：麻疹

解析：皮疹先见于耳后、发际，渐次延及头面、颈部，自下而上至胸、腹、背、四肢，最后在手心、足心及鼻准部。出疹3 ~ 4天后，皮疹按出疹先后顺序依次消退，体温开始下降，全身状况随之好转，皮疹消退后皮肤可见糠麸样脱屑并留有浅褐色色素沉着，7 ~ 10天痊愈。故本题选D。

**54. 治疗麻疹邪入肺胃（见形期），应首选的方剂是**

A. 宣毒发表汤        B. 清解透表汤

C. 透疹凉解汤        D. 凉营清气汤

E. 解肌透痧汤

考点：麻疹★

解析：麻疹邪入肺胃（见形期）的治法为清热解毒，佐以透发，代表方为清解透表汤加减。故本题选B。

**55. 风疹的皮疹特点是**

A. 发热3 ~ 4天后出疹

B. 红色丘疹，疹后脱皮

C. 淡红色斑丘疹，先见于面部，24小时内波及全身

D. 疹退后有色素沉着

E. 全身皮肤充血潮红

考点：风疹★

解析：风疹出疹期的表现：多数病人发热1 ~ 2天后出疹，皮疹多为散在淡红色斑丘疹，也可呈大片皮肤发红或针尖状猩红热样皮疹。先见于面部，一天内波及全身，1 ~ 2天后，发热渐退，皮疹逐渐隐没，皮疹消退后，可有皮肤脱屑，但无色素沉着。发热3 ~ 4天后出疹，红色丘疹，疹后脱皮，疹退后有色素沉着是麻疹的皮疹特点。全身皮肤充血潮红是猩红热的皮疹特点。故本题选C。

**56. 不属于风疹邪郁肺卫证临床表现的是**

A. 壮热口渴，烦躁不宁

B. 发热恶风，喷嚏流涕

C. 胃纳欠佳，精神倦怠

D. 耳后、枕后颈部淋巴结肿大

E. 疹色淡红，稀疏细小，分布均匀

考点：风疹

解析：风疹邪郁肺卫证的临床表现为发热恶风，喷嚏流涕，轻微咳嗽，胃纳欠佳，精神倦怠，疹色淡红，稀疏细小，分布均匀，微有痒感，耳后、枕后际颈部淋巴结肿大，舌尖红，苔

中西医结合儿科学

薄黄，脉浮数。<u>故本题选 A。</u>

**57. 幼儿急疹最主要的临床特点是**
　　A. 发热 3～4 天，热退疹出
　　B. 发热 3～4 天高热出疹，疹退后有麦麸样脱屑及色素沉着
　　C. 发热 1～2 天后出疹，疹间无正常皮肤，疹退后有片状脱皮
　　D. 发热 2～3 天后出疹，伴疱疹性咽峡炎、肌痛
　　E. 发热 1～2 天后出疹，伴枕后淋巴结肿大
　　考点：幼儿急疹★
　　解析：幼儿急疹临床特点：发热持续 3～5 天，体温达 39℃ 或更高，但全身症状较轻。高热 3～4 天后骤然热退，热退疹出，皮疹为红色斑丘疹，迅速遍布躯干及面部，2～3 天皮疹消失，无色素沉着及脱屑。<u>故本题选 A。</u>

**58. 猩红热的舌象特点是**
　　A. 痿软舌　　　　B. 胖大舌
　　C. 草莓舌　　　　D. 青紫舌
　　E. 红绛舌
　　考点：猩红热
　　解析：猩红热病初舌苔白，舌尖和边缘红肿，突出的舌乳头也呈白色，称为"白草莓舌"。猩红热出疹期舌面光滑鲜红，舌乳头红肿突起，称"红草莓舌"。<u>故本题选 C。</u>

**59. 易继发急性肾小球肾炎的典型疾病是**
　　A. 麻疹　　　　　B. 风疹
　　C. 支原体肺炎　　D. 猩红热
　　E. 病毒性感冒
　　考点：猩红热
　　解析：少数猩红热患儿在病后 2～3 周可发生急性肾小球肾炎、风湿性心脏病、风湿性关节炎等并发症。<u>故本题选 D。</u>

**60. 凉营清气汤可用于治疗的猩红热证型是**
　　A. 毒在气营　　　B. 邪侵肺卫
　　C. 疹后伤阴　　　D. 麻毒攻喉
　　E. 邪毒闭肺
　　考点：猩红热★
　　解析：猩红热毒在气营证的治法为清气凉营，泻火解毒，代表方为凉营清气汤加减。<u>故本题选 A。</u>

**61. 新生儿心率低于多少时需采用心脏按压术**
　　A. 30 次/分　　　B. 40 次/分
　　C. 50 次/分　　　D. 60 次/分
　　E. 70 次/分

考点：心搏呼吸骤停与心肺复苏术★
　　解析：心音消失或年长儿心率低于 30 次/分、新生儿低于 60 次/分、初生新生儿低于 100 次/分时均须施行心脏按压术。<u>故本题选 D。</u>

**62. 小儿心肺复苏的过程中，首选药物是**
　　A. 肾上腺素 0.01mg/kg
　　B. 葡萄糖酸钙 100～200mg/kg
　　C. 葡萄糖 0.5～1.0g/kg
　　D. 阿托品 0.02mg/kg
　　E. 5% 碳酸氢钠 5mL/kg
　　考点：心肺复苏的步骤
　　解析：肾上腺素是心肺复苏过程中的首选药物，适用于各种原因所致的心搏呼吸骤停，有正性肌力和正性频率作用。首次静脉或骨髓内 0.01mg/kg（0.1mL/kg，1∶10000 溶液），气管内 0.1mg/kg，间隔 5 分钟可重复 1 次。葡萄糖酸钙、葡萄糖、阿托品、5% 碳酸氢钠均为心肺复苏的治疗药物，但不是首选药。<u>故本题选 A。</u>

**63. 小儿心肺复苏存在室颤时，可选用的药物是**
　　A. 葡萄糖酸钙　　B. 肾上腺素
　　C. 利多卡因　　　D. 碳酸氢钠
　　E. 毛花苷丙
　　考点：心肺复苏的步骤
　　解析：小儿心肺复苏存在室颤时可用利多卡因。剂量：负荷量为 1mg/kg，负荷量给后即静脉维持，剂量为每分钟 20～50μg/kg。<u>故本题选 C。</u>

**64. 不属于小儿脓毒性休克早期临床表现的是**
　　A. 神志清楚，烦躁不安
　　B. 毛细血管再充盈时间 >3 秒
　　C. 面色苍白，肢端发凉
　　D. 高乳酸血症和低氧血症
　　E. 呼吸加快，心率增快，血压降低
　　考点：脓毒性休克
　　解析：小儿脓毒性休克早期以脏器低灌注为主要表现。神志清楚，烦躁不安，或萎靡不振，面色苍白，肢端发凉，呼吸加快，心率增快，血压正常或稍低，脉压变小，实验室检查可出现高乳酸血症和低氧血症。<u>故本题选 B。</u>

**65. 小儿慢性咳嗽痰湿蕴肺证的临床特点是**
　　A. 发病缓慢，咳声低沉，病程较长，往往虚实夹杂
　　B. 咳嗽痰黄黏稠，咽红，舌苔黄腻
　　C. 咳嗽重浊，痰多壅盛，色白而稀，喉间痰声辘辘

D. 咳嗽不爽，吐黄色黏稠痰，不易咳出

E. 干咳无痰，声哑喉痒

考点：慢性咳嗽

解析：慢性咳嗽痰湿蕴肺证的表现：咳嗽重浊，痰多壅盛，色白而稀，喉间痰声辘辘，胸闷，神乏困倦，纳呆，舌淡红，苔白腻，脉滑。故本题选 C。

**66.** 治疗小儿积滞脾虚夹积证，应首选的方剂是

A. 消乳丸　　　　B. 健脾丸

C. 保和丸　　　　D. 异功散

E. 不换金正气散

考点：积滞★

解析：小儿积滞脾虚夹积证的治法为健脾助运，消食化滞，代表方为健脾丸加减。故本题选 B。

**67.** 下列各项中，不属于惊风八候的是

A. 搐　　　　　　B. 摇

C. 搦　　　　　　D. 引

E. 反

考点：急惊风

解析：惊风的症状，临床上可归纳为八候，即搐、搦、颤、掣、反、引、窜、视。故本题选 B。

**68.** 为尽快制止急惊风之惊厥发作，除新生儿外，应首选的治疗措施是

A. 水合氯醛保留灌肠

B. 地西泮缓慢静注

C. 苯巴比妥钠肌注

D. 甘露醇快速静注

E. 高张葡萄糖静注

考点：急惊风

解析：地西泮为急惊风首选药物，惊厥较轻者可用地西泮灌肠，惊厥较重者则使用地西泮缓慢静注。故本题选 B。

**69.** 下列各项，不属小儿遗尿常见的证型是

A. 脾胃虚弱　　　B. 下元虚寒

C. 心肾失交　　　D. 肝经湿热

E. 肺脾气虚

考点：遗尿★

解析：小儿遗尿常见的证型有下元虚寒证、肺脾气虚证、心肾失交证、肝经湿热证。故本题选 A。

**70.** 治疗小儿遗尿下元虚寒证，应首选的方剂是

A. 右归丸　　　　B. 缩泉丸

C. 交泰丸　　　　D. 龙胆泻肝汤

E. 菟丝子散

考点：遗尿★

解析：小儿遗尿下元虚寒证的治法为温补肾阳，固涩止遗，代表方为菟丝子散加减。故本题选 E。

# 【A2 型题】

**71.** 患儿，6 岁。腹泻 5 天，症见精神烦躁，皮肤干燥、弹性差，哭时泪少，口唇干燥，尿量明显减少，体重 18.5kg。治疗应予补充累积补液的总量是

A. 200mL　　　　B. 300mL

C. 500mL　　　　D. 1000mL

E. 1500mL

考点：液体疗法

解析：患儿症见精神烦躁，皮肤干燥、弹性差，哭时泪少，口唇干燥，尿量明显减少，诊断为中度脱水，补液量为 50～100mL/kg，因患儿属学龄前儿童，补液量应酌减 1/4～1/3。故本题选 E。

**72.** 患儿，28 天。足月顺产。面目皮肤发黄，颜色鲜明，哭闹不安，呕吐腹胀，不思乳食，尿黄便结，舌红苔黄腻，指纹紫滞。应首先考虑的病证结合诊断是

A. 新生儿黄疸，胎黄虚脱证

B. 新生儿黄疸，湿热郁蒸证

C. 新生儿黄疸，寒湿阻滞证

D. 新生儿黄疸，瘀积发黄证

E. 新生儿黄疸，胎黄动风证

考点：新生儿黄疸★

解析：患儿出生后出现面目皮肤发黄，颜色鲜明，尿黄，诊断为新生儿黄疸。湿热邪毒蕴脾胃，熏蒸肝胆，则面目皮肤发黄，颜色鲜明，呕吐腹胀，不思乳食，尿黄便结。舌红苔黄腻，指纹紫滞为湿热内蕴之象。辨证为湿热郁蒸证。故本题选 B。

**73.** 患儿，男，2 岁。发热、咳嗽 5 天，口渴，小便短赤，舌红苔黄。检查：听诊双下肺固定中细湿啰音，血白细胞总数及中性粒细胞增高。治疗应首选

A. 红霉素加二陈汤

B. 红霉素加三拗汤

C. 青霉素加麻杏石甘汤

D. 利巴韦林加二陈汤

E. 利巴韦林加银翘散

考点：肺炎★

解析：下肺固定中细湿啰音，血白细胞总数及中性粒细胞增高是肺炎球菌导致支气管肺炎的特征，青霉素是首选的抗生素。发热、咳嗽、口渴、小便短赤，舌红苔黄辨证为风热闭肺证，代表方为银翘散合麻杏石甘汤加减。故本题选C。

**74.** 患儿，女，2岁。高热咳喘9天后，现见潮热盗汗，面色潮红，口唇樱赤，干咳无痰，舌质红而干，舌苔光剥。其治法是

A. 清肺止咳   B. 止咳化痰

C. 养阴益胃   D. 益气健脾

E. 养阴清肺

考点：肺炎★

解析：患儿高热9天，灼伤营阴。潮热盗汗，面色潮红，唇红，干咳无痰，舌苔光剥都是阴虚肺热的表现，治法为养阴清肺，润肺止咳。故本题选E。

**75.** 患儿，1岁。高烧1天，骤然面色苍白，口唇紫绀，呼吸困难，额汗不温，四肢厥冷，右胁下出现痞块并渐增大，舌质略紫，苔薄白，脉细弱而数，指纹青紫，可达命关。其诊断是

A. 支气管肺炎，痰热闭肺证

B. 支气管肺炎，风热闭肺证

C. 支气管肺炎，心阳虚衰证

D. 大叶性肺炎，风热闭肺证

E. 支气管肺炎，阴虚肺热证

考点：肺炎★

解析：根据患儿临床表现可诊断为支气管肺炎。心阳虚衰证，临床表现为发热、咳嗽、咳痰，骤然面色苍白，口唇紫绀，呼吸困难或呼吸浅促，额汗不温，四肢厥冷，虚烦不安或神萎淡漠，右胁下出现痞块并渐增大，舌质略紫，苔薄白，脉细弱而数，指纹青紫，可达命关。故本题选C。

**76.** 患儿，4岁。入幼儿园1年来，患肺炎2次，支气管炎2次，每1~2个月感冒1次。平时不耐寒凉，多汗，汗出不温，肌肉松弛，咽红不退，扁桃体肿大，舌淡红，苔薄白，脉浮数无力。应首先考虑的病证结合诊断是

A. 反复呼吸道感染，营卫失和，邪毒留恋证

B. 支气管哮喘，寒性哮喘

C. 急性上呼吸道感染，风寒感冒

D. 小儿肺炎，风寒闭肺证

E. 小儿肺炎，肺脾气虚证

考点：反复呼吸道感染★

解析：患儿4岁，有肺炎、支气管炎、反复感冒病史，诊断为反复呼吸道感染。营卫失和，邪毒留恋证，临床表现为反复感冒，恶寒怕热，不耐寒凉，平时汗多，汗出不温，肌肉松弛，或伴低热，咽红不退，扁桃体肿大，舌淡红，苔薄白，或花剥，脉浮数无力，指纹紫滞。治法为扶正固表，调和营卫，代表方为黄芪桂枝五物汤加减。故本题选A。

**77.** 患儿，女，3个月。口腔、舌面满布白屑，面赤唇红，烦躁不宁，吮乳啼哭，大便干结，小便短黄。治疗应首选制霉菌素加

A. 清热泻脾散  B. 泻黄散

C. 六味地黄丸  D. 导赤散

E. 清胃散

考点：鹅口疮★

解析：根据患儿的症状诊断为鹅口疮，辨证为心脾积热，治法是清心泻脾，代表方为清热泻脾散加减。泻黄散泻脾胃伏火。六味地黄丸滋补肝肾。导赤散清心利水养阴。清胃散清胃凉血。故本题选A。

**78.** 患儿，男，6岁，发热3天，口腔内黏膜、齿龈溃烂，周围红肿，疼痛拒食，舌质红，苔薄黄。其诊断是

A. 感冒    B. 心疳

C. 疱疹性口炎  D. 燕口疮

E. 鹅口疮

考点：疱疹性口炎

解析：外感风热之邪，内应于脾胃，风热夹毒上乘于口导致口腔内黏膜、齿龈溃烂，周围红肿，疼痛拒食。舌质红，苔薄黄为风热犯表之象。诊断为疱疹性口炎之风热乘脾证。故本题选C。

**79.** 患儿，2岁。腹泻2天，多发于食后，大便稀溏，色淡不臭，面色萎黄，形体消瘦，神疲倦怠。舌淡，苔薄，指纹淡红。治疗应首选的方剂是

A. 藿香正气散  B. 葛根芩连汤

C. 参苓白术散  D. 七味白术散

E. 保和丸

考点：小儿腹泻病★

解析：小儿腹泻病脾虚泻证，临床表现为大便稀溏，色淡不臭，多于食后作泻，时轻时重，面色萎黄，形体消瘦，神疲倦怠，舌淡苔薄，脉

缓弱，指纹淡。治法为健脾益气，助运止泻，代表方为参苓白术散加减。故本题选 C。

**80.** 患儿，18 个月。腹泻时轻时重 3 个月，大便清稀无臭，夹不消化食物，有时便后脱肛，形寒肢冷，面色白，精神萎靡，睡时露睛，舌淡苔白，指纹色淡。治疗应首选

　　A. 异功散合平胃散
　　B. 附子理中汤合四神丸
　　C. 保和丸合二陈汤
　　D. 金匮肾气丸合人参乌梅汤
　　E. 参苓白术散合理中丸

考点：小儿腹泻病★

解析：患儿腹泻时轻时重 3 个月，诊断为小儿腹泻病。大便清稀无臭，夹不消化食物，是脾肾阳虚，命门火衰，不能温煦脾土。有时便后脱肛，是脾虚气陷的表现。形寒肢冷，面色白，精神萎靡，睡时露睛是肾阳不足，阴寒内生的表现。舌淡苔白，指纹色淡为阳虚的表现。辨证为脾肾阳虚证，治法为温补脾肾，固涩止泻。代表方为附子理中汤合四神丸加减。故本题选 B。

**81.** 患儿，男，7 岁。4 周前曾发热、咽痛，诊断为急性化脓性扁桃体炎。1 天前双眼睑水肿，继而下肢水肿，按之凹陷即起，尿少色赤，恶风，咳嗽，舌质淡，苔薄黄，脉浮。治疗应首选的方剂是

　　A. 五味消毒饮合小蓟饮子
　　B. 麻黄连翘赤小豆汤合五苓散
　　C. 实脾饮合五味消毒饮
　　D. 越婢加术汤合桑白皮汤
　　E. 麻黄连翘赤小豆汤合五味消毒饮

考点：急性肾小球肾炎★

解析：患儿急性起病，4 周前有上呼吸道感染史，1 天前双眼睑水肿，继而下肢水肿，按之凹陷即起，尿少色赤，恶风，舌质淡，苔薄黄，脉浮，诊断为急性肾小球肾炎风水相搏证。治法为疏风宣肺，利水消肿，代表方为麻黄连翘赤小豆汤合五苓散加减。故本题选 B。

**82.** 患儿，8 个月。早产，人工喂养，未及时添加辅食。1 个月来间断惊厥 3 次，发作时意识丧失，每次持续 1~2 分钟，醒后活泼如常，不发热，脑电图检查正常。应首先考虑的诊断是

　　A. 癫痫　　　　B. 低血糖症
　　C. 低镁血症　　D. 维生素 B₁ 缺乏
　　E. 蛋白质 – 能量营养不良

考点：癫痫

解析：根据患儿临床表现诊断为癫痫。癫痫是一种反复发作性的疾患，发作形式多种多样，临床出现意识、运动、感觉、精神或自主神经功能障碍。主要表现为一过性的意识丧失或意识改变，肢体肌肉强直或阵挛性抽搐，还可出现行为、情感、知觉等方面的异常。故本题选 A。

**83.** 患儿，男，10 岁。经常挤眉眨眼，耸肩摇头，口出秽语，性情急躁，五心烦热，大便干结，两颊潮红，形体消瘦，舌质红绛，舌苔光剥，脉细数无力。其中医治法是

　　A. 益气健脾，平肝息风
　　B. 泻火涤痰，清心安神
　　C. 滋水涵木，柔肝息风
　　D. 清肝泻火，息风镇惊
　　E. 清热化痰，宁心安神

考点：抽动障碍★

解析：小儿抽动障碍阴虚风动证，临床表现为形体消瘦，两颧潮红，五心烦热，性情急躁，睡眠不安，口出秽语，挤眉眨眼，耸肩摇头，肢体震颤，大便干结，舌质红绛，舌苔光剥，脉细数无力。治法为滋水涵木，柔肝息风，代表方为大定风珠加减。故本题选 C。

**84.** 患儿，男，4 岁。一向偏食，不吃鱼肉蛋仅食蔬菜，近日面色渐苍白，不愿活动，时而腹泻，心肺正常，肝脏于肋下 3cm 触及，脾未及，血红蛋白 60g/L，红细胞 $2.90 \times 10^{12}$/L，血涂片示红细胞大小不等，以小细胞为主，中心淡染区扩大。最可能的诊断是

　　A. 溶血性贫血
　　B. 营养性缺铁性贫血
　　C. 再生障碍性贫血
　　D. 巨幼红细胞性贫血
　　E. 营养性混合性贫血

考点：营养性缺铁性贫血

解析：营养性缺铁性贫血可见皮肤黏膜逐渐苍白，不愿运动，食欲减退，或有腹泻，明显贫血，肝、脾及淋巴结轻度肿大，外周血涂片可见红细胞大小不等，以小细胞为多，中央淡染区扩大。结合患儿临床表现与辅助检查可确诊为营养性缺铁性贫血。故本题选 B。

**85.** 患儿，2 岁。5 天前因感冒发热，热退后皮肤突然出现瘀点、瘀斑，色鲜红，伴鼻衄 1 次，心烦口渴，便秘尿少，舌质红，苔薄黄，脉数。血小板计数 $56 \times 10^9$/L，应首先考虑的病证结合诊断是

A. 免疫性血小板减少症，血热伤络证

B. 免疫性血小板减少症，气不摄血证

C. 免疫性血小板减少症，气滞血瘀证

D. 营养性缺铁性贫血，心脾两虚证

E. 营养性缺铁性贫血，肝肾阴虚证

考点：免疫性血小板减少症★

解析：患儿起病急，5 天前有感冒史，热退后皮肤突然出现瘀点、瘀斑，伴鼻衄，血小板计数 $56 \times 10^9$/L，可诊断为免疫性血小板减少症。血热伤及络脉导致出血，则见瘀点、瘀斑、色鲜红、鼻衄。热邪内蕴，则见心烦口渴，便秘尿少。苔薄黄，脉数均为热邪内盛的表现。辨证为血热伤络证。<u>故本题选 A。</u>

**86.** 患儿，6 岁。下肢伸侧及臀部皮疹 3 天，皮疹表现为瘀点、瘀斑高出皮肤，色泽鲜红，大小不一，压之不退色，呈对称性，伴有阵发性腹痛。实验室检查：血小板、出血、凝血时间均正常。便常规、尿常规无异常。应首先考虑的诊断是

A. 猩红热

B. 手足口病

C. 过敏性紫癜

D. 免疫性血小板减少症

E. 皮肤黏膜淋巴结综合征

考点：过敏性紫癜★

解析：过敏性紫癜临床表现为皮肤紫癜，多见于四肢及臀部，部分累及上肢及躯干，典型皮疹初为小型荨麻疹或紫红色斑丘疹，高出皮肤，压之不退色，皮疹无压痛，分批出现，新旧并存，呈对称性分布。消化道症状以脐周或下腹部绞痛伴呕吐为主。<u>故本题选 C。</u>

**87.** 患儿，男，5 岁。臀部及下肢紫癜 1 天，呈对称性，色鲜红，瘙痒，发热，舌红，苔薄黄，脉浮数。治疗应首选

A. 大补阴丸　　　　B. 银翘散

C. 归脾汤　　　　　D. 犀角地黄汤

E. 化斑汤

考点：过敏性紫癜★

解析：根据患儿临床表现诊断为过敏性紫癜之风热伤络证，治法为祛风清热，凉血安络，代表方为银翘散加减。<u>故本题选 B。</u>

**88.** 患儿，2 岁。持续发热 1 周，体温 39℃左右。查体：发热面容，双眼结膜充血，右侧颈部可触及多个蚕豆大小淋巴结，质硬，活动度尚可，口腔黏膜弥漫充血，躯干部见粟粒状均匀皮疹，疹

间皮肤潮红，手指、足趾端皮肤发红，肿胀。心肺听诊未闻异常。舌质红赤，杨梅舌，指纹紫。实验室检查：血沉明显增快，C 反应蛋白阳性，抗"O"滴度正常。应首先考虑的诊断是

A. 传染性单核细胞增多症

B. 猩红热

C. 皮肤黏膜淋巴结综合征

D. 风湿热

E. 幼年型类风湿关节炎

考点：皮肤黏膜淋巴结综合征

解析：皮肤黏膜淋巴结综合征诊断要点：不明原因发热，持续 5 天或更久。双侧球结膜弥漫性充血。口腔及咽部黏膜弥漫性充血，唇发红及干裂，并呈杨梅舌。发病初期手足硬肿和掌跖发红，恢复期指（趾）端出现膜状脱皮或肛周脱屑。躯干部多形充血性红斑。颈淋巴结非化脓性肿大，实验室检查示血沉明显增快，C 反应蛋白增高。<u>故本题选 C。</u>

**89.** 患儿，10 个月。消瘦，面色少华，毛发稀疏，食欲不振，精神欠佳，性急易怒，大便干稀不调，舌质略淡，苔薄微腻，脉细有力。应考虑的病证结合诊断是

A. 小儿腹泻，气阴两伤证

B. 蛋白质 – 能量营养不良，疳积

C. 蛋白质 – 能量营养不良，疳气

D. 维生素 D 缺乏性佝偻病，肺脾气虚证

E. 维生素 D 缺乏性佝偻病，脾虚肝旺证

考点：蛋白质 – 能量营养不良

解析：患儿消瘦，面色少华，毛发稀疏，食欲不振，精神欠佳，可诊断为蛋白质 – 能量营养不良。疳气表现为消瘦，面色少华，毛发稀疏，食欲不振，精神欠佳，性急易怒，大便干稀不调，舌质略淡，苔薄微腻，脉细有力。<u>故本题选 C。</u>

**90.** 患儿，1 岁。患维生素 D 缺乏性佝偻病，夜啼不宁，多汗，惊惕不安，行走不稳，出牙延迟。舌淡，苔薄白，指纹淡。治疗应首选

A. 四君子汤　　　　B. 补肾地黄丸

C. 六味地黄丸　　　D. 益脾镇惊散

E. 资生健脾丸

考点：维生素 D 缺乏性佝偻病★

解析：根据患儿临床表现诊断为维生素 D 缺乏性佝偻病之脾虚肝旺证。治法为健脾助运，平肝息风。代表方为益脾镇惊散加减。<u>故本题选 D。</u>

**91.** 患儿，男，3岁。发热3天，鼻塞流涕，眼睑红赤，泪水汪汪，口腔颊黏膜见一细小白色疹点，周围红晕，舌苔薄黄。治疗应首选
    A. 清解透表汤    B. 宣毒发表汤
    C. 银翘散    D. 桑菊饮
    E. 透疹凉解汤
    考点：麻疹★
    解析：发热3天，口腔颊黏膜见一细小白色疹点，周围红晕，鼻塞流涕，眼睑红赤，泪水汪汪，舌苔薄黄，此是麻疹的发疹前期表现。辨证为邪犯肺卫证。治法为辛凉透表，清宣肺卫。代表方为宣毒发表汤加减。清解透表汤用于麻疹邪入肺胃证，银翘散用于风热表证，桑菊饮用于风温初起证，透疹凉解汤用于风疹之邪入气营证。故本题选B。

**92.** 患儿，3岁。皮疹2天。2天前患儿出现低热恶寒，鼻塞流涕，1天前全身皮肤成批出疹，为红色斑疹和斑丘疹，继作疱疹，疱浆清亮，头面、躯干多见，舌红苔薄白，脉浮数。应首先考虑的病证结合诊断
    A. 风疹，邪郁肺卫证
    B. 麻疹，邪入肺胃廉证
    C. 幼儿急疹，肺卫蕴热证
    D. 猩红热，邪侵肺胃证
    E. 水痘，邪郁肺卫证
    考点：水痘★
    解析：患儿低热恶寒、鼻塞流涕2天，1天前全身皮肤见红色斑疹和斑丘疹，继作疱疹，疱浆清亮，头面、躯干多见，诊断为水痘。邪郁肺卫则出现低热恶寒，鼻塞流涕等肺卫表证。肺主皮毛，脾主肌肉，邪正交争，水痘时邪夹湿透于肌表，则水痘布露。因病尚在表，故见红色斑疹和斑丘疹，继作疱疹，疱浆清亮，头面、躯干多见。舌红苔薄白、脉浮数为邪在表之象。辨证为邪郁肺卫证。故本题选E。

**93.** 患儿，18个月。壮热不退8天，目赤唇红，斑疹鲜红，咽喉肿痛，伴糜烂白腐，皮疹密布，色红如丹，甚则色如红斑。疹由颈、胸开始，继则弥漫全身，压之退色。舌质红绛，状如草莓，指纹紫。治疗应首选的方剂是
    A. 清营汤    B. 普济消毒饮
    C. 柴胡葛根汤    D. 凉营清气汤
    E. 解肌透痧汤
    考点：猩红热
    解析：根据患儿临床表现可诊断为猩红热

之毒在气营证，治法为清气凉营，泻火解毒，代表方为凉营清气汤加减。故本题选D。

**94.** 患儿，9岁。发热，双侧腮腺肿大9天。现头痛，呕吐。查体：体温39℃，嗜睡，颈项强直。实验室检查：脑脊液蛋白定量20mg/dL，细胞数160×10⁶/L，以淋巴细胞为主。应首先考虑的是
    A. 化脓性脑膜炎
    B. 化脓性腮腺炎并发脑膜脑炎
    C. 流行性腮腺炎并发脑膜脑炎
    D. 结核性脑膜炎
    E. 流行性腮腺炎并发胰腺炎
    考点：流行性腮腺炎
    解析：患儿发热，双侧腮腺肿大9天，应首先考虑流行性腮腺炎，因此排除A、B、D选项。脑膜脑炎临床主要表现为发热、头痛、呕吐、嗜睡、颈强直等。结合脑脊液蛋白定量20mg/dL，细胞数160×10⁶/L，以淋巴细胞为主，可确诊为脑膜脑炎。胰腺炎表现为中上腹疼痛和压痛，伴有体温骤然上升、恶心和呕吐等症。B超提示胰腺肿大，血清淀粉酶、脂肪酶升高有助于胰腺炎诊断。故本题选C。

**95.** 患儿，8岁。发热2天，右侧腮部肿痛1天，舌红，苔薄黄，脉浮数。查体：右侧耳下腮部漫肿，触之疼甚。治疗应首选的方剂是
    A. 大柴胡汤    B. 清瘟败毒饮
    C. 犀角地黄汤    D. 柴胡葛根汤
    E. 龙胆泻肝汤
    考点：流行性腮腺炎★
    解析：根据患儿临床表现可诊断为流行性腮腺炎之邪犯少阳证，治法为疏风清热，散结消肿，代表方为柴胡葛根汤加减。故本题选D。

**96.** 患儿，6岁。症见高热不退，两侧腮部肿胀疼痛，坚硬拒按，张口咀嚼困难，口渴引饮，烦躁不安，咽红肿痛，食欲不振，便秘溲赤，舌质红，舌苔黄，脉滑数。治疗应首选的方剂是
    A. 宣毒发表汤    B. 化斑解毒汤
    C. 清瘟败毒饮    D. 透疹凉解汤
    E. 普济消毒饮
    考点：流行性腮腺炎★
    解析：患儿高热不退，两侧腮部肿胀疼痛，坚硬拒按，张口咀嚼困难，诊断为流行性腮腺炎。高热不退，腮部肿胀疼痛，坚硬拒按，张口咀嚼困难，口渴引饮，烦躁不安，咽红肿痛，食欲不振，便秘溲赤，舌质红，舌苔黄，脉滑数，

辨证为热毒蕴结证。治法为清热解毒，软坚散结，代表方为普济消毒饮加减。故本题选 E。

**97.** 患儿，6 岁。突然腹痛恶心半小时。查体：体温 36.3℃，神志不清，面色青灰，皮肤湿冷，舌淡，苔白滑，脉微，皮肤有瘀斑，呼吸 30/分，心率 150 次/分，血压 70/40mmHg。诊断为中毒型细菌性痢疾。治疗应首选的方剂是

A. 清瘟败毒饮　　B. 附子理中汤
C. 黄连解毒汤　　D. 生脉散
E. 参附龙牡救逆汤

考点：中毒型细菌性痢疾

解析：根据患儿临床表现可诊断为中毒型细菌性痢疾之内闭外脱证，治法为回阳救逆，益气固脱，代表方为参附龙牡救逆汤加味。故本题选 E。

**98.** 患儿，5 岁。发热，体温 37.5℃左右，伴咳嗽，纳差恶心，1 天后口腔内可见疱疹，疼痛流涎，拒食，手足散在小疱疹，分布稀疏，疹色红润，疱浆清亮，舌质红，苔薄黄腻，脉浮数。应首先考虑的病证诊断是

A. 水痘，邪郁营卫证
B. 手足口病，邪犯肺脾证
C. 传染性单核细胞增多症，热毒炽盛证
D. 猩红热，毒在气营证
E. 麻疹，邪犯肺卫证

考点：手足口病★

解析：患儿发热，伴咳嗽，纳差恶心，1 天后口腔内、手足可见疱疹，诊断为手足口病。时邪疫毒由口鼻而入，内侵肺脾。邪毒初犯，肺气失宣，卫阳被遏，脾气失健，胃失和降，则见发热、咳嗽、纳差恶心、流涎、拒食。邪毒蕴郁，气化失司，水湿内停，与邪相搏，外透肌表，则见疱疹，分布稀疏，疹色红润，疱浆清亮。舌质红，苔薄黄腻，脉浮数为邪毒初犯之象。辨证为邪犯肺脾证。故本题选 B。

**99.** 患儿，4 岁。神志不清，面色苍白，呼吸浅促，皮肤干燥，尿少，四肢厥冷，小便短赤，舌干绛，苔少而干，脉细数无力。治疗应首选的方剂是

A. 生脉散　　B. 参附汤
C. 独参汤　　D. 小承气汤
E. 参附龙牡救逆汤

考点：脓毒性休克★

解析：根据患儿临床表现可诊断为脓毒性休克之气阴亏竭证，治法为益气养阴，救逆固

脱，代表方为生脉散加减。故本题选 A。

**100.** 患儿，8 岁。咳嗽 1 天，伴痰多壅盛，色白而稀，喉间痰声辘辘，胸闷，神疲困倦，纳呆，舌淡红，苔白腻，脉滑。其诊断是

A. 痰热郁肺　　B. 阴虚肺燥
C. 风热咳嗽　　D. 风寒咳嗽
E. 痰湿蕴肺

考点：慢性咳嗽

解析：患儿咳嗽 1 天，诊断为慢性咳嗽。小儿脾常不足，易为乳食、生冷所伤，则使脾失健运，水谷不能化生精微，酿为痰浊，上贮于肺，痰阻气道，肺失宣降，气机不畅，则见痰多壅盛，色白而稀，喉间痰声辘辘，胸闷，神疲困倦，纳呆。舌淡红，苔白腻，脉滑为痰湿内蕴之象，辨证为痰湿蕴肺。故本题选 E。

**101.** 患儿，5 岁。近 2 天来腹痛绵绵，时作时止，痛时喜按，面白少华，神疲乏力，手足不温，食后腹胀，大便偏稀。唇舌较淡，脉沉稳。治疗应首选

A. 养脏散　　B. 香砂平胃散
C. 大承气汤　　D. 小建中汤
E. 少腹逐瘀汤

考点：腹痛

解析：患儿腹痛绵绵，时作时止，诊断为腹痛。痛时喜按，面白少华，神疲乏力，手足不温，食后腹胀，大便偏稀，唇舌较淡，脉沉稳，辨证为脾胃虚寒证。治法为温中理脾，缓急止痛，首选小建中汤合理中丸加减。养脏散适用于腹痛之腹部中寒证。香砂平胃散适用于腹痛之乳食积滞证。大承气汤适用于腹痛之胃肠结热证。少腹逐瘀汤适用于腹痛之气滞血瘀证。故本题选 D。

**102.** 患儿，4 岁。2 天前出现腹痛，症见脘腹胀满，疼痛拒按，不思乳食，矢气频作，腹痛欲泻，泻后痛减，粪便秽臭，夜卧不安，舌质淡红，苔厚腻，脉象沉滑。其证型是

A. 脾胃虚寒　　B. 气滞血瘀
C. 乳食积滞　　D. 腹部中寒
E. 胃肠积热

考点：腹痛

解析：患儿腹痛 2 天，诊断为腹痛。脾胃运化力减弱，饮物食停滞，郁积胃肠，气机壅塞，则脘腹胀满，疼痛拒按，不思乳食，矢气频作，腹痛欲泻，泻后痛减，粪便秽臭，夜卧不安。苔厚腻，脉象沉滑为食积之象。辨证为乳食积滞。

故本题选 C。

**103.** 患儿，女，3 岁。面色少华，不思饮食，形体偏瘦，舌淡苔薄白。其治法是

A. 健脾化湿 　　　 B. 健脾和胃

C. 疏肝和胃 　　　 D. 消食导滞

E. 健脾助运

考点：厌食★

解析：根据患儿临床表现诊断为厌食之脾胃气虚证，治法为健脾益气，佐以助运，代表方为异功散加味。故本题选 E。

**104.** 患儿，3 岁。体重 13kg，近 1 个月来食欲不振，面色少华，倦怠乏力，大便偏稀，夹有不消化食物，舌质淡，苔薄白。应首先考虑的诊断是

A. 厌食，脾胃气虚证

B. 积滞，脾虚夹积证

C. 蛋白质 – 能量营养不良，疳气证

D. 营养性缺铁性贫血，脾胃虚弱证

E. 小儿腹泻，伤食泻

考点：厌食★

解析：患儿食欲不振 1 个月，诊断为厌食。食欲不振为脾胃运化乏力，胃纳不开所致。面色少华，倦怠乏力为精微转输不足，气虚失养所致。大便偏稀，夹有不消化食物为脾弱清气不升，清浊相混所致。舌质淡，苔薄白为气虚之象。辨证为脾胃气虚证。故本题选 A。

**105.** 患儿，10 个月。发热、咳嗽半天，突然痉厥昏迷，舌红，苔薄黄，指纹浮紫，其治法是

A. 疏风清热，息风定惊

B. 平肝息风，清心开窍

C. 清气凉营，息风开窍

D. 清热化湿，解毒息风

E. 镇惊安神，平肝息风

考点：急惊风

解析：患儿发热、咳嗽，突然痉厥昏迷，诊断为急惊风。舌红，苔薄黄，指纹浮紫为风热表象。辨证为感受风邪。治法为疏风清热，息风定惊，代表方为银翘散加减。故本题选 A。

## 【A3 型题】

(106 ～ 108 题共用题干)

患儿，男，1 岁。发热 4 天，咳嗽气急，喉间痰鸣，声如拽锯，气急鼻扇，面赤口渴。查体：T 37.3℃，P 120 次/分，R 40 次/分。急性病容，口唇紫绀，三凹征。咽部充血，双肺呼吸音粗，可闻及固定的中、细湿啰音，心腹无明显异常。苔薄黄，脉滑数。血常规：白细胞 $16.5 \times 10^9$/L，中性粒细胞 76%。

**106.** 其诊断是

A. 支气管肺炎

B. 支气管哮喘

C. 急性上呼吸道感染

D. 反复呼吸道感染

E. 病毒性心肌炎

**107.** 辨证是

A. 阴虚肺热证 　　　 B. 风热闭肺证

C. 邪陷厥阴证 　　　 D. 痰热闭肺证

E. 毒热闭肺证

**108.** 治疗应首选

A. 羚角钩藤汤合牛黄清心丸

B. 黄连解毒汤合麻杏石甘汤

C. 五虎汤合葶苈大枣泻肺汤

D. 银翘散合麻杏石甘汤

E. 沙参麦冬汤

考点：肺炎★

解析：试题 106 考查西医诊断。根据患儿临床表现诊断为支气管肺炎。支气管肺炎起病急，发病前多数有上呼吸道感染表现。以发热、咳嗽、气促为主要症状。气促加重，可出现呼吸困难，表现为鼻翼扇动，点头呼吸、三凹征等。肺部体征早期可不明显或仅有呼吸音粗糙，以后可闻及固定的中、细湿啰音。支气管哮喘的诊断要点：①反复发作的喘息、气促、胸闷或咳嗽，多与接触变应原、冷空气、物理或化学性刺激、病毒性上下呼吸道感染、运动等有关。②发作时双肺可闻及散在或弥漫性以呼气相为主的哮鸣音，呼气相延长。③支气管舒张剂有显著疗效。④除外其他疾病引起的喘息、气促、胸闷或咳嗽。⑤对于症状不典型的患儿，同时在肺部闻及哮鸣音者，可酌情采用支气管舒张试验协助诊断，若阳性可诊断为哮喘。故 106 题选 A。试题 107 考查中医辨证。痰热闭肺，肺失清肃，气逆于上，故咳嗽气急，气急鼻扇；痰热交结，随气而逆，故喉间痰鸣，声如拽锯；里热蒸腾，阳盛则热，故面赤口渴；苔薄黄，脉滑数为痰热内蕴之象，辨证为痰热闭肺证。故 107 题选 D。试题 108 考查方剂的选用。肺炎痰热闭肺证的治法为清热涤痰，开肺定喘，首选五虎汤合葶苈大枣泻肺汤加减。羚角钩藤汤合牛黄清心丸主治邪陷厥阴证，银翘散合麻杏石甘汤主治风热闭肺证，黄连解毒

汤合麻杏石甘汤主治毒热闭肺证，沙参麦冬汤主治阴虚肺热证。**故 108 题选 C。**

**（109～111 题共用题干）**

患儿，男，7 岁。咳喘 2 天。症见咳嗽气促，喉间哮鸣，咳痰清稀色白，形寒无汗，鼻流清涕，面色晦滞带青，四肢不温，口不渴。查体：T 36.6℃，P 120 次/分，R 30 次/分。双肺可闻及散在以呼气相为主的哮鸣音，呼气相延长。舌淡红，苔薄白，脉浮滑。使用支气管舒张剂后症状缓解。

**109.** 其诊断是
A. 支气管哮喘
B. 葡萄球菌肺炎
C. 腺病毒肺炎
D. 反复呼吸道感染
E. 支气管肺炎

**110.** 治法是
A. 扶正固表，调和营卫
B. 辛温宣肺，化痰止咳
C. 降气化痰，补肾纳气
D. 温肺散寒，化痰定喘
E. 补肺健脾，益气化痰

**111.** 治疗应首选
A. 黄芪桂枝五物汤
B. 华盖散
C. 人参五味子汤
D. 麻杏石甘汤合苏葶丸
E. 小青龙汤合三子养亲汤

考点：支气管哮喘★

解析：试题 109 考查西医诊断。参见 106 题。**故 109 题选 A。**试题 110、111 考查中医辨证论治。根据患者临床表现辨证为寒性哮喘，治法为温肺散寒，化痰定喘，首选小青龙汤合三子养亲汤加减。**故 110 题选 D，111 题选 E。**

**（112～114 题共用题干）**

患儿，男，18 个月。大便水样，泻下急迫，量多次频，气味秽臭，腹痛时作，食欲不振，神疲乏力，发热烦躁，口渴，小便短黄。查体：T 37.8℃，P 90 次/分，R 20 次/分。神志清，皮肤弹性可，心肺未闻及杂音。剑突下及脐周压痛，麦氏点压痛（－）。舌质红，苔黄腻，脉滑数，指纹紫。血常规：白细胞 $7.9 \times 10^9$/L，中性粒细胞 70%。

**112.** 辨证是
A. 湿热泻      B. 风寒泻
C. 伤食泻      D. 脾肾阳虚泻
E. 脾虚泻

**113.** 治法是
A. 运脾和胃，消食化滞
B. 疏风散寒，化湿和中
C. 清肠解热，化湿止泻
D. 健脾益气，助运止泻
E. 温补脾肾，固涩止泻

**114.** 治疗应首选
A. 附子理中汤合四神丸
B. 保和丸合二陈汤
C. 金匮肾气丸合人参乌梅汤
D. 参苓白术散合理中丸
E. 葛根黄芩黄连汤

考点：小儿腹泻病★

解析：试题 112 考查中医辨证。患儿大便水样，泻下急迫，量多次频，剑突下及脐周压痛，麦氏点压痛（－），白细胞总数正常，诊断为小儿腹泻病。湿热侵袭，壅阻气机，故腹痛时作，食欲不振，神疲乏力；湿热内迫肠道，大肠传导失常，故见泻下急迫；湿热蕴结大肠，热迫津液随湿浊下注，故大便水样，量多次频；热结于里，故发热烦躁；热盛伤津，故口渴，小便短黄；舌质红，苔黄腻，脉滑数，指纹紫为湿热内蕴之象，辨证为湿热泻。**故 112 题选 A。**试题 113、114 考查中医治法和方剂。湿热泻的治法为清肠解热，化湿止泻，代表方为葛根黄芩黄连汤加减。**故 113 题选 C，114 题选 E。**

**（115～117 题共用题干）**

患儿，男，6 岁。水肿、尿色红 2 天入院。伴烦热口渴，头身困重。半月前患过扁桃体炎。查体：T 37.6℃，P 80 次/分，R 20 次/分，BP 160/90mmHg。精神萎靡，双下肢指压痕阳性。颜面眼睑水肿，心肺听诊无异常。舌质红，苔黄腻，脉滑数。尿常规：尿蛋白（＋＋），红细胞 8～10/HP。血常规：白细胞计数 $5 \times 10^9$/L，血沉 112mm/L。肾功能：尿素氮 26.2mmol/L，血肌酐 400μmol/L。ASO：800U。

**115.** 首先考虑的诊断是
A. 急性肾盂肾炎
B. 急进性肾炎
C. 病毒性肾炎

D. 肾病综合征

E. 急性肾小球肾炎

**116. 治法是**

A. 清热利湿，凉血止血

B. 益气健脾，宣肺利水

C. 平肝泻火，清心利水

D. 疏风宣肺，利水消肿

E. 清热利湿

**117. 治疗应首选**

A. 麻黄连翘赤小豆汤合五苓散

B. 龙胆泻肝汤合羚角钩藤汤

C. 五味消毒饮合小蓟饮子

D. 防己黄芪汤合五苓散

E. 八正散

考点：急性肾小球肾炎★

解析：试题115考查西医诊断。根据患儿临床表现诊断为急性肾小球肾炎。急性肾小球肾炎诊断要点：急性起病，1~3周前有链球菌感染史（上呼吸道或皮肤感染），典型表现为浮肿、高血压和血尿，不同程度蛋白尿，急性期血清ASO滴度升高，总补体及C3暂时性下降，可临床诊断为急性肾炎。急性肾盂肾炎在小儿也可表现有血尿，但多伴有发热、尿路刺激症状，尿检以白细胞为主，尿细菌培养阳性可以区别。急进性肾炎起病与急性肾小球肾炎相同，常在3个月内病情持续进展恶化，血尿、高血压、急性肾功能衰竭伴少尿或无尿持续不缓解，病死率高。病毒性肾炎的特点为病毒感染的极期突然发生肉眼血尿，1~2天内肉眼血尿消失，镜下血尿持续较长，高血压、浮肿及全身症状较轻。肾病综合征具有以下四大特点：大量蛋白尿，低蛋白血症，高胆固醇血症（高脂血症）和不同程度的水肿。故115题选E。试题116、117考查中医辨证论治。患儿水肿，尿血，烦热口渴，头身困重，舌质红，苔黄腻，脉滑数，辨证为湿热内侵证，治法为清热利湿，凉血止血，首选五味消毒饮合小蓟饮子加减。故116题选A，117题选C。

（118~120题共用题干）

患儿，女，4个月。单纯母乳喂养。面色苍白、食欲减退2个月。查体：肤色苍白，肝肋下3.5cm，脾肋下1.5cm。血常规：Hb 80g/L，RBC $3.3 \times 10^{12}$/L，MCV 60fl，MCH 24pg，MCHC 25%，Plt、WBC正常。

**118. 最可能的诊断是**

A. 再生障碍性贫血

B. 营养性巨幼细胞贫血

C. 感染性贫血

D. 免疫性血小板减少症

E. 营养性缺铁性贫血

**119. 经有效治疗后可见**

A. 血红蛋白上升

B. 红细胞上升

C. 中性粒细胞增多

D. 红细胞游离原卟啉上升

E. 网织红细胞升高

**120. 若Hb恢复正常，还需继续药物治疗的时间是**

A. 3~4周          B. 1~2周

C. 9~12周        D. 13~18周

E. 6~8周

考点：营养性缺铁性贫血★

解析：试题118考查西医诊断。根据患儿临床表现诊断为营养性缺铁性贫血。营养性缺铁性贫血诊断要点：发病缓慢，皮肤黏膜逐渐苍白或苍黄，以口唇、口腔黏膜及甲床最为明显，神疲乏力，食欲减退，或异食癖。实验室及特殊检查：①贫血为小细胞低色素性，平均血红蛋白浓度（MCHC）<0.31，红细胞平均体积（MCV）<80fL，平均血红蛋白（MCH）<26pg。②3月~6岁血红蛋白<110g/L，6岁以上血红蛋白<120g/L。③血清铁、总铁结合力、运铁蛋白饱和度、红细胞原卟啉、血清铁蛋白等异常。故118题选E。试题119、120考查西医治疗。铁剂治疗有效者于2~3天后网织红细胞即见升高，5~7天达高峰，2~3周后下降至正常；治疗约2周后，血红蛋白相应增加，临床症状亦随之好转。血红蛋白达正常水平后应继续服用铁剂6~8周再停药，以补足铁的贮存量。如3周内血红蛋白上升不足20g/L，应注意寻找原因。故119题选E，120题选E。

## 【B1型题】

A. 12kg，89cm          B. 14kg，105cm

C. 16kg，110cm        D. 18kg，115cm

E. 20kg，117cm

**121. 6周岁小儿的标准体重、身高按现行公式计算应为**

**122. 2周岁小儿的标准体重、身高按现行公式**

算应为

考点：小儿体格生长指标★

解析：标准体重公式为：1 岁至青春期体重（kg）＝年龄×2＋8。标准身高公式为：2～12 岁儿童身长（cm）＝7×年龄＋75。故 121 题选 E，122 题选 A。

A. 32cm　　　　　B. 34cm
C. 46cm　　　　　D. 48cm
E. 50cm

**123. 正常 1 岁小儿，其头围大小是**

**124. 正常 1 岁小儿，其胸围大小是**

考点：小儿体格生长指标★

解析：新生儿平均头围为 34cm，在第一年前 3 个月和后 9 个月头围都约增长 6cm，故正常 1 岁小儿头围是 46cm。出生时新生儿胸围平均 32cm，比头围小 1～2cm，1 周岁左右胸围与头围相等，约 46cm。故 123 题选 C，124 题选 C。

A. 预防接种史　　B. 生长发育史
C. 喂养史　　　　D. 家族史
E. 胎产史

**125. 当小儿出现脾胃病时，应特别注意询问的是**

**126. 需要与传染病鉴别时，应特别注意询问的是**

考点：问诊

解析：小儿为稚阴稚阳之体，脏腑轻灵，病因相对简单，因此问诊十分重要，在脾胃病时多与喂养失当有关，在传染病的时候要密切询问患儿的接种疫苗情况。故 125 题选 C，126 题选 A。

A. 沉而有力　　　B. 数而有力
C. 数而无力　　　D. 浮而无力
E. 迟而有力

**127. 小儿实热证的脉象是**

**128. 小儿虚热证的脉象是**

考点：基本脉象

解析：沉而有力多见于里实证。数而有力多见于实热证。数而无力多见于虚热证。浮而无力多见于表虚证。迟而有力多见于里实寒证。故 127 题选 B，128 题选 C。

A. 2/3 张含钠液　　B. 1/3 张含钠液
C. 1/2 张含钠液　　D. 1/4 张含钠液
E. 2:1 等张含钠液

**129. 小儿等渗性脱水，应首选的液体是**

**130. 小儿低渗性脱水，应首选的液体是**

考点：液体疗法

解析：输液原则为先盐后糖，即先补充电解质后补充糖，通常低渗脱水补给 2/3 张含钠液，等渗脱水补给 1/2 张含钠液，高渗脱水补给 1/3～1/5 张含钠液。故 129 题选 C，130 题选 A。

A. 清热利湿退黄
B. 解表化湿退黄
C. 温中化湿退黄
D. 运脾燥湿退黄
E. 利水渗湿退黄

**131. 新生儿黄疸湿热郁蒸证的治法是**

**132. 新生儿黄疸寒湿阻滞证的治法是**

考点：新生儿黄疸★

解析：新生儿黄疸湿热郁蒸证的治法为清热利湿退黄，寒湿阻滞证的治法为温中化湿退黄。故 131 题选 A，132 题选 C。

A. 血府逐瘀汤　　B. 茵陈蒿汤
C. 茵陈理中汤　　D. 茵陈栀子汤
E. 一贯煎

**133. 新生儿黄疸气滞血瘀的治疗选用**

**134. 新生儿黄疸湿热郁蒸的治疗选用**

考点：新生儿黄疸★

解析：新生儿黄疸气滞血瘀的治法为化瘀消积退黄，代表方为血府逐瘀汤加减，湿热郁蒸的治法为清热利湿退黄，代表方为茵陈蒿汤加味。故 133 题选 A，134 题选 B。

A. 肺常不足　　　B. 脾常不足
C. 肝常有余　　　D. 肾常虚
E. 肺脏娇嫩

**135. 小儿上呼吸道感染常见夹惊的原因是**

**136. 小儿上呼吸道感染常见夹滞的原因是**

考点：急性上呼吸道感染★

解析：小儿神气怯弱，肝气未盛，感邪之后，热扰心肝，易致心神不安，睡卧不宁，惊惕抽风，此为感冒夹惊。小儿脾常不足，感邪之后，脾运失司，有饮食不节，致乳食停积，阻滞中焦，则脘腹胀满、不思乳食，或伴呕吐、泄泻，此为感冒夹滞。故 135 题选 C，136 题选 B。

A. >3 月        B. 1~3 个月
C. <1 月        D. <14 天
E. <7 天

**137.** 小儿急性肺炎的病程是

**138.** 小儿迁延性肺炎的病程是

考点：肺炎

解析：肺炎按病程分类，病程 <1 个月称为急性肺炎，1~3 个月称迁延性肺炎，>3 个月称为慢性肺炎。故 137 题选 C，138 题选 B。

A. 补肾纳气
B. 补肺固表
C. 健脾化痰
D. 温肺散寒，化痰定喘
E. 回阳固脱，温肺平喘

**139.** 哮喘未发之时，常怯寒自汗，容易感冒，发作前每有鼻塞流涕，其治法是

**140.** 哮喘发作，喘息喉鸣，痰多白沫，形寒无汗，四肢不温，面色晦滞带青，其治法是

**141.** 哮喘未发作时，食少纳呆，大便不实，倦怠无力，或有咳嗽痰多，其治法是

考点：支气管哮喘★

解析：哮喘未发之时，常怯寒自汗，容易感冒，发作前每有鼻塞流涕，辨证为肺气虚弱，治法是补肺固表。哮喘发作，喘息喉鸣，痰多白沫，形寒无汗，四肢不温，面色晦滞带青，为寒性哮喘，治法是温肺散寒，化痰定喘。哮喘未发作时，食少纳呆，大便不实，倦怠无力，或有咳嗽痰多，为脾气虚弱，治法是健脾化痰。故 139 题选 B，140 题选 D，141 题选 C。

A. 桂枝汤        B. 归脾汤
C. 玉屏风散      D. 六君子汤
E. 黄芪桂枝五物汤

**142.** 治疗小儿反复呼吸道感染营卫失和，邪毒留恋证，应首选的方剂是

**143.** 治疗小儿反复呼吸道感染肺脾两虚，气血不足证，应首选的方剂是

考点：反复呼吸道感染★

解析：小儿反复呼吸道感染营卫失和，邪毒留恋证的治法为扶正固表，调和营卫，代表方为黄芪桂枝五物汤加减。小儿反复呼吸感染肺脾两虚，气血不足证的治法为健脾益气，补肺固

表，代表方为玉屏风散加味。故 142 题选 E，143 题选 C。

A. 银翘散
B. 附子汤
C. 葛根黄芩黄连汤
D. 炙甘草汤合生脉散
E. 血府逐瘀汤合生脉散

**144.** 病毒性心肌炎气阴亏虚证的用方是

**145.** 病毒性心肌炎风热犯心证的用方是

**146.** 病毒性心肌炎湿热侵心证的用方是

考点：病毒性心肌炎★

解析：病毒性心肌炎气阴亏虚证的治法为益气养阴，宁心复脉，代表方为炙甘草汤合生脉散加减；风热犯心证的治法为清热解毒，宁心复脉，代表方为银翘散加减；湿热侵心证的治法为清热化湿，宁心复脉，代表方为葛根黄芩黄连汤加减。故 144 题选 D，145 题选 A，146 题选 C。

A. 清热泻脾散    B. 参苓白术散
C. 泻心导赤散    D. 黄连解毒汤
E. 知柏地黄丸

**147.** 治疗鹅口疮心脾积热证，应首选

**148.** 治疗鹅口疮虚火上浮证，应首选

考点：鹅口疮★

解析：鹅口疮心脾积热证的治法为清心泻脾，代表方为清热泻脾散加减；虚火上浮证的治法为滋阴降火，代表方为知柏地黄丸加减。故 147 题选 A，148 题选 E。

A. 风水相搏      B. 湿毒浸淫
C. 水凌心肺      D. 邪陷心肝
E. 水毒内闭

**149.** 急性肾小球肾炎症见全身浮肿，尿少，恶心呕吐，口中气秽，头晕头痛，嗜睡，舌苔腻，脉滑数。其证型是

**150.** 急性肾小球肾炎症见肢体浮肿，呛咳，气急，心悸，胸闷，口唇青紫，舌苔白腻，脉细数无力。其证型是

考点：急性肾小球肾炎★

解析：湿浊内盛，脾肾衰竭，三焦壅塞，气机升降失司，水湿失运，不得通泄，致使水毒内闭，故见全身浮肿，尿少，恶心呕吐，口中气秽，头晕头痛，嗜睡，舌苔腻，脉滑数。辨证为水毒内闭证。水邪泛滥，上凌心肺，损及心阳，

中西医结合儿科学

闭阻肺气，心失所养，肺失肃降，故见肢体浮肿，呛咳，气急，心悸，胸闷，口唇青紫，舌苔白腻，脉细数无力。辨证为水凌心肺证。故149题选 E，150 题选 C。

  A. 麻黄连翘赤小豆汤合五苓散
  B. 麻黄汤合五皮饮
  C. 越婢加术汤
  D. 五味消毒饮合小蓟饮子
  E. 五皮饮合五苓散

**151.** 治疗急性肾小球肾炎湿热内侵证，应首选

**152.** 治疗急性肾小球肾炎风水相搏证，应首选

  考点：急性肾小球肾炎★

  解析：急性肾小球肾炎湿热内侵证的治法为清热利湿，凉血止血，代表方为五味消毒饮合小蓟饮子加减。急性肾小球肾炎风水相搏证的治法为疏风宣肺，利水消肿，代表方为麻黄连翘赤小豆汤合五苓散加减。故151 题选 D，152 题选 A。

  A. 参苓白术散  B. 知柏地黄丸
  C. 六味地黄丸  D. 实脾饮
  E. 防己黄芪汤

**153.** 治疗肾病综合征脾肾阳虚偏脾阳虚证，首选的方剂是

**154.** 治疗肾病综合征肝肾阴虚证，首选的方剂是

  考点：肾病综合征★

  解析：肾病综合征脾肾阳虚偏脾阳虚证的治法为温肾健脾，化气行水，代表方为实脾饮加减。肾病综合征肝肾阴虚证的治法为滋阴补肾，平肝潜阳，代表方为知柏地黄丸加减。故153 题选 D，154 题选 B。

  A. 活动过多，冲动任性
  B. 智力低下，学习困难
  C. 躯体多部位肌群抽动
  D. 睡时症状加重
  E. 肌力及肌张力减低

**155.** 属于小儿抽动障碍临床特征的是

**156.** 属于小儿注意力缺陷多动障碍临床特征的是

  考点：注意力缺陷多动障碍、抽动障碍

  解析：小儿抽动障碍临床特征有躯体多部位肌群抽动，发声抽动，秽语症，模仿他人语

言、习惯等。小儿注意力缺陷多动障碍临床特征为动作过多，易冲动和注意力不集中，学习困难等。故155 题选 C，156 题选 A。

  A. 犀角地黄汤  B. 归脾汤
  C. 四妙散  D. 黄芪桂枝五物汤
  E. 大补阴丸合茜根散

**157.** 治疗小儿免疫性血小板减少症阴虚火旺证，应首选的方剂是

**158.** 治疗小儿过敏性紫癜湿热痹阻证，应首选的方剂是

  考点：免疫性血小板减少症、过敏性紫癜★

  解析：免疫性血小板减少症阴虚火旺证的治法为滋阴清热，凉血宁络，代表方为大补阴丸合茜根散加减。过敏性紫癜湿热痹阻证的治法为清热利湿，通络止痛，代表方为四妙散加味。故157 题选 E，158 题选 C。

  A. 清营汤  B. 沙参麦冬汤
  C. 宣痹汤  D. 蠲痹汤
  E. 犀角地黄汤

**159.** 治疗皮肤黏膜淋巴结综合征气营两燔，首选的方剂是

**160.** 治疗风湿热湿热阻络证，首选的方剂是

  考点：风湿热、皮肤黏膜淋巴结综合征

  解析：皮肤黏膜淋巴结综合征气营两燔证的治法为清热解毒，凉营化瘀，代表方为清营汤加减。风湿热湿热阻络证的治法为清热利湿，祛风通络，代表方为宣痹汤加减。故159 题选 A，160 题选 C。

  A. 茜根散
  B. 知柏地黄丸
  C. 葛根黄芩黄连汤
  D. 犀角地黄汤
  E. 四妙散

**161.** 治疗小儿过敏性紫癜阴虚火旺证，应首选的方剂是

**162.** 治疗小儿过敏性紫癜湿热痹阻证，应首选的方剂是

  考点：过敏性紫癜★

  解析：过敏性紫癜阴虚火旺证的治法为滋阴降火，凉血止血，代表方为知柏地黄丸加减。过敏性紫癜湿热痹阻证的治法为清热利湿，通络止痛，代表方为四妙散加味。故161 题选 B，162

    A. 凉膈散        B. 新加香薷饮

    C. 白虎汤        D. 银翘散合白虎汤

    E. 清营汤

**163. 治疗皮肤黏膜淋巴结综合征卫气同病，应首选**

**164. 治疗皮肤黏膜淋巴结综合征气营两燔，应首选**

    考点：皮肤黏膜淋巴结综合征

    解析：皮肤黏膜淋巴结综合征卫气同病的治法为清热解毒，辛凉透表，代表方为银翘散合白虎汤加减；气营两燔的治法为清热解毒，凉营化瘀，代表方为清营汤加减。故 163 题选 D，164 题选 E。

    A. 壮热不解，面赤口渴，咽喉肿痛

    B. 高热不退，声音嘶哑，声如犬吠

    C. 高热不退，烦躁谵妄，甚则抽搐

    D. 壮热口渴，烦躁不宁，疹点较密

    E. 高热不退，咳嗽气促，鼻翼扇动

**165. 小儿麻疹邪毒闭肺证的证候是**

**166. 小儿麻疹麻毒攻喉证的证候是**

    考点：麻疹★

    解析：小儿麻疹邪毒闭肺证表现为高热不退，疹点不多，或疹点早回，或疹点密集，疹色紫暗，咳嗽气促，鼻翼扇动，唇周发绀，喉间痰鸣，烦躁不宁，舌红，苔黄，脉数。小儿麻疹麻毒攻喉证表现为身热不退，咽喉肿痛或溃烂疼痛，饮水呛咳，声音嘶哑，咳声重浊，状如犬吠，喉间痰鸣，甚则吸气困难，胸高胁陷，面唇紫绀，舌质红，苔黄腻，脉滑数。故 165 题选 E，166 题选 B。

    A. 肺炎        B. 脑膜脑炎

    C. 心肌炎      D. 急性肾炎

    E. 关节炎

**167. 麻疹最常见的并发症是**

**168. 流行性腮腺炎儿童期最常见的并发症是**

    考点：麻疹、流行性腮腺炎

    解析：麻疹常见的并发症是肺炎（最常见）、喉炎、心肌炎、脑炎。流行性腮腺炎儿童期最常见的并发症是脑膜脑炎。故 167 题选 A，168 题选 B。

    A. 银翘散        B. 桑菊饮

    C. 透疹凉解汤    D. 清胃解毒汤

    E. 清解透表汤

**169. 治疗风疹邪郁肺卫证，应首选**

**170. 治疗水痘邪郁肺卫证，应首选**

    考点：风疹、水痘★

    解析：风疹邪郁肺卫证的治法是疏风清热，解表透疹，代表方为银翘散加减。水痘邪郁肺卫证的治法为疏风清热，解毒利湿，首选银翘散加减。桑菊饮疏风清热，宣肺止咳。透疹凉解汤用于风疹邪热炽盛证。清胃解毒汤用于毒热炽盛证。清解透表汤用于麻疹出疹期。故 169 题选 A，170 题选 A。

    A. 幼儿急疹，邪蕴肌腠证

    B. 风疹，邪入气营证

    C. 猩红热，毒在气营证

    D. 水痘，毒炽气营证

    E. 脓毒性休克，热毒内闭证

**171. 小儿壮热不解，皮疹密布，色红如丹，舌光红起刺，苔剥落，状如草莓。诊断为**

**172. 小儿高热，烦躁，强直抽搐，手足厥冷，口渴喜饮，舌红苔黄燥。诊断为**

    考点：猩红热、脓毒性休克★

    解析：猩红热毒在气营证，临床表现为壮热不解，面赤，口渴，咽喉肿痛，伴糜烂白腐，皮疹密布，色红如丹，甚则色紫如斑，疹由颈、胸开始，继则弥漫全身，压之退色，见疹后 1～2 天舌红起刺，苔黄燥，3～4 天后舌光红起刺，苔剥脱，状如草莓，脉数有力。脓毒性休克热毒内闭证，临床表现为高热，烦躁，或精神萎靡，甚则神志昏迷，强直抽搐，喉间痰鸣，胸腹灼热，面色苍白，手足厥冷，口渴喜饮，小便短赤，大便秘结，舌红，苔黄燥，脉细数。故 171 题选 C，172 题选 E。

    A. 黄连解毒汤    B. 竹叶石膏汤

    C. 甘露消毒丹    D. 普济消毒饮

    E. 清瘟败毒饮

**173. 治疗手足口病湿热蒸盛证，首选的方剂是**

**174. 治疗手足口病邪犯肺脾证，首选的方剂是**

    考点：手足口病★

    解析：手足口病湿热蒸盛证的治法为清热凉营，解毒祛湿，代表方为清瘟败毒饮加减。手足口病邪犯肺脾证的治法为宣肺解表，清热化湿，代表方为甘露消毒丹加减。故 173 题选 E，174 题选 C。

A. 银翘散　　　　B. 三拗汤
C. 清气化痰汤　　D. 麻杏石甘汤
E. 二陈汤

**175.** 治疗小儿风伏肺络型咳嗽，应首选的方剂是
**176.** 治疗小儿痰热郁肺型咳嗽，应首选的方剂是

考点：慢性咳嗽

解析：小儿风伏肺络型咳嗽的治法为疏风通窍，宣肺止咳，代表方为三拗汤合苍耳子散加减。小儿痰热郁肺型咳嗽的治法为清肺化痰，肃肺止咳，代表方为清气化痰汤加减。故 175 题选 B，176 题选 C。

A. 苔白厚腻　　　B. 苔薄白
C. 苔黄燥　　　　D. 苔少或花剥
E. 苔薄腻

**177.** 积滞乳食内积证的舌象特点是
**178.** 厌食脾胃阴虚证的舌象特点是

考点：积滞、厌食★

解析：积滞乳食内积证，临床表现为不思乳食，嗳腐酸馊或呕吐食物、乳片，脘腹胀满，疼痛拒按，大便酸臭，苔白厚腻，脉象弦滑，或指纹紫滞。厌食脾胃阴虚证，临床表现为不思进食，食少饮多，皮肤失润，大便偏干，小便短黄，手足心热，舌红少津，苔少或花剥，脉细数。故 177 题选 A，178 题选 D。

A. 银翘散　　　　B. 羚角钩藤汤

C. 琥珀抱龙丸　　D. 玉枢丹合保和丸
E. 黄连解毒汤

**179.** 急惊风感受风邪证的用方为
**180.** 急惊风邪陷心肝证的用方为
**181.** 急惊风湿热疫毒证的用方为
**182.** 急惊风暴受惊恐证的用方为

考点：急惊风

解析：急惊风感受风邪证的治法为疏风清热，息风定惊，代表方为银翘散加减；邪陷心肝证的治法为清心开窍，平肝息风，代表方为羚角钩藤汤合紫雪丹加减；湿热疫毒证的治法为清热化湿，解毒息风，代表方为黄连解毒汤加减；暴受惊恐证的治法为镇惊安神，平肝息风，代表方为琥珀抱龙丸加减。故 179 题选 A，180 题选 B，181 题选 E，182 题选 C。

A. 盗汗为主，手足心热
B. 自汗或盗汗，头部和四肢为多
C. 自汗为主，头部、肩背部明显
D. 盗汗为主，遍身出汗
E. 自汗为主，汗出遍身而不温

**183.** 汗证肺卫不固证的主症是
**184.** 汗证营卫失调证的主症是

考点：汗证

解析：汗证肺卫不固证的表现：以自汗为主，或伴盗汗，头部、肩背部汗出明显，动则尤甚，神疲乏力，面色少华，平时易患感冒。舌淡，苔薄，脉细弱。汗证营卫失调证的表现：以自汗为主，或伴盗汗，汗出遍身而不温，微寒怕风，不发热，或伴有低热，精神疲倦，胃纳不振，舌质淡红，苔薄白，脉缓。故 183 题选 C，184 题选 E。

# 针灸学

## 【A1 型题】

**1. 手三阴经的循行走向是**

　　A. 从胸走手　　　B. 从腹走手

　　C. 从手走头　　　D. 从头走足

　　E. 从足走腹

　　考点：十二经脉的循行走向规律★

　　解析：手之三阴经从胸走手，手之三阴经从手走头，足之三阳经从头走足，足之三阴经从足走腹。故本题选 A。

**2. 循行走向为"从头走足"的经脉是**

　　A. 手厥阴经　　　B. 手太阳经

　　C. 足少阳经　　　D. 足太阴经

　　E. 足少阴经

　　考点：十二经脉的循行走向规律★

　　解析：参见 1 题。故本题选 C。

**3. 按十二经脉的流注次序，肝经上接的经脉是**

　　A. 膀胱经　　　　B. 胆经

　　C. 三焦经　　　　D. 心经

　　E. 肺经

　　考点：十二经脉的循行交接规律★

　　解析：十二经脉的流注次序是：从手太阴肺经开始，依次传至手阳明大肠经，足阳明胃经，足太阴脾经，手少阴心经，手太阳小肠经，足太阳膀胱经，足少阴肾经，手厥阴心包经，手少阳三焦经，足少阳胆经，足厥阴肝经，再回到手太阴肺经。这样就构成了一个"阴阳相贯，如环无端"的十二经脉整体循行系统。巧记："肺大胃脾心小肠，膀肾包焦胆肝行"。故本题选 B。

**4. 十二经脉的交接中，阴经与阳经交接的部位是**

　　A. 腹部　　　　　B. 胸部

　　C. 头部　　　　　D. 手足末端

　　E. 下肢部

　　考点：十二经脉的循行交接规律★

　　解析：十二经脉的交接中，相为表里的阴经与阳经在手足末端交接。故本题选 D。

**5. 被称为"血海"的经脉是**

　　A. 跷脉　　　　　B. 维脉

　　C. 冲脉　　　　　D. 任脉

　　E. 督脉

　　考点：奇经八脉的作用★

　　解析：冲脉具有涵蓄十二经气血的作用，有"十二经脉之海"和"血海"之称。督脉督领诸阳经，统摄全身阳气和真元，为"阳脉之海"。任脉妊养诸阴经，总调全身阴气和精血，为"阴脉之海"。阳维脉主一身之表，阴维脉主一身之里，阴阳维脉具有维系一身阴经和阳经的作用。阴阳跷脉主肢体两侧的阴阳。故本题选 C。

**6. 下列除哪项外，均为十五络脉的分布特点**

　　A. 十二经的别络走向相表里的经脉

　　B. 十二经的别络从本经四肢肘膝关节以下的络穴分出

　　C. 向心性循环

　　D. 任脉别络从鸠尾分出后散布于腹部

　　E. 督脉别络从长强分出后散布于头

　　考点：十五络脉的分布

　　解析：十二经络脉在四肢肘膝关节以下本经络穴分出后，均走向其相表里的经脉，阴经络脉走向阳经，阳经络脉走向阴经，阴阳经的络脉相互交通连接。任脉的别络，从胸骨剑突下鸠尾分出后，散布于腹部。督脉的别络，从尾骨下长强分出后，散布于头部，并走向背部两侧的足太阳经。脾之大络，出于腋下大包穴，散布于胸胁部。十五络脉的分布特点不包括向心性循环。故本题选 C。

**7. 足太阳经和足阳明经的相同主治病证是**

　　A. 胸部病　　　　B. 眼病

　　C. 妇科病　　　　D. 热病

　　E. 咽喉病

　　考点：分经主治规律

　　解析：足太阳经主治脏腑病证、神志病、头

面五官病、经脉循行部位的其他病证。足阳明经主治胃肠病、头面五官病、神志病、热病、皮肤病、经脉循行部位的其他病证。因此，足太阳经和足阳明经的相同主治病证是神志病、头面五官病。故本题选 B。

**8. 下列特定穴中，多用于治疗脏腑疾病的是**
    A. 原穴　　　　　　B. 络穴
    C. 八脉交会穴　　　D. 八会穴
    E. 荥穴
    考点：原穴的临床应用
    解析：在特定穴中，原穴多用于治疗脏腑疾病。故本题选 A。

**9. 脏腑之气汇聚于胸腹部的腧穴是**
    A. 原穴　　　　　　B. 络穴
    C. 八会穴　　　　　D. 背俞穴
    E. 募穴
    考点：募穴的内容★
    解析：原穴是脏腑原气输注、经过和留止于十二经脉四肢部的腧穴。十五络脉从经脉分出的部位各有一腧穴，称为络穴。八会穴指十二正经与奇经八脉相通的八个腧穴。脏腑经气输注于背腰部的腧穴称为背俞穴。脏腑之气汇聚于胸腹部的腧穴为募穴。故本题选 E。

**10. 八脉交会穴与阳跷脉相通的经穴是**
    A. 列缺　　　　　　B. 外关
    C. 后溪　　　　　　D. 照海
    E. 申脉
    考点：八脉交会穴的临床应用
    解析：八脉交会穴与阳跷脉相通的经穴为申脉。列缺通任脉，外关通阳维脉，后溪通督脉，照海通阴跷脉。故本题选 E。

**11. 根据常用骨度分寸，印堂到后发际正中的距离是**
    A. 3寸　　　　　　B. 9寸
    C. 12寸　　　　　 D. 14寸
    E. 15寸
    考点：骨度分寸定位法★
    解析：眉间（印堂）至前发际正中为3寸，耳后两乳突之间为9寸，前发际正中至后发际正中为12寸，臀沟至腘横纹为14寸，髌尖至内踝尖为15寸。故本题选 E。

**12. 两额角发际之间的骨度分寸是**
    A. 13寸　　　　　　B. 12寸
    C. 9寸　　　　　　 D. 6寸
    E. 5寸

考点：骨度分寸定位法★
解析：两额角发际之间为9寸，胫骨内侧髁下方至内踝尖为13寸，两肩胛骨喙突内侧缘之间为12寸，脐中至耻骨联合上缘为5寸。故本题选 C。

**13. 根据骨度分寸法，脐中至耻骨联合上缘是**
    A. 5寸　　　　　　B. 7寸
    C. 8寸　　　　　　D. 9寸
    E. 12寸
    考点：骨度分寸法★
    解析：参见12题。故本题选 A。

**14. 在肘横纹中，肱二头肌腱桡侧凹陷处的腧穴是**
    A. 神门　　　　　　B. 少海
    C. 曲泽　　　　　　D. 尺泽
    E. 曲池
    考点：尺泽的定位★
    解析：尺泽：在肘区，肘横纹上，肱二头肌腱桡侧凹陷处。神门：在腕区，腕掌侧横纹尺侧端，尺侧腕屈肌腱的桡侧凹陷处。少海：在肘前区，横平肘横纹，肱骨内上髁前缘。曲泽：在肘前区，肘横纹中，肱二头肌腱的尺侧缘凹陷中。曲池：在肘区，在尺泽与肱骨外上髁连线中点凹陷处。故本题选 D。

**15. 下列不属于鱼际主治病证的是**
    A. 咯血　　　　　　B. 泄泻
    C. 掌中热　　　　　D. 疳积
    E. 咽干
    考点：鱼际的主治要点
    解析：鱼际主治：①咳嗽、咯血、咽干、咽喉肿痛、失音等肺系热性病证。②小儿疳积。③掌中热。故本题选 B。

**16. 手阳明大肠经腧穴的主治特点是**
    A. 前头、神志病
    B. 侧头、胁肋病
    C. 侧头、耳病、胁肋病
    D. 齿痛、咽喉肿痛、鼻衄
    E. 头面、五官、咽喉病
    考点：手阳明大肠经的主治概要
    解析：手阳明大肠经的主治概要：①头面五官病。②神志病、热病。③肠腑病。④皮肤病。⑤经脉循行部位的其他病证。故本题选 E。

**17. 曲池穴归属的经脉是**
    A. 手太阴肺经
    B. 手少阴心经

C. 手厥阴心包经

D. 手太阳小肠经

E. 手阳明大肠经

考点：手阳明大肠经的常用腧穴

解析：曲池归属于手阳明大肠经，为手阳明大肠经的合穴，其定位在肘区，在尺泽与肱骨外上髁连线的中点凹陷处。故本题选 E。

**18.** 下列腧穴中，可以治疗胆道蛔虫症的是

A. 商阳    B. 合谷

C. 曲池    D. 手三里

E. 迎香

考点：迎香的主治要点

解析：迎香主治：①鼻塞、鼽衄等鼻病。②口歪、面痒等面部病证。②胆道蛔虫症。商阳主治：①齿痛、咽喉肿痛等五官疾患。②热病、昏迷等热证、急症。③手指麻木。合谷主治：①头痛、目赤肿痛、齿痛、鼻衄、口眼歪斜、耳聋等头面五官诸疾。②发热恶寒等外感病证。③热病无汗或多汗。④经闭、滞产等妇产科病证。⑤上肢疼痛、不遂。⑥牙拔除术、甲状腺手术等口面五官及颈部手术针麻常用穴。曲池主治：①手臂痹痛、上肢不遂等上肢病证。②热病。③眩晕。④腹痛、吐泻等肠胃病证。⑤咽喉肿痛、齿痛、目赤肿痛等五官热性病证。⑥瘾疹、湿疹、瘰疬等皮肤、外科疾患。⑦癫狂。手三里主治：①手臂麻痹、上肢不遂等上肢病证。②腹痛，腹泻。③齿痛，颊肿。故本题选 E。

**19.** 三阴交穴的定位是

A. 在小腿内侧，太溪穴上 2 寸，当跟腱的前缘

B. 在小腿外侧，犊鼻下 6 寸，犊鼻与解溪连线上

C. 在小腿内侧，内踝尖上 3 寸，胫骨内侧缘后际

D. 在小腿内侧，胫骨内侧髁下缘与胫骨内侧缘之间的凹陷处

E. 在小腿外侧，外踝尖上 3 寸，腓骨前缘

考点：三阴交的定位★

解析：三阴交：在小腿内侧，内踝尖上 3 寸，胫骨内侧缘后际。A 为复溜的定位，B 为上巨虚的定位，D 为阴陵泉的定位，E 为悬钟的定位。故本题选 C。

**20.** 下列各项，不属三阴交主治的是

A. 脾胃病证

B. 妇产科病证

C. 生殖泌尿系统病证

D. 心悸、失眠

E. 阳虚诸病

考点：三阴交的主治要点★

解析：三阴交主治：①肠鸣腹胀、腹泻等脾胃病证。②月经不调、带下、阴挺、不孕、滞产等妇产科病证。③遗精、阳痿、遗尿等生殖泌尿系统疾患。④心悸，失眠，眩晕。⑤下肢痿痹。⑥阴虚诸证。⑦湿疹，荨麻疹。故本题选 E。

**21.** 主治乳少、乳痈的腧穴是

A. 合谷    B. 少泽

C. 尺泽    D. 至阴

E. 涌泉

考点：少泽的主治要点

解析：少泽主治：①乳痈、乳汁少等乳疾。②昏迷、热病等急症、热证。③头痛、目翳、咽喉肿痛等头面五官病证。尺泽主治：①咳嗽、气喘、咯血、咽喉肿痛等肺系实热性病证。②肘臂挛痛。③急性吐泻、中暑、小儿惊风等急症。至阴主治：①胎位不正，滞产。②头痛，目痛，鼻塞，鼻衄。涌泉主治：①昏厥、中暑、小儿惊风、癫狂痫、头痛、头晕、目眩、失眠等急症及神志病证。②咯血、咽喉肿痛、喉痹、失音等肺系病证。③大便难，小便不利。④奔豚气。⑤足心热。故本题选 B。

**22.** 既是输穴又是八脉交会穴的是

A. 申脉    B. 神门

C. 照海    D. 后溪

E. 太溪

考点：手太阳小肠经的常用腧穴★

解析：后溪既是输穴又是八脉交会穴，通督脉。申脉为八脉交会穴，神门为输穴、原穴，照海为八脉交会穴，太溪为输穴、原穴。故本题选 D。

**23.** 在面部，眉头凹陷中，额切迹处的腧穴是

A. 阳白    B. 印堂

C. 风府    D. 上星

E. 攒竹

考点：攒竹的定位

解析：攒竹：在面部，眉头凹陷中，额切迹处。阳白：在头部，眉上 1 寸，瞳孔直上。印堂：在头部，两眉内侧端中间的凹陷处。风府：在后正中线上，正坐，头微前倾，入后发迹上 1 寸。上星：在囟会前 1 寸或前发际正中直上 1 寸。故本题选 E。

**24.** 可用于治疗肾虚证、五官病证的腧穴是

    A. 复溜        B. 太溪

    C. 外关        D. 悬钟

    E. 涌泉

考点：太溪的主治要点

解析：太溪主治：①头痛、目眩、失眠、健忘、遗精、阳痿等肾虚证。②咽喉肿痛、齿痛、耳鸣、耳聋等阴虚性五官病证。③咳嗽、气喘、咯血、胸痛等肺部疾患。④消渴，小便频数，便秘。⑤月经不调。⑥腰脊痛，下肢厥冷，内踝肿痛。复溜主治：①水肿、腹胀、腹泻等胃肠疾患。②水肿、汗证（盗汗、无汗或多汗）等津液输布失调病证。③腰脊强痛，下肢痿痹。外关主治：①热病。②头痛、目赤肿痛、耳鸣、耳聋等头面五官病证。③瘰疬，胁肋痛。④上肢痿痹不遂。悬钟主治：①痴呆、中风、半身不遂等髓海不足疾患。②颈项强痛，胸胁满痛，下肢痿痹，脚气。涌泉主治：①昏厥、中暑、小儿惊风、癫狂痫、头痛、头晕、目眩、失眠等急症及神志病证。②咯血、咽喉肿痛、喉痹、失音等肺系病证。③大便难，小便不利。④奔豚气。⑤足心热。因此，可用于治疗肾虚证、五官病证的腧穴是太溪。故本题选 B。

**25.** 具有主治心胸、胃腑、神志病证功效的经脉是

    A. 足少阴肾经      B. 足阳明胃经

    C. 手太阴肺经      D. 足太阴脾经

    E. 手厥阴心包经

考点：手厥阴心包经的主治概要 ★

解析：足少阴肾经主治头和五官病、妇科病、前阴病及经脉循行部位的其他病证。足阳明胃经主治胃肠病、头面五官病、神志病、热病、皮肤病及经脉循行部位的其他病证。手太阴肺经主治胸、肺、咽喉部与肺脏有关病证及经脉循行部位的其他病证。足太阴脾经主治脾胃病、妇科病、前阴病及经脉循行部位的其他病证。手厥阴心包经主治心胸病证、神志病、胃腑病证及经脉循行部位的其他病证。故本题选 E。

**26.** 听宫穴归属的经脉是

    A. 足少阳胆经      B. 足阳明胃经

    C. 足太阳膀胱经    D. 手阳明大肠经

    E. 手太阳小肠经

考点：手太阳小肠经的常用腧穴

解析：听宫穴归属于手太阳小肠经。定位：在面部，耳屏正中与下颌骨髁突之间的凹陷中。

故本题选 E。

**27.** 主治耳疾的腧穴是

    A. 听会        B. 风市

    C. 阳白        D. 太阳

    E. 少海

考点：听会的主治要点

解析：听会主治：①耳鸣、耳聋、聤耳等耳疾。②齿痛、口歪、面痛。风市主治：①下肢痿痹、麻木及半身不遂等下肢疾患。②遍身瘙痒。阳白主治：①头痛，眩晕。②眼睑眴动，眼睑下垂，口眼歪斜。太阳主治：①头痛。②目疾。③面瘫，面痛。少海主治：①心痛、癔症等心病、神志病。②肘臂挛痛，臂麻手颤。③头项痛，腋胁部痛。④瘰疬。故本题选 A。

**28.** 主治痴呆、中风、半身不遂等髓海不足疾患的腧穴是

    A. 悬钟        B. 丘墟

    C. 翳风        D. 外关

    E. 百会

考点：悬钟的主治要点

解析：悬钟主治：①痴呆、中风、半身不遂等髓海不足疾患。②颈项强痛，胸胁满痛，下肢痿痹，脚气。丘墟主治：①目赤肿痛、目生翳膜等目疾。②下肢痿痹、颈项痛、腋下肿、胸胁痛、外踝肿痛、足内翻、足下垂等。③疟疾。翳风主治：①耳鸣、耳聋等耳疾。②口眼歪斜、牙关紧闭、颊肿等面、口病证。③瘰疬。外关主治：①热病。②头痛、目赤肿痛、耳鸣、耳聋等头面五官病证。③瘰疬，胁肋痛。④上肢痿痹不遂。百会主治：①痴呆、中风、失语、瘛疭、失眠、健忘、癫狂痫证、癔症等。②头风、头痛、眩晕、耳鸣等头面病证。③脱肛、阴挺、胃下垂、肾下垂等气失固摄而致的下陷性病证。故本题选 A。

**29.** 太冲穴的定位是

A. 在足背，第 1、2 跖骨间，跖骨底结合部前方凹陷中

B. 在足背，第 1、2 趾间，趾蹼缘后方赤白肉际处

C. 在足背，第 4、5 跖骨底结合部的前方，第 5 趾长伸肌腱外侧凹陷中

D. 在足趾，小趾末节外侧，趾甲根角侧后方 0.1 寸

E. 在足背第 2、3 趾间，趾蹼缘后方赤白肉际处

考点：太冲的定位★

解析：太冲穴的定位：在足背，第1、2跖骨间，跖骨底结合部前方凹陷中，或触及动脉搏动。B为行间穴的定位，C为足临泣穴的定位，D为至阴穴的定位，E为内庭穴的定位。**故本题选A。**

**30.** 治疗奔豚气的穴位是

    A. 膻中          B. 外关

    C. 内关          D. 太冲

    E. 期门

考点：期门的主治要点★

解析：期门主治：①胸胁胀痛、呕吐、吞酸、呃逆、腹胀、腹泻等肝胃病证。②奔豚气。③乳痈。膻中主治：①咳嗽、气喘、胸闷、心痛、噎膈、呃逆等胸中气机不畅的病证。②产后乳少、乳痈、乳癖等胸乳病证。外关主治：①热病。②头痛、目赤肿痛、耳鸣、耳聋等头面五官病证。③瘰疬。④胁肋痛。⑤上肢痿痹不遂。内关主治：①心痛、胸闷、心动过速或过缓等心系病证。②胃痛、呕吐、呃逆等胃腑病证。③中风、偏瘫、眩晕、偏头痛。④失眠、郁证、癫狂痫等神志病证。⑤肘臂挛痛。太冲主治：①中风、癫狂痫、小儿惊风、头痛、眩晕、耳鸣、目赤肿痛、口歪、咽痛等肝经风热病证。②月经不调、痛经、经闭、崩漏、带下、难产等妇科病证。③黄疸、胁痛、腹胀、呕逆等肝胃病证。④癃闭、遗尿。⑤下肢痿痹，足跗肿痛。**故本题选E。**

**31.** 位于百会穴前后左右各1寸处的腧穴是

    A. 哑门          B. 天柱

    C. 四神聪        D. 翳风

    E. 神阙

考点：四神聪的定位

解析：四神聪：在头部，百会穴前后左右各旁开1寸，共4穴。哑门：在颈后区，第2颈椎棘突上际凹陷中，后正中线上。天柱：在颈后区，横平第2颈椎棘突上际，斜方肌外缘凹陷中。翳风：在颈部，耳垂后方，乳突下端前方凹陷中。神阙：在脐区，脐中央。**故本题选C。**

**32.** 用放血法治疗昏迷的穴位是

    A. 天枢          B. 十宣

    C. 大椎          D. 血海

    E. 委中

考点：十宣的主治要点

解析：十宣的主治：①昏迷。常用三棱针点刺放血。②癫痫。③高热，咽喉肿痛。④手指麻木。**故本题选B。**

**33.** 适宜于大部分腧穴的进针角度是

    A. 直刺          B. 斜刺

    C. 平刺          D. 横刺

    E. 沿皮刺

考点：针刺的角度

解析：针灸针刺的角度针对不同的腧穴而不同，但是临床上应用最多的是直刺。**故本题选A。**

**34.** 毫针提插法操作时，适宜的频率是

    A. 每分钟20次左右

    B. 每分钟40次左右

    C. 每分钟60次左右

    D. 每分钟80次左右

    E. 每分钟100次左右

考点：行针基本手法

解析：提插法是将针刺入腧穴一定深度后，施以上提下插的操作手法。使用提插法时的指力一定要均匀一致，幅度不宜过大，一般以3～5分为宜，频率不宜过快，每分钟60次左右，保持针身垂直，不改变针刺角度、方向。**故本题选C。**

**35.** 下列操作，属于提插泻法的是

    A. 先浅后深      B. 轻插重提

    C. 提插幅度小    D. 频率慢

    E. 操作时间短

考点：提插补泻

解析：针下得气后，先浅后深，重插轻提，提插幅度小，频率慢，操作时间短者为补法。针下得气后，先深后浅，轻插重提，提插幅度大，频率快，操作时间长者为泻法。**故本题选B。**

**36.** 针刺治病时，如遇晕针，应首先采取的措施是

    A. 针刺人中

    B. 立即采用西医抢救措施

    C. 喝糖开水或温开水

    D. 停止针刺，将针全部起出

    E. 使患者平卧并保暖

考点：晕针

解析：晕针的处理：立即停止针刺，将针全部起出，使患者平卧，注意保暖，轻者仰卧片刻，给饮温开水或糖水后，即可恢复正常。重者在上述处理基础上，可刺人中、素髎、内关、足三里，灸百会、关元、气海等穴，即可恢复。若

仍不省人事，呼吸细微，脉细弱者，可考虑配合其他治疗或采用急救措施。故本题选 D。

**37. 适宜用瘢痕灸治疗的病证是**
　　A. 呕吐　　　　B. 脱证
　　C. 腹痛　　　　D. 痛经
　　E. 哮喘
　　考点：艾炷灸
　　解析：瘢痕灸又名化脓灸，常用于治疗哮喘、肺痨、瘰疬等慢性顽疾。故本题选 E。

**38. 功用为清热解毒、杀虫的灸法是**
　　A. 瘢痕灸　　　B. 隔盐灸
　　C. 隔姜灸　　　D. 隔附子饼灸
　　E. 隔蒜灸
　　考点：艾炷灸★
　　解析：隔蒜灸有清热解毒、杀虫的作用，多用于治疗瘰疬、肺痨及肿初起等病证。隔盐灸有回阳、救逆、固脱的作用，多用于治疗伤寒阴证或吐泻并作、中风脱证等。隔姜灸有温胃止呕、散寒止痛的作用，常用于因寒而致的呕吐、腹痛及风寒痹痛。隔附子饼灸有温补肾阳的作用，多用于治疗命门火衰而致的阳痿、早泄或疮疡久溃不敛等病证。余参见37题。故本题选 E。

**39. 适宜隔蒜灸治疗的病证是**
　　A. 瘰疬、肺痨　　B. 呕吐、腹痛
　　C. 风寒痹痛　　　D. 中风脱证
　　E. 阳痿、早泄
　　考点：艾炷灸★
　　解析：参见38题。故本题选 A。

**40. 隔附子饼灸的适用范围是**
　　A. 风寒痹痛　　　B. 吐泻并作
　　C. 疮疡久溃不敛　D. 伤寒阴证
　　E. 中风脱证
　　考点：艾炷灸★
　　解析：参见38题。故本题选 C。

**41. 下列各项，属俞募配穴的是**
　　A. 肺俞、中府　　B. 心俞、膻中
　　C. 期门、脾俞　　D. 章门、肾俞
　　E. 胆俞、中极
　　考点：配穴方法★
　　解析：俞募配穴属于前后配穴法。前后配穴法是将人体前部和后部的腧穴配合应用的方法，主要指将胸腹部和背腰部的腧穴配合应用，又称"腹背阴阳配穴法"，在《灵枢·官针》中称之为"偶刺"。本配穴法常用于治疗脏腑疾病，如肺病前取中府、后取肺俞，心胸疾病前取巨

阙、后取心俞，胃脘疼痛，前取中脘、梁门，后取胃俞、筋缩等。此法还用于治疗一些躯干病证，如腰痛前取天枢、后取肾俞，脊柱强痛，前取水沟、后取脊中等。故本题选 A。

**42. 下列各组取穴中，属于前后配穴法的是**
　　A. 百会、气海　　B. 内关、公孙
　　C. 大椎、昆仑　　D. 梁门、胃俞
　　E. 足三里、梁丘
　　考点：配穴方法★
　　解析：参见41题。故本题选 D。

**43. 针灸治疗风寒头痛，除主穴外，应加用**
　　A. 曲池、大椎　　B. 风门、列缺
　　C. 太溪、太冲　　D. 中脘、丰隆
　　E. 脾俞、足三里
　　考点：头痛的选穴★
　　解析：头痛的治法为调和气血，通络止痛。根据头痛部位循经取穴和取阿是穴为主。主穴：百会、风池、阿是穴、合谷。风寒头痛配风门、列缺。曲池、大椎为风热头痛的配穴。太溪、太冲为肝阳上亢头痛的配穴。中脘、丰隆为痰浊头痛的配穴。脾俞、足三里为血虚头痛的配穴。故本题选 B。

**44. 治疗中风中经络的主穴是**
　　A. 百会、太阳、风池、合谷
　　B. 百会、风池、肝俞、肾俞、足三里
　　C. 水沟、内关、三阴交、极泉、尺泽、委中
　　D. 水沟、十二井、太冲、丰隆、劳宫
　　E. 百会、风池、内关、太冲
　　考点：中风的选穴★
　　解析：中风中经络的治法为疏通经络，醒脑调神。取督脉、手厥阴及足太阴经穴为主。主穴：内关、水沟、三阴交、极泉、尺泽、委中。故本题选 C。

**45. 关于针灸治疗面瘫的叙述，错误的是**
　　A. 急性期属于实证，面部腧穴应深刺、重刺
　　B. 恢复期足三里行泻法，合谷、太冲行平补平泻法
　　C. 初期面部腧穴手法不宜过重
　　D. 面部腧穴恢复期可加用灸法
　　E. 面部腧穴均行平补平泻法
　　考点：面瘫的治疗操作
　　解析：面部腧穴均行平补平泻法，恢复期可加灸法。发病初期，面部腧穴手法不宜过重，针

刺不宜过深，肢体远端腧穴行泻法且手法宜重。恢复期，足三里行补法，合谷、太冲行平补平泻法。故本题选 A。

**46. 治疗感冒，除手太阴经穴外，还取的经穴是**
　　A. 手太阳经穴、督脉穴
　　B. 手少阳、手太阳经穴
　　C. 手阳明经穴、相应背俞穴
　　D. 手阳明经穴、督脉穴
　　E. 手少阳经穴、相应背俞穴
　　考点：感冒的治法
　　解析：感冒的治法为祛风解表。取手太阴、手阳明经穴及督脉穴为主。故本题选 D。

**47. 针灸治疗哮喘肺气虚证，宜取的配穴是**
　　A. 天突　　　　　B. 丰隆、曲池
　　C. 风门、合谷　　D. 关元
　　E. 气海
　　考点：哮喘的选穴
　　解析：哮喘虚证的治法为补益肺肾，止哮平喘，以相应背俞穴及手太阴、足少阴经穴为主。主穴为肺俞、膏肓、肾俞、太渊、太溪、足三里、定喘。肺气虚加气海。天突为喘甚的配穴，丰隆、曲池为痰热阻肺的配穴，风门、合谷为风寒袭肺的配穴，关元为肾气虚的配穴。故本题选 E。

**48. 治疗哮喘实证的主穴中，具有宣肺祛痰的腧穴是**
　　A. 尺泽　　　　　B. 定喘
　　C. 肺俞　　　　　D. 中府
　　E. 列缺
　　考点：哮喘的选穴
　　解析：治疗哮喘实证的主穴为：肺俞、列缺、尺泽、中府、定喘。手太阴经络穴列缺可宣通肺气，驱邪外出。合穴尺泽可肃肺化痰，降逆平喘。肺俞、中府，俞募相配，调理肺脏，宣肺祛痰、止哮平喘，肺之背俞穴可宣肺祛痰。定喘为治疗哮喘的经验效穴。故本题选 C。

**49. 针灸治疗胃痛发作时可适当加强刺激，其操作是**
　　A. 持续运针 1~3 分钟，局部穴以捻转为主
　　B. 持续运针 1~3 分钟，局部穴以提插为主
　　C. 毫针常规刺，实证用泻法，虚证用补法
　　D. 间断强刺激，中脘穴可用灸法
　　E. 持续强刺激，足三里可刺络拔罐
　　考点：胃痛的治疗操作
　　解析：胃痛的基本刺灸方法：根据虚实候

进行相应毫针补泻，寒邪客胃、脾胃虚寒者宜加用灸法。疼痛发作时可适当加强刺激，持续运针 1~3 分钟，中脘等局部穴以捻转为主，中等刺激。故本题选 A。

**50. 针灸治疗呕吐，应首选的经穴是**
　　A. 大肠的背俞穴、募穴及下合穴
　　B. 足阳明、手厥阴经穴及胃的募穴
　　C. 胃的募穴、下合穴
　　D. 足少阳、足厥阴经穴及督脉穴
　　E. 任脉、足太阴经穴，膀胱的背俞穴、募穴
　　考点：呕吐的治法
　　解析：呕吐的治法为和胃降逆，理气止呕。取胃的募穴及手厥阴、足阳明经穴为主。大肠的背俞穴、募穴及下合穴为便秘的治法。胃的募穴、下合穴为胃痛的治法。足少阳、足厥阴经穴及督脉穴为眩晕的治法。任脉、足太阴经穴，膀胱的背俞穴、募穴为遗尿的治法。故本题选 B。

**51. 治疗呕吐，主穴足三里的操作方法是**
　　A. 灸法　　　　　B. 毫针补法
　　C. 毫针泻法　　　D. 毫针平补平泻法
　　E. 刺络拔罐法
　　考点：呕吐的治疗操作
　　解析：呕吐的治疗操作：主穴毫针平补平泻法。寒气客胃或脾胃虚寒者宜配合灸法，热邪内蕴者金津、玉液点刺出血。故本题选 D。

**52. 针灸治疗实证痛经应主取的经穴是**
　　A. 任脉、足少阴经
　　B. 任脉、足厥阴经
　　C. 任脉、足太阴经
　　D. 冲脉、足厥阴经
　　E. 督脉、足厥阴经
　　考点：痛经的选穴★
　　解析：痛经实证的治法为行气活血，调经止痛，以任脉、足太阴经穴为主。故本题选 C。

**53. 治疗崩漏实证，除关元、隐白穴外，还应选取的主穴是**
　　A. 地机　　　　　B. 然谷
　　C. 公孙　　　　　D. 血海
　　E. 三阴交
　　考点：崩漏的选穴★
　　解析：崩漏实证的治法为清热利湿，固经止血。取任脉、足太阴经穴为主。主穴：关元、三阴交、隐白。关元为任脉与足三阴经交会穴，可通调冲任，固摄经血。三阴交为足三阴经交会

穴，既可健脾调肝固肾，又可清泻三经的湿、热、瘀邪，邪除则脾可统血。隐白为脾经的井穴，可健脾统血，是治疗崩漏的经验穴。故本题选E。

**54.** 治疗瘾疹，除曲池、合谷、三阴交、委中外，还应选取的主穴是

    A. 风门、肺穴    B. 大椎、曲池

    C. 肺俞、太溪    D. 膈俞、血海

    E. 足三里、太溪

    考点：瘾疹的选穴★

    解析：瘾疹的治法为疏风和营。取手阳明、足太阴经穴为主。主穴：曲池、合谷、血海、膈俞、委中、三阴交。曲池、合谷属于手阳明经穴，与肺经相表里，可通经络、行气血、疏风清热。血海、膈俞、委中合用意在"治风先治血，血行风自灭"，两组穴位相配能疏风、活血、止痒。三阴交属足太阴经，乃足三阴经之交会穴，可养血活血、润燥祛风止痒。故本题选D。

**55.** 针刺治疗耳鸣耳聋虚证的主穴是

    A. 听会、翳风、中渚、侠溪

    B. 听宫、翳风、太溪、肾俞

    C. 听宫、气海、太溪、足三里

    D. 听会、翳风、太溪、肾俞

    E. 听宫、外关、合谷、行间

    考点：耳鸣耳聋的选穴★

    解析：耳鸣耳聋虚证的治法为益肾养窍。取局部穴及足少阴经穴为主。主穴：听宫、翳风、太溪、肾俞。太溪、肾俞能补肾填精，上荣耳窍。听宫为手太阳经与手、足少阳经之交会穴，气通耳内，具有聪耳启闭之功，为治耳疾要穴。配手少阳经局部的翳风穴，可疏导少阳经气，宣通耳窍。故本题选B。

**56.** 取少商穴治疗咽喉肿痛，宜采用的操作方法是

    A. 三棱针点刺法    B. 常规针刺法

    C. 左右交叉刺法    D. 提插补法

    E. 捻转补法

    考点：咽喉肿痛的治疗操作

    解析：咽喉肿痛的治疗操作：实证用泻法，少商、关冲点刺出血。虚证用补法或平补平泻法，列缺、照海行针时可配合进行吞咽动作。故本题选A。

## 【A2 型题】

**57.** 患者，女，45 岁。在针刺中，突然出现头晕目眩，多汗，四肢发冷，脉沉细。应首选的处理方法是

    A. 停止针刺，立即起针

    B. 速饮糖水

    C. 针刺百会

    D. 针刺人中

    E. 灸足三里、关元

    考点：晕针

    解析：当在临床针刺过程中患者突然出现头晕目眩，多汗，四肢发冷，脉沉细等晕针现象时，医者应立即停止针刺，将针全部取出，使患者平卧，注意保暖。故本题选A。

**58.** 患者右侧面部疼痛 2 年，间断发作，呈闪电样剧痛，持续数秒，痛时面部抽搐，伴流泪，有灼热感，舌红，苔薄黄，脉浮数。治疗除主穴外，还应选取的配穴是

    A. 风池、列缺

    B. 曲池、外关

    C. 内关、三阴交

    D. 行间、内庭

    E. 风池、太溪

    考点：面痛的选穴

    解析：根据患者临床表现诊断为面痛之外感风热证，主穴为攒竹、四白、下关、地仓、合谷、太冲、内庭。面部疼痛配丝竹空、阳白、外关；上颌支痛配颧髎、迎香；下颌支痛配承浆、颊车、翳风。外感风寒配风池、列缺；外感风热配曲池、外关；气血瘀滞配内关、三阴交；肝胃郁热配行间、内庭；阴虚阳亢配风池、太溪。故本题选B。

**59.** 患者半身不遂，舌强语謇，口角㖞斜，神志清。治疗除水沟、内关穴外，还应选取的主穴是

    A. 三阴交、极泉、尺泽、委中

    B. 足三里、极泉、尺泽、曲池

    C. 三阴交、曲池、尺泽、委中

    D. 足三里、天枢、尺泽、委中

    E. 三阴交、足三里、尺泽、委中

    考点：中风的选穴★

    解析：根据患者临床表现可诊断为中风之中经络。治法为疏通经络，醒脑调神。取督脉、手厥阴及足太阴经穴为主。主穴：内关、水沟、三阴交、极泉、尺泽、委中。故本题选A。

**60.** 患者突然出现右半身活动不利，舌强语謇，兼肢体麻木，头晕目眩，苔腻，脉弦滑。针灸治疗除主穴外，应加用

A. 丰隆、合谷　　　B. 曲池、内庭
C. 太冲、太溪　　　D. 足三里、气海
E. 太溪、风池

考点：中风的选穴★

解析：根据患者的临床表现可诊断为中风中经络之风痰阻络证。治法为疏通经络，醒脑调神。取督脉、手厥阴及足太阴经穴为主。除主穴外应配丰隆、合谷。曲池、内庭为痰热腑实证的配穴，太冲、太溪为肝阳暴亢证的配穴，足三里、气海为气虚血瘀证的配穴，太溪、风池为阴虚风动证的配穴。故本题选 A。

**61.** 患者，女，58 岁。头晕目眩，耳鸣，腰膝酸软，舌淡。针灸治疗选用肝俞、肾俞、足三里、百会、风池，其操作方法是

A. 肝俞、肾俞、足三里用补法，百会、风池用泻法
B. 毫针补法
C. 风池用平补平泻法，余穴用补法
D. 毫针泻法
E. 三棱针点刺出血

考点：眩晕的治疗操作★

解析：根据患者临床表现可诊断为眩晕虚证之肾精不足。治疗操作：实证毫针用泻法，虚证百会、风池用平补平泻法，余穴用补法，可灸。故本题选 C。

**62.** 患者头晕目眩，急躁易怒，口苦，耳鸣，舌红，苔黄，脉弦。治疗选取百会穴，其操作方法是

A. 毫针泻法　　　　B. 毫针补法
C. 毫针平补平泻法　D. 毫针补法加灸法
E. 温针灸法

考点：眩晕的治疗操作★

解析：参见 61 题。故本题选 A。

**63.** 患者前天感冒之后出现左侧乳突区及面部轻度疼痛，昨日起左侧眼睑闭合不全，额纹消失，眼裂扩大，鼻唇沟平坦，口角歪向右侧，舌红，苔薄黄，脉浮数。治疗除主穴外，乳突部疼痛应选取的配穴是

A. 风池　　　　　　B. 翳风
C. 水沟　　　　　　D. 承浆
E. 廉泉

考点：面瘫的选穴★

解析：根据患者临床表现可诊断为面瘫。治法为祛风通络，疏调经筋。取局部穴、手足阳明经穴为主。主穴为攒竹、阳白、四白、颧髎、颊

车、地仓、合谷、太冲。乳突部疼痛配翳风。风池为风寒外袭的配穴，水沟为人中沟歪斜的配穴，承浆为颏唇沟歪斜的配穴，廉泉为舌麻、味觉减退的配穴。故本题选 B。

**64.** 患者，男，35 岁。经常不易入睡，甚则彻夜不眠，伴见头晕耳鸣，腰膝酸软，五心烦热，舌红，脉细数。治疗除取主穴外，还应选取的是

A. 丰隆、内庭、曲池
B. 行间、侠溪
C. 丘墟、心俞、内关
D. 太白、公孙、内关、足三里
E. 太溪、肾俞

考点：不寐的选穴

解析：患者经常不易入睡，或寐而易醒，甚则彻夜不眠，诊为不寐。头晕耳鸣，腰膝酸软，五心烦热，舌红，脉细数，是心肾不交的临床表现。主穴为百会、安眠、神门、三阴交、照海、申脉。心肾不交配太溪、肾俞。故本题选 E。

**65.** 患者，男，45 岁。经常不易入睡，寐而易醒，头晕，疲乏，舌淡苔薄，脉细。针刺照海、申脉，宜选用的毫针操作方法是

A. 毫针刺，泻法，强刺激
B. 申脉、照海均用泻法
C. 申脉、照海均用补法
D. 泻申脉，补照海
E. 补申脉，泻照海

考点：不寐的治疗操作

解析：根据患者的临床表现可诊断为不寐。不寐的治疗操作：毫针平补平泻，照海用补法，申脉用泻法。配穴则虚补实泻，心胆气虚者可配合灸法。故本题选 D。

**66.** 患者胃脘灼热隐痛，痛处喜按，咽干口燥，大便干结，舌红少津，脉细数。治疗除主穴外，还应选取的配穴是

A. 胃俞、合谷、三阴交
B. 胃俞、梁门、下脘
C. 胃俞、内庭、三阴交
D. 胃俞、期门、太冲
E. 胃俞、太溪、三阴交

考点：胃痛的选穴★

解析：根据患者临床表现可诊断为胃痛之胃阴不足证。治法为和胃止痛。取胃的募穴、足阳明经穴为主。主穴：中脘、内关、足三里。胃阴不足配胃俞、三阴交、内庭。故本题选 C。

**67.** 患者，女，38 岁。腰部冷痛重着，天气变化

或阴雨风冷时加重。治疗除取主穴外，还应选用

A. 腰阳关　　　B. 膈俞
C. 肾俞　　　　D. 次髎
E. 足三里

考点：腰痛的选穴★

解析：腰部冷痛重着，天气变化或阴雨风冷时加重，此为寒湿腰痛。主穴为大肠俞、阿是穴、委中。寒湿腰痛配命门、腰阳关。故本题选A。

68. 患者腰痛隐隐，酸多痛少，绵绵不已，腰腿酸软无力，劳则更甚，舌红，脉细。治疗除主穴外，还应选取的配穴是

A. 后溪、申脉　　　B. 肾俞、太溪
C. 外关、志室　　　D. 命门、大椎
E. 百会、志室

考点：腰痛的选穴★

解析：根据患者的临床表现可诊断为肾虚腰痛。治法为通经止通。取局部阿是穴及足太阳经穴为主。主穴为大肠俞、阿是穴、委中。肾虚腰痛配肾俞、太溪。故本题选B。

69. 患者，女，43岁。关节疼痛，屈伸不利，痛处游走不定。治疗除取阿是穴及局部经穴外，还应选用

A. 膈俞、血海　　　B. 肾俞、关元
C. 足三里、阴陵泉　D. 大椎、曲池
E. 神阙、关元

考点：痹证的选穴

解析：患者关节疼痛，屈伸不利，痛处游走不定，此为痹证之行痹。治疗除取阿是穴及局部经穴外，还应选用膈俞、血海以活血，是为"治风先治血，血行风自灭"之意。故本题选A。

70. 患者久病漏下，血色淡，伴腰酸肢冷，小腹冷痛，喜温喜按，舌淡，脉沉细。治疗应选取的主穴是

A. 气海、隐白、三阴交、百会
B. 关元、隐白、三阴交、肾俞
C. 肾俞、命门、气海、脾俞
D. 关元、血海、水泉、百会
E. 气海、肾俞、足三里、三阴交

考点：崩漏的选穴★

解析：根据患者的临床表现可诊断为崩漏之肾虚证。治法为健脾补肾，固冲止血。取任脉及足太阴、足阳明经穴为主。主穴：气海、肾俞、足三里、三阴交。故本题选E。

71. 患儿睡中遗尿，一夜数次，劳累后遗尿加重，少气懒言，纳差，便溏，舌淡苔白，脉细无力。治疗除主穴外，还应选取的配穴是

A. 太白、肝俞、胃俞
B. 关元俞、肾俞、关元
C. 次髎、水道、三阴交
D. 百会、神门、内关
E. 气海、肺俞、足三里

考点：遗尿的选穴★

解析：根据患者的临床表现可诊断为遗尿之脾肺气虚证。治法为调理膀胱，温肾健脾。取任脉、足太阴经穴，以及膀胱的背俞穴、募穴为主。主穴：关元、中极、膀胱俞、三阴交。肺脾气虚配肺俞、气海、足三里。故本题选E。

72. 患者，男，28岁。右膝扭伤2天，局部疼痛，青紫肿胀，舌淡苔薄，脉弦。针灸治疗除阿是穴外，还应选取的主穴是

A. 环跳、秩边、巨髎
B. 膝眼、膝阳关、梁丘
C. 申脉、解溪、丘墟
D. 阳溪、阳池、合谷
E. 风池、绝骨、后溪

考点：扭伤的选穴

解析：根据患者的临床表现可诊断为膝部扭伤。治法为祛瘀消肿，舒筋通络。治疗以扭伤局部腧穴为主。主穴：阿是穴、膝眼、膝阳关、梁丘。A为髋部扭伤的主穴，C为踝部扭伤的主穴，D为腕部扭伤的主穴，E为颈部扭伤的主穴。故本题选B。

73. 患者左耳听力减退，耳中如蝉鸣，兼腰膝酸软，头晕目眩，舌红少苔，脉虚细。治疗除局部穴外，还应取的经穴是

A. 手少阴经穴　　　B. 足少阴经穴
C. 手阳明经穴　　　D. 足阳明经穴
E. 手少阳经穴

考点：耳鸣耳聋的选穴★

解析：根据患者的临床表现可诊断为耳聋之肾精亏虚证。治法为益肾养窍。取局部穴及足少阴经穴为主。主穴：听宫、翳风、太溪、肾俞。故本题选B。

74. 患者，男，75岁。牙痛隐隐，时作时止，牙齿浮动，口不臭，脉细。治疗除取主穴外，还应选用

A. 外关　　　　B. 二间
C. 太冲　　　　D. 太溪

E. 内庭

考点：牙痛的选穴

解析：牙痛隐隐，时作时止，牙齿浮动，口不臭，脉细，属于虚火牙痛。主穴为合谷、颊车、下关。虚火牙痛配太溪、行间。故本题选D。

**75.** 患者，女，46岁。咽喉微感疼痛，稍肿，色暗红，入夜尤甚，舌红，脉细数。针灸治疗应选取的主穴是

A. 少商、合谷、尺泽、关冲

B. 太溪、照海、列缺、鱼际

C. 太阳、风池、合谷、太冲

D. 列缺、合谷、风池、大椎、太阳

E. 列缺、尺泽、肺俞、中府、定喘

考点：咽喉肿痛的选穴

解析：根据患者的临床表现可诊断为咽喉肿痛之阴虚火旺证。治法为滋阴降火，利咽止痛。取足少阴经穴为主。主穴为：太溪、照海、列缺、鱼际。太溪为肾经原穴，有滋阴降火作用。照海亦属肾经，又通阴跷脉，列缺属手太阴肺经，通任脉，二穴相配，为八脉交会穴，擅治咽喉疾患。鱼际为手太阴经的荥穴，可清肺热、利咽喉。故本题选B。

**76.** 患者胸闷，心区压榨性疼痛，烦躁不宁，舌暗苔白，脉弦滑。治疗应选取的主穴是

A. 血海、神阙、至阳、丰隆

B. 心俞、至阳、内关、太冲

C. 至阳、中脘、丰隆、内关

D. 太冲、血海、神阙、阴郄

E. 内关、郄门、阴郄、膻中

考点：内脏绞痛的选穴★

解析：根据患者临床表现可诊断为心绞痛。治法为通阳行气，活血止痛。以手厥阴、手少阴经穴为主。主穴：内关、郄门、阴郄、膻中。故本题选E。

**77.** 患者，女，42岁。阵发性右上腹绞痛1天，疼痛放射至右肩胛区，伴恶心呕吐，脉弦紧。针灸治疗应选取的主穴是

A. 内关、郄穴、阴郄、膻中

B. 肾俞、膀胱俞、中极、三阴交、阳陵泉

C. 中脘、足三里、内关

D. 天枢、大肠俞、上巨虚、支沟

E. 胆囊、阳陵泉、胆俞、日月

考点：内脏绞痛的选穴★

解析：根据患者临床表现可诊断为胆绞痛。

治法为疏肝利胆，行气止痛。以足少阳经穴、胆的俞募穴为主。主穴：胆囊、阳陵泉、胆俞、日月。故本题选E。

## 【B1 型题】

A. 胸部病

B. 目病、咽喉病、热病

C. 神志病、热病

D. 腹部病、妇科病

E. 神志病、脏腑病、妇科病

**78.** 手三阳经主治相同的是

**79.** 足三阳经主治相同的是

考点：分经主治规律

解析：手三阳经的相同主治是目病、咽喉病、热病。足三阳经的相同主治是神志病、热病。胸部病为手三阴经的相同主治。腹部病、妇科病为足三阴经的相同主治。神志病、脏腑病、妇科病为任督二脉的相同主治。故78题选B，79题选C。

A. 足阳明胃经　　B. 足少阳胆经

C. 手太阳小肠经　D. 手阳明大肠经

E. 足太阳膀胱经

**80.** 肩髃穴归属的经脉是

**81.** 天枢穴归属的经脉是

考点：手阳明大肠经、足阳明胃经的常用腧穴

解析：肩髃穴归属手阳明大肠经，其定位在三角肌区，肩峰外侧缘前端与肱骨大结节两骨间凹陷中。天枢穴归属于足阳明胃经，其定位在腹部，横平脐中，前正中线旁开2寸。故80题选D，81题选A。

A. 足阳明胃经　　B. 手厥阴心包经

C. 手太阴肺经　　D. 足太阴脾经

E. 手太阳小肠经

**82.** 主治心、胸、胃、神志病的经脉是

**83.** 主治前头、口齿、咽喉病，胃肠病，眼病，神志病，热病的经脉是

考点：足阳明胃经、手厥阴心包经的主治概要

解析：足阳明胃经主治胃肠病、头面五官病、神志病、皮肤病、热病及经脉循行部位的其他病证。手厥阴心包经主治心胸、神志病、胃腑病证以及经脉循行部位的其他病证。故82题选

B，83 题选 A。

A. 手少阳三焦经　　B. 手太阳小肠经
C. 足太阳膀胱经　　D. 足阳明胃经
E. 足少阳胆经

**84.** 支沟所属的经脉是

**85.** 脾俞所属的经脉是

考点：足太阳膀胱经、手少阳三焦经的常用腧穴

解析：支沟穴归属于手少阳三焦经。定位：在前臂后区，腕背横纹上 3 寸，尺骨与桡骨间隙中点。脾俞穴归属于足太阳膀胱经。定位：在脊柱区，第 11 胸椎棘突下，后正中线旁开 1.5 寸。故 84 题选 A，85 题选 C。

A. 风门　　　　　　B. 心俞
C. 肺俞　　　　　　D. 肾俞
E. 天柱

**86.** 在脊柱区，第 3 胸椎棘突下，后正中线旁开 1.5 寸的腧穴是

**87.** 在颈后区，横平第 2 颈椎棘突上际，斜方肌外凹陷中的腧穴是

考点：天柱、肺俞的定位

解析：肺俞：在脊柱区，第 3 胸椎棘突下，后正中线旁开 1.5 寸。天柱：在颈后区，横平第 2 颈椎棘突上际，斜方肌外凹陷中。风门：在脊柱区，第 2 胸椎棘突下，后正中线旁开 1.5 寸。心俞：在脊柱区，第 5 胸椎棘突下，后正中线旁开 1.5 寸。肾俞：第 2 腰椎棘突下，后正中线旁开 1.5 寸。故 86 题选 C，87 题选 E。

A. 脾俞　　　　　　B. 肝俞
C. 心俞　　　　　　D. 大肠俞
E. 次髎

**88.** 在脊柱区，第 11 胸椎棘突下，后正中线旁开 1.5 寸的腧穴是

**89.** 在脊柱区，第 4 腰椎棘突下，后正中线旁开 1.5 寸的腧穴是

考点：脾俞、大肠俞的定位

解析：脾俞：在脊柱区，第 11 胸椎棘突下，后正中线旁开 1.5 寸。大肠俞：在脊柱区，第 4 腰椎棘突下，后正中线旁开 1.5 寸。肝俞：在脊柱区，第 9 胸椎棘突下，后正中线旁开 1.5 寸。心俞：在脊柱区，第 5 胸椎棘突下，后正中线旁开 1.5 寸。次髎：在骶区，正对第 2 骶后孔中。

故 88 题选 A，89 题选 D。

A. 太溪　　　　　　B. 少冲
C. 行间　　　　　　D. 太冲
E. 申脉

**90.** 在足背，第 1、2 跖骨间，跖骨底结合部前方凹陷中的腧穴是

**91.** 在足背，第 1、2 趾间，趾蹼缘后方赤白肉际处的腧穴是

考点：行间、太冲的定位★

解析：太溪：在踝区，内踝尖与跟腱之间的凹陷中。少冲：在手指，小指末节桡侧，指甲根角侧上方 0.1 寸。行间：在足背，第 1、2 趾间，趾蹼缘后方赤白肉际处。太冲：在足背，第 1、2 跖骨间，跖骨底结合部前方凹陷中，或触及动脉搏动。申脉：在踝区，外踝尖直下，外踝下缘与跟骨之间凹陷中。故 90 题选 D，91 题选 C。

A. 艾条灸　　　　　B. 艾炷灸
C. 温和灸　　　　　D. 温针灸
E. 天灸

**92.** 雷火针灸属

**93.** 白芥子灸属

考点：灸法的种类

解析：灸法可以分为艾灸和其他灸法。艾灸包括艾炷灸和艾条灸、温针灸，艾条灸包括悬起灸和实按灸，实按灸又分为太乙针灸和雷火针灸。白芥子灸属于其他灸法中天灸的一种灸法。故 92 题选 A，93 题选 E。

A. 前后配穴　　　　B. 表里配穴
C. 左右配穴　　　　D. 上下配穴
E. 本经配穴

**94.** 胃脘痛取内关、足三里，其配穴方法是

**95.** 肺病取中府、肺俞，其配穴方法是

考点：配穴方法

解析：上下配穴法是指将腰部以上或上肢腧穴和腰部以下或下肢腧穴配合应用的方法。前后配穴法是指将人体的腧穴前后配合应用的方法。胃脘痛取内关、足三里的配穴方法为上下配穴法。肺病取中府、肺俞，其配穴方法为前后配穴法。故 94 题选 D，95 题选 A。

A. 印堂、攒竹、合谷
B. 率谷、外关、足临泣

C. 血海、膈俞、内关

D. 天柱、后溪、昆仑

E. 太冲、内关、四神聪

**96.** 治疗太阳头痛、除主穴外，还应选取的配穴是

**97.** 治疗厥阴头痛，除主穴外，还应选取的配穴是

考点：头痛的选穴★

解析：头痛的治法为调和气血，通络止痛。根据头痛部位循经取穴和取阿是穴为主。主穴：百会、风池、阿是穴、合谷。太阳头痛配天柱、后溪、昆仑。厥阴头痛配四神聪、太冲、内关。<u>故 96 题选 D，97 题选 E。</u>

A. 雀啄灸法

B. 提插泻法

C. 大艾炷灸

D. 三棱针点刺法

E. 隔盐灸

**98.** 针灸治疗中风闭证取水沟穴，常用的操作方法是

**99.** 针灸治疗中风闭证取十二井穴，常用的操作方法是

考点：中风的治疗操作★

解析：中风的治疗操作：水沟向上方斜刺，用雀啄法，以眼球湿润为度。十二井穴用三棱针点刺出血。太冲、丰隆、劳宫用泻法。神阙用隔盐灸，关元用大艾炷灸，至四肢转温为止。<u>故 98 题选 A，99 题选 D。</u>

A. 迎香

B. 水沟

C. 廉泉

D. 承浆

E. 翳风

**100.** 治疗面瘫鼻唇沟变浅应配的腧穴是

**101.** 治疗面瘫颏唇沟歪斜应配的腧穴是

考点：面瘫的选穴★

解析：面瘫的治法为祛风通络，疏调经筋。取局部穴、手足阳明经穴为主。主穴为攒竹、阳白、四白、颧髎、颊车、地仓、合谷、太冲。鼻唇沟变浅配迎香，颏唇沟歪斜配承浆。水沟为人中沟歪斜的配穴。廉泉为舌麻、味觉减退的配穴。翳风为乳突部疼痛的配穴。<u>故 100 题选 A，101 题选 D。</u>

A. 丰隆、曲池

B. 风门、肺俞

C. 曲池、尺泽

D. 少商、商阳

E. 风门、合谷

**102.** 针灸治风热感冒，除主穴外还应选取的配穴是

**103.** 针灸治风寒感冒，除主穴外还应选取的配穴是

考点：感冒的选穴★

解析：感冒的治法为祛风解表。取手太阴、手阳明经穴及督脉穴为主。主穴：列缺、合谷、风池、大椎、太阳。风热感冒配曲池、尺泽。风寒感冒配风门、肺俞。<u>故 102 题选 C，103 题选 B。</u>

针灸学

# 诊断学基础

## 【A1 型题】

**1. 热型呈稽留热的是**
 A. 败血症 B. 结核病
 C. 伤寒 D. 霍奇金病
 E. 急性肾盂肾炎
 考点：发热★
 解析：稽留热是指体温持续于 39～40℃以上，24 小时波动范围不超过 1℃，达数日或数周，见于肺炎链球菌肺炎、伤寒、斑疹伤寒等的发热极期。败血症见弛张热，结核病见不规则热，霍奇金病见回归热，急性肾盂肾炎见间歇热。故本题选 C。

**2. 热型呈弛张热的是**
 A. 肺炎链球菌肺炎
 B. 疟疾
 C. 霍奇金病
 D. 败血症
 E. 急性肾盂肾炎
 考点：发热
 解析：弛张热是指体温常在 39℃以上，波动幅度大，24 小时内波动范围超过 2℃，但都在正常水平以上。见于败血症、风湿热、重症肺结核、化脓性炎症等。肺炎链球菌肺炎可见稽留热，疟疾、急性肾盂肾炎可见间歇热，霍奇金病可见回归热。故本题选 D。

**3. 三叉神经痛发作时最典型的疼痛特点是**
 A. 针刺样疼痛 B. 搏动样疼痛
 C. 放射样疼痛 D. 电击样疼痛
 E. 刀割样疼痛
 考点：头痛
 解析：头痛的性质：三叉神经痛表现为颜面部发作性电击样疼痛；舌咽神经痛的特点是咽后部发作性疼痛并向耳及枕部放射；血管性头痛为搏动样头痛。故本题选 D。

**4. 伴有呼吸困难的突发性胸部剧痛或绞痛常**

见于
 A. 肺脓肿 B. 心绞痛
 C. 肺栓塞 D. 肺淤血
 E. 胸膜炎
 考点：胸痛
 解析：①胸痛伴有咳嗽、咳痰，见于急慢性支气管炎、肺炎、支气管扩张、肺脓肿。②胸痛伴呼吸困难见于肺炎链球菌肺炎、自发性气胸、心绞痛、心肌梗死、急性心包炎、主动脉夹层等。③胸痛伴咯血，主要见于肺结核、肺炎、肺脓肿、肺梗死或支气管肺癌。④胸痛伴面色苍白、大汗、血压下降或休克，多见于急性心肌梗死、主动脉夹层或大块肺栓塞。⑤胸痛伴吞咽困难见于食管癌等。故本题选 B。

**5. 腹痛伴血便见于**
 A. 中毒性心肌炎 B. 胰头癌
 C. 化脓性胆管炎 D. 慢性肠炎
 E. 绞窄性肠梗阻
 考点：腹痛★
 解析：腹痛伴血便急性者见于急性菌痢、肠套叠、绞窄性肠梗阻、急性出血性坏死性肠炎、过敏性紫癜等；慢性者可见于慢性菌痢、肠结核、结肠癌等。柏油样便提示上消化道出血。鲜血便提示下消化道出血。故本题选 E。

**6. 下列叙述不正确的是**
 A. 长期慢性咳嗽——慢性支气管炎
 B. 夜间咳嗽较明显——肺结核
 C. 体位改变时咳嗽加剧——支气管扩张
 D. 干咳——肺炎
 E. 大量脓痰静置后出现分层现象——肺脓肿
 考点：咳嗽与咯痰
 解析：长期慢性咳嗽见于慢性支气管炎、支气管扩张、慢性肺脓肿、空洞型肺结核等。夜间咳嗽较明显见于左心衰竭、肺结核。晨咳或夜间平卧时（即改变体位时）加剧并伴咳痰，常见于慢性支气管炎、支气管扩张症和肺脓肿等。咳嗽无痰或痰量甚少者为干咳，见于急性咽喉炎、急性支气管炎初期、胸膜炎、轻症肺结核、肺癌等。支气管扩张症与肺脓肿患者痰量多时，痰可出现分层现象。故本题选 D。

**7.** 嘶哑样咳嗽可见于

    A. 喉炎         B. 肺结核

    C. 百日咳      D. 胸膜炎

    E. 支气管扩张

    考点：咳嗽与咯痰★

    解析：①咳嗽声音嘶哑，见于喉炎、声带炎、喉癌与喉返神经受压迫。②金属调咳嗽声音高亢，见于纵隔肿瘤或支气管癌等直接压迫气管所致。③鸡鸣样咳嗽，呈阵发性、连续咳嗽伴有回声，见于百日咳。④无声咳嗽见于极度衰弱或声带麻痹。故本题选 A。

**8.** 可引起金属音调咳嗽的是

    A. 喉癌         B. 胸膜炎

    C. 百日咳      D. 急性肺水肿

    E. 纵隔肿瘤

    考点：咳嗽与咯痰★

    解析：参见 7 题。故本题选 E。

**9.** 吸气性呼吸困难见于

    A. 神经官能症

    B. 左心衰竭

    C. 喘息型慢性支气管炎

    D. 气胸

    E. 白喉

    考点：呼吸困难★

    解析：吸气性呼吸困难见于急性喉炎、喉水肿、喉痉挛、白喉、喉癌、气管异物、支气管肿瘤或气管受压等。故本题选 E。

**10.** 属于重症肺结核临床表现的是

    A. 混合性呼吸困难

    B. 吸气性呼吸困难

    C. 呼气性呼吸困难

    D. 劳累性呼吸困难

    E. 夜间阵发性呼吸困难

    考点：呼吸困难★

    解析：混合性呼吸困难是指呼气和吸气均感费力，呼吸频率浅而快，见于重症肺炎、重症肺结核、大面积肺不张、大块肺梗死、大量胸腔积液和气胸等。吸气性呼吸困难见于急性喉炎、喉水肿、喉痉挛、白喉、喉癌、气管异物、支气管肿瘤或气管受压等。呼气性呼吸困难见于支

气管哮喘、喘息性慢性支气管炎、慢性阻塞性肺气肿等。劳累性呼吸困难在体力活动时出现或加重，休息时减轻或缓解。夜间阵发性呼吸困难见于高血压性心脏病、冠状动脉粥样硬化性心脏病、风湿性心瓣膜病、心肌炎等引起的左心衰竭。故本题选 A。

**11.** 代谢性酸中毒的呼吸表现是

    A. 呼吸变慢而深    B. 库斯莫尔呼吸

    C. 阵发性呼吸困难    D. 呼吸频速和表浅

    E. 呼吸频率浅而快

    考点：呼吸困难★

    解析：代谢性酸中毒呼吸深大而规则，可伴有鼾声，称库斯莫尔（Kussmaul）呼吸。故本题选 B。

**12.** 喷射性呕吐可见于

    A. 耳源性眩晕      B. 胃炎

    C. 肠梗阻        D. 尿毒症

    E. 脑炎

    考点：恶心与呕吐★

    解析：喷射性呕吐多见于颅内高压，常无恶心先兆，吐后不感轻松，常伴剧烈头痛、血压升高、脉搏减慢、视神经乳头水肿。故本题选 E。

**13.** 下列关于溶血性黄疸的叙述，正确的是

    A. 直接迅速反应阳性

    B. 尿胆红素阴性

    C. 血中非结合胆红素不增加

    D. 尿胆原阴性

    E. 大便呈灰白色

    考点：黄疸★

    解析：溶血性黄疸的实验室检查特点：血清总胆红素增多，以非结合胆红素为主，结合胆红素一般正常，尿胆原增多，尿胆红素阴性；具有溶血性贫血的改变，如贫血、网织红细胞增多、血红蛋白尿、骨髓红细胞系增生旺盛等。故本题选 B。

**14.** 血清总胆红素、结合胆红素、非结合胆红素均中度增加，可见于

    A. 蚕豆病

    B. 胆石病

    C. 珠蛋白生成障碍性贫血

    D. 急性黄疸型肝炎

    E. 胰头癌

    考点：黄疸★

    解析：根据总胆红素、结合胆红素与非结合胆红素升高的程度判断黄疸类型。若总胆红素增

高伴非结合胆红素明显增高提示为溶血性黄疸。血清结合胆红素明显升高为胆汁淤积性黄疸。三者均增高为肝细胞性黄疸。蚕豆病、珠蛋白生成障碍性贫血出现的黄疸属于溶血性黄疸，胆石病、胰头癌出现的黄疸为胆汁淤积性黄疸，急性黄疸型肝炎出现的黄疸为肝细胞性黄疸。<u>故本题选 D</u>。

**15.** 不属于阻塞性黄疸特征的是

A. 粪便颜色变浅

B. 血清结合胆红素增多

C. 尿胆原阳性

D. 尿胆红素阳性

E. 尿色深

考点：黄疸

解析：胆汁淤积性黄疸（阻塞性黄疸）的实验室检查特点：血清结合胆红素增多；尿胆原减少或阴性；尿胆红素阳性；尿色深，便色变浅。<u>故本题选 C</u>。

**16.** 下列属于颅脑疾病感染性抽搐的是

A. 外伤　　　　B. 脑挫伤

C. 脑血肿　　　D. 脑寄生虫

E. 神经胶质瘤

考点：抽搐

解析：颅脑感染性疾病，如各种脑炎及脑膜炎、脑脓肿、脑寄生虫病等。外伤、脑挫伤、脑血肿、神经胶质瘤均为非感染性疾病。<u>故本题选 D</u>。

**17.** 抽搐不伴有意识障碍者，不常见于

A. 癫痫大发作　　B. 低钙抽搐

C. 破伤风　　　　D. 狂犬病

E. 癔症性抽搐

考点：抽搐

解析：抽搐不伴有意识丧失，见于破伤风、狂犬病、低钙抽搐、癔症性抽搐。癫痫大发作可见抽搐伴瞳孔散大、意识丧失、大小便失禁。<u>故本题选 A</u>。

**18.** 病理性的持续睡眠状态，可被唤醒，并能正确回答问题称为

A. 嗜睡　　　　B. 意识模糊

C. 昏睡　　　　D. 昏迷

E. 谵妄

考点：意识障碍★

解析：昏迷表现为意识丧失，任何强大的刺激都不能唤醒，是最严重的意识障碍，分为浅昏迷、中度昏迷和深昏迷。嗜睡是最轻的意识障

碍，患者处于病理的睡眠状态，表现为持续性的睡眠，轻刺激如推动或呼唤患者，可被唤醒，醒后能回答简单的问题或进行一些简单的活动，但反应迟钝，刺激停止后，又迅速入睡。意识模糊是一种常见的轻度意识障碍，意识障碍程度较嗜睡重，患者具有简单的精神活动，但定向力有障碍，表现为对时间、空间、人物失去了正确的判断力。昏睡指患者近乎不省人事，处于熟睡状态，不易唤醒，虽在强刺激下（如压迫眶上神经）可被唤醒，但不能回答问题或答非所问，而且很快又再入睡。谵妄是一种以兴奋性增高为主的急性高级神经中枢活动失调状态，表现为意识模糊，定向力障碍，伴错觉、幻觉、躁动不安、谵语。<u>故本题选 A</u>。

**19.** 意识丧失，任何强大的刺激都不能唤醒的是

A. 嗜睡　　　　B. 意识模糊

C. 昏睡　　　　D. 昏迷

E. 谵妄

考点：意识障碍★

解析：参见 18 题。<u>故本题选 D</u>。

**20.** 下列除哪项外，均是采录"主诉"所要求的内容

A. 主诉是迫使病人就医的最主要症状

B. 一般不超过 20 个字

C. 确切的主诉常可作为诊断的向导

D. 主诉的记录尽量使用诊断术语

E. 症状不突出者，可把就医的主要目的作为主诉

考点：问诊的内容★

解析：主诉为患者感到的最主要的痛苦或最明显的症状和（或）体征，也就是本次就诊最主要的原因及其持续时间，确切的主诉可初步反映病情轻重与缓急，并提供对某系统疾患的诊断线索。主诉应用一两句话加以概括，并同时注明主诉自发生到就诊的时间，记录主诉要简明，应尽可能用病人自己描述的症状，而不是医生对患者的诊断用语。<u>故本题选 D</u>。

**21.** 不属于现病史内容的是

A. 社会经历　　B. 伴随症状

C. 诊治经过　　D. 病因和诱因

E. 病情发展与演变过程

考点：问诊的内容★

解析：现病史包括：①起病情况。②主要症状特征。③病因和诱因。④病情发展与演变过程。⑤伴随症状。⑥诊治经过。⑦患者的一般情

况。社会经历属于个人史。故本题选 A。

**22.** 下列除哪项外，均是采录"既往史"所要求的内容

    A. 过去的健康情况    B. 预防接种情况

    C. 传染病史          D. 过敏史

    E. 是否到过传染病的流行地区

    考点：问诊的内容★

    解析：既往史包括患者既往的健康状况和过去曾经患过的疾病（包括各种传染病）、外伤手术、预防注射情况、过敏史，特别是与目前所患疾病有密切关系的情况。是否到过传染病的流行地区属于个人史。故本题选 E。

**23.** 适用于大量腹水而肝、脾难以触及时的触诊方法是

    A. 浅部滑行触诊法    B. 深部滑行触诊法

    C. 深压触诊法        D. 双手触诊法

    E. 冲击触诊法

    考点：常用触诊方法及其适用范围★

    解析：冲击触诊（浮沉触诊法）适用于大量腹水而肝、脾难以触及时。深部滑行触诊主要适用于腹腔深部包块和胃肠病变的检查。双手触诊法适用于肝、脾、肾、子宫和腹腔肿物的检查。深压触诊法用于探测腹部深在病变部位或确定腹腔压痛点，如阑尾压痛点、胆囊压痛点等。故本题选 E。

**24.** 叩击心脏或肝脏被肺的边缘所覆盖的部分所产生的叩诊音为

    A. 清音            B. 浊音

    C. 鼓音            D. 实音

    E. 过清音

    考点：常见叩诊音★

    解析：清音是正常肺部的叩诊音。浊音是一种音调较高，音响较弱，振动持续时间较短的非乐性叩诊音，除音响外，板指所感到的振动也较弱，当叩击被少量含气组织覆盖的实质脏器时产生，如叩击心或肝被肺段边缘所覆盖的部分，或在病理状态下如肺炎（肺组织含气量减少）。鼓音如同击鼓声，是一种和谐的乐音，音响比清音更强，振动持续时间也较长。实音是一种音调较浊音更高，音响更弱，振动持续时间更短的一种非乐性音。过清音介于鼓音与清音之间，是属于鼓音范畴的一种变音。故本题选 B。

**25.** 呼吸有烂苹果味最常见于

    A. 糖尿病酮症酸中毒

    B. 肝性脑病

    C. 尿毒症

    D. 酒精中毒

    E. 有机磷杀虫药中毒

    考点：嗅诊常见异常气味及临床意义★

    解析：烂苹果味见于糖尿病酮症酸中毒者。氨味见于尿毒症者。腥臭味见于肝性脑病者。浓烈的酒味见于酒后或醉酒者。呼吸呈刺激性蒜味见于有机磷杀虫药中毒者。故本题选 A。

**26.** 口测法体温的正常范围是

    A. 36.0 ~ 37.0℃      B. 36.3 ~ 37.2℃

    C. 36.5 ~ 37.7℃      D. 36.5 ~ 37.5℃

    E. 36.2 ~ 37.2℃

    考点：生命体征检查内容★

    解析：口测法的体温正常值为 36.3 ~ 37.2℃，肛测法的体温正常值为 36.5 ~ 37.7℃，腋测法的体温正常值为 36 ~ 37℃。故本题选 B。

**27.** 3 级高血压（重度）的血压水平是

    A. 收缩压 ≥180mmHg 和（或）舒张压 ≥110mmHg

    B. 收缩压 ≥160mmHg 和（或）舒张压 ≥100mmHg

    C. 收缩压 ≥140mmHg 和（或）舒张压 ≥90mmHg

    D. 收缩压≥140mmHg 和舒张压 <90mmHg

    E. 收缩压小于 120mmHg 和舒张压 <80mmHg

    考点：生命体征检查内容

    解析：高血压定义为未服抗高血压药的情况，至少 3 次非同日测量血压，收缩压 ≥140mmHg 和（或）舒张压≥90mmHg。3 级高血压（重度）的血压标准是收缩压≥180mmHg 和（或）舒张压≥110mmHg。故本题选 A。

**28.** 下列哪项属于脑炎常见面容

    A. 伤寒面容        B. 苦笑面容

    C. 满月面容        D. 病危面容

    E. 面具面容

    考点：面容与表情★

    解析：伤寒面容见于伤寒、脑脊髓膜炎、脑炎等高热衰弱患者。苦笑面容见于破伤风。满月面容见于库欣综合征及长期应用肾上腺皮质激素的患者。病危面容为面容枯槁，面色苍白，表情淡漠，目光无神，眼睛凹陷。面具面容见于震颤麻痹等。故本题选 A。

**29.** 长期应用肾上腺皮质激素的患者可见

    A. 肝病面容        B. 面具面容

C. 伤寒面容　　　　　D. 满月面容

E. 苦笑面容

考点：面容与表情★

解析：肝病面容见于慢性肝炎、肝硬化等。余参见28题。故本题选 D。

**30. 心、肺功能不全者常见的体位是**

A. 强迫侧卧位　　　　B. 强迫俯卧位

C. 强迫坐位　　　　　D. 辗转体位

E. 角弓反张位

考点：体位及步态★

解析：强迫仰卧位：患者仰卧，双腿蜷曲，借以减轻腹部肌肉的紧张程度，见于急性腹膜炎等。强迫侧卧位：有胸膜疾病的患者多采取患侧卧位，可限制患侧胸廓活动而减轻疼痛和有利于健侧代偿呼吸，见于一侧胸膜炎和大量胸腔积液的患者。强迫俯卧位：俯卧位可减轻脊背肌肉的紧张程度，见于脊柱疾病。强迫坐位：亦称端坐呼吸，患者坐于床沿上，以两手置于膝盖或扶持床边，该体位便于辅助呼吸肌参与呼吸运动，加大膈肌活动度，增加肺通气量，并减少回心血量和减轻心脏负担，见于心、肺功能不全者。辗转体位：患者辗转反侧，坐卧不安，见于胆绞痛、肾绞痛、肠绞痛等。角弓反张位：患者颈及脊背肌肉强直，出现头向后仰，胸腹前凸，背过伸，躯干呈弓形，见于破伤风及小儿脑膜炎。故本题选 C。

**31. 肾绞痛患者常采取的体位是**

A. 强迫侧卧位　　　　B. 角弓反张位

C. 强迫俯卧位　　　　D. 强迫坐位

E. 辗转体位

考点：体位及步态★

解析：参见30题。故本题选 E。

**32. 划圈样步态多见于**

A. 佝偻病

B. 小脑病变

C. 急性脑血管疾病的后遗症

D. 大骨节病

E. 脑瘫

考点：体位及步态★

解析：划圈样步态又称痉挛性偏瘫步态，瘫痪侧上肢呈内收、旋前，指、肘、腕关节屈曲，无正常摆动。下肢伸直并外旋，举步时将患侧骨盆抬高以提起瘫痪侧下肢，然后以髋关节为中心，脚尖拖地，向外划半个圆圈跨前一步，见于急性脑血管疾病的后遗症。佝偻病、大骨节病可

见蹒跚步态（鸭步），小脑病变可见醉酒步态，脑瘫可见剪刀步态。故本题选 C。

**33. 鼻咽癌易转移到的部位是**

A. 腋下淋巴结

B. 颈部淋巴结

C. 左锁骨上窝淋巴结

D. 右锁骨上窝淋巴结

E. 下颌下淋巴结

考点：浅表淋巴结肿大

解析：左锁骨上窝淋巴结肿大，多为腹腔脏器癌肿（胃癌、肝癌、结肠癌等）转移。右锁骨上窝淋巴结肿大，多为胸腔脏器癌肿（肺癌、食管癌等）转移。鼻咽癌易转移到颈部淋巴结。乳腺癌最早经胸大肌外侧缘淋巴管侵入同侧腋下淋巴结。故本题选 B。

**34. 双上睑下垂，见于**

A. 脑水肿　　　　　　B. 慢性肝病

C. 蛛网膜下腔出血　　D. 重症肌无力

E. 脑炎

考点：眼部检查★

解析：双上睑下垂见于重症肌无力、先天性上眼睑下垂。脑水肿可见球结膜下水肿。慢性肝病可见眼睑水肿。脑炎、蛛网膜下腔出血可见单侧上眼睑下垂。故本题选 D。

**35. 病理性双侧瞳孔缩小，可见于**

A. 有机磷中毒　　　　B. 青光眼

C. 视神经萎缩　　　　D. 脑肿瘤

E. 脑疝

考点：眼部检查★

解析：病理情况下，瞳孔缩小见于虹膜炎、有机磷杀虫药中毒、毒蕈中毒，以及吗啡、氯丙嗪、毛果芸香碱等药物影响。瞳孔扩大可见于外伤、青光眼绝对期、视神经萎缩、完全失明、濒死状态、颈交感神经刺激，以及阿托品、可卡因等药物影响。双侧瞳孔大小不等可见脑外伤、脑肿瘤、脑疝及中枢神经梅毒等颅内病变。故本题选 A。

**36. 下列各项，可出现双侧瞳孔大小不等的是**

A. 毒蕈中毒　　　　　B. 有机磷杀虫药中毒

C. 脑疝　　　　　　　D. 吗啡影响

E. 颈交感神经刺激

考点：眼部检查★

解析：参见35题。故本题选 C。

**37. 下列各项，可出现口唇发绀的是**

A. 核黄素缺乏　　　　B. 严重贫血

C. 休克　　　　　　　D. 重度脱水

E. 虚脱

考点：口腔检查

解析：口唇发绀见于以下几种情况：①心脏内外有异常动、静脉分流通道，如法洛四联征、先天性肺动静脉瘘。②呼吸衰竭、肺动脉栓塞等。③心力衰竭、休克及暴露在寒冷环境。④真性红细胞增多症。核黄素缺乏可见口角糜烂，严重贫血、虚脱可见口唇苍白，重度脱水可见口唇干燥并有皲裂。故本题选 C。

**38. 麻疹黏膜斑位于**

A. 颊黏膜处

B. 舌部黏膜

C. 上颚黏膜

D. 第一磨牙的颊黏膜处

E. 第二磨牙的颊黏膜处

考点：口腔检查

解析：正常口腔黏膜光洁呈粉红色。黏膜下出血点或瘀斑多为各种出血性疾病或维生素 C 缺乏；第二磨牙颊黏膜处出现针帽头大小白色斑点见于麻疹。故本题选 E。

**39. 下列哪项不是心包积液的表现**

A. 脉压减小

B. 奇脉

C. 心尖搏动减弱

D. 颈动脉搏动明显

E. 颈静脉怒张

考点：颈部血管

解析：颈静脉怒张见于右心功能不全、缩窄性心包炎、心包积液等；颈动脉搏动明显见于主动脉瓣关闭不全、甲状腺功能亢进症、高血压或严重贫血等。故本题选 D。

**40. 甲状腺 II 度肿大是指甲状腺**

A. 能看到肿大又能触及，但在胸锁乳突肌内侧

B. 不能看到，但能触及

C. 看不到又触不到

D. 能看到又能触及，并超过胸锁乳突肌外缘

E. 能看到又能触及，且超过甲状软骨上缘

考点：甲状腺检查★

解析：甲状腺肿大可分三度：不能看出肿大但能触及者为 I 度。能看到肿大又能触及，但在胸锁乳突肌以内者为 II 度。超过胸锁乳突肌外缘者为 III 度。故本题选 A。

**41. 气管移向患侧的疾病是**

A. 甲状腺肿大

B. 纵隔肿瘤

C. 主动脉弓动脉瘤

D. 大量胸腔积液

E. 肺不张

考点：气管检查★

解析：当一侧肺不张、胸膜增厚及粘连、肺硬化时，气管被牵拉向患侧。当一侧大量胸腔积液、积气、纵隔肿瘤或有不匀称的甲状腺肿大时，可将气管推向健侧。此外，主动脉弓动脉瘤时，由于心脏收缩时瘤体膨大，将气管压向后下，因而每随心脏搏动可以触到气管的向下拽动，称为 Oliver 征。故本题选 E。

**42. 气管移向健侧的疾病是**

A. 肺不张　　　　　　B. 气胸

C. 胸膜增厚　　　　　D. 胸膜粘连

E. 肝硬化

考点：气管检查★

解析：参见 41 题。故本题选 B。

**43. 可引起桶状胸的疾病是**

A. 慢性阻塞性肺气肿

B. 胸腔肿瘤

C. 胸腔积气

D. 胸腔积液

E. 佝偻病

考点：胸廓检查★

解析：桶状胸：胸廓前后径增大，以至与横径几乎相等，呈圆桶形，肋间隙增宽，锁骨上、下窝展平或突出，颈短肩高，腹上角增大呈钝角，胸椎后凸，常见于慢性阻塞性肺气肿及支气管哮喘发作时，亦可见于一部分老年人。故本题选 A。

**44. 胸骨压痛或叩击痛，常见于**

A. 肋间神经炎

B. 肋软骨炎

C. 胸壁软组织炎

D. 白血病

E. 肋骨骨折

考点：胸壁检查

解析：肋间神经炎、肋软骨炎、胸壁软组织炎及肋骨骨折的患者，受累的局部可有胸壁压痛。骨髓异常增生者，常有胸骨压痛和叩击痛，见于白血病患者。故本题选 D。

**45. 肺部正常叩诊音为**

A. 过清音　　　　B. 清音

C. 鼓音　　　　　D. 浊音

E. 实音

考点：肺部叩诊★

解析：肺部正常叩诊音为清音。浊音或实音见于：①肺组织含气量减少或消失：如肺炎、肺结核、肺梗死、肺不张、肺水肿、肺硬化等。②肺内不含气的病变：如肺肿瘤、肺包囊虫病、未穿破的肺脓肿等。③胸膜腔病变：如胸腔积液、胸膜增厚粘连等。④胸壁疾病：如胸壁水肿、肿瘤等。鼓音见于气胸及直径大于 3～4cm 的浅表肺大疱、肺空洞，如空洞型肺结核、液化破溃了的肺脓肿和肺肿瘤。过清音见于肺内含气量增加且肺泡弹性减退者，如肺气肿、支气管哮喘发作时。故本题选 B。

**46. 下列各项，叩诊不会出现浊音的是**

A. 肺不张　　　　B. 肺空洞

C. 胸腔积液　　　D. 胸膜肥厚粘连

E. 胸壁水肿

考点：肺部叩诊★

解析：参见45题。故本题选 B。

**47. 正常支气管呼吸音的听诊部位在**

A. 胸骨角附近

B. 胸骨上窝

C. 右肺尖

D. 肩胛区第 3、4 胸椎水平

E. 肺部任何区域

考点：肺部听诊★

解析：支气管呼吸音正常人在喉部、胸骨上窝、背部第 6 颈椎至第 2 胸椎附近均可听到，如在肺部其他部位听到支气管呼吸音则为病理现象。肺泡呼吸音正常人在肺部任何区域都可听到。支气管肺泡呼吸音正常人在胸骨角附近，肩胛间区的第 3、4 胸椎水平及右肺尖可以听到，如在肺部其他部位听到则为病理现象。故本题选 B。

**48. 正常支气管肺泡呼吸音的听诊部位是**

A. 肩胛下区

B. 喉部

C. 胸骨上窝

D. 背部第 6 颈椎附近

E. 胸骨角附近

考点：肺部听诊★

解析：参见47题。故本题选 E。

**49. 在胸骨左缘第 3、4 肋间触及收缩期震颤，**

应考虑为

A. 主动脉瓣关闭不全

B. 室间隔缺损

C. 二尖瓣狭窄

D. 三尖瓣狭窄

E. 肺动脉瓣狭窄

考点：心脏触诊

解析：胸骨右缘第 2 肋间触及收缩期震颤见于主动脉瓣狭窄，胸骨左缘第 2 肋间触及收缩期震颤见于肺动脉瓣狭窄，胸骨左缘第 3、4 肋间触及收缩期震颤见于室间隔缺损，胸骨左缘第 2 肋间触及连续性震颤见于动脉导管未闭，心尖区舒张期震颤见于二尖瓣狭窄，心尖区收缩期震颤见于重度二尖瓣关闭不全。故本题选 B。

**50. 以下心脏听诊内容，有病理意义的是**

A. 收缩期

B. 舒张期

C. $P_2 > A_2$

D. 第二心音

E. 肺动脉瓣听诊区第二心音分裂

考点：心脏听诊

解析：肺动脉瓣听诊区第二心音分裂可见于主动脉瓣狭窄、左束支传导阻滞、左心功能不全或房间隔缺损。正常心音：正常心音有 4 个。按其在心动周期中出现的顺序，依次命名为第一心音（$S_1$）、第二心音（$S_2$）、第三心音（$S_3$）及第四心音（$S_4$）。$S_1$ 主要是二尖瓣、三尖瓣关闭振动而产生，提示心室收缩的开始。$S_2$ 主要是主动脉瓣、肺动脉瓣关闭振动而产生，提示心脏舒张期的开始。正常青少年肺动脉瓣区第二心音（$P_2$）较主动脉瓣区第二心音（$A_2$）强，即 $P_2 > A_2$。故本题选 E。

**51. 心音听诊出现"大炮音"，可见于**

A. 主动脉瓣狭窄

B. 心肌梗死

C. 左侧胸腔积液

D. 心肌炎

E. 完全性房室传导阻滞

考点：心脏听诊★

解析：第一心音增强见于发热、甲亢、二尖瓣狭窄等，完全性房室传导阻滞可产生极响亮的 $S_1$，称为"大炮音"。故本题选 E。

**52. 心包摩擦音通常在什么部位听诊最清楚**

A. 心尖部

B. 心底部

C. 胸骨左缘第3、4肋间

D. 胸骨右缘第3、4肋间

E. 左侧腋前线3、4肋间

考点：心脏听诊

解析：心包摩擦音粗糙，似用指腹摩擦耳壳声，但有时较柔和，近在耳边，于心脏收缩期及舒张期均可听到，而以收缩期较明显，但有时只在收缩期听到。通常在胸骨左缘第3、4肋间处较易听到，将听诊器胸件向胸壁增加压力时，可使摩擦音增强。故本题选C。

**53. 心包积液可见的表现是**

A. 奇脉　　　　　B. 重搏脉

C. 水冲脉　　　　D. 交替脉

E. 毛细血管搏动征

考点：血管检查★

解析：奇脉又称为吸停脉，指吸气时脉搏明显减弱或消失的现象，常见于心包积液和缩窄性心包炎时，是心包填塞的重要体征之一。重搏脉见于伤寒、败血症、低血容量休克等。水冲脉，脉搏骤起骤降，急促而有力。检查者用手紧握患者手腕掌面，将患者的前臂高举过头，则水冲脉更易触知。交替脉见于高血压心脏病、急性心肌梗死或主动脉瓣关闭不全等。毛细血管搏动征，用手指轻压病人指甲末端，或以干净玻片轻压病人口唇黏膜，如见到红白交替的、与病人心搏一致的节律性微血管搏动现象，称为毛细血管搏动征。故本题选A。

**54. 高血压性心脏病左心室增大，其心脏浊音界呈**

A. 靴形　　　　　B. 梨形

C. 烧瓶形　　　　D. 普大型

E. 心腰部凸出

考点：循环系统常见疾病的体征

解析：心浊音界向左下增大，心腰加深，心界似靴形见于左心室增大，如高血压性心脏病、主动脉瓣关闭不全等。心浊音界向两侧增大，且左界向左下增大，称普大型，见于左、右心室增大，如扩张型心肌病等。胸骨左缘第2、3肋间心界增大，心腰更为丰满或膨出，心界如梨形，见于二尖瓣狭窄等。心包积液时两侧增大，相对、绝对浊音界几乎相同，并随体位而改变，坐位时心界呈三角形烧瓶样，卧位时心底部浊音增宽。故本题选A。

**55. 下列各项，可出现气腹的是**

A. 胃肠穿孔　　　B. 幽门梗阻

C. 肠梗阻　　　　D. 肠麻痹

E. 消化不良

考点：腹部视诊

解析：腹内积气：胃肠道内积气，腹部呈球形，两侧腰部膨出不明显，变换体位时其形状无明显改变，见于各种原因所致的肠梗阻或肠麻痹。积气在肠道外腹腔内者，称为气腹，见于胃肠穿孔或治疗性人工气腹。故本题选A。

**56. 下列哪项体征最能提示腹膜炎的存在**

A. 肠鸣音减弱　　B. 叩出移动性浊音

C. 腹部压痛　　　D. 腹部触及肿块

E. 反跳痛

考点：腹部触诊

解析：当医师用手触诊腹部出现压痛后，用并拢的2~3个手指（食、中、无名指）压于原处稍停片刻，使压痛觉趋于稳定，然后迅速将手抬起，如此时患者感觉腹痛骤然加重，并常伴有痛苦表情或呻吟，称为反跳痛。反跳痛是腹膜壁层已受炎症累及的征象，突然抬手时腹膜被激惹所致，是腹内脏器病变累及邻近腹膜的标志。疼痛也可发生在远离受试的部位，提示局部或弥漫性腹膜炎。腹膜炎患者常有腹肌紧张、压痛与反跳痛，称腹膜刺激征，亦称腹膜炎三联征。故本题选E。

**57. 可见肝脏进行性肿大，质地坚硬症状的是**

A. 肝炎　　　　　B. 肝脓肿

C. 脂肪肝　　　　D. 血吸虫病

E. 肝癌

考点：腹部触诊

解析：急性肝炎时，肝脏可轻度肿大，表面光滑，边缘钝，质稍韧，但有充实感及压痛。肝脓肿或囊肿有液体时呈囊性感，大而表浅者可触到波动感。肝淤血时，肝脏可明显肿大，且大小随淤血程度变化较大，表面光滑，边缘圆钝，质韧，也有压痛，肝–颈静脉回流征阳性为其特征。脂肪肝所致肝大，表面光滑，质软或稍韧，但无压痛。肝硬化早期的肝脏常肿大，晚期则缩小，质较硬，边缘锐利，表面可能触到小结节，无压痛。肝癌时肝脏逐渐肿大，质地坚硬如石，边缘不整，表面高低不平，可有大小不等的结节或巨块，压痛和叩痛明显。故本题选E。

**58. 肝浊音界消失见于**

A. 胃肠胀气　　　B. 急性肝炎

C. 急性胃肠穿孔　D. 右肺不张

E. 肺气肿

考点：腹部叩诊

解析：肝浊音界消失，代之以鼓音，是急性胃肠穿孔的重要征象，亦可见于人工气腹。胃肠胀气可见肝浊音界缩小，急性肝炎可见肝浊音界扩大，右肺不张可见肝浊音界向上移位，肺气肿可见肝浊音界向下移位。故本题选 C。

**59. 腹部叩诊出现移动性浊音，应首先考虑的是**
  A. 尿潴留    B. 幽门梗阻
  C. 右心功能不全  D. 巨大卵巢囊肿
  E. 急性胃炎
  考点：腹部叩诊
  解析：因体位不同而出现浊音区变动的现象，称移动性浊音。这是发现有无腹腔积液的重要检查方法。当腹腔内游离腹水在 1000mL 以上时，即可查出移动性浊音，多见于右心功能不全、结核性腹膜炎、肝硬化伴腹水、缩窄性心包炎、腹膜癌转移等。故本题选 C。

**60. 空腹听诊出现振水音，可见于**
  A. 肝硬化腹水  B. 肾病综合征
  C. 结核性腹膜炎  D. 幽门梗阻
  E. 急性肠炎
  考点：腹部听诊
  解析：当胃内有多量液体及气体存留时可出现振水音。检查时患者仰卧，医生以一耳凑近上腹部，同时以冲击触诊法振动胃部，即可听到气、液撞击的声音，亦可将听诊器体件置于上腹部进行听诊。正常人在餐后或饮进多量液体时也可有上腹部振水音，但若空腹仍有此音，则提示幽门梗阻或胃扩张。故本题选 D。

**61. 下列脊椎病变，除哪项外，脊椎叩痛常为阳性**
  A. 脊椎结核  B. 脊椎肿瘤
  C. 脊椎骨折  D. 骨质增生
  E. 椎间盘脱出
  考点：脊柱检查
  解析：正常人脊柱无压痛与叩击痛，若某一部位有压痛与叩击痛，提示该处有病变，如脊椎结核、脊椎骨折、脊椎肿瘤、椎间盘突出等。脊柱增生可见脊柱活动受限。故本题选 D。

**62. 可见匙状甲的疾病是**
  A. 肝硬化
  B. 缺铁性贫血
  C. 发绀型先天性心脏病
  D. 支气管扩张
  E. 吸收不良综合征

考点：四肢与关节检查

解析：匙状甲又称反甲，常见于缺铁性贫血，偶见于风湿热。故本题选 B。

**63. 出现折刀样肌张力过高的是**
  A. 锥体束损害
  B. 锥体外系损害
  C. 低钙血症
  D. 脑卒中
  E. 舞蹈症
  考点：运动功能
  解析：肌张力检查时医生持患者完全放松的肢体以不同的速度和幅度对各个关节做被动运动，医生所感到的阻力大小就是肌张力的强度。张力过低或缺失见于周围神经、脊髓灰质前角及小脑病变。折刀样肌张力过高见于锥体束损害，铅管样肌张力过高及齿轮样肌张力过高见于锥体外系损害。故本题选 A。

**64. 下列属于深反射的是**
  A. 拉塞格征  B. 角膜反射
  C. 提睾反射  D. 腹壁反射
  E. 踝反射
  考点：生理及病理反射
  解析：深反射包括肱二头肌反射、肱三头肌反射、桡骨骨膜反射、膝反射、踝反射。浅反射包括角膜反射、腹壁反射、提睾反射。故本题选 E。

**65. 血白细胞总数增多，可见于**
  A. 伤寒杆菌感染  B. 再生障碍性贫血
  C. 急性失血  D. 脾功能亢进
  E. 疟疾
  考点：白细胞分类计数
  解析：白细胞总数增多或减少主要受中性粒细胞数量的影响。引起中性粒细胞增多的原因有：①急性感染。②严重的组织损伤及大量血细胞破坏。③急性大出血，在急性大出血后 1～2 小时内，周围血中的血红蛋白含量及红细胞数尚未下降，而白细胞数及中性粒细胞却明显增多，特别是内出血时，白细胞可高达 $20 \times 10^9$/L。④急性中毒。⑤恶性肿瘤。故本题选 C。

**66. 下列能引起中性粒细胞减少的是**
  A. 流行性感冒
  B. 急性大出血
  C. 急性溶血
  D. 类风湿关节炎
  E. 寄生虫病

考点：白细胞分类计数

解析：中性粒细胞降低见于感染性疾病（病毒感染最常见）、血液病、自身免疫性疾病、单核 - 巨噬细胞系统功能亢进、药物及理化因素的作用。中性粒细胞增多：生理性增多见于新生儿、妊娠、分娩、剧烈运动或劳动后。反应性增多见于急性感染、严重组织损伤、急性大出血及急性溶血、急性中毒、恶性肿瘤、类风湿关节炎、自身免疫性贫血等。异常增生型增多见于急、慢性粒细胞白血病、骨髓增殖性疾病。嗜酸性粒细胞增多见于变态反应性疾病、寄生虫病、皮肤病、某些血液病等。故本题选 A。

**67.** 可出现嗜酸性粒细胞减少的疾病是

    A. 支气管哮喘    B. 伤寒

    C. 荨麻疹    D. 钩虫病

    E. 慢性粒细胞性白血病

考点：白细胞分类计数

解析：嗜酸性粒细胞减少常见于伤寒的极期、应激状态（如严重烧伤、大手术）、休克、库欣综合征及长期应用肾上腺皮质激素等。故本题选 B。

**68.** 成年女性血沉的正常参考值是

    A. 0～15mm/h    B. 0～16mm/h

    C. 0～17mm/h    D. 0～18mm/h

    E. 0～20mm/h

考点：红细胞沉降率

解析：血沉是指在一定条件下红细胞的沉降的速度，成年男性血沉的正常参考值是 0～15mm/h，成年女性血沉的正常参考值是 0～20mm/h。故本题选 E。

**69.** 不属于骨髓细胞学检查可确诊的疾病是

    A. 白血病

    B. 再生障碍性贫血

    C. 多发性骨髓瘤

    D. 粒细胞缺乏症

    E. 巨幼细胞贫血

考点：骨髓细胞学检查

解析：骨髓细胞学检查主要用于确定诊断造血系统有关的疾病，对各型白血病、恶性组织细胞病、多发性骨髓瘤、巨幼细胞贫血、再生障碍性贫血、典型的缺铁性贫血等；对增生性贫血（如溶血性贫血）、血小板减少性紫癜、骨髓增生异常综合征、骨髓增殖性疾病（如真性红细胞增多症、原发性血小板增多症等）、脾功能亢进、粒细胞减少症和粒细胞缺乏症等有辅助诊

断价值。故本题选 D。

**70.** 正常人血清白蛋白/球蛋白（A/G）的比值是

    A.（0.5～1.0）:1    B.（1.0～1.5）:1

    C.（1.5～2.0）:1    D.（1.5～2.5）:1

    E.（3.0～4.5）:1

考点：蛋白质代谢检查

解析：正常人血清白蛋白/球蛋白（A/G）的比值是（1.5～2.5）:1。故本题选 D。

**71.** ALP 升高的临床意义不包括

    A. 胆结石

    B. 甲状腺功能亢进症

    C. 胰头癌

    D. 肝硬化

    E. 原发性肝癌

考点：血清酶及同工酶检查

解析：ALP 升高的临床意义：①胆道阻塞性疾病：如胆结石、胰头癌、原发性胆汁性肝硬化、肝内胆汁淤积等。②肝脏疾病：急性肝炎、肝硬化等。③黄疸的鉴别诊断：阻塞性黄疸 ALP 明显增高。肝细胞性黄疸 ALP 轻度增高。肝内局限性胆道阻塞，如原发性肝癌、转移性肝癌、肝脓肿等，ALP 明显增高。④骨骼疾病。故本题选 B。

**72.** 下列关于内生肌酐清除率的叙述，正确的是

    A. 肾功能严重损害时，开始升高

    B. 高于80mL/min 提示预后不良

    C. 肾功能损害越重，其清除率越低

    D. 肾功能损害越重，其清除率越高

    E. 与肾功能损害程度无关

考点：肾小球功能检查

解析：内生肌酐清除率是判断肾小球损害的敏感指标。当肾小球滤过率（GFR）降低至正常值 50% 时，Ccr 测定值可降低至 50mL/min，但血肌酐、血尿素氮测定仍可在正常范围内，故 Ccr 能较早地反映 GFR。内生肌酐清除率的参考值为 80～120mL/min。故本题选 C。

**73.** 尿 $\beta_2$ - 微球蛋白（$\beta_2$ - MG）测定反映的功能是

    A. 肾脏调节酸碱平衡功能

    B. 肾小管排泌功能

    C. 肾小管重吸收功能

    D. 肾脏调节水液平衡功能

    E. 肾小球滤过功能

考点：肾小球功能检查

解析：尿 $\beta_2$ – MG 测定可反映近端肾小管的重吸收功能。故本题选 C。

**74. 下列除哪项外，均可引起血清钾增高**

A. 急、慢性肾衰竭

B. 静脉滴注大量钾盐

C. 严重溶血

D. 代谢性酸中毒

E. 代谢性碱中毒

考点：电解质检查

解析：血清钾升高见于：①排出减少，如急性或慢性肾衰竭少尿期、肾上腺皮质功能减退症。②摄入过多，如高钾饮食、静脉输注大量钾盐、输入大量库存血液。③细胞内钾外移增多，如严重溶血、大面积烧伤、挤压综合征、组织缺氧或代谢性酸中毒等。故本题选 E。

**75. 对诊断急性胰腺炎最有价值的血清酶检查是**

A. 天门冬氨酸氨基转移酶

B. 淀粉酶

C. 碱性磷酸酶

D. 丙氨酸氨基转移酶

E. 乳酸脱氢酶

考点：血、尿淀粉酶检查★

解析：淀粉酶（AMS）主要来自胰腺和腮腺，急性胰腺炎是 AMS 增高最常见的原因。血清 AMS 一般于发病 2~3 小时开始增高，12~24 小时达到峰值，2~5 天后恢复正常，如达 3500U/L 应怀疑此病，超过 5000U/L 即有诊断价值。碱性磷酸酶（ALP）主要分布在肝、骨骼、肾、小肠和胎盘中，常作为肝脏疾病的检查指标。乳酸脱氢酶（LD）广泛存在于机体的各种组织中，用于诊断心脏、肝脏疾病和恶性肿瘤，特异性差。天门冬氨酸氨基转移酶（AST）在心肌细胞中含量较高，用于心脏疾病的诊断。丙氨酸氨基转移酶（ALT）是肝功能损害最敏感的指标。故本题选 B。

**76. 以下有关类风湿因子（RF）的描述，哪一项是错误的**

A. RF 是一种抗自身变性 IgG 的抗体

B. 主要用于风湿性疾病的疗效观察

C. 系统性红斑狼疮时可呈阳性

D. RF 可用胶孔凝集试验检测

E. 类风湿关节炎患者 RF 阳性率较高

考点：自身抗体检查

解析：类风湿因子（RF）是变性 IgG 刺激机体产生的一种自身抗体，主要存在于类风湿

关节炎患者的血清和关节液内。主要为 IgM 型，也有 IgG、IgA、IgD 和 IgE 型。用乳胶凝集法测出的主要是 IgM 型。速率法敏感但不能分型。类风湿性疾病时，RF 的阳性率可高达 70%~90%，类风湿关节炎的阳性率为 70%，其他自身免疫性疾病，如系统性红斑狼疮也可见 RF 阳性。故本题选 B。

**77. 对诊断系统性红斑狼疮最有意义的检查是**

A. 免疫球蛋白测定

B. 抗核抗体

C. 总补体溶血活力测定

D. E 玫瑰花环试验

E. 淋巴细胞转化试验

考点：自身抗体检查

解析：免疫球蛋白测定增高多见于慢性感染、慢性肝病、肝癌、淋巴瘤及系统性红斑狼疮、类风湿关节炎等自身免疫性疾病。抗核抗体阳性主要见于系统性红斑狼疮，其阳性率达 96%，也可出现在类风湿关节炎、皮肌炎、系统性硬化病、干燥综合征、慢性肝炎等，但滴度较低。总补体溶血活力测定减低多见于血清病、链球菌感染所致的肾小球肾炎、系统性红斑狼疮、自身免疫性溶血性贫血、类风湿关节炎等。E 玫瑰花环试验、淋巴细胞转化试验在临床上常作为测定人体细胞免疫功能的指标之一。故本题选 B。

**78. 多发性骨髓瘤患者出现蛋白尿的类型是**

A. 肾小球性蛋白尿

B. 肾小管性蛋白尿

C. 溢出性蛋白尿

D. 组织性蛋白尿

E. 混合性蛋白尿

考点：尿液的化学检查

解析：溢出性蛋白尿见于多发性骨髓瘤、巨球蛋白血症、严重骨骼肌创伤、急性血管内溶血等。肾小球性蛋白尿见于肾小球肾炎、肾病综合征等。肾小管性蛋白尿见于肾盂肾炎、间质性肾炎等。组织性蛋白尿在肾脏炎症、中毒时排出量增多。混合性蛋白尿见于肾小球肾炎或肾盂肾炎后期、糖尿病、系统性红斑狼疮等。故本题选 C。

**79. 急性肾炎患者尿中常出现的管型是**

A. 透明管型　　B. 蜡样管型

C. 白细胞管型　D. 红细胞管型

E. 脂肪管型

考点：尿液的显微镜检查★

解析：红细胞管型见于急性肾炎、慢性肾炎急性发作、狼疮性肾炎、肾移植术后急性排斥反应等。透明管型偶见于健康人，少量出现见于剧烈运动、高热等，明显增多提示肾实质病变，如肾病综合征、慢性肾炎等。蜡样管型见于慢性肾炎晚期、慢性肾衰竭、肾淀粉样变性。白细胞管型见于肾盂肾炎、间质性肾炎。脂肪管型见于肾病综合征、慢性肾炎急性发作、中毒性肾病。故本题选 D。

**80. 粪便中查到巨噬细胞，多见于**

　　A. 阿米巴痢疾　　B. 细菌性痢疾

　　C. 急性胃肠炎　　D. 血吸虫病

　　E. 霍乱

　　考点：粪便的显微镜检查

　　解析：显微镜检查发现巨噬细胞，提示细菌性痢疾、溃疡性结肠炎。故本题选 B。

**81. 下列哪项不是渗出液的特征**

　　A. 穿刺液自凝

　　B. 呈现不同颜色或混浊

　　C. 比重 > 1.018

　　D. Rivalta 试验 （ - ）

　　E. 细胞数 > $500 \times 10^6$/L

　　考点：渗出液与漏出液的鉴别★

　　解析：渗出液多能自凝，颜色不定，多混浊，比重 > 1.018，细胞计数 > $500 \times 10^6$/L，可找到致病菌，黏蛋白定性（Rivalta 实验）阳性。漏出液多非炎症所致，色淡黄，呈浆液性，透明或微混，比重 < 1.018，不自凝，黏蛋白定性阴性，细胞计数常 < $100 \times 10^6$/L。故本题选 D。

**82. 下列哪个疾病脑脊液放置 24 小时后可有纤细的网状薄膜形成**

　　A. 化脓性脑膜炎

　　B. 病毒性脑膜炎

　　C. 结核性脑膜炎

　　D. 脑脓肿

　　E. 脑肿瘤

　　考点：常见中枢神经系统疾病的脑脊液特点

　　解析：正常脑脊液不含有纤维蛋白原，放置 24 小时后不会形成薄膜及凝块。当有炎症渗出时，因纤维蛋白原及细胞数增加，可使脑脊液形成薄膜及凝块。急性化脓性脑膜炎时，脑脊液静置 1~2 小时即可出现凝块或沉淀物。结核性脑膜炎的脑脊液静置 12~24 小时后，可见液面有纤细的薄膜形成，取此膜涂片检查结核杆菌阳

性率极高。蛛网膜下腔阻塞时，由于阻塞，远端脑脊液蛋白质含量常高达 15g/L，使脑脊液呈黄色胶冻状。故本题选 C。

**83. 关于心电图胸前导联的位置，正确的是**

　　A. $V_1$ 导联位于胸骨左缘第 4 肋间

　　B. $V_2$ 导联位于胸骨左缘第 4 肋间

　　C. $V_4$ 导联位于第 4 肋间与左侧锁骨中线相交处

　　D. $V_5$ 导联位于左腋中线与 $V_4$ 水平线相交处

　　E. $V_6$ 导联位于左腋前线与 $V_4$ 水平线相交处

　　考点：常用心电图导联

　　解析：胸导联属单极导联，包括 $V_1$ ~ $V_6$ 导联。具体安放的位置为：$V_1$ 位于胸骨右缘第 4 肋间；$V_2$ 位于胸骨左缘第 4 肋间；$V_3$ 位于 $V_2$ 与 $V_4$ 两点连线的中点；$V_4$ 位于左锁骨中线与第 5 肋间相交处；$V_5$ 位于左腋前线 $V_4$ 水平处；$V_6$ 位于左腋中线 $V_4$ 水平处。故本题选 B。

**84. T 波代表的是**

　　A. 心室肌除极的电位变化

　　B. 心房除极的电位变化

　　C. 心室缓慢复极过程

　　D. 心室快速复极时的电位变化

　　E. 心室肌除极和复极全过程所需的时间

　　考点：心电图各波段的意义

　　解析：T 波代表心室快速复极时的电位变化。QRS 波群代表心室肌除极的电位变化。P 波代表心房除极的电位变化。ST 段指自 QRS 波群的终点至 T 波起点间的线段，代表心室缓慢复极过程。QT 间期从 QRS 波群的起点至 T 波终点，代表心室肌除极和复极全过程所需的时间。故本题选 D。

**85. 心电轴右偏的临床意义是**

　　A. 左前分支阻滞

　　B. 横位心脏

　　C. 大量腹水

　　D. 广泛心肌梗死

　　E. 左心室肥大

　　考点：心电轴测定

　　解析：心电轴轻度右偏，可见于正常婴幼儿、垂位心脏等；左后分支阻滞、右心室肥大、广泛心肌梗死等，可使心电轴显著右偏。心电轴轻度左偏，可见于妊娠、肥胖、大量腹水、横位心脏等；左前分支阻滞、左心室肥大可使心电轴显著左偏。故本题选 D。

**86. 下列各项提示 P 波异常的是**

A. Ⅱ导联P波直立

B. Ⅲ导联P波双向

C. aVR导联P波倒置

D. aVL导联P波低平

E. V₅导联P波倒置

考点：心电图各波段正常范围及其变化的临床意义

解析：P波代表心房除极的电位变化，在大部分导联上一般呈钝圆形，有时可能有轻度切迹。P波方向在Ⅰ、Ⅱ、aVF、V₃～V₆导联中均直立，aVR导联倒置，其余导联呈直立、双向、倒置或低平均可。**故本题选E。**

**87.** 急性下壁心肌梗死，其心电图特征性改变出现的导联是

A. V₁～V₃

B. Ⅱ、Ⅲ、aVF

C. V₁～V₆

D. V₁～V₃、aVF、Ⅱ、Ⅲ

E. V₅～V₇

考点：心肌梗死★

解析：急性下壁心肌梗死对应导联为Ⅱ、Ⅲ、aVF。急性前间壁心肌梗死对应的导联是V₁～V₃。广泛前壁心肌梗死对应的导联是V₁～V₆。**故本题选B。**

**88.** 关于房性期前收缩描述正确的是

A. QRS波群时间≥0.12s

B. 期前收缩后的代偿间期不完全

C. 节律一般绝对规则

D. 提前出现的QRS波群

E. T波方向与QRS波群主波方向相反

考点：心律失常

解析：房性期前收缩：提早出现的房性P'，形态与窦性P波不同；P'R其间期≥0.12s；房性P'波后有正常形态的QRS波群；代偿间期不完全。**故本题选B。**

**89.** 下列关于室性期前收缩的心电图特点描述，正确的是

A. 出现逆行P'波

B. PR间期≥0.12s

C. 提早出现宽大畸形的QRS-T波群

D. QRS-T波群消失

E. 心室律绝对不规则

考点：心律失常

解析：室性期前收缩的心电图表现：①提早出现宽大畸形的QRS-T波群，其前无提早出现

的异位P波。②QRS波群时间≥0.12s。③T波方向与QRS主波方向相反。④常有完全性代偿间歇。**故本题选C。**

**90.** 最严重的心电图表现是

A. 心房纤颤　　　　B. 窦性停搏

C. 室性心动过速　　D. 心室扑动

E. 心室颤动

考点：心律失常

解析：心室颤动是室性快速异位心律最后、最严重的阶段，为猝死最常见的原因，往往是心脏停跳前的短暂征象。**故本题选E。**

**91.** 对腹部实质性脏器病变，最简便易行的检查方法是

A. X线摄片　　　　B. CT扫描

C. 同位素扫描　　　D. 超声诊断

E. 纤维内窥镜检查

考点：超声诊断的临床应用

解析：超声诊断的临床应用：①检测实质性脏器的大小、形态、边界及脏器内部回声等，帮助判断有无病变及病变情况。②检测某些囊性器官的形态、走向及功能状态。③检测心脏、大血管和外周血管的结构、功能及血流动力学状态，包括对各种先天性和后天性心脏病、血管畸形及闭塞性血管病等的诊断。④鉴别脏器内局灶性病变的性质，是实质性还是囊性，还可鉴别部分病例的良、恶性。⑤检测积液的存在与否，对积液量的多少作出初步估计。⑥对一些疾病的治疗后动态随访。⑦介入性诊断与治疗。X线摄片是肺、纵隔、脊柱等部位的疾病及骨折的首选。CT扫描在中枢神经系统的检查中已普遍运用，其次对腹部肝胆胰、腹腔前后间隙及各种软组织构成的器官包括泌尿系统占位性疾病较有优势。同位素扫描在临床上用于甲状腺、肝脏、脑、肾脏、胎盘、心脏大血管、胃、肺、淋巴、胰腺等脏器疾病的诊断和鉴别诊断，但对腹部实质性脏器不常用。纤维内窥镜检查可检查食管、胃肠、气管、肺、腹腔、膀胱、关节，甚至大脑等组织。**故本题选D。**

**92.** 对二尖瓣狭窄程度的判定最有价值的是

A. 听诊　　　　　　B. 胸部X线摄片

C. 心电图检查　　　D. 胸部CT扫描

E. 二维超声心动图检查

考点：二尖瓣病变声像图及心功能评价

解析：可以通过听诊了解二尖瓣狭窄的有无，大致推断二尖瓣瓣膜的情况。胸部X线摄

片只能了解有无心脏增大，有无肺淤血。心电图检查主要是了解有无心脏缺血，有无心律失常，有无心肌肥厚。胸部 CT 不能看到二尖瓣狭窄程度，而二维超声心动图检查可以了解二尖瓣狭窄的程度、部位，有无赘生物等。故本题选 E。

**93.** 下列关于 MRI 诊断的临床应用的描述，正确的是

    A. MRI 具有高度的软组织分辨能力

    B. MRI 可明确诊断癌症及微小病变的早期发现和诊断

    C. MRI 影像清晰，对比度及清晰度较好

    D. MRI 对中枢神经系统疾病的诊断价值更高

    E. MRI 对钙化与颅骨病变的诊断能力较好

    考点：磁共振成像（MRI）的临床应用

    解析：MRI 检查具有无 X 线辐射、无痛苦、无骨性伪影的特点，非常适用于多次随访检查。MRI 高度的软组织分辨能力，不用对比剂就能清楚显示心脏、血管、体内腔道、肌肉、韧带以及脏器之间的关系等，是颅脑、体内脏器、脊髓、骨与关节软骨、肌肉、滑膜、韧带等部位病变的首选检查方法，临床适应证广泛。但 MRI 对钙化与颅骨病变的诊断能力较差。X 线摄影的优点是影像清晰，对比度及清晰度较好。CT 可明确癌症及微小病变的早期发现和诊断，对中枢神经系统疾病的诊断价值更高。故本题选 A。

**94.** X 线片上，可形成 Codman 三角的是

    A. 长骨骨折      B. 化脓性骨髓炎

    C. 椎间盘突出    D. 骨关节结核

    E. 恶性骨肿瘤

    考点：骨与关节常见病的影像学表现

    解析：恶性骨肿瘤常有骨膜增生，并且骨膜新生骨可被肿瘤破坏，形成恶性肿瘤的特征性 X 线表现——Codman 三角。故本题选 E。

**95.** 最能显著反映甲状腺功能状态的指标是

    A. 血浆总 $T_3$、$T_4$ 浓度

    B. 血浆结合型 $T_3$、$T_4$ 浓度

    C. 血浆 $T_3$ 浓度

    D. 血清促甲状腺素浓度

    E. 血浆甲状腺素结合能力

    考点：体外竞争放射分析

    解析：$TT_3$ 是诊断 $T_3$ 型甲亢的特异指标。$TT_4$ 是判定甲状腺功能最基本的筛选指标。$FT_3$、$FT_4$ 敏感性和特异性分别明显高于总 $T_3$（$TT_3$）、总 $T_4$（$TT_4$）。血清促甲状腺素（TSH）比 $T_3$、

$T_4$ 更能迅速而显著地反映甲状腺功能改变。TSH 增高见于甲状腺功能减退症，TSH 降低主要见于甲状腺功能亢进症。故本题选 D。

## 【B1 型题】

    A. 急性溶血

    B. 甲状腺功能亢进症

    C. 广泛性皮炎

    D. 风湿热

    E. 白血病

**96.** 属抗原－抗体反应而发热的疾病是

**97.** 属皮肤散热减少而发热的疾病是

    考点：发热

    解析：因抗原－抗体反应而发热的疾病有风湿热、血清病、药物热、系统性红斑狼疮、皮肌炎、类风湿关节炎等。因皮肤散热减少而发热的疾病有广泛性皮炎、鱼鳞癣、慢性心功能不全等。急性溶血、白血病属于无菌性坏死物吸收所致的发热，甲状腺功能亢进症属于内分泌与代谢障碍所致的发热。故 96 题选 D，97 题选 C。

    A. 紧张性头痛

    B. 颅内占位性头痛

    C. 鼻窦炎引起的头痛

    D. 丛集性头痛

    E. 药物引起的头痛

**98.** 头痛多在下午或傍晚出现的是

**99.** 头痛多在晨间加重的是

    考点：头痛

    解析：鼻窦炎引起的头痛多为上午重下午轻。紧张性头痛多在下午或傍晚出现。颅内占位性头痛在早上起床时较明显。丛集性头痛常在夜间发生。药物引起的头痛一般出现在用药后 15～30 分钟，持续时间与药物半衰期有关。故 98 题选 A，故 99 题选 B。

    A. 急性发热      B. 黄疸

    C. 呕吐         D. 腹泻

    E. 便血

**100.** 肠梗阻可见腹痛，并伴有

**101.** 肠套叠可见腹痛，并伴有

    考点：腹痛★

    解析：腹痛伴腹胀、呕吐、停止排气排便，提示肠梗阻。余参见 5 题。故 100 题选 C，101 题选 E。

诊断学基础

A. 消化性溃疡　　　B. 支气管扩张症
C. 二尖瓣狭窄　　　D. 左心衰竭
E. 浸润型肺结核

**102. 大量咯血见于**

**103. 中等咯血见于**

考点：咯血

解析：大量咯血（每日超过 500mL）常见于空洞型肺结核、支气管扩张症和肺脓肿。中等量咯血（每日 100～500mL）可见于二尖瓣狭窄。故 102 题选 B，103 题选 C。

A. 神经官能症
B. 左心衰竭
C. 喘息型慢性支气管炎
D. 气胸
E. 喉水肿

**104. 呼气性呼吸困难见于**

**105. 混合性呼吸困难见于**

考点：呼吸困难★

解析：呼吸困难临床上常分为三种类型：①吸气性呼吸困难：主要表现为吸气显著费力，严重者吸气时可见"三凹征"，见于急性喉炎、喉水肿、喉痉挛、白喉、喉癌、气管异物、支气管肿瘤或气管受压。②呼气性呼吸困难：主要表现为呼气费力、呼气缓慢、呼气时间明显延长，常伴有呼气期哮鸣音，见于喘息性慢性支气管炎、慢性阻塞性肺气肿、支气管哮喘等。余参见10题。故 104 题选 C，105 题选 D。

A. 消化性溃疡
B. 肝硬化门静脉高压
C. 急性再生障碍性贫血
D. 急性梗阻性化脓性胆管炎
E. 急性传染病

**106. 可见呕血伴慢性、周期性、节律性上腹痛症状的是**

**107. 可见呕血伴肝掌、脾大症状的是**

考点：呕血与黑便

解析：消化性溃疡表现为呕血伴慢性反复周期性发作的上腹痛。肝硬化门静脉高压多表现为呕血伴脾大，皮肤有蜘蛛痣、肝掌，腹壁静脉曲张及腹水等。急性再生障碍性贫血表现为呕血伴有皮肤黏膜出血。急性梗阻性化脓性胆管炎多表现为呕血、黄疸、寒战、发热伴右上腹绞痛。急性传染病表现为呕血、发热、黄疸、皮

肤黏膜出血等，如钩端螺旋体病。故 106 题选 A，107 题选 B。

A. 肝癌　　　B. 肝硬化
C. 疟疾　　　D. 蚕豆病
E. 胰头癌

**108. 可见肝外梗阻性黄疸的是**

**109. 可见溶血性黄疸的是**

考点：黄疸

解析：肝外梗阻性黄疸多由胆道结石、胆管癌、胰头癌、胆道炎症水肿、胆道蛔虫、胆管狭窄等引起的梗阻造成。溶血性黄疸的病因：①先天性溶血性贫血：如遗传性球形红细胞增多症、珠蛋白生成障碍性贫血、蚕豆病等。②后天获得性溶血性贫血：自身免疫性溶血性贫血。同种免疫性溶血性贫血，如误输异型血、新生儿溶血。非免疫性溶血性贫血，如败血症、疟疾、毒蛇咬伤、毒蕈中毒、阵发性睡眠性血红蛋白尿等。故 108 题选 E，109 题选 D。

A. 癫痫　　　B. 破伤风
C. 脑血管疾病　　D. 中毒性痢疾
E. 脑膜炎

**110. 抽搐伴高血压、肢体瘫痪，见于**

**111. 抽搐不伴意识丧失，见于**

考点：抽搐

解析：抽搐伴血压增高，可见于高血压脑病、高血压脑出血、妊娠期高血压疾病等。抽搐伴肢体瘫痪，见于脑血管疾病及颅内占位性病变。抽搐不伴意识丧失，见于破伤风、狂犬病、低钙抽搐、癔症性抽搐。故 110 题选 C，111 题选 B。

A. 嗜睡　　　B. 意识模糊
C. 昏睡　　　D. 昏迷
E. 谵妄

**112. 持续性的睡眠，易唤醒，醒后能正常回答简单问题的意识障碍是**

**113. 神经中枢活动失调状态，定向力障碍，伴幻觉、躁动不安的意识障碍是**

考点：意识障碍

解析：嗜睡表现为持续性的睡眠，轻度刺激，如推动、呼唤可被唤醒，醒后能回答简单问题，但反应迟钝，刺激停止后逐渐入睡。谵妄表现为意识模糊，定向力障碍，伴错觉、幻觉、躁

动不安、谵语。意识模糊是一种常见的轻度意识障碍，意识障碍程度较嗜睡重。具有简单的精神活动，但定向力有障碍，表现为对时间、空间、人物失去了正确的判断力。昏睡是一种比嗜睡重的意识障碍。患者处于熟睡状态，不易唤醒。虽在强刺激下（如压迫眶上神经）可被唤醒，但不能回答问题或答非所问，而且很快又再入睡。昏迷指意识丧失，任何强大的刺激都不能唤醒，是最严重的意识障碍。按程度不同可分为浅昏迷、中度昏迷、深昏迷。<u>故 112 题选 A，113 题选 E。</u>

    A. 滑行触诊法    B. 冲击触诊
    C. 直接触诊法    D. 深压触诊法
    E. 双手触诊法

**114.** 适用于阑尾炎的触诊手法是
**115.** 适用于腹水的触诊手法是
    考点：常用触诊方法及其适用范围★
    解析：参见 23 题。<u>故 114 题选 D，115 题选 B。</u>

    A. 面色晦暗，双颊紫红，口唇发绀
    B. 表情淡漠，反应迟钝，呈无欲状态
    C. 眼裂增大，眼球突出，目光闪烁，呈惊恐貌
    D. 面色苍白，颜面浮肿
    E. 面色潮红，兴奋不安，口唇干燥

**116.** 典型二尖瓣面容的特点是
**117.** 典型伤寒面容的特点是
    考点：面容与表情★
    解析：二尖瓣面容为面色晦暗、双颊紫红、口唇轻度发绀。伤寒面容为表情淡漠，反应迟钝呈无欲状态。眼裂增大，眼球突出，目光闪烁，呈惊恐貌为甲亢面容。面色苍白，颜面浮肿为肾病面容。面色潮红，兴奋不安，口唇干燥为急性（热）病容。<u>故 116 题选 A，117 题选 B。</u>

    A. 强迫俯卧位    B. 强迫侧卧位
    C. 强迫坐位    D. 强迫蹲位
    E. 辗转体位

**118.** 心功能不全的体位是
**119.** 大量胸腔积液的体位是
    考点：体位及步态★
    解析：强迫蹲位见于发绀型先天性心脏病。余参见 30 题。<u>故 118 题选 C，119 题选 B。</u>

    A. 醉酒步态    B. 慌张步态
    C. 剪刀步态    D. 蹒跚步态
    E. 共济失调步态

**120.** 脑性瘫痪患者常采取的步态是
**121.** 佝偻病患者常采取的步态是
    考点：体位及步态
    解析：剪刀步态见于脑性瘫痪与截瘫患者。醉酒步态见于小脑疾病等。慌张步态见于震颤麻痹。蹒跚步态见于佝偻病、大骨节病等。共济失调步态见于小脑或脊髓后索疾病。<u>故 120 题选 C，121 题选 D。</u>

    A. 红色皮疹    B. 瘀点
    C. 紫癜    D. 瘀斑
    E. 血肿

**122.** 直径小于 2mm，加压后退色的是
**123.** 直径 3~5mm，加压后不退色的是
    考点：皮下出血检查
    解析：皮下出血根据其直径大小及伴随情况分为以下几种：<2mm 的称为瘀点，3~5mm 的称为紫癜，>5mm 的称为瘀斑，片状出血并伴有皮肤显著隆起称为血肿。<u>故 122 题选 B，123 题选 C。</u>

    A. 三尖瓣关闭不全
    B. 椎动脉狭窄
    C. 心包积液
    D. 蛛网膜下腔出血
    E. 甲状腺功能亢进症

**124.** 双眼睑闭合不全，见于
**125.** 在颈部大血管区听到血管性杂音，见于
    考点：眼部、颈部血管检查
    解析：双眼睑闭合不全常见于甲状腺功能亢进症。在颈部大血管区听到血管性杂音，出现在收缩期，应考虑颈动脉或椎动脉狭窄。<u>故 124 题选 E，125 题选 B。</u>

    A. 肺气肿    B. 大量胸腔积液
    C. 气胸    D. 支气管肺炎
    E. 肺空洞

**126.** 肺部叩诊呈过清音的是
**127.** 胸部叩诊呈实音的是
    考点：肺部叩诊★
    解析：参见 45 题。<u>故 126 题选 A，127 题选 B。</u>

A. 先天性心脏病　　B. 二尖瓣狭窄
C. 粘连性心包炎　　D. 心包积液
E. 主动脉瓣关闭不全

**128. 心前区隆起见于**

**129. 心尖部隆隆样杂音见于**

考点：心脏视诊、听诊

解析：心前区隆起见于：①某些先天性心脏病，如法洛四联征、肺动脉瓣狭窄等。②儿童时期患慢性风湿性心脏病伴右心室增大者。二尖瓣狭窄时，心尖部可闻及舒张中晚期隆隆样杂音。故128题选A，129题选B。

A. 心尖部舒张期震颤
B. 胸骨左缘第2肋间收缩期震颤
C. 胸骨左缘第3、4肋间收缩期震颤
D. 胸骨右缘第2肋间收缩期震颤
E. 胸骨左缘第2肋间连续性震颤

**130. 主动脉瓣狭窄，可出现的是**

**131. 室间隔缺损，可出现的是**

考点：心脏触诊

解析：胸骨右缘第2肋间触及收缩期震颤见于主动脉瓣狭窄，胸骨左缘第2肋间触及收缩期震颤见于肺动脉瓣狭窄，胸骨左缘第3、4肋间触及收缩期震颤见于室间隔缺损，胸骨左缘第2肋间触及连续性震颤见于动脉导管未闭，心尖区舒张期震颤见于二尖瓣狭窄，心尖区收缩期震颤见于重度二尖瓣关闭不全。故130题选D，131题选C。

A. 胸骨左缘第2肋间
B. 胸骨右缘第2肋间
C. 心尖搏动最强处
D. 胸骨左缘第3、4肋间
E. 胸骨体下端左缘

**132. 二尖瓣听诊区位于**

**133. 肺动脉瓣听诊区位于**

考点：心脏听诊

解析：心脏瓣膜听诊区：①二尖瓣区：位于心尖搏动最强处。②主动脉瓣区：主动脉瓣区位于胸骨右缘第2肋间隙；主动脉瓣第二听诊区位于胸骨左缘第3、4肋间隙。③肺动脉瓣区：胸骨左缘第2肋间。④三尖瓣区：胸骨体下端左缘，即胸骨左缘第4、5肋间处。故132题选C，133题选A。

A. 右侧卧位
B. 上半身前倾坐位
C. 仰卧位深吸气
D. 下蹲时减弱，立位时增强
E. 左侧卧位

**134. 听诊二尖瓣狭窄的舒张期杂音，应选取的体位是**

**135. 听诊主动脉瓣关闭不全的舒张期杂音，应选取的体位是**

考点：心脏听诊

解析：体位改变可使某些杂音减弱或增强，而有助于病变部位的诊断。例如，左侧卧位可使二尖瓣狭窄的舒张中晚期隆隆样杂音更明显。前倾坐位可使主动脉瓣关闭不全的舒张期杂音更易于听到。仰卧位则使肺动脉瓣、二尖瓣、三尖瓣关闭不全的杂音更明显。故134题选E，135题选B。

A. 脉搏短绌　　B. 水冲脉
C. 奇脉　　D. 颈静脉搏动
E. 交替脉

**136. 主动脉瓣关闭不全，多表现为**

**137. 缩窄性心包炎，多表现为**

考点：血管检查

解析：脉搏短绌常见于房颤。颈静脉搏动主要见于三尖瓣关闭不全。余参见53题。故136题选B，137题选C。

A. 奇脉　　B. 水冲脉
C. 交替脉　　D. 重搏脉
E. 无脉

**138. 左心功能不全的脉搏是**

**139. 大量心包积液的脉搏是**

考点：血管检查★

解析：无脉见于严重休克及多发性大动脉炎。余参见53题。故138题选C，139题选A。

A. Murphy（墨菲征）阳性
B. 麦氏点压痛
C. Courvoisier（库瓦济埃征）阳性
D. Courvoisier（库瓦济埃征）阴性
E. 板状腹

**140. 胰头癌引起梗阻性黄疸，可见**

**141. 急性胆囊炎，可见**

考点：腹部触诊

解析：墨菲征阳性多见于急性胆囊炎。麦氏点压痛多见于急性阑尾炎。库瓦济埃征阳性多见于胰头癌压迫胆总管引起的梗阻性黄疸。板状腹见于急性胃肠穿孔或实质性脏器破裂。故140题选C，141题选A。

A. 指关节梭状畸形　B. 杵状指

C. 匙状甲　　　　　D. 浮髌现象

E. 肢端肥大

**142. 支气管扩张，常表现为**

**143. 类风湿关节炎，常表现为**

考点：四肢与关节检查

解析：指关节梭状畸形多见于类风湿关节炎。杵状指见于支气管扩张、支气管肺癌、慢性肺脓肿、脓胸及发绀型先天性心脏病、亚急性感染性心内膜炎等。匙状甲见于缺铁性贫血，偶见于风湿热。浮髌现象见于各种原因引起的膝关节腔大量积液。肢端肥大见于腺垂体功能亢进，生长激素分泌过多引起的肢端肥大症。故142题选B，143题选A。

A. HBsAg（＋）　　B. 抗－HBs（＋）

C. HBeAg（＋）　　D. 抗－HBc（＋）

E. 抗－HBe（＋）

**144. 作为机体获得对 HBV 免疫力及乙型肝炎患者痊愈的指标是**

**145. HBV 病毒复制减少，传染性降低的指标是**

考点：乙型病毒性肝炎标志物检查★

解析：HBsAg（＋）是现症感染的标志，见于乙型肝炎患者、HBV 携带者和与乙肝病毒感染相关的肝硬化、肝癌患者。抗－HBs（＋）是一种保护性抗体，见于注射乙肝疫苗、曾经感染过 HBV 和乙肝恢复期。HBeAg（＋）是乙肝病毒复制的指标，传染性强。抗－HBc 不是中和抗体，而是反映肝细胞受到 HBV 感染的可靠指标。抗－HBc IgM（＋）是诊断急性乙型肝炎和判断病毒复制活跃的重要指标，并提示患者血液有强传染性。抗－HBe（＋）表示乙肝病毒复制减少，传染性降低，但并非保护性抗体。故144题选B，145题选E。

A. 淀粉酶（AMS）

B. 心肌肌钙蛋白 T（cTnT）

C. 血清肌酸激酶及其同工酶（CK－MB）

D. 乳酸脱氢酶（LDH）

E. 心肌肌钙蛋白 I（cTnI）

**146. 有助于判断溶栓后再灌注情况的是**

**147. 诊断心肌梗死的确定性标志物是**

考点：心肌损伤常用酶检测、心肌蛋白检测

解析：急性心肌梗死溶栓治疗后出现再灌注，也可引起 CK 增高，CK 水平有助于判断溶栓后的再灌注情况。心肌肌钙蛋白 T（cTnT）是诊断急性心肌梗死的确定性标志物。故146题选C，147题选B。

A. 红细胞管型　　　B. 白细胞管型

C. 上皮细胞管型　　D. 透明管型

E. 蜡样管型

**148. 正常人尿中可以偶见的管型是**

**149. 主要见于肾盂肾炎的管型是**

考点：尿液的显微镜检查★

解析：透明管型偶见于健康人，少量出现见于剧烈运动、高热等，明显增多提示肾实质病变，如肾病综合征、慢性肾炎等。白细胞管型常见于肾盂肾炎、间质性肾炎。红细胞管型见于急性肾炎、慢性肾炎急性发作、狼疮性肾炎、肾移植术后急性排斥反应等。肾小管上皮细胞管型示肾小管病变，见于急性肾小管坏死、慢性肾炎晚期、肾病综合征等。蜡样管型多提示有严重的肾小管变性坏死，预后不良，见于慢性肾炎晚期、慢性肾衰竭、肾淀粉样变性。故148题选D，149题选B。

A. 红细胞管型　　　B. 脂肪管型

C. 蜡样管型　　　　D. 粗大上皮细胞管型

E. 透明管型

**150. 见于急性肾小球肾炎的管型是**

**151. 见于肾病综合征的管型是**

考点：尿液的显微镜检查★

解析：脂肪管型见于肾病综合征、慢性肾炎急性发作、中毒性肾病。余参见148、149题。故150题选A，151题选E。

A. 冻状便　　　　　B. 灰白色便

C. 米泔水样　　　　D. 鲜血便

E. 果酱样便

**152. 霍乱粪便呈**

**153. 阿米巴痢疾粪便呈**

考点：粪便检查

解析：米泔样便见于霍乱。阿米巴痢疾以血

為主，呈暗红色果酱样。冻状便见于肠易激综合征、慢性菌痢。灰白色便见于阻塞性黄疸。鲜血便见于肠道下段出血，如痔疮、肛裂、直肠癌等。故152题选C，153题选E。

A. 红色痰
B. 粉红色泡沫样痰
C. 铁锈色痰
D. 咖啡色痰
E. 黄绿色痰

**154.** 肺炎链球菌肺炎患者痰液的颜色是
**155.** 急性肺水肿患者痰液的颜色是

考点：痰液检查

解析：红色痰见于肺癌、肺结核、支气管扩张等；粉红色泡沫样痰见于急性肺水肿；铁锈色痰见于肺炎链球菌肺炎；黄痰见于呼吸道化脓性感染，黄绿色痰见于绿脓杆菌感染或干酪性肺炎时痰；咖啡色痰见于阿米巴肺脓肿。故154题选C，155题选B。

A. P波    B. QRS波群
C. ST段    D. T波
E. QT间期

**156.** 代表心室除极和复极总时间的是
**157.** 代表心房除极波形的是

考点：心电图各波段的意义

解析：P波代表心房肌除极的电位变化。QRS波群代表心室肌除极的电位和时间变化。ST段是自QRS波群的终点至T波起点间的线段，代表心室缓慢复极的电位和时间变化。T波为心室复极波，反映心室晚期快速复极时的电位和时间变化。QT间期代表左、右心室除极与复极全过程的时间。故156题选E，157题选A。

A. 肺大疱
B. 肺脓肿
C. 浸润型肺结核空洞形成
D. 慢性纤维空洞型肺结核
E. 周围型肺癌空洞形成

**158.** X线见右上肺有多发的厚壁空洞，周围有较广泛的纤维条索影。应首先考虑的是
**159.** X线见右下肺出现大片的浓密阴影，其内见一个含有液平面的圆形空洞，洞内壁光整，洞壁较厚。应首先考虑的是

考点：呼吸系统常见病的影像学表现

解析：肺脓肿的X线表现为胸部呈大片浓密阴影，其中可见小脓腔及液平。慢性纤维空洞型肺结核的X线表现为单侧或双侧、单发或多发的厚壁空洞，常伴有支气管播散型病灶和胸膜肥厚。故158题选D，159题选B。

A. 出血性脑梗死
B. 蛛网膜下腔出血
C. 脑出血
D. 脑挫裂伤
E. 腔隙性脑梗死

**160.** CT显示小片状密度减低影，边缘模糊的是
**161.** CT显示脑沟、脑池、脑裂高密度影的是

考点：常见中枢神经系统疾病的影像学表现

解析：出血性脑梗死可见不规则斑点状或片状高密度出血灶；腔隙性脑梗死典型者可见小片状密度减低影，边缘模糊。蛛网膜下腔出血CT可见脑沟、脑池、脑裂增大，其内见密度增高影。故160题选E，161题选B。

# 药理学

## 【A1 型题】

**1. 药物的半数致死量是**

    A. 杀死半数病原微生物的剂量

    B. 引起半数动物死亡的剂量

    C. 致死剂量的一半

    D. 使半数动物产生毒性的剂量

    E. 最小有效量与最小中毒量的一半

    考点：药物作用与药理效应

    解析：药物的半数致死量是指能引起半数动物死亡的剂量。故本题选 B。

**2. 下列关于药物副作用叙述错误的是**

    A. 治疗量时出现的与治疗目的无关的反应

    B. 难以避免，停药后可恢复

    C. 常因剂量过大引起

    D. 常因药物作用选择性低引起

    E. 副作用与治疗目的是相对的

    考点：药物的不良反应

    解析：副作用指药物在治疗剂量时产生与治疗目的无关的作用。由于药物的选择性低，副作用可随治疗目的而改变。当某一作用作为治疗作用时，其他作用则成为副作用。副作用是治疗剂量下与治疗作用同时发生的药物固有的作用，通常不可避免，可给病人带来不适或痛苦，大多是可自行恢复的功能性变化。因剂量过大引起的属于毒性反应。故本题选 C。

**3. 药物的首过消除发生于**

    A. 舌下给药后    B. 吸入给药后

    C. 口服给药后    D. 静脉给药后

    E. 皮下给药后

    考点：药物的吸收及其影响因素

    解析：药物的首过消除发生在口服给药之后。故本题选 C。

**4. 某药的血浆半衰期为 3 小时，若给药时间间隔为 3 小时，约经多少小时达到稳态血药浓度**

    A. 6 ~ 8 小时    B. 8 ~ 12 小时

    C. 12 ~ 18 小时    D. 24 ~ 36 小时

    E. 36 ~ 48 小时

    考点：半衰期和连续多次给药的药 – 时曲线★

    解析：临床上连续多次用药，若每隔一个半衰期用药一次，则经过 4 ~ 6 个半衰期，即 12 ~ 18 小时后体内药量可达到稳态水平，这个相对稳态的水平称为稳态血药浓度。故本题选 C。

**5. 毛果芸香碱的主要适应证是**

    A. 青光眼    B. 角膜炎

    C. 结膜炎    D. 视神经水肿

    E. 晶状体混浊

    考点：毛果芸香碱的应用★

    解析：毛果芸香碱的主要适应证是青光眼、虹膜睫状体炎等。故本题选 A。

**6. 新斯的明治疗重症肌无力的机制是**

    A. 兴奋大脑皮质

    B. 激动骨骼肌 M 胆碱受体

    C. 促进乙酰胆碱合成

    D. 抑制胆碱酯酶和激动骨骼肌 $N_2$ 胆碱受体

    E. 促进骨骼肌细胞 $Ca^{2+}$ 内流

    考点：新斯的明的作用

    解析：新斯的明治疗重症肌无力的机制为抑制血清中的抗胆碱酯酶活性而发挥完全拟胆碱作用，即可兴奋骨骼肌 $N_2$ 受体。故本题选 D。

**7. 可治疗有机磷杀虫药中毒毒蕈碱样症状的药物是**

    A. 阿托品    B. 氯解磷定

    C. 利多卡因    D. 甲硝唑（灭滴灵）

    E. 双复磷

    考点：阿托品的应用★

    解析：阿托品可治疗有机磷杀虫药中毒毒蕈碱样症状。氯解磷定主要用于中度和重度有机磷酸酯类中毒的解救。利多卡因为酰胺类局麻药及抗心律失常药。甲硝唑具有广谱抗厌氧菌的作用，临床主要用于预防和治疗厌氧菌引起疾病。

双复磷同氯解磷定。故本题选 A。

**8. 下列哪一项不属于阿托品的不良反应**

A. 口干舌燥    B. 恶心、呕吐

C. 心动过速    D. 皮肤潮红

E. 视近物模糊

考点：阿托品的不良反应

解析：阿托品的不良反应：①常见口干、视力模糊、心悸、便秘、皮肤潮红、体温升高、眩晕等，停药后消失。②剂量过大或误服颠茄果、曼陀罗果、洋金花及莨菪的根茎时可出现中毒，出现烦躁不安、多言、谵妄、幻觉及惊厥等中枢兴奋症状，严重中毒可由兴奋转入抑制而出现昏迷、呼吸麻痹而致死。故本题选 B。

**9. 山莨菪碱可用于**

A. 青光眼    B. 晕动病

C. 感染性休克    D. 麻醉前给药

E. 震颤麻痹

考点：山莨菪碱的应用

解析：山莨菪碱可用于感染性休克、内脏平滑肌绞痛、血管神经性头痛、眩晕症。毛果芸香碱用于青光眼。东莨菪碱用于麻醉前给药、晕动病。左旋多巴用于震颤麻痹。故本题选 C。

**10. 治疗氯丙嗪中毒引起的低血压，应选用**

A. 去甲肾上腺素    B. 麻黄碱

C. 肾上腺素    D. 异丙肾上腺素

E. 多巴胺

考点：去甲肾上腺素的应用

解析：中枢抑制药中毒可引起低血压，用去甲肾上腺素静脉滴注，可使血压回升，维持正常水平。特别是当氯丙嗪中毒时应选用去甲肾上腺素，而不可选用肾上腺素。故本题选 A。

**11. 主要兴奋 β 受体的拟肾上腺素药是**

A. 去甲肾上腺素    B. 肾上腺素

C. 间羟胺    D. 异丙肾上腺素

E. 多巴胺

考点：异丙肾上腺素的作用

解析：异丙肾上腺素是主要兴奋 β 受体的拟肾上腺素药。去甲肾上腺素主要激动 α 受体，对 β 受体激动作用很弱。肾上腺素能激动 α 和 β 两类受体。间羟胺直接激动 α 受体。多巴胺低剂量激动多巴胺受体，中剂量具有 $β_1$ 受体激动作用。故本题选 D。

**12. 多巴胺最适用于治疗的是**

A. 伴有心肌收缩力减弱、尿量减少而血容量已补足的休克病人

B. 青霉素 G 引起的过敏性休克

C. 心源性哮喘

D. 支气管哮喘

E. 缓慢性心律失常

考点：多巴胺的应用★

解析：多巴胺主要用于治疗各种休克，如心源性休克、感染性休克和出血性休克等，尤其适用于伴有心肌收缩力减弱、尿量减少而血容量已补足的休克。此外，还可与利尿药等合用治疗急性肾功能衰竭。故本题选 A。

**13. 酚妥拉明可用于治疗顽固性充血性心力衰竭的主要原因是其可**

A. 兴奋心脏，增强心肌收缩力，使心率加快，心输出量增加

B. 抑制心脏，使其得到休息

C. 扩张肺动脉，减轻右心后负荷

D. 扩张外周小动脉，减轻心脏后负荷

E. 扩张外周小静脉，减轻心脏前负荷

考点：酚妥拉明的应用★

解析：酚妥拉明可用于治疗顽固性充血性心力衰竭的主要原因是其可扩张外周小动脉，减轻心脏后负荷。故本题选 D。

**14. 下列哪一个疾病不是肾上腺素受体阻滞药的适应证**

A. 心绞痛    B. 休克

C. 窦性心动过速    D. 高血压

E. 支气管哮喘

考点：α 受体阻滞药、β 受体阻滞药的应用

解析：α 受体阻滞药的应用：外周血管痉挛性疾病、静滴 NA 药液外漏、急性心肌梗死和顽固性充血性心力衰竭、休克、诊断嗜铬细胞瘤。β 受体阻滞药的应用：心律失常、心绞痛和心肌梗死、高血压、充血性心力衰竭等。故本题选 E。

**15. 苯妥英钠是哪种癫痫治疗药物**

A. 单纯部分性发作

B. 癫痫强直 - 阵挛性发作

C. 复杂部分性发作

D. 癫痫持续状态

E. 失神小发作

考点：苯妥英钠的应用

解析：苯妥英钠的应用：①治疗癫痫强直 - 阵挛性发作首选药，起效慢，故常先用苯巴比妥等作用较快的药物控制发作后，长期使用本药；②外周神经痛；③室性心律失常。故本题选 B。

**16. 用于人工冬眠的药物是**

    A. 吗啡        B. 丙咪嗪

    C. 氯丙嗪      D. 安坦

    E. 左旋多巴

考点：氯丙嗪的应用★

解析：氯丙嗪用于治疗精神分裂症、呕吐、低温麻醉及人工冬眠。吗啡用于疼痛、心源性哮喘。丙咪嗪用于内源性抑郁症，伴有躁狂状态的抑郁症等。安坦抗震效果好，也能改善运动障碍和肌肉强直。左旋多巴用于帕金森病、急性肝功能衰竭所致的肝昏迷辅助治疗等。<u>故本题选 C。</u>

**17. 左旋多巴可用于治疗帕金森病的机制是**

    A. 抑制多巴胺的再摄取

    B. 激动中枢胆碱受体

    C. 阻断中枢胆碱受体

    D. 补充纹状体中多巴胺的不足

    E. 直接激动中枢的多巴胺受体

考点：左旋多巴的作用

解析：左旋多巴在脑内多巴脱羧酶脱羧的作用下生成多巴胺，补充纹状体中多巴胺的不足，产生抗帕金森作用。<u>故本题选 D。</u>

**18. 治疗肝性脑病的抗帕金森药是**

    A. 左旋多巴      B. 苯海索

    C. 溴隐亭        D. 金刚烷胺

    E. 司来吉兰

考点：左旋多巴的应用★

解析：左旋多巴用于帕金森病、急性肝功能衰竭所致的肝昏迷辅助治疗等。苯海索抗震效果好，也能改善运动障碍和肌肉强直。溴隐亭用于抗震颤麻痹。金刚烷胺用于治疗原发性帕金森病、脑炎后的帕金森综合征、药物诱发的锥体外系反应、一氧化碳中毒后帕金森综合征及老年人合并有脑动脉硬化的帕金森综合征。司来吉兰与多巴胺相似。<u>故本题选 A。</u>

**19. 常用于辅助左旋多巴治疗帕金森病的辅助药是**

    A. 卡比多巴     B. 苯海索

    C. 吗啡         D. 氯丙嗪

    E. 阿司匹林

考点：卡比多巴的应用

解析：卡比多巴有较强的脱羧酶抑制作用，和左旋多巴合用，可减少左旋多巴在外周组织的脱羧作用，使较多的左旋多巴进入中枢而发挥作用，不仅可减少左旋多巴的用量和提高左旋多巴的疗效，加快左旋多巴起效时间，还可明显减轻和防止左旋多巴外周的副作用。临床上卡比多巴是左旋多巴治疗帕金森病的重要辅助药。<u>故本题选 A。</u>

**20. 苯海索治疗帕金森病的机制是**

    A. 补充纹状体中多巴胺的不足

    B. 激动多巴胺受体

    C. 兴奋中枢胆碱受体

    D. 阻断中枢胆碱受体

    E. 抑制多巴脱羧酶活性

考点：苯海索的作用★

解析：苯海索的作用：阻断胆碱受体而减弱黑质 – 纹状体通路中 Ach 的作用。抗震效果好，也能改善运动障碍和肌肉强<u>直。故本题选 D。</u>

**21. 可用于各型痴呆的治疗的药物是**

    A. 左旋多巴     B. 卡比多巴

    C. 苯海索      D. 美金刚

    E. 石杉碱甲

考点：石杉碱甲的应用

解析：石杉碱甲用于各型痴呆的治疗。左旋多巴用于帕金森病，卡比多巴是左旋多巴治疗帕金森病的重要辅助药，它常与左旋多巴合用。苯海索抗震颤效果好，也能改善运动障碍和肌肉强直。美金刚用于治疗中晚期重症痴呆。<u>故本题选 E。</u>

**22. 吗啡的外周作用是**

    A. 松弛胃肠道平滑肌

    B. 促进肠道腺体分泌

    C. 收缩膀胱括约肌

    D. 收缩外周血管引起血压升高

    E. 收缩脑血管引起颅内压降低

考点：吗啡的作用★

解析：吗啡的外周作用主要表现在三个方面。①胃肠道：可使消化道平滑肌和括约肌兴奋收缩，推动性蠕动减弱，引起便秘，使支气管平滑肌张力增加。②心血管：可促进内源性组胺的释放而使外周血管扩张、血压下降，使脑血管扩张，颅压增高。③其他：能提高膀胱括约肌张力，引起尿潴留。<u>故本题选 C。</u>

**23. 可用于治疗类风湿关节炎疼痛的药物是**

    A. 哌替啶      B. 对乙酰氨基酚

    C. 阿司匹林     D. 芬太尼

    E. 吗啡

考点：阿司匹林的应用

解析：哌替啶可代替吗啡用于剧痛和心源性哮喘，还可用于麻醉前给药和人工冬眠。对乙酰

药理学

氨基酚用于感冒发热、头痛、牙痛、神经痛、肌肉痛、关节痛、痛经等。阿司匹林用于治疗钝痛，发热，风湿性、类风湿关节炎，防止血栓形成。芬太尼用于各种剧痛。吗啡用于各种原因引起的疼痛和心源性哮喘。<u>故本题选 C。</u>

**24. 阿司匹林同服抗酸药可以减轻的症状是**

    A. 胃肠道反应    B. 凝血障碍

    C. 水杨酸反应    D. 过敏反应

    E. 瑞夷综合征

    考点：阿司匹林的不良反应

    解析：阿司匹林可直接刺激胃黏膜，引起上腹不适、恶心、呕吐。饭后服药，将药片嚼碎，同服抗酸药，或服用肠溶片可减轻或避免胃肠道反应。<u>故本题选 A。</u>

**25. 阿司匹林不具有的不良反应是**

    A. 引起瑞夷（Reye）综合征

    B. 引起荨麻疹等过敏反应

    C. 因水钠潴留而引起水肿

    D. 诱发胃溃疡和胃出血

    E. 引起水杨酸反应

    考点：阿司匹林的不良反应

    解析：阿司匹林的不良反应有胃肠道反应、凝血障碍、水杨酸反应、过敏反应、瑞夷综合征。<u>故本题选 C。</u>

**26. 作用于髓袢升支粗段的药物是**

    A. 甘露醇    B. 氨苯蝶啶

    C. 螺内酯    D. 氢氯噻嗪

    E. 呋塞米

    考点：呋塞米的作用

    解析：呋塞米作用于髓袢升支粗段，选择性地抑制 $Na^+$、$Cl^-$ 的重吸收而产生强利尿作用。<u>故本题选 E。</u>

**27. 可引起高尿酸血症的药物是**

    A. 氢氯噻嗪    B. 硝苯地平

    C. 卡托普利    D. 哌唑嗪

    E. 美托洛尔

    考点：氢氯噻嗪的不良反应★

    解析：氢氯噻嗪的不良反应：电解质紊乱（低血钾、低血镁、低氯性碱中毒及低钠血症）、代谢异常、高尿酸血症、加重肾功能不良、过敏。硝苯地平的不良反应：常见面部潮红、头痛、眩晕、心悸、踝部水肿。卡托普利的不良反应：高血钾、低血压。哌唑嗪的不良反应：眩晕、疲乏、鼻塞、口干、尿频、头痛、嗜睡及胃肠道反应等。美托洛尔的不良反应：疲乏和眩

晕、抑郁、气短和心动过缓、腹泻等。<u>故本题选 A。</u>

**28. 长期应用可引起低血钾的降压药是**

    A. 利血平    B. 哌唑嗪

    C. 硝苯地平    D. 氢氯噻嗪

    E. 肼屈嗪

    考点：氢氯噻嗪的不良反应★

    解析：参见 27 题。<u>故本题选 D。</u>

**29. 用于脑水肿最安全有效的药物是**

    A. 低渗葡萄糖

    B. 呋塞米

    C. 山梨醇低渗液

    D. 甘露醇

    E. 氢氯噻嗪

    考点：甘露醇的应用

    解析：甘露醇用于治疗脑水肿及青光眼。治疗脑水肿安全有效，为首选药。降低眼内压，可治疗青光眼。预防急性肾衰竭。<u>故本题选 D。</u>

**30. 通过降低血容量而降压的药物**

    A. 可乐定    B. 硝苯地平

    C. 卡托普利    D. 氢氯噻嗪

    E. 利血平

    考点：氢氯噻嗪的降压作用

    解析：氢氯噻嗪的降压作用主要是排钠利尿，使血容量减少而降压。可乐定主要是激动咪唑啉受体，使外周交感张力降低，从而产生降压作用。硝苯地平主要是抑制细胞外 $Ca^{2+}$ 的内流，选择性松弛血管平滑肌。卡托普利通过抑制血管紧张素Ⅰ转化酶，减少血管紧张素Ⅱ形成，从而降低血压。利血平主要通过抑制交感神经末梢摄取去甲肾上腺素和多巴胺，耗竭递质而产生降压作用。<u>故本题选 D。</u>

**31. 通过抑制血管紧张素Ⅰ转换酶而发挥抗慢性心功能不全作用的代表药有**

    A. 地高辛    B. 卡托普利

    C. 美托洛尔    D. 氯沙坦

    E. 硝普钠

    考点：卡托普利的作用

    解析：卡托普利通过抑制血管紧张素Ⅰ转换酶而发挥抗慢性心功能不全的作用。地高辛用于高血压、瓣膜性心脏病、先天性心脏病等急性和慢性心功能不全。美托洛尔用于治疗高血压、心绞痛、心肌梗死、肥厚型心肌病、主动脉夹层、心律失常、甲状腺功能亢进、心脏神经官能症等疾病。氯沙坦为抗高血压药物。硝普钠用于高血

压急症和手术间控制血压。<u>故本题选 B。</u>

**32.** 下列关于卡托普利不良反应的描述，错误的是
- A. 引起高血钾
- B. 引起低血压
- C. 引起肾功能损坏
- D. 引起咳嗽
- E. 引起味觉、嗅觉损伤

考点：卡托普利的不良反应★

解析：卡托普利的不良反应：高血钾、低血压。ACEI 抑制激肽酶，使缓激肽、P 物质堆积，引起咳嗽及血管神经性水肿。久用降低血锌而出现皮疹、味觉及嗅觉改变及脱发等。高血钾者和妊娠初期者禁用。<u>故本题选 C。</u>

**33.** 可通过选择性地与 $AT_1$ 受体结合，阻断 Ang Ⅱ，从而降低血压的药物是
- A. 维拉帕米
- B. 硝酸甘油
- C. 厄贝沙坦
- D. 氢氯噻嗪
- E. 卡托普利

考点：厄贝沙坦的作用

解析：厄贝沙坦可选择性地与 $AT_1$ 受体结合，阻断 Ang Ⅱ 引起的血管收缩，从而降低血压。维拉帕米属于钙通道阻滞药，主要是抑制细胞外 $Ca^{2+}$ 的内流，使血管平滑肌细胞内缺乏足够的 $Ca^{2+}$，导致血管平滑肌松弛、血管扩张、血压下降。硝酸甘油属于抗慢性心功能不全药。氢氯噻嗪的降压作用主要是排钠利尿，使血容量减少而降压。卡托普利通过抑制血管紧张素Ⅰ转化酶，减少血管紧张素Ⅱ形成，从而降低血压。<u>故本题选 C。</u>

**34.** 可用于吗啡类成瘾者戒毒的药物是
- A. 普萘洛尔
- B. 利血平
- C. 可乐定
- D. 胍乙啶
- E. 卡托普利

考点：可乐定的应用★

解析：可乐定常用于其他降压药无效的中度高血压，对兼有溃疡病的高血压及肾性高血压尤为适宜，与利尿剂合用有协同作用，还可作为吗啡类镇痛药成瘾者的戒毒药。<u>故本题选 C。</u>

**35.** 治疗急性心肌梗死引起的室性心律失常的最佳药物是
- A. 奎尼丁
- B. 苯妥英钠
- C. 利多卡因
- D. 维拉帕米
- E. 普萘洛尔

考点：利多卡因的应用★

解析：利多卡因用于因室性心律失常，特别适用于危急病例，是治疗急性心肌梗死引起的

室性心律失常的首选药，对强心苷中毒所致者也有效。奎尼丁用于治疗慢性心房纤颤和心房扑动。苯妥英钠为抗癫痫药、抗心律失常药。维拉帕米可用于抗心律失常及抗心绞痛，对阵发性室上性心动过速最有效。普萘洛尔用于房性及室性早搏、窦性及室上性心动过速、心绞痛、急性心梗、高血压等。<u>故本题选 C。</u>

**36.** 治疗阵发性室上性心动过速可使用
- A. 奎尼丁
- B. 维拉帕米
- C. 利多卡因
- D. 普萘洛尔
- E. 普鲁卡因胺

考点：维拉帕米的应用★

解析：维拉帕米的应用：①阵发性室上性心动过速，特别是房室交界区心动过速，常在静脉注射数分钟内停止发作。②强心苷中毒引起的室性早搏。③对冠心病、高血压伴发心律失常者尤其适用。奎尼丁用于治疗慢性心房纤颤和心房扑动。普鲁卡因胺用于阵发性心动过速、频发早搏。余参见 35 题。<u>故本题选 B。</u>

**37.** 下列哪项是强心苷类药物不具有的药理作用
- A. 减慢心率
- B. 增加衰竭心脏的耗氧量
- C. 增加衰竭心脏的心输出量
- D. 缩短心脏收缩期，相对延长舒张期
- E. 抑制心肌细胞膜上的 $Na^+ - K^+ - ATP$ 酶

考点：强心苷类的作用

解析：强心苷类药物的药理作用包括减慢心率，增加衰竭心脏的心输出量，缩短心脏收缩期、相对延长舒张期，抑制心肌细胞膜上的 $Na^+ - K^+ - ATP$ 酶。<u>故本题选 B。</u>

**38.** 强心苷最严重的毒性反应是
- A. 失眠
- B. 心室颤动
- C. 黄视
- D. 惊厥
- E. 腹泻

考点：强心苷的不良反应★

解析：强心苷类的不良反应：①胃肠道反应。②中枢反应。③视觉障碍。④心脏反应，是强心苷中毒最严重的反应，临床所见的各种心律失常都有可能出现，如室性早搏、室性或室上性心动过速、房室传导阻滞、窦性心动过缓等。其中室性早搏最多见且早见。室性心动过速最为严重，应及时救治，以免发展为致命的室颤。<u>故本题选 B。</u>

**39.** 心绞痛发作时，首选的速效药物是
- A. 普萘洛尔（心得安）

B. 硝苯地平（心痛定）

C. 硝酸异山梨醇酯（消心痛）

D. 硝酸甘油

E. 硝苯地平

考点：硝酸甘油的应用★

解析：硝酸甘油是心绞痛发作时的首选速效药物。故本题选 D。

**40. 变异型心绞痛，不宜使用**

  A. 硝酸甘油软膏    B. 硝酸甘油贴片

  C. 普萘洛尔        D. 硝苯地平

  E. 地尔硫䓬

考点：β 受体阻滞药抗心绞痛的应用

解析：β 受体阻滞药用于稳定型心绞痛和不稳定型心绞痛，可减少发作次数，对伴有高血压和快速性心律失常者效果更好。对变异型心绞痛，因本类药物阻断 β 受体后，使 α 受体作用占优势，易致冠脉痉挛，从而加重心肌缺血症状，不宜应用。心动过缓、低血压、严重心功能不全、哮喘或慢性阻塞性肺疾病患者禁用。β 受体阻滞药常用药物：普萘洛尔、美托洛尔、阿替洛尔。故本题选 C。

**41. 肝素抗凝的主要作用机制是增强下列哪项的亲和力**

  A. 抗凝血酶 I 和因子 I

  B. 抗凝血酶 II 和因子 II

  C. 抗凝血酶 II 和因子 III

  D. 抗凝血酶 III 和因子 II

  E. 抗凝血酶 III 和因子 III

考点：肝素的作用

解析：肝素抗凝的作用机制：体内、体外均具有抗凝作用，作用迅速，能延长凝血酶原时间。带负电荷的肝素可与带正电荷的 AT III 的赖氨酸残基形成可逆性复合物，使 AT III 发生构型的改变，更充分地暴露出其活性中心，AT III 则以精氨酸残基迅速与丝氨酸蛋白酶活性中心的丝氨酸残基结合，从而加速 AT III 对凝血因子 IIa、IXa、X a、XI a 和 XII a 等的灭活。故本题选 D。

**42. 对抗肝素用药过量引起的自发性出血的药物是**

  A. 维生素 K      B. 氨甲环酸

  C. 氨甲苯酸      D. 硫酸鱼精蛋白

  E. 华法林

考点：肝素的不良反应

解析：肝素的不良反应为自发性出血。严重

出血需缓慢静脉注射硫酸鱼精蛋白解救。故本题选 D。

**43. 心脏手术常用的抗凝药是**

  A. 肝素        B. 华法林

  C. 尿激酶      D. 阿司匹林

  E. 枸橼酸钠

考点：香豆素类药物的应用

解析：肝素体内体外均有抗凝作用，起效迅速，但是有自发性出血的不良反应，一般不运用于心脏手术。华法林是香豆素类抗凝药，只有体内有抗凝作用，是通过抑制凝血因子合成起效的，起效缓慢但药效持续，常用于心脏手术中的抗凝。尿激酶是纤维蛋白溶解药，作用为溶解血栓。阿司匹林作为抗血小板聚集药物，抑制血小板聚集而防止血栓形成。枸橼酸钠具有抗凝血功效和防腐功效，可以用作抗凝血剂和输血剂，保存和加工血制品。故本题选 B。

**44. 雷尼替丁治疗十二指肠溃疡的作用机制是**

  A. 中和胃酸

  B. 直接抑制胃蛋白酶活性

  C. 阻断胃腺细胞的 $H_2$ 受体，抑制胃酸分泌

  D. 形成保护膜，覆盖溃疡面

  E. 加速胃蛋白酶的分解

考点：$H_2$ 受体阻滞药的作用

解析：雷尼替丁为 $H_2$ 受体阻滞剂，可选择性阻断壁细胞的 $H_2$ 受体，拮抗组胺引起的胃酸分泌。故本题选 C。

**45. 下列何种药物具有抑制胃酸分泌的作用**

  A. 碳酸钙      B. 三硅酸镁

  C. 氢氧化铝      D. 西咪替丁

  E. 氢氧化镁

考点：$H_2$ 受体阻滞药的作用

解析：西咪替丁有抑制胃酸分泌、调节免疫、抗雄性激素和药酶抑制作用。故本题选 D。

**46. 能反射性地促进支气管腺体分泌的药物是**

  A. 哌替啶      B. 异丙肾上腺素

  C. 色甘酸钠      D. 氯化铵

  E. 二丙酸倍氯米松

考点：祛痰药的常用药

解析：氯化铵为促进黏液分泌药，口服后能刺激胃黏膜引起轻度恶心，反射性地促进支气管腺体分泌，剂量大可引起呕吐，宜空腹服用。故本题选 D。

**47. 属于糖皮质激素的平喘药物是**

  A. 氨茶碱

B. 肾上腺素

C. 色甘酸钠

D. 异丙肾上腺素

E. 二丙酸倍氯米松

考点：糖皮质激素的应用 ★

解析：糖皮质激素的应用：长期全身使用糖皮质激素类药物能引起许多严重的不良反应，一些新型吸入用的糖皮质激素类药物，如曲安西龙、倍他米松、二丙酸倍氯米松、布地奈德、曲安奈德、氟尼缩松等用于临床，有强大的局部抗炎作用，主要用于气道扩张药不能有效控制的慢性支气管哮喘、反复发作的顽固性哮喘和哮喘持续状态。故本题选 E。

**48. 对反复发作的顽固性哮喘或哮喘持续状态疗效较好的药物是**

A. 哌替啶　　　　B. 异丙肾上腺素

C. 色甘酸钠　　　D. 氯化铵

E. 二丙酸倍氯米松

考点：糖皮质激素的应用 ★

解析：参见 47 题。故本题选 E。

**49. 用于治疗感染性休克的疗药物是**

A. 糖皮质激素　　B. 多潘立酮

C. 阿托品　　　　D. 螺内酯

E. 利多卡因

考点：糖皮质激素的应用 ★

解析：大剂量糖皮质激素对各种休克均有一定疗效，是抢救休克的重要药物。对感染性休克，在有效足量的抗菌药物治疗下，及早大量突击使用糖皮质激素，产生效果后即刻停药。故本题选 A。

**50. 下列可用糖皮质激素辅助治疗的是**

A. 角膜溃疡

B. 真菌感染

C. 抗菌药不能控制的感染

D. 中毒性感染或同时伴有休克

E. 二重感染

考点：糖皮质激素的应用 ★

解析：参见 49 题。故本题选 D。

**51. 有中枢兴奋作用的药物是**

A. 醛固酮　　　　B. 氢化可的松

C. 倍他米松　　　D. 地塞米松

E. 氟轻松

考点：糖皮质激素的应用 ★

解析：氢化可的松有中枢兴奋作用。醛固酮是人体内调节血容量的激素。倍他米松现多用

于治疗活动性风湿病、类风湿关节炎、系统性红斑狼疮、严重支气管哮喘、严重皮炎、急性白血病等疾病。地塞米松有抗炎、抗内毒素、抑制免疫、抗休克及增强应激反应等药理作用。氟轻松为外用皮质激素。故本题选 B。

**52. 长期大剂量应用糖皮质激素可引起的不良反应是**

A. 高血钾　　　　B. 高血钙

C. 高血糖　　　　D. 低血压

E. 低血脂

考点：糖皮质激素的不良反应 ★

解析：糖皮质激素具有拮抗胰岛素的作用，可以促进肝糖原异生，增加糖原贮存，同时又抑制外周组织对糖的利用，使血糖升高。故本题选 C。

**53. 下列属于糖皮质激素类药禁忌证的是**

A. 肾病综合征

B. 接触性皮炎

C. 湿疹

D. 再生障碍性贫血

E. 角膜溃疡

考点：糖皮质激素的禁忌证

解析：糖皮质激素的禁忌证：①抗生素不能控制的感染；②溃疡性疾病、创伤和术后修复；③心血管系统疾病；④骨质疏松、骨折；⑤严重的精神病和癫痫；⑥其他，如糖尿病患者、孕妇等。故本题选 E。

**54. 硫脲类药物治疗甲亢的主要机制是**

A. 抑制甲状腺激素的外周作用

B. 促进甲状腺素合成

C. 抑制甲状腺素合成

D. 抑制甲状腺素释放

E. 破坏甲状腺滤泡上皮细胞

考点：常用硫脲类药物作用 ★

解析：硫脲类具有抗甲状腺的作用，其主要作用机制是抑制过氧化物酶，从而阻止酪氨酸的碘化及耦联，可抑制甲状腺素的合成。故本题选 C。

**55. 下列哪种情况不首选胰岛素**

A. 2 型糖尿病患者经饮食治疗无效

B. 1 型糖尿病

C. 糖尿病并发严重感染

D. 妊娠糖尿病

E. 酮症酸中毒

考点：胰岛素的应用

药理学

解析：胰岛素临床上主要用于：①1 型糖尿病，需终身用药。②糖尿病发生急性并发症者，如酮症酸中毒及高渗性高血糖状态。③合并有严重感染、高热、甲亢、妊娠、分娩、创伤及手术的各型糖尿病。因这种情况下，机体代谢增强，对胰岛素需要量增加，给药后应随时根据血糖、尿糖的变化，调整用量。④2 型糖尿病经饮食控制、口服降血糖药治疗效果不佳或对口服降糖药有禁忌而不能耐受者，需合用胰岛素治疗。故本题选 A。

**56. 有降血糖及抗利尿作用的药物是**
  A. 格列本脲　　　　B. 格列吡嗪
  C. 格列齐特　　　　D. 二甲双胍
  E. 吡格列酮

考点：常用磺酰脲类药物作用

解析：磺酰脲类的作用：①降血糖：直接作用于胰岛 β 细胞，刺激内源性胰岛素释放。可降低正常人和胰岛功能尚存患者的血糖，但对胰岛功能完全丧失或切除胰腺者无效。②抗利尿：格列本脲、氯磺丙脲能促进抗利尿激素分泌并增强其作用，从而发挥抗利尿作用。③影响凝血功能：格列齐特可抑制血小板的黏附和聚集，刺激纤溶酶原的合成，恢复纤溶酶活力，并降低微血管对活性胺类（如去甲肾上腺素）的敏感性，改善微循环。故有降血糖及抗利尿作用的药物是格列本脲。故本题选 A。

**57. 磺酰脲类药物引起的不良反应不包括**
  A. 胆汁淤积性黄疸
  B. 突发严重低血糖
  C. 高乳酸血症
  D. 皮肤过敏
  E. 粒细胞减少

考点：常用磺酰脲类药物不良反应★

解析：磺酰脲类药物引起的不良反应：①胃肠道反应。②过敏反应：皮疹、粒细胞减少、胆汁淤积性黄疸等。③低血糖。故本题选 C。

**58. 对胰岛功能完全丧失的糖尿病患者，仍有降血糖作用的药物是**
  A. 优降糖　　　　　B. 二甲双胍
  C. 甲苯磺丁脲　　　D. 氯磺丙脲
  E. 甲磺吡脲

考点：二甲双胍的作用

解析：二甲双胍可减少外源性葡萄糖吸收及糖原异生，促进脂肪组织摄取葡萄糖。常与磺酰脲类或胰岛素合用，如单用磺酰脲类无效者，

加用本类药物常可获效。优降糖和甲苯磺丁脲均具有较强降糖作用。氯磺丙脲用于治疗轻、中度成年型糖尿病。甲磺吡脲降血糖作用比较缓和，适用于非胰岛素依赖型糖尿病患者，尤其是合并微血管病变者。故本题选 B。

**59. 可造成乳酸血症的降血糖药是**
  A. 格列吡嗪　　　　B. 氯磺丙脲
  C. 格列本脲　　　　D. 甲苯磺丁脲
  E. 二甲双胍

考点：二甲双胍的不良反应★

解析：二甲双胍的不良反应有厌食、口苦、口腔金属味、胃肠刺激等胃肠道反应、低血糖症、维生素 $B_{12}$ 和叶酸缺乏、乳酸血症及酮血症。故本题选 E。

**60. 青霉素 G 对何菌基本无效**
  A. 白喉棒状杆菌
  B. 脑膜炎奈瑟菌
  C. 抗药金黄色葡萄球菌
  D. 淋病奈瑟菌
  E. 梅毒螺旋体

考点：青霉素 G 的抗菌作用

解析：青霉素 G 抗菌谱为：①革兰阳性球菌：如对溶血性链球菌、肺炎链球菌、草绿色链球菌等作用强，但对肠球菌的作用较差。②革兰阳性杆菌：如白喉杆菌、炭疽杆菌及革兰阳性厌氧杆菌（如产气荚膜杆菌、破伤风梭菌、难辨梭菌、丙酸杆菌、真杆菌、乳酸杆菌等）均对青霉素敏感。③革兰阴性球菌：对脑膜炎球菌和淋球菌敏感，但易耐药。④其他：如对梅毒螺旋体、钩端螺旋体、回归热螺旋体、鼠咬热螺菌、放线杆菌等高度敏感。对真菌、立克次体、病毒和原虫无效。金葡菌、肺炎球菌、脑膜炎球菌和淋球菌对本品易耐药。故本题选 C。

**61. 对厌氧菌有较强抗菌作用的药物是**
  A. 林可霉素　　　　B. 四环素
  C. 庆大霉素　　　　D. 万古霉素
  E. 阿奇霉素

考点：林可霉素的抗菌作用

解析：林可霉素①对厌氧菌有良好的抗菌作用；②对革兰阳性菌均高度敏感，对阴性球菌也敏感，对人型支原体、沙眼支原体敏感；③对肠球菌、MRSA、肺炎支原体、革兰阴性菌无效。故本题选 A。

**62. 治疗伤寒杆菌、副流感杆菌应首选**
  A. 多西环素　　　　B. 四环素

C. 链霉素       D. 氯霉素

E. 头孢菌素类

考点：氯霉素抗菌作用特点

解析：氯霉素对革兰阳性、阴性菌均有抑制作用，且对后者的作用较强，其中对伤寒杆菌、流感杆菌、副流感杆菌和百日咳杆菌的作用比其他抗生素强，对立克次体属、支原体、螺旋体和沙眼衣原体等也有抑制作用。多西环素用于治疗霍乱，预防恶性疟疾和钩端螺旋体感染。四环素为广谱抑菌剂，对多数立克次体属敏感，立克次体病包括流行性斑疹伤寒等。链霉素可杀灭或者抑制结核杆菌的生长。头孢氨苄用于敏感菌所致的呼吸道感染、泌尿道感染、妇产科感染、皮肤及软组织感染、淋病等。故本题选 D。

**63.** 下列属于一线抗结核药的药组是

A. 环丙沙星、卡那霉素

B. 异烟肼、吡嗪酰胺

C. 利福平、阿米卡星

D. 卷曲霉素、氨基水杨酸

E. 乙胺丁醇、乙硫异烟胺

考点：抗结核病药物的分类及常用药物★

解析：一线抗结核药包括异烟肼、利福平、链霉素、乙胺丁醇、吡嗪酰胺，以及近年开发的喹诺酮类的环丙沙星、氧氟沙星、利福喷汀、利福定和司帕沙星等。卡那霉素、阿米卡星、卷曲霉素、氨基水杨酸、乙硫异烟胺属于二线抗结核药。故本题选 B。

**64.** 应用异烟肼抗结核，合用维生素 $B_6$ 的目的是

A. 增强疗效

B. 延缓耐药性的产生

C. 延长异烟肼的作用时间

D. 减轻神经系统不良反应

E. 预防过敏反应

考点：异烟肼的不良反应

解析：异烟肼的不良反应有神经系统反应，常见周围神经炎，表现为手脚震颤、麻木、步态不稳等。剂量过大时可引起中枢神经系统反应，出现头痛、头晕、惊厥、精神异常。同服维生素 $B_6$ 可防治。故本题选 D。

**65.** 可引起视神经炎的药物是

A. 利福平       B. 链霉素

C. 异烟肼       D. 氯霉素

E. 乙胺丁醇

考点：乙胺丁醇的不良反应★

解析：乙胺丁醇长期大量应用可导致球后视神经炎，表现为弱视、视野缩小、红绿色盲或分辨能力减退，偶见胃肠道反应、过敏反应和肝损伤。故本题选 E。

**66.** 乙胺丁醇的主要不良反应是

A. 结晶尿       B. 球后视神经炎

C. 周围神经炎       D. 肝脏损害

E. 耳毒性

考点：乙胺丁醇的不良反应★

解析：参见65题。故本题选 B。

## 【B1 型题】

A. 青光眼

B. 阵发性室上性心动过速

C. 有机磷酸酯类中毒

D. 琥珀胆碱过量中毒

E. 房室传导阻滞

**67.** 毛果芸香碱可治疗

**68.** 新斯的明可治疗

考点：毛果芸香碱、新斯的明的应用★

解析：毛果芸香碱主要用于青光眼、虹膜睫状体炎等。新斯的明的临床用途是重症肌无力、术后腹气胀和尿潴留、阵发性室上性心动过速、肌松药过量的解救。故67题选 A，68题选 B。

A. 阿托品       B. 托吡卡胺

C. 普鲁苯辛       D. 山莨菪碱

E. 东莨菪碱

**69.** 治疗晕动病，应选用

**70.** 治疗感染中毒性休克，应选用

考点：东莨菪碱、山莨菪碱的应用★

解析：东莨菪碱用于晕动病、麻醉前给药、帕金森病。山莨菪碱用于治疗感染性休克、内脏平滑肌绞痛、血管神经性头痛、眩晕症。故69题选 E，70题选 D。

A. 肾上腺素       B. 去甲肾上腺素

C. 异丙肾上腺素       D. 多巴胺

E. 麻黄碱

**71.** 中毒性休克伴有少尿的首选药是

**72.** 上消化道出血止血可选用

考点：去甲肾上腺素、肾上腺素、多巴胺的应用★

解析：中毒性休克伴有少尿治疗首选多巴胺。上消化道出血止血可选用去甲肾上腺素。故

71 题选 D，72 题选 B。

A. 异丙肾上腺素　　B. 去甲肾上腺素

C. 肾上腺素　　　　D. 间羟胺

E. 多巴胺

**73.** 用于二、三度房室传导阻滞的药物是

**74.** 用于治疗溺水引起的心脏骤停的药物是

考点：肾上腺素、异丙肾上腺素的应用★

解析：异丙肾上腺素用于支气管哮喘、房室传导阻滞、心脏骤停。去甲肾上腺素用于休克、药物中毒性低血压、上消化道出血。肾上腺素用于心脏骤停（溺水、麻醉和手术意外、药物中毒、传染病和心脏传导阻滞等引起）、过敏性休克、支气管哮喘。间羟胺临床上可代替去甲肾上腺素用于各种休克。多巴胺用于治疗各种休克，与利尿药等合用治疗急性肾功能衰竭。故 73 题选 A，74 题选 C。

A. 酚妥拉明　　　　B. 异丙肾上腺素

C. 酚苄明　　　　　D. 普萘洛尔

E. 噻吗洛尔

**75.** 用于去甲肾上腺素静脉滴注外漏时的药物是

**76.** 控制支气管哮喘急性发作的药物是

**77.** 用于控制甲状腺功能亢进引起的窦性心动过速的药物是

考点：异丙肾上腺素、酚妥拉明、普萘洛尔的应用

解析：酚妥拉明具有扩张外周局部小血管的作用，可对抗去甲肾上腺素的收缩血管作用。异丙肾上腺素可用于控制支气管哮喘急性发作、房室传导阻滞、心脏骤停等。普萘洛尔可用于治疗焦虑、甲状腺功能亢进等引起的窦性心动过速。故 75 题选 A，76 题选 B，77 题选 D。

A. 治疗神经官能症的药物

B. 治疗精神分裂症的药物

C. 治疗帕金森的药物

D. 治疗抑郁症的药物

E. 治疗焦虑症的药物

**78.** 氯丙嗪是

**79.** 丙咪嗪是

考点：抗精神分裂症药物、抗抑郁药物的分类及常用药

解析：氯丙嗪为中枢多巴胺受体阻滞剂，用于精神分裂症的躁狂症状。丙咪嗪为三环类抗

抑郁药之一，镇静作用和抗胆碱作用均属中等，适用于迟缓性的内因性抑郁症。故 78 题选 B，79 题选 D。

A. 曲马朵　　　　B. 罗通定

C. 哌替啶　　　　D. 吗啡

E. 纳洛酮

**80.** 与氯丙嗪、异丙嗪合用组成冬眠合剂的药物是

**81.** 止泻效果明显的药物是

考点：吗啡、哌替啶的应用★

解析：与氯丙嗪、异丙嗪合用组成冬眠合剂的药物是哌替啶。吗啡对胃肠道平滑肌、括约肌有兴奋作用，使胃窦张力提高，蠕动减弱，故其止泻效果明显。故 80 题选 C，81 题选 D。

A. 阿司匹林　　　　B. 对乙酰氨基酚

C. 布洛芬　　　　　D. 保泰松

E. 吲哚美辛

**82.** 超量服用可引起急性中毒性肝损坏的药物是

**83.** 长期口服可引起凝血障碍的药物是

考点：阿司匹林、对乙酰氨基酚的不良反应★

解析：阿司匹林能抑制血小板聚集，延长出血时间，大剂量或长期使用还能抑制凝血酶原形成，延长凝血酶原时间。对乙酰氨基酚剂量过大可引起肝脏损害，严重者可致昏迷甚至死亡。布洛芬耐受性良好、副作用低，一般不良反应为肠胃部不适或皮疹、头痛、耳鸣。保泰松具有抑制骨髓的作用，可以导致粒细胞减少，甚至再障。吲哚美辛对全身多系统均有影响，常见的不良反应为胃肠道反应。故 82 题选 B，83 题选 A。

A. 抑制肾小球滤过

B. 直接抑制肾小管 $H^+ - Na^+$ 交换

C. 直接抑制肾小管 $K^+ - Na^+$ 交换

D. 抑制碳酸酐酶活性

E. 拮抗醛固酮的作用

**84.** 螺内酯（安体舒通）利尿作用的机制是

**85.** 氨苯蝶啶的利尿作用机制是

考点：螺内酯、氨苯蝶啶的作用

解析：螺内酯（安体舒通）的利尿作用是通过拮抗醛固酮实现的。氨苯蝶啶的利尿作用机制是直接抑制肾小管 $K^+ - Na^+$ 交换。故 84 题选 E，85 题选 C。

A. 硝苯地平　　　　B. 可乐定
C. 卡托普利　　　　D. 硝普钠
E. 氢氯噻嗪

**86.** 常与其他降压药合用防止水钠潴留的药物是

**87.** 用于肾性高血压，对血浆肾素活性高者疗效更好的药物是

考点：氢氯噻嗪、卡托普利的应用

解析：氢氯噻嗪可单用于 1 级高血压或与其他降压药合用治疗各类高血压，联合用药可增强降压作用，并防止其他药物引起的水钠潴留。卡托普利用于①各型高血压，如原发性高血压及肾性高血压，对血浆肾素活性高者疗效更好，Ⅱ、Ⅲ级高血压需合用利尿药；②充血性心力衰竭的基础治疗药物。<u>故 86 题选 E，87 题选 C。</u>

A. 利尿剂
B. β 受体阻滞剂
C. 钙拮抗剂
D. 血管紧张素转换酶抑制剂
E. 血管紧张素 Ⅱ 受体阻滞剂

**88.** 巯甲丙脯酸（卡托普利）属于

**89.** 美托洛尔（倍他乐克）属于

考点：肾素－血管紧张素系统抑制药分类、常用 β 受体阻滞药

解析：巯甲丙脯酸（卡托普利）是血管紧张素转换酶抑制剂，美托洛尔（倍他乐克）属于 β 受体阻滞剂。<u>故 88 题选 D，89 题选 B。</u>

A. α 受体阻滞剂　　　B. β 受体阻滞剂
C. 钙拮抗剂　　　　　D. 利尿剂
E. 血管紧张素转换酶抑制剂

**90.** 治疗高血压伴心率过快，应首选

**91.** 治疗高血压伴心力衰竭，应首选

考点：肾素－血管紧张素系统抑制药、β 受体阻滞药的应用★

解析：β 受体阻滞剂适用于各种不同严重程度高血压，尤其是心率较快的中、青年患者或合并心绞痛患者。血管紧张素转换酶抑制剂尤其适用于伴慢性心力衰竭、心肌梗死后、非糖尿病肾病、蛋白尿或微量白蛋白尿等的高血压患者。<u>故 90 题选 B，91 题选 E。</u>

A. 可乐定　　　　　　B. 利血平
C. 哌唑嗪　　　　　　D. 氢氯噻嗪
E. 卡托普利

**92.** 通过激动 $\alpha_2$ 受体降压的药物是

**93.** 通过阻滞 $\alpha_1$ 受体降压的药物是

考点：哌唑嗪、可乐定的作用

解析：可乐定降低血压的作用机制：①激动外周交感神经突出前膜 $\alpha_2$ 受体和延髓的 $I_1$－咪唑啉受体，降低外周交感张力。②激动脑内阿片受体，促进内源性阿片肽的释放。③激动外周交感神经突触前膜 $\alpha_2$ 受体及其相邻的咪唑啉受体，通过负反馈抑制去甲肾上腺素的释放，从而产生降压作用。哌唑嗪通过选择阻断突触后膜 $\alpha_1$ 受体，对具有负反馈作用的突触前膜 $\alpha_2$ 受体无影响，舒张小动脉和静脉血管平滑肌，使外周阻力下降，回心血量减少，产生中等偏强的降压作用。<u>故 92 题选 A，93 题选 C。</u>

A. 硝苯地平　　　　B. 哌唑嗪
C. 奎尼丁　　　　　D. 苯海拉明
E. 美托洛尔

**94.** 易出现首剂效应的药物是

**95.** 抗组胺药物中具有中枢抑制作用的是

考点：哌唑嗪的不良反应、止吐药分类和常用药物

解析：哌唑嗪的不良反应：眩晕、疲乏、鼻塞、口干、尿频、头痛、嗜睡及胃肠道反应等。约 50% 患者发生"首剂效应"。苯海拉明是抗组胺药物中的受体阻滞剂，具有很强的中枢神经抑制作用。<u>故 94 题选 B，95 题选 D。</u>

A. 阿托品　　　　　B. 普萘洛尔
C. 戊巴比妥　　　　D. 地西泮
E. 利多卡因

**96.** 治疗强心苷中毒引起的缓慢型心律失常的药物是

**97.** 治疗强心苷中毒引起的快速型心律失常的药物是

考点：强心苷类的不良反应及其防治★

解析：轻度中毒停用强心苷和排钾利尿药等即可。对于快速型心律失常，如室性早搏、室性心动过速，应及时补钾，轻者可口服氯化钾，重者可在心电图及血钾监测下缓慢静脉滴注氯化钾（肾功能不全、高钾血症、严重房室传导阻滞者不宜用钾盐），并可选用苯妥英钠、利多卡因等抗心律失常药。对于缓慢型心律失常，如房室传导阻滞、窦性心动过缓等可用阿托品治疗。<u>故 96 题选 A，97 题选 E。</u>

药理学

A. 呋喃唑酮　　　　B. 甲氧苄啶

C. 氧氟沙星　　　　D. 磺胺嘧啶

E. 甲硝唑

**98.** 能引起儿童软骨发育不良的药物是

**99.** 服药后应多喝开水，防止尿内结晶形成的药物是

**100.** 能增强磺胺类药物抗菌作用的药物是

考点：常用氟喹诺酮类药物不良反应、磺胺类药物的特点、甲氧苄啶的复方制剂

解析：氧氟沙星可引起儿童软骨发育不良，磺胺嘧啶易形成尿结晶，甲氧苄啶与磺胺合用可使细菌叶酸代谢受到双重阻断而使抗菌作用增加数倍至数十倍。故98题选C，99题选D，100题选B。

A. 异烟肼　　　　　B. 利福平

C. 链霉素　　　　　D. 乙胺丁醇

E. 青霉素G

**101.** 治疗溶血性链球菌引起的扁桃体炎的药物是

**102.** 在细胞外偏碱的环境中方能发挥最大杀菌作用的药物是

考点：青霉素G的应用、常用氨基糖苷类药物抗菌作用

解析：青霉素G可治疗溶血性链球菌引起的咽炎、扁桃体炎、猩红热、蜂窝织炎、败血症等。链霉素属氨基糖苷类抗生素，是静止期速效杀菌剂，其主要分布在细胞外液，对细胞内细菌感染效果差，在碱性环境中抗菌作用增强。故101题选E，102题选C。

# 传染病学

## 【A1 型题】

**1. 下列关于感染过程的描述，错误的是**
- A. 病原体与人体相互作用、相互斗争的过程为感染过程
- B. 感染过程的构成必须具备病原体、人体和外环境三个因素
- C. 病原体侵入人体，临床上出现相应的症状、体征则意味着感染过程的开始
- D. 病原体侵入的数量越大，出现显性感染的危险也越大
- E. 病原体的致病力包括毒力、侵袭力、病原体数量和变异性

考点：感染过程的表现★

解析：病原体经过不同途径进入人体就开始了感染过程。C 选项错误，其余选项均正确。故本题选 C。

**2. 感染表现被称为亚临床感染的是**
- A. 隐性感染
- B. 显性感染
- C. 重复感染
- D. 潜伏性感染
- E. 机会性感染

考点：感染过程的表现★

解析：隐性感染又称亚临床感染，病原体只引起特异性免疫应答，不引起或只引起轻微组织损伤，无临床症状，只能通过免疫学检查发现。显性感染又称临床感染，即传染病发病。感染后不但引起机体免疫应答，还导致组织损伤，引起病理改变和临床表现。潜伏性感染是指病原体侵入人体某些部位后，机体免疫系统将病原体局限化，但又不能清除病原体，机体免疫功能下降时潜伏的病原体才引起显性感染。故本题选 A。

**3. 感染过程中最常见的类型是**
- A. 隐性感染
- B. 显性感染
- C. 重复感染
- D. 潜伏性感染
- E. 机会性感染

考点：感染过程的表现★

解析：感染过程有病原体被清除、隐性感染、显性感染、病原携带状态、潜伏性感染。一般隐性感染者最多见，病原携带者次之，显性感染者比率最低，但一旦出现最易识别。仅少数传染病存在潜伏性感染者。故本题选 A。

**4. 下列各项，不属病原体致病因素的是**
- A. 吞噬
- B. 毒力
- C. 数量
- D. 变异性
- E. 侵袭力

考点：感染过程中病原体的作用

解析：病原体致病因素包括侵袭力、毒力、数量、变异性。故本题选 A。

**5. 传染病的基本特征为**
- A. 有传染性、感染后免疫性和病原体
- B. 有传染性、流行性、地方性和季节性
- C. 有传染性、病原体、感染后免疫性和流行性
- D. 有传染性、传播途径和感染后免疫性
- E. 有传染性、感染后免疫性和流行性

考点：传染病的基本特征★

解析：传染病的基本特征有病原体、传染性、流行病学特征、感染后免疫。故本题选 C。

**6. 下列属于 DNA 病毒的是**
- A. HAV
- B. HBV
- C. HCV
- D. HDV
- E. HEV

考点：病毒性肝炎★

解析：HAV 属人类嗜肝 RNA 病毒属。HBV 属嗜肝 DNA 病毒。HCV 属 RNA 病毒，黄病毒属。HDV 是一种缺陷的副链 RNA 病毒。HEV 为单股正链 RNA。故本题选 B。

**7. 属母婴传播的疾病是**
- A. 霍乱
- B. SARS
- C. 菌痢
- D. 流感
- E. 乙肝

考点：病毒性肝炎★

解析：乙肝传播途径包括：①输血及血制品以及使用污染的注射器或针刺器具等传播。②母婴传播。③性接触传播。④其他，如日常生活密切接触传播。故本题选 E。

**8.** 甲型肝炎的潜伏期

    A. 1～3 周        B. 2～6 周

    C. 4～24 周     D. 2～26 周

    E. 2～9 周

    考点：病毒性肝炎

解析：各型肝炎潜伏期长短不一，甲肝潜伏期为 2～6 周，乙肝潜伏期为 4～24 周，丙肝潜伏期为 2～26 周，丁肝潜伏期为 4～20 周，戊肝潜伏期为 2～9 周。故本题选 B。

**9.** 下列各项，不属于急性重型肝炎典型表现的是

    A. 黄疸迅速加深

    B. 明显消化道症状

    C. 肝肿大

    D. 出现烦躁、谵妄等神经系统症状

    E. 血小板减少

    考点：病毒性肝炎

解析：急性重型肝炎以急性黄疸型肝炎起病，病程 2 周内出现极度乏力，明显消化道症状（无食欲、恶心、频繁呕吐、鼓肠等），常有高热，迅速出现神经、精神症状（如性格改变、行为反常、嗜睡、烦躁不安，甚至昏迷等），肝浊音界进行性缩小，黄疸急剧加深，血白细胞计数及中性粒细胞增高，血小板减少，凝血酶原时间延长，PTA≤40%。故本题选 C。

**10.** 不符合急性淤胆型肝炎临床表现的是

    A. 自觉症状常较轻，皮肤瘙痒，大便灰白

    B. 碱性磷酸酶、胆固醇明显增高

    C. 血清胆汁酸、γ-谷氨酰转肽酶升高

    D. 肝脏肿大，肝功能检查血清胆红素明显升高，以直接胆红素为主

    E. 黄疸常持续 3 个月以上

    考点：病毒性肝炎★

解析：急性淤胆型肝炎临床表现是自觉症状常较轻，皮肤瘙痒，大便灰白，常有明显肝脏肿大，肝功能检查血清胆红素明显升高，以直接胆红素为主，血清胆汁酸、γ-谷氨酰转肽酶、碱性磷酸酶、胆固醇可明显升高，黄疸常持续 3 周以上，并除外其他原因引起的肝内外梗阻性黄疸。故本题选 E。

**11.** 与肝损伤程度正相关的是

    A. 血清转氨酶     B. 血清胆红素

    C. 转肽酶（γ-GT）D. 甲胎蛋白（AFP）

    E. A/G 比值

    考点：病毒性肝炎

解析：白蛋白由肝脏产生，如肝脏损伤严重（中度、重度慢性肝炎，重型肝炎，肝硬化等），则白蛋白常减少，球蛋白常增加，A/G 比值下降或倒置。故本题选 E。

**12.** 用于重型肝炎诊断及判断预后的是

    A. PTA         B. PT

    C. γ-GT       D. ALP

    E. AFP

    考点：病毒性肝炎

解析：凝血酶原活动度（PTA）≤40% 为肝细胞大量坏死的肯定界限，为重型肝炎诊断及判断预后的重要指标，如 PTA < 20% 则预后不良。故本题选 A。

**13.** 鉴别各型肝炎最可靠的依据是

    A. 肝穿刺活组织学检查

    B. 血常规

    C. 尿常规

    D. 病原学检查

    E. 肝功能

    考点：病毒性肝炎

解析：病原学检查可确诊各型病毒性肝炎，及早选择适当治疗方案。故本题选 D。

**14.** 抗病毒药能治疗的急性肝炎是

    A. 急性乙型肝炎有慢性化倾向者

    B. 急性黄疸型肝炎

    C. 急性淤胆型肝炎

    D. 急性甲型肝炎

    E. 急性乙型肝炎

    考点：病毒性肝炎★

解析：急性病毒性肝炎多为自限性，一般不需抗病毒治疗，急性乙型肝炎有慢性化倾向者及急性丙型肝炎可考虑应用抗病毒治疗。故本题选 A。

**15.** 不属于慢性肝炎治疗措施的是

    A. 促肝细胞再生    B. 抗肝纤维化

    C. 保肝治疗       D. 抗病毒治疗

    E. 对症治疗

    考点：病毒性肝炎★

解析：慢性肝炎治疗措施包括一般治疗、对症治疗、抗病毒、免疫调节、保肝、抗肝纤维化

等治疗措施。<u>故本题选 A。</u>

**16.** 不属于流感病毒性肺炎病理特征的是

    A. 黏膜下层灶性出血

    B. 气道内有血性分泌物

    C. 肺充血、水肿

    D. 基底膜病变坏死

    E. 支气管黏膜坏死

考点：流行性感冒

解析：流感病毒性肺炎的病理特征为肺充血、水肿，支气管黏膜坏死，气道内有血性分泌物，黏膜下层灶性出血，肺泡内含有渗液，严重时有肺透明膜形成。<u>故本题选 D。</u>

**17.** 流感传染性最强的时期是

    A. 潜伏期      B. 发病 3 日内

    C. 发病 1 周内    D. 发病 10 日内

    E. 全病程

考点：流行性感冒

解析：流感潜伏期即有传染性，发病 3 日内传染性最强。<u>故本题选 B。</u>

**18.** 流行性感冒最常见的临床分型是

    A. 中毒型      B. 肺炎型

    C. 单纯型      D. 胃肠型

    E. 脑炎型

考点：流行性感冒

解析：流行性感冒中单纯型流感最常见，骤起畏寒、发热，体温可达 39～40℃，头痛、全身酸痛、咽干、乏力及食欲减退等全身症状明显；咳嗽、流涕、鼻塞、咽痛等呼吸道症状较轻。少数患者有恶心、呕吐、腹泻、腹痛等消化道症状。肺炎型流感较少见，可以由单纯型转为肺炎型，或直接表现为肺炎型。特点是在发病后 24 小时内出现高热、烦躁、呼吸困难、咳血痰和明显发绀，进行性加重，应用抗菌药物无效，可因呼吸循环衰竭在 5～10 日内死亡。其他类型较少见。中毒型主要表现为高热、循环障碍、血压下降、休克及 DIC 等；胃肠型主要表现为恶心、呕吐、腹痛、腹泻；脑炎型主要表现为谵妄、惊厥、意识障碍、脑膜刺激征。<u>故本题选 C。</u>

**19.** 抗感染药物奥司他韦的作用机制是

    A. 抑制 RNA 聚合酶

    B. 阻滞离子通道 M2

    C. 抑制血凝素

    D. 抑制神经氨酸酶

    E. 激活神经氨酸酶

考点：流行性感冒★

解析：奥司他韦是目前最为理想的抗病毒药，发病初期使用，能特异性抑制甲、乙型流感病毒的神经氨酸酶，从而抑制病毒的释放。<u>故本题选 D。</u>

**20.** 治疗甲、乙型流感最理想的药物是

    A. 扎那米韦      B. 奥司他韦

    C. 金刚烷胺      D. 甲基金刚烷胺

    E. 洛匹那韦

考点：流行性感冒★

解析：参见 19 题。<u>故本题选 B。</u>

**21.** 导致人感染高致病性禽流感的主要病毒亚型是

    A. H1N1      B. H3N2

    C. H5N1      D. H7N5

    E. H9N2

考点：人感染高致病性禽流感

解析：根据其致病性，禽流感病毒可分为高致病性、低致病性和非致病性三大类，其中 H5 和 H7 亚型为高致病型，目前仅发现 H5N1、H7N7 和 H9N2 能直接感染人，H5N1、H7N9 禽流感具有高致病性。<u>故本题选 C。</u>

**22.** 人感染高致病性禽流感的传播途径是

    A. 呼吸道传播    B. 消化道传播

    C. 虫媒传播      D. 性接触传播

    E. 母婴传播

考点：人感染高致病性禽流感

解析：人感染高致病性禽流感的传播途径主要为呼吸道传播，通过密切接触感染的禽类及其分泌物、排泄物、受污染的水及直接接触病毒株被感染。目前尚无人与人之间直接传播的确切证据。<u>故本题选 A。</u>

**23.** 属于人感染高致病性禽流感确诊依据的检查是

    A. 血常规      B. 肝功能

    C. 病毒分离    D. 骨髓穿刺

    E. 胸部 X 线检查

考点：人感染高致病性禽流感

解析：病毒分离是从患者呼吸道标本中分离出禽流感病毒。人感染高致病性禽流感确诊病例，临床诊断病例呼吸道分泌物标本中分离出特定病毒或采用 RT－PCR 检测到禽流感病毒基因，且发病初期和恢复期双份血清抗禽流感病毒抗体滴度 4 倍或以上升高。<u>故本题选 C。</u>

**24.** HIV 主要侵犯的细胞是

A. CD4$^+$ T 淋巴细胞　B. B 淋巴细胞

C. 单核细胞　　　　D. 神经胶质细胞

E. 直肠黏膜上皮细胞

考点：艾滋病★

解析：艾滋病是获得性免疫缺陷综合征的简称，是由人免疫缺陷病毒引起的以侵犯辅助性 T 淋巴细胞（CD4$^+$ T 淋巴细胞）为主，造成细胞免疫功能缺损为基本特征的传染性疾病，最后继发各种严重机会性感染。故本题选 A。

**25. HIV 无症状感染期时间一般为**

A. 6～8 年　　　　B. 5～6 年

C. 4～5 年　　　　D. 3～4 年

E. 1～2 年

考点：艾滋病★

解析：无症状感染，可由原发感染或急性感染症状消失后延伸而来，持续时间一般为 6～8 年，短可数月，长可达 15 年。故本题选 A。

**26. 艾滋病持续性全身淋巴结肿大的分期是**

A. 急性 HIV 感染期　B. 无症状感染期

C. 艾滋病期　　　　D. 潜伏期

E. 慢性感染期

考点：艾滋病★

解析：艾滋病期是感染 HIV 后的最终阶段，此期主要表现为持续 1 个月以上的发热、盗汗、腹泻，体重减轻 10% 以上，另外还可出现持续性全身性淋巴结肿大。故本题选 C。

**27. 艾滋病肺病感染最常见的病原菌是**

A. 肺炎球菌　　　　B. 葡萄球菌

C. 链球菌　　　　D. 军团菌

E. 肺孢子菌

考点：艾滋病

解析：艾滋病呼吸系统感染最常见的为肺孢子菌肺炎，病原菌为肺孢子菌。故本题选 E。

**28. 流行性出血热的主要传染源是**

A. 病犬　　　　　B. 家猪

C. 鼠类　　　　　D. 患者

E. 病禽

考点：流行性出血热★

解析：汉坦病毒具有多宿主性和动物源性，其中以鼠类为主要传染源，在我国是黑线姬鼠（野鼠型）、褐家鼠（家鼠型）。虽然患者早期血、尿中携带病毒，但人不是主要的传染源。故本题选 C。

**29. 流行性出血热病变最明显的内脏是**

A. 肾　　　　　　B. 脾

C. 肝　　　　　　D. 胃

E. 心

考点：流行性出血热★

解析：流行性出血热的基本病理变化为全身小血管和毛细血管变性、坏死，以肾脏病变最明显。故本题选 A。

**30. 流行性出血热的"三痛"是**

A. 头痛、眼眶痛和腹痛

B. 头痛、关节痛和腰痛

C. 头痛、腓肠肌痛和腰痛

D. 头痛、眼眶痛和腰痛

E. 头痛、腹痛和腰痛

考点：流行性出血热

解析：流行性出血热起病急骤，突然畏寒、发热，同时出现全身中毒症状，高度乏力，周身酸痛，常有典型的"三痛"，即头痛、眼眶痛和腰痛，常伴较突出的胃肠道症状。故本题选 D。

**31. 出血热早期休克的原因是**

A. 收缩期排血受阻

B. 舒张期充盈不足

C. 心排血量急剧下降

D. 低血压

E. 神经反射

考点：流行性出血热

解析：出血热早期休克主要为低血容量休克的表现。体温开始下降或热退后不久患者出现低血压，重者发生休克。故本题选 D。

**32. 流行性出血热早期的诊断依据是**

A. 血清特异性抗体 IgM 阳性

B. 在流行地区与鼠类有接触史

C. 出现"三红""三痛"

D. 尿蛋白在短期内急剧增加

E. 外周血 WBC 增多，出现异型淋巴细胞与血小板减少

考点：流行性出血热★

解析：特异性抗体检测：发病第 2 日即能检出血清特异性抗体 IgM 阳性，为临床常用的早期诊断依据。故本题选 A。

**33. 流行性出血热低血压休克期的治疗不包括**

A. 扩充血容量

B. 纠正酸中毒

C. 静脉滴注血管活性药

D. 静脉滴注强心剂

E. 利尿

考点：流行性出血热★

解析：流行性出血热低血压休克期的治疗主要包括补充血容量、纠正酸中毒、使用血管活性药、应用糖皮质激素、强心。利尿为少尿期的治疗。故本题选 E。

**34. 流行性出血热少尿期补液量正确的是**

A. 前 1 周的出量加 500 ~ 700mL

B. 前 3 日的出量加 200 ~ 300mL

C. 前 5 日的出量加 100 ~ 300mL

D. 前 2 日的出量加 500 ~ 700mL

E. 前 1 日的出量加 500 ~ 700mL

考点：流行性出血热 ★

解析：肾性少尿应严格控制输入量，每日补液量为前 1 日的出量加 500 ~ 700mL。故本题选 E。

**35. 狂犬病病毒刺激周围神经元引起的症状是**

A. 肢体软瘫，呼吸变慢及不整，心搏微弱，神志不清

B. 大汗流涎，高热，心率快，血压升高，瞳孔扩大

C. 高度兴奋，极度恐惧，恐水、恐风

D. 精神失常、定向力障碍、幻觉、谵妄

E. 伤口部位及其附近有麻木、发痒、刺痛，或虫爬、蚁走感

考点：狂犬病 ★

解析：50% ~ 80% 患者伤口部位及其附近有麻木、发痒、刺痛，或虫爬、蚁走感，由于病毒刺激周围神经元引起。故本题选 E。

**36. 属狂犬病麻痹期的表现的是**

A. 精神失常、谵妄

B. 发热、头痛、乏力

C. 心率快、血压升高

D. 弛缓性瘫痪

E. 恐风、恐水

考点：狂犬病 ★

解析：狂犬病麻痹期的表现是痉挛减少或停止，患者逐渐安静，出现弛缓性瘫痪，尤以肢体瘫软为多见。精神失常、谵妄、心率快、血压升高、恐风、恐水均为兴奋期的表现。发热、头痛、乏力为前驱期的表现。故本题选 D。

**37. 对于狂犬咬伤的处理，错误的是**

A. 立即缝合

B. 严格隔离患者，防止唾液等污染

C. 病室要避光，安静，没有噪音和流水声

D. 注意营养、水及电解质的平衡

E. 对狂躁者可用镇静剂

考点：狂犬病

解析：狂犬病的治疗包括严格隔离患者，防止唾液等污染。病室要避光，安静，没有噪音和流水声。注意营养、水及电解质的平衡。对狂躁者可用镇静剂，如苯巴比妥或地西泮。有心动过速、高血压时，可用 β 受体阻滞剂。有脑水肿时给予脱水治疗。采取一切措施维护患者心血管系统和呼吸系统功能。故本题选 A。

**38. 病死率最高的传染病是**

A. 狂犬病          B. 流行性乙型脑炎

C. 霍乱            D. 伤寒

E. 病毒性肝炎

考点：狂犬病

解析：狂犬病是由狂犬病病毒引起的以侵犯中枢神经系统为主的人畜共患急性传染病。目前狂犬病尚无有效的治疗方法，病死率接近 100%。故本题选 A。

**39. 下列有关乙脑极期表现的叙述，错误的是**

A. 高热、惊厥

B. 病理征阳性

C. 脑膜刺激征阳性

D. 瘫痪多不对称，肢体松弛

E. 颅内高压表现及呼吸衰竭

考点：流行性乙型脑炎 ★

解析：乙脑极期的临床表现为高热、意识障碍、惊厥或抽搐、呼吸衰竭、颅内高压及脑膜刺激征，锥体束征阳性，可有肢体强直性瘫痪、偏瘫或全瘫，伴肌张力增高。故本题选 D。

**40. 下列有关乙脑临床分型的叙述，正确的是**

A. 不典型、典型、重型

B. 轻型、普通型、重型、极重型

C. 轻型、中型、重型

D. 不典型型、典型、暴发型

E. 轻型、普通型、危重型

考点：流行性乙型脑炎 ★

解析：流行性乙型脑炎临床分型为轻型、普通型、重型、极重型。故本题选 B。

**41. 流行性乙型脑炎出现剧烈呕吐，昏迷突然加深，双侧瞳孔不等大，应首选的药物是**

A. 地西泮          B. 甘露醇

C. 巴比妥钠        D. 东莨菪碱

E. 糖皮质激素

考点：流行性乙型脑炎 ★

解析：剧烈呕吐，昏迷突然加深，双侧瞳孔不等大是极期颅内高压和脑膜刺激征的表现。双

侧瞳孔不等大是脑水肿所致钩回疝的早期表现。脑水肿所致者以脱水降低颅内压为主，可用20%甘露醇快速静脉滴注或推注。故本题选 B。

**42. 作为流脑的传染源意义最重要的是**
　　A. 鸟类　　　　　　B. 家畜
　　C. 带菌者　　　　　D. 患者
　　E. 鼠类
　　考点：流行性脑脊髓膜炎
　　解析：流脑患者和带菌者是本病的传染源，人是唯一宿主，患者易于被发现和隔离，而带菌者不易被发现，因此带菌者作为传染源的意义更重要。故本题选 C。

**43. 流脑普通型传染性最强的时期是**
　　A. 极期　　　　　　B. 败血症期
　　C. 脑膜炎期　　　　D. 恢复期
　　E. 前驱期
　　考点：流行性脑脊髓膜炎
　　解析：前驱期多数患者无症状，少数患者有低热、咽痛、轻咳、鼻咽分泌物增多等上呼吸道感染症状，此期传染性最强。故本题选 E。

**44. 高热，头痛，呕吐，全身皮肤散在瘀点，颈项强直，最可能的诊断是**
　　A. 结核性脑膜炎
　　B. 流行性脑脊髓膜炎
　　C. 流行性乙型脑炎
　　D. 伤寒
　　E. 中毒性细菌性痢疾
　　考点：流行性脑脊髓膜炎
　　解析：高热、头痛、呕吐和颈项强直都是脑膜炎的表现，瘀点瘀斑是流脑的特异性临床表现，由流脑双球菌栓塞血管导致。颈项强直为脑膜刺激征。伤寒的特异性体征为玫瑰疹。其他选项一般不伴有皮疹。故本题选 B。

**45. 确诊流脑最主要的检查是**
　　A. 血清学检查　　　B. 脑脊液检查
　　C. 细菌学检查　　　D. 分子生物学检查
　　E. 血象
　　考点：流行性脑脊髓膜炎★
　　解析：脑脊液检查是明确诊断的重要方法。血清学检查：特异性抗体检查，如恢复期血清效价大于急性期4倍以上，则有诊断价值，阳性率可达70%。但因抗体多在发病1周后才开始升高，故无早期诊断价值。细菌学检查：涂片为早期诊断本病的重要方法，细菌培养阳性者可诊断，但阳性率低。分子生物学检查敏感性、特异

性高。血象不是特异性极高的检查方法。故本题选 B。

**46. 治疗普通型流脑的首选抗生素是**
　　A. 青霉素　　　　　B. 磺胺药
　　C. 氨苄西林　　　　D. 红霉素
　　E. 庆大霉素
　　考点：流行性脑脊髓膜炎★
　　解析：治疗流脑首选青霉素。故本题选 A。

**47. 伤寒开始出现粪便排菌的时间是**
　　A. 自潜伏期起
　　B. 起病后第1周
　　C. 起病后第2～4周
　　D. 起病后第5周
　　E. 起病后第6周
　　考点：伤寒
　　解析：患者自潜伏期开始即从粪便中排菌，发病后2～4周排菌量最多，传染性最强。故本题选 A。

**48. 伤寒杆菌菌体裂解产生的毒素是**
　　A. 肠毒素　　　　　B. 内毒素
　　C. 类毒素　　　　　D. 细胞毒素
　　E. 神经毒素
　　考点：伤寒
　　解析：伤寒杆菌菌体裂解产生的内毒素是致病的重要因素，伤寒的持续性发热是由于伤寒杆菌及其内毒素激活了伤寒病灶内的单核细胞和中性粒细胞产生并释放致热源所致，内毒素还可诱发 DIC。故本题选 B。

**49. 下列伤寒各期，可见玫瑰疹的是**
　　A. 潜伏期　　　　　B. 发热初期
　　C. 极期　　　　　　D. 缓解期
　　E. 恢复期
　　考点：伤寒
　　解析：玫瑰疹是由伤寒杆菌栓塞血管所致，一般在第二次菌血症时出现，也就是极期。故本题选 C。

**50. 关于伤寒复发的描述准确的是**
　　A. 突发超高热或体温不升，中毒症状重，血压下降
　　B. 进入恢复期，发热持续时间长，热程可达5周以上
　　C. 伤寒痊愈后，再度出现发热症状
　　D. 伤寒缓解期患者，体温开始下降，但尚未达到正常时，又再度升高，持续5～7日后退热

E. 进入恢复期，体温正常 1~3 周后，发热等临床症状再度出现

考点：伤寒

解析：进入恢复期，体温正常 1~3 周后，发热等临床症状再度出现，称为复发。故本题选 E。

**51. 下列有关伤寒肥达反应的描述，正确的是**

A. 只要阳性就有明确诊断价值

B. 阴性结果即可除外伤寒

C. 可根据 "O" 抗体效价的不同区别伤寒或副伤寒

D. 仅有 "O" 抗体效价增高，而 "H" 抗体效价不高，可能是患过伤寒

E. "O" 效价≥1∶80，"H" 效价≥1∶160，才有诊断价值

考点：伤寒

解析：伤寒肥达反应的临床意义：①正常人血清中可能有低效价凝集抗体存在，通常 "O" 效价≥1∶80，"H" 效价≥1∶160，才有诊断价值。②每周检查 1 次，如凝集效价逐次递增，则更具诊断意义。③只有 "O" 抗体效价增高，可能是疾病早期。④仅有 "H" 抗体效价增高，而 "O" 抗体效价不高，可能是患过伤寒，或接种过伤寒、副伤寒菌苗的回忆反应。⑤ "O" 抗体效价增高只能推断为伤寒类感染，不能区别伤寒或副伤寒，诊断时需依鞭毛抗体凝集效价而定。⑥若肥达反应阴性，不能排除伤寒。有少数伤寒患者肥达反应始终呈阴性，其原因可能有：感染轻，特异性抗体产生少。早期应用有效抗菌药物或接受糖皮质激素治疗者，特异性抗体的形成受到影响。患者过于衰弱，免疫反应低下，或患丙种球蛋白缺乏症，不能产生特异性抗体。故本题选 E。

**52. 白细胞计数减少或正常的是**

A. 乙脑　　　　　　B. 流脑

C. 菌痢　　　　　　D. 伤寒

E. 霍乱

考点：伤寒★

解析：伤寒血液白细胞计数减少或正常，中性粒细胞减少，嗜酸性粒细胞计数减少或消失，此有助于诊断和判断病情，血小板也可减少。乙脑、流脑、菌痢、霍乱白细胞均见增加。故本题选 D。

**53. 伤寒发病 1 周，培养阳性率最高的病原学检查是**

A. 大便培养　　　　B. 尿培养

C. 血培养　　　　　D. 肥达反应

E. 补体结合试验

考点：伤寒★

解析：血培养病程第 1 周阳性率最高，可达 80%，以后阳性率逐渐下降，至第 4 周常转为阴性，复发或再燃时可又呈阳性。故本题选 C。

**54. 治疗伤寒应首选的药物是**

A. 头孢唑啉　　　　B. 氯霉素

C. 链霉素　　　　　D. 环丙沙星

E. 庆大霉素

考点：伤寒

解析：治疗伤寒的首选抗生素是氟喹诺酮类。目前常用的药物有氧氟沙星、左氧氟沙星、环丙沙星等。故本题选 D。

**55. 关于伤寒患者解除隔离正确的是**

A. 体温下降至正常

B. 血嗜酸性粒细胞恢复正常

C. 临床症状消失后粪便培养连续 2 次阴性

D. 临床症状消失后 2 周

E. 自发病之日起已隔离满 2 周

考点：伤寒

解析：伤寒患者应给予消化道隔离，临床症状消失后每周 1 次、连续 2 次粪便培养阴性方可解除隔离。故本题选 C。

**56. 有关痢疾杆菌说法错误的是**

A. 宋内志贺菌感染者易转为慢性

B. 痢疾志贺菌感染病情较重

C. 痢疾志贺菌抵抗力最弱

D. 宋内志贺菌抵抗力最强

E. 宋内志贺菌感染病情轻

考点：细菌性痢疾★

解析：痢疾志贺菌感染病情较重，福氏志贺菌感染易转为慢性，宋内志贺菌感染病情轻，多不典型。宋内志贺菌抵抗力最强，福氏志贺菌次之，痢疾志贺菌最弱。故本题选 A。

**57. 产生外毒素能力最强的痢疾杆菌是**

A. 痢疾志贺菌　　　B. 福氏志贺菌

C. 宋内志贺菌　　　D. 鲍氏志贺菌

E. 舒氏志贺菌

考点：细菌性痢疾★

解析：志贺菌可产生内毒素及外毒素，内毒素可引起全身反应，如发热、毒血症及休克等，外毒素即志贺毒素，有肠毒性、神经毒性和细胞毒性，甚至可使部分患者发生溶血性尿毒综合征

传染病学

等严重表现。痢疾志贺菌产生外毒素的能力最强。故本题选 A。

**58. 痢疾杆菌的主要致病机制是**

A. 侵入的细菌数量

B. 外毒素

C. 神经毒素

D. 侵袭力和内毒素

E. 肠毒素

考点：细菌性痢疾★

解析：志贺菌又叫痢疾杆菌，其致病力强，少量（200 个）细菌感染，就可使 25% 的健康成人发病，如抵抗力下降则更易致病，志贺菌的主要致病物质是内毒素。故本题选 D。

**59. 中毒型菌痢脑型与乙脑的鉴别最有意义的是**

A. 起病急骤

B. 呼吸衰竭

C. 早期出现休克

D. 高热、昏迷、抽搐

E. 粪便常规检查有无白细胞

考点：细菌性痢疾

解析：中毒型菌痢便常规镜检可见白细胞（≥15 个/高倍视野）、脓细胞和少数红细胞。乙脑患者粪便检查多无异常。故本题选 E。

**60. 成人急性菌痢抗生素首选**

A. 氯霉素　　　　B. 四环素

C. 磺胺药　　　　D. 呋喃唑酮

E. 氟喹诺酮类

考点：细菌性痢疾★

解析：治疗急性菌痢，氟喹诺酮类药物为首选，但儿童、孕妇及哺乳期患者应慎用。常用的有环丙沙星、左氧氟沙星、加替沙星等，不能口服者也可静脉滴注。故本题选 E。

**61. 下列中毒型细菌性痢疾的治疗措施，错误的是**

A. 抗菌治疗

B. 扩充血容量

C. 纠正代谢性酸中毒

D. 应用血管活性药物

E. 纠正代谢性碱中毒

考点：细菌性痢疾★

解析：中毒型菌痢对症治疗：①降温止惊。②休克型：迅速扩充血容量及纠正酸中毒。予胆碱类药物改善循环障碍。短期使用糖皮质激素。保护心、脑、肾等重要脏器功能。有早期 DIC 者可予肝素抗凝治疗。③脑型：减轻脑水肿，应

用血管活性药物以改善脑组织微循环。防治呼吸衰竭等。故本题选 E。

**62. 下列关于中毒型菌痢的治疗措施，错误的是**

A. 可用环丙沙星、左旋氧氟沙星等治疗

B. 减轻脑水肿，可予 20% 甘露醇

C. 有早期 DIC 者可予肝素抗凝治疗

D. 高热伴惊厥者，采用冬眠疗法

E. 高热时用退热药

考点：细菌性痢疾★

解析：高热可致惊厥，加重脑缺氧及脑水肿，应积极给予物理降温，必要时给予退热药。高热伴烦躁、惊厥者，可采用亚冬眠疗法。抗菌治疗药物成人可用环丙沙星、左旋氧氟沙星等氟喹诺酮类或三代头孢菌素。有早期 DIC 者可予肝素抗凝治疗。减轻脑水肿，可予 20% 甘露醇快速静脉滴注。故本题选 D。

**63. 下列关于霍乱弧菌的叙述，正确的是**

A. 非 $O_1$ 群是主要的流行株

B. 对干燥、日光不敏感

C. 在正常胃酸中能存活 1 年以上

D. $O_1$ 群霍乱弧菌可分为古典生物型和埃尔托生物型

E. 新发现的 $O_{139}$ 霍乱弧菌属于 $O_1$ 群的一个新血清型

考点：霍乱

解析：霍乱弧菌分为 $O_1$ 群、非 $O_1$ 群和不典型 $O_1$ 群，其中 $O_1$ 群是主要的流行株。$O_1$ 群霍乱弧菌有两个生物型：古典生物型、埃尔托生物型。霍乱弧菌对干燥、日光、热、酸及化学消毒剂均敏感，耐低温，耐碱，在藻类、贝壳类食物中存活 1 年以上，在正常胃酸中能存活 4 分钟。$O_{139}$ 属于非 $O_1$ 群霍乱弧菌。故本题选 D。

**64. 霍乱大流行最重要的传播形式是**

A. 食物污染　　　　B. 苍蝇传播

C. 接触患者　　　　D. 水源污染

E. 接触带菌者

考点：霍乱★

解析：霍乱主要通过粪－口途径传播，患者吐泻物和带菌者粪便污染水源及食物，特别是水源被污染后引起局部爆发。故本题选 D。

**65. 引起霍乱剧烈腹泻的致病物质是**

A. 霍乱肠毒素　　　　B. 细胞毒素

C. 神经毒素　　　　D. 内毒素

E. 类毒素

考点：霍乱★

解析：霍乱肠毒素可激活腺苷酸环化酶，促使三磷腺苷（ATP）变成环磷腺苷（cAMP）。大量的环磷腺苷积聚在肠黏膜上皮细胞内，刺激隐窝细胞过度分泌水、氯化物和碳酸盐等，同时抑制绒毛细胞对氯和钠等离子的吸收。由于肠黏膜分泌增强，吸收减少，大量肠液聚集在肠腔内，形成霍乱特征性的剧烈水样腹泻。故本题选 A。

**66.** 典型霍乱的首发症状是

A. 黏液脓血便

B. 四肢抽搐，顽固性呕吐

C. 皮肤黏膜出血点

D. 发热，盗汗

E. 剧烈腹泻

考点：霍乱

解析：典型霍乱多以剧烈腹泻开始，病初大便尚有粪质，迅速成为黄色水样便或米泔水样便或洗肉水样便，无粪臭，每日可达数十次，甚至失禁。故本题选 E。

**67.** 霍乱罕见的临床类型是

A. 轻型　　　　　B. 中型

C. 重型　　　　　D. 暴发型

E. 无症状型

考点：霍乱

解析：霍乱还有一型称为暴发型，亦称中毒型或干性霍乱，非常罕见。此型起病急骤，进展迅速，不待出现泻吐症状即可因循环衰竭而死亡。故本题选 D。

**68.** 主要用于霍乱流行病学调查、回顾性诊断的是

A. 粪便检查　　　B. 悬滴检查

C. 血清学检查　　D. 增菌培养

E. 粪便涂片染色

考点：霍乱

解析：霍乱血清学检查主要用于流行病学调查、回顾性诊断或粪便培养阴性可疑患者的诊断。故本题选 C。

**69.** 关于霍乱补液原则，错误的是

A. 早期，快速，足量

B. 先盐后糖

C. 先快后慢

D. 积极补钾

E. 纠酸补钙

考点：霍乱★

解析：霍乱补液原则是早期、快速、足量、先盐后糖，先快后慢，纠酸补钙，见尿补钾。故本题选 D。

**70.** 中型霍乱患者第一个 24 小时的补液量是

A. 3000～5000mL

B. 4000～6000mL

C. 5000～7000mL

D. 4000～8000mL

E. 8000～12000mL

考点：霍乱

解析：霍乱患者的静脉补液多采用 5∶4∶1 溶液。补液量与速度应根据患者的失水程度、血压、脉搏、尿量和血浆比重等决定，最初 24 小时总入量按临床分型的轻、中、重分别给 3000～4000mL、4000～8000mL、8000～12000mL。故本题选 D。

**71.** 霍乱可以不用再隔离的条件是

A. 隔离至临床症状消失，大便培养隔日 1 次，连续 2 次阴性

B. 隔离至临床症状消失，大便培养 1 次阴性

C. 隔离至临床症状消失，大便培养连续 2 次阴性

D. 隔离至临床症状消失，大便培养每日 1 次，连续 3 次阴性

E. 隔离至临床症状消失

考点：霍乱

解析：停用抗菌药物后大便培养每日一次，连续 3 次阴性方可解除隔离。对密切接触者应严密检疫 5 日，并进行粪便悬滴检查及培养和服药预防。故本题选 D。

**72.** 下列霍乱预防措施，错误的是

A. 口服霍乱菌疫苗

B. 消灭苍蝇、蟑螂等传播媒介

C. 改善卫生环境，加强饮水和食品管理

D. 对密切接触者严密检疫 5 日，并进行粪便悬滴检查及培养和服药预防

E. 对患者和带菌者的排泄物进行彻底消毒

考点：霍乱★

解析：霍乱预防措施包括：①对密切接触者应严密检疫 5 日，并进行粪便悬滴检查及培养和服药预防，作好国境卫生检疫和国内交通检疫。②改善环境卫生，加强饮水和食品管理。养成良好的个人卫生习惯。对患者和带菌者的排泄物进行彻底消毒。消灭苍蝇、蟑螂等传播媒介。③目前国外应用基因工程技术制成多价口服菌苗，但

传染病学

免疫时间短，价格较高，目前尚不能推广应用。故本题选 A。

**73. 结核病的传播途径不包括**

A. 呼吸道传播

B. 消化道传播

C. 垂直传播

D. 蚊虫叮咬传播

E. 经皮肤伤口感染传播

考点：结核病的传播途径

解析：结核病的传播途径：①呼吸道；②消化道；③垂直传播；④其他途径，如经皮肤伤口感染和上呼吸道直接接种。②③④均极罕见。乙脑主要通过蚊虫叮咬传播。故本题选 D。

**74. 有关医院感染的概念，错误的是**

A. 在医院内获得的感染

B. 出院之后的感染有可能是医院感染

C. 入院时处于潜伏期的感染一定不是医院感染

D. 与上次住院有关的感染是医院感染

E. 婴幼儿经胎盘获得的感染属医院感染

考点：医院感染

解析：医院感染是指住院患者在医院内获得的感染，包括在住院期间发生的感染和在医院内获得出院后发生的感染，但不包括入院前已开始或者入院时已处于潜伏期的感染。医院工作人员在医院内获得的感染也属医院感染。本次感染直接与上次住院有关为医院感染的诊断标准之一。婴幼儿经胎盘获得的感染属于垂直传播，并不属于以上范畴。故本题选 E。

## 【B1 型题】

A. 病原体进入机体后，被非特异性免疫所清除

B. 病原体侵入机体后，仅引起特异性免疫应答，不出现任何临床表现

C. 病原体侵入机体后，既引起特异性免疫，又出现相应临床表现

D. 病原体侵入机体后，寄生于机体某些部位，被机体免疫功能局限化，机体免疫功能下降时，可引起相应的临床表现

E. 病原体侵入机体后，不引起相应的临床表现，机体能排出病原体

**75. 上述描述，属病原携带状态的是**

**76. 上述描述，属显性感染的是**

考点：感染过程的表现★

解析：病原体进入机体后，被非特异性免疫所清除为病原体被清除。病原体侵入机体后，不引起相应的临床表现，机体能排出病原体为病原携带状态。余参见 2 题。故 75 题选 E，76 题选 C。

A. 汇管区及周围无炎症，小叶内无炎症

B. 汇管区炎症，小叶内变形及少数点、灶状坏死或坏死灶

C. 汇管区及周围轻度 PN，小叶内变性、点、灶状坏死或嗜酸小体

D. 汇管区及周围中度 PN，小叶内变性、融合坏死重或见 BN

E. 汇管区及周围重度 PN，小叶内 BN 范围广，累及多个小叶

**77. 慢性肝炎炎症活动度为 1 级的病理表现是**

**78. 慢性肝炎炎症活动度为 4 级的病理表现是**

考点：病毒性肝炎

解析：慢性肝炎炎症活动度为 1 级的病理表现是汇管区炎症，小叶内变形及少数点、灶状坏死或坏死灶。慢性肝炎炎症活动度为 2 级的病理表现是汇管区及周围轻度 PN，小叶内变性、点、灶状坏死或嗜酸小体。慢性肝炎炎症活动度为 3 级的病理表现是汇管区及周围中度 PN，小叶内变性、融合坏死重或见 BN。慢性肝炎炎症活动度为 4 级的病理表现是汇管区及周围重度 PN，小叶内 BN 范围广，累及多个小叶。故 77 题选 B，78 题选 E。

A. 肝肾综合征、消化道大出血

B. 高热，肝浊音界进行性缩小

C. Ⅱ度肝性脑病，腹水

D. 严重乏力，黄疸迅速加深

E. 皮肤瘙痒，面色苍白

**79. 慢性重型肝炎中期可见**

**80. 慢性重型肝炎晚期可见**

考点：病毒性肝炎

解析：慢性重型肝炎中期临床表现：有Ⅱ度肝性脑病和（或）明显腹水或出血倾向，20% ＜PTA≤30%。慢性重型肝炎晚期临床表现：有难治性并发症，如肝肾综合征、消化道大出血、严重出血倾向、严重感染、难以纠正的电解质紊乱或Ⅲ度以上的肝性脑病、脑水肿，PTA≤20%。故 79 题选 C，80 题选 A。

A.　抗－HBs　　　　　B.　HBsAg
C.　HBeAg　　　　　　D.　抗－HBe
E.　抗－HBc

**81.　HBV 感染恢复期的标志是**

**82.　HBV 感染复制活跃的标志是**

考点：病毒性肝炎★

解析：抗－HBs 是感染 HBV 后机体产生的唯一保护性抗体，抗－HBs 阳性一般是 HBV 感染恢复的标志。HBeAg 与 HBV DNA 有着良好的相关性，是病毒复制活跃、传染性强的标志。HBsAg 是 HBV 现症感染的指标之一。抗－HBe 的出现预示着病毒复制减少或终止，传染性减弱。抗－HBc 是 HBV 感染的标志，可能是现症感染或既往感染。故 81 题选 A，82 题选 C。

A.　抗－HBs　　　　　B.　HBeAg
C.　抗－HBc　　　　　D.　HBsAg
E.　抗－HBe

**83.　表明乙肝疫苗有效的是**

**84.　乙肝传染性强的标志是**

考点：病毒性肝炎★

解析：参见 81、82 题。故 83 题选 A，84 题选 B。

A.　有发热、咳嗽等典型流感样症状

B.　1 周内有流行病学接触史，出现流感样症状

C.　有流行病学史和临床表现，呼吸道分泌物标本甲型流感病毒和 H5 单克隆抗体抗原检测阳性

D.　被诊断为疑似病例，且与其有共同暴露史的人被诊断为确诊病例者

E.　被诊断为疑似病例，出现 ARDS 者

**85.　属人感染高致病性禽流感医学观察病例的是**

**86.　属人感染高致病性禽流感临床诊断病例的是**

考点：人感染高致病性禽流感

解析：人感染高致病性禽流感的诊断：①医学观察病例：1 周内有流行病学接触史，出现流感样症状，对其进行 7 日医学观察。②疑似病例：有流行病学史和临床表现，患者呼吸道分泌物标本甲型流感病毒和 H5 单克隆抗体抗原检测阳性者。③临床诊断病例：被诊断为疑似病例，且与其有共同暴露史的人被诊断为确诊病例者。④确诊病例：临床诊断病例呼吸道分泌物中分离出特定病毒或采用 RT－PCR 检测到禽流

感病毒基因，且发病初期和恢复期双份血清抗禽流感病毒抗体滴度 4 倍或以上升高。故 85 题选 B，86 题选 D。

A.　金刚乙胺　　　　　B.　金刚烷胺
C.　利巴韦林　　　　　D.　奥司他韦
E.　齐多夫定

**87.　流行性出血热抗病毒的首选药是**

**88.　人感染高致病性禽流感抗病毒的首选药是**

考点：人感染高致病性禽流感、流行性出血热

解析：流行性出血热抗病毒治疗应在发病 3 日内给予利巴韦林，每日 1g，静脉滴注，疗程 3～5 日，可抑制病毒，减轻病情和缩短病程。人感染高致病性禽流感抗病毒的首选药是奥司他韦，对禽流感病毒 H5N1 和 H9N2 有抑制作用。对确诊或高度怀疑的患者给予奥司他韦治疗，具有较高的预防疾病恶化的价值。故 87 题选 C，88 题选 D。

A.　发热、腹痛、腹泻、里急后重

B.　面色苍白、四肢厥冷、血压下降

C.　高热、咳嗽、呼吸困难

D.　寒战、高热、面色苍灰、肢端厥冷

E.　高热、表情淡漠、相对缓脉

**89.　伤寒具有的特征是**

**90.　人感染高致病性禽流感具有的特征是**

考点：人感染高致病性禽流感、伤寒★

解析：典型伤寒临床表现为：①持续性高热。②消化系统症状。③呈特殊的中毒面容，表情淡漠、反应迟钝、听力减退，重者可有谵妄、抓空、昏迷或出现脑膜刺激征（虚性脑膜炎）。④可有相对缓脉、重脉。⑤肝脾大。⑥玫瑰疹。人感染高致病性禽流感具有的特征为：高热，可伴有结膜炎、流涕、鼻塞、咳嗽、咽痛、头痛和全身不适，重症患者可出现呼吸困难。故 89 题选 E，90 题选 C。

A.　土壤传播　　　　　B.　性接触传播
C.　消化道传播　　　　D.　接触传播
E.　虫媒传播

**91.　狂犬病最主要的传播途径是**

**92.　艾滋病最主要的传播途径是**

考点：艾滋病、狂犬病★

解析：狂犬病主要通过被患病动物咬伤传

播，亦有经呼吸道及角膜移植传播。艾滋病的传播途径包括性接触传播、血液传播、母婴传播和其他途径传播。故91题选D，92题选B。

A. 发热期　　　　B. 低血压休克期
C. 少尿期　　　　D. 多尿期
E. 恢复期

**93. 流行性出血热全身中毒症状属于**

**94. 流行性出血热醉酒面容属于**

考点：流行性出血热★

解析：流行性出血热发热期会出现感染中毒症状、毛细血管损伤和肾脏损害。起病急骤，突然畏寒、发热，体温在1～2日内可达39～40℃，热型多为弛张热或稽留热，一般持续3～7日。同时出现全身中毒症状，极度乏力，周身酸痛，常伴较突出的胃肠道症状和典型的"三痛"，即头痛、腰痛、眼眶痛。毛细血管损伤主要表现为"三红"征，即颜面、颈部及上胸部呈弥漫性潮红，酒醉貌。故93题选A，94题选A。

A. 狂犬病
B. 霍乱
C. 流行性出血热
D. 流行性脑脊髓膜炎
E. 中毒型菌痢

**95. 早期出现低血容量性休克的是**

**96. 早期出现感染性休克的是**

考点：流行性出血热、细菌性痢疾★

解析：流行性出血热患者临床可分为发热期、低血压休克期、少尿期、多尿期及恢复期等五期。中毒型菌痢按临床表现不同可分为：①休克型（周围循环衰竭型）较为常见，以感染性休克为主要表现。②脑型（呼吸衰竭型）。③混合型。故95题选C，96题选E。

A. 促进利尿　　　　B. 预防DIC
C. 补充血容量　　　D. 纠正酸中毒
E. 防治继发感染

**97. 流行性出血热发热期治疗原则是**

**98. 流行性出血热少尿期治疗原则是**

考点：流行性出血热★

解析：流行性出血热发热期治疗原则为抗病毒、减轻外渗、改善中毒症状和预防DIC；少尿期治疗原则为稳定机体内环境（维持水、电

解质、酸碱平衡；减少蛋白分解，控制氮质血症）、促进利尿、导泻和放血疗法、透析疗法。故97题选B，98题选A。

A. 少尿期　　　　B. 恢复期
C. 发热期　　　　D. 低血压休克期
E. 多尿期

**99. 流行性出血热的治疗原则为抗病毒，减轻外渗的时期是**

**100. 流行性出血热的治疗原则中以维持水、电解质平衡为主的时期是**

考点：流行性出血热★

解析：参见97、98题。故99题选C，100题选A。

A. 血清特异性IgM阳性
B. 脑脊液分离到细菌
C. 病毒分离检查可分离到病毒
D. 脑脊液中白细胞及中性粒细胞明显升高
E. 血凝抑制试验出现抗体

**101. 流行性脑脊髓膜炎的确诊依据是**

**102. 流行性乙型脑炎早期的诊断依据是**

考点：流行性乙型脑炎、流行性脑脊髓膜炎★

解析：白细胞及中性粒细胞明显升高，脑脊液呈化脓性改变，尤其是细菌学培养阳性及流脑特异性血清免疫检测阳性为确诊的主要依据。目前多用血清特异性IgM抗体测定早期诊断流行性乙型脑炎，一般在病后3～4天即可出现。故101题选B，102题选A。

A. 抗菌治疗　　　　B. 抗病毒治疗
C. 对症治疗　　　　D. 补液治疗
E. 抗休克治疗

**103. 流行性脑脊髓膜炎治疗主要是**

**104. 流行性乙型脑炎治疗主要是**

考点：流行性乙型脑炎、流行性脑脊髓膜炎

解析：流行性脑脊髓膜炎主要是抗菌治疗。首选青霉素（成人每日20万U/kg，儿童每日20万～40万U/kg）；亦可选用头孢菌素类、氯霉素或磺胺类药。流行性乙型脑炎主要是对症治疗：降温、止痉、防治呼吸衰竭。故103题选A，104题选C。

A. 飞沫　　　　B. 血液

C. 性接触　　　　　　D. 粪－口

E. 母婴

**105. 流脑的传播途径是**

**106. 伤寒的传播途径是**

考点：流行性脑脊髓膜炎、伤寒★

解析：流脑的病原菌主要通过咳嗽、喷嚏、说话等由飞沫借空气经呼吸道传播。因病原菌在体外的生活能力极弱，间接传播机会很少，但密切接触，如同睡、怀抱、喂乳、亲吻等对2岁以下婴幼儿亦可造成传播。伤寒主要经粪－口途径传播，病菌常随被粪便污染的食物和水进入体内，在发展中国家的地方性流行中，水源污染常起关键性作用，卫生条件差的地区还可通过污染的手、苍蝇或其他昆虫（如蟑螂等）传播。散发流行多经日常生活接触传播。故105题选A，106题选D。

A. 黏液脓血便　　　B. 米泔水样便

C. 醉酒貌　　　　　D. 皮肤、巩膜黄染

E. 皮肤黏膜出血点

**107. 霍乱的典型表现是**

**108. 流行性脑脊髓膜炎的典型表现是**

考点：流行性脑脊髓膜炎、霍乱★

解析：黏液脓血便为细菌性痢疾的典型表现。米泔水样便为霍乱的典型表现。醉酒貌为流行性出血热的典型表现。皮肤、巩膜黄染为肝炎的典型表现。皮肤黏膜出血点为流行性脑脊髓膜炎的典型表现。故107题选B，108题选E。

A. 青霉素　　　　　B. 肾上腺皮质激素

C. 肝素　　　　　　D. 头孢菌素类

E. 磺胺类药

**109. 流脑，皮肤瘀斑增加，伴血小板纤维蛋白原减少，应用的药物是**

**110. 减轻流脑毒血症，解痉，应用的药物是**

考点：流行性脑脊髓膜炎★

解析：流脑若皮肤瘀点增多、扩大、融合成片并伴有血小板及纤维蛋白进行性减少，应用肝素抗DIC治疗。肾上腺皮质激素的使用适应证为毒血症症状明显的患者。故109题选C，110题选B。

A. 青霉素　　　　　B. 阿奇霉素

C. 氯霉素　　　　　D. 环丙沙星

E. 复方新诺明

**111. 治疗流行性脑脊髓膜炎应首选**

**112. 治疗细菌性痢疾应首选**

考点：流行性脑脊髓膜炎、细菌性痢疾★

解析：流行性脑脊髓膜炎首选青霉素。细菌性痢疾首选的是氟喹诺酮类药物，常用的药物有环丙沙星、左氧氟沙星、加替沙星等。故111题选A，112题选D。

A. 3天　　　　　　B. 5天

C. 7天　　　　　　D. 14天

E. 30天

**113. 霍乱密切接触者解除隔离的时间为**

**114. 流脑密切接触者解除隔离的时间为**

考点：流行性脑脊髓膜炎、霍乱★

解析：霍乱预防原则是停用抗菌药物后大便培养每日1次，连续3次阴性方可解除隔离，对密切接触者应严密检疫5日。流脑患者一般隔离至症状消失后3日，密切接触者应医学观察7日。故113题选B，114题选C。

A. 志贺菌在肠黏膜上皮细胞和固有层中繁殖，致肠黏膜炎症、坏死及溃疡

B. 霍乱弧菌黏附于小肠上段黏膜上皮细胞刷状缘并大量繁殖，产生大量霍乱肠毒素

C. 伤寒杆菌进入小肠，侵入集合淋巴结、孤立淋巴滤泡及肠系膜淋巴结中繁殖

D. 内毒素通过刺激内皮细胞、吞噬细胞等释放大量细胞因子致血管痉挛、内皮细胞损伤

E. 病毒经淋巴管或毛细血管进入单核－吞噬细胞内繁殖，达一定量后进入血流引起病毒血症

**115. 细菌性痢疾的发病机制是**

**116. 伤寒的发病机制是**

考点：伤寒、细菌性痢疾

解析：细菌性痢疾的发病机制是志贺菌在肠黏膜上皮细胞和固有层中繁殖、释放毒素，引起炎症反应和小血管循环障碍，致肠黏膜炎症、坏死及溃疡。伤寒的发病机制是伤寒杆菌进入小肠，侵入集合淋巴结、孤立淋巴滤泡及肠系膜淋巴结中繁殖，再经门静脉或胸导管进入血流，形成初期菌血症。故115题选A，116题选C。

A. 回肠末段　　　　B. 乙状结肠和直肠

传染病学

C. 升结肠　　　　　D. 降结肠

E. 整个肠道

**117. 细菌性痢疾的病变部位是**

**118. 伤寒肠穿孔的易发部位是**

考点：伤寒、细菌性痢疾★

解析：细菌性痢疾的主要病变部位是乙状结肠和直肠，严重者可波及整个结肠甚至回肠末端。伤寒的主要病变部位在回肠末段肠壁的集合淋巴结和孤立淋巴滤泡，故其肠穿孔的易发部位为回肠末段。故 117 题选 B，118 题选 A。

A. 1～4 日　　　　B. 5～7 日

C. 8～10 日　　　D. 2～14 日

E. 3～30 日

**119. 急性菌痢的潜伏期是**

**120. 伤寒的潜伏期是**

考点：伤寒、细菌性痢疾

解析：急性菌痢的潜伏期一般为 1～4 日，短者可为数小时，长者可达 7 日。伤寒潜伏期为 3～30 日，平均 1～2 周。故 119 题选 A，120 题选 E。

A. 伤寒　　　　　　B. 霍乱

C. 风湿　　　　　　D. 细菌性痢疾

E. 结肠炎

**121. 白细胞计数减少、嗜酸性粒细胞消失，最可能的诊断是**

**122. 外周血红细胞、白细胞和血红蛋白均增高，临床无明显发热表现，最可能的诊断是**

考点：伤寒、霍乱★

解析：伤寒的实验室检查为白细胞计数减少或正常，中性粒细胞减少，嗜酸性粒细胞计数减少或消失。霍乱外周血红细胞、白细胞和血红蛋白均增高，临床表现多以剧烈腹泻开始，一般无发热和腹痛。故 121 题选 A，122 题选 B。

A. 常规检查　　　　B. 骨髓培养

C. 血培养　　　　　D. 粪便培养

E. 尿培养

**123. 伤寒，整个病程中均可阳性的是**

**124. 伤寒，受病程和抗菌药影响小的是**

考点：伤寒★

解析：伤寒粪便培养整个病程中均可阳性，表示大便排菌，有传染性，除外慢性胆囊带菌者，对伤寒有诊断意义。伤寒骨髓培养阳性率较血培养为高，阳性率受病程及应用抗菌药的影响小，已开始抗菌治疗者仍可获阳性结果。故 123 题选 D，124 题选 B。

A. 灭菌法　　　　　B. 光照消毒法

C. 低效消毒法　　　D. 中效消毒法

E. 高效消毒法

**125. 使用含氯消毒剂的消毒方法是**

**126. 使用环氧乙烷的消毒方法是**

考点：消毒方法

解析：高效消毒法能杀灭一切细菌繁殖体（包括分枝杆菌）、病毒、真菌及其孢子，并对细菌芽孢有显著杀灭作用，主要有紫外线消毒法和臭氧、含氯消毒剂、过氧化氢等。灭菌法可以杀灭包括细菌芽孢的一切微生物。该类消毒方法有热力、电离辐射、微波等物理方法，以及甲醛、戊二醛、过氧乙酸、环氧乙烷等化学灭菌剂。故 125 题选 E，126 题选 A。

# 医学伦理学

## 【A1 型题】

**1.** 被称为我国"公共卫生事件应急体系建设的重要推动者"的是

    A. 钟南山        B. 林巧稚

    C. 屠呦呦        D. 孙思邈

    E. 张孝骞

考点：中国当代医学家的道德境界

解析：钟南山是我国"公共卫生事件应急体系建设的重要推动者"。林巧稚被称为"万婴之母"。屠呦呦是共和国勋章、诺贝尔生理学或医学奖、联合国教科文组织生命科学研究金奖等许多殊荣获得者，为人类健康事业做出了巨大贡献。孙思邈"论大医习业""论大医精诚"提出的医德原则和医德规范成为中国传统医德的重要内容，成为后世医家行为的规范，成为激励后世医家践行医德的精神力量。张孝骞被尊称为"医圣"、"协和"泰斗、"湘雅"轩辕。<u>故本题选 A。</u>

**2.** 生命价值论指的是

    A. 生命神圣与人道论的统一

    B. 生命神圣与生命质量的统一

    C. 美德论与义务论的统一

    D. 生命质量与生命价值论的统一

    E. 义务论与公益论的统一

考点：生命价值论

解析：生命价值论是生命神圣与生命质量统一的理论。判断生命价值高低或大小，主要有两个因素：一是生命的内在价值，即生命本身的质量（体力和智力）是生命价值判断的前提和基础；二是生命的外在价值，即指某一生命对他人、社会的贡献，是生命价值的目的和归宿。<u>故本题选 B。</u>

**3.** 不属于医德品质内容的是

    A. 仁爱        B. 严谨

    C. 诚挚        D. 公正

    E. 幸福

考点：医德品质

解析：医德品质的内容是：仁爱、严谨、诚挚、公正、奉献。<u>故本题选 E。</u>

**4.** 尊重病人对有关自己的医护问题，经过深思熟虑所作出的合乎理性的决定并据以采取的行动属于

    A. 无伤原则        B. 行善原则

    C. 公正原则        D. 尊重原则

    E. 知情同意原则

考点：尊重

解析：尊重原则指在医护实践中主要是对能够自主的病人自主性的尊重。病人的自主性是指病人对有关自己的医护问题，经过深思熟虑所作出的合乎理性的决定并据以采取的行动。无伤原则指在诊治、护理过程中努力避免对病人造成不应有的医疗伤害。行善原则就是要求医学界对服务对象实施有利的医学行为。公正原则指在医学服务中公平、正直地对待每一位病人的伦理原则。知情同意原则是指患者或者患者家属有权知晓患者的病情，并对医务人员采取的防治措施决定取舍的自主权。<u>故本题选 D。</u>

**5.** 对无伤原则的解释，正确的是

    A. 无伤原则就是消除任何医疗伤害

    B. 无伤原则就是要求医生对患者<u>丝毫不能伤害</u>

    C. 因绝大多数医疗行为都存在着不同程度的伤害，所以无伤原则是做不到的

    D. 无伤原则要求对医学行为进行受益与伤害的权衡，把可控伤害控制在最低限度之内

    E. 对肿瘤患者进行化疗意味着绝对伤害

考点：无伤

解析：无伤原则：从患者的利益出发，为患者提供最佳的诊治、护理，努力避免对患者造成不应有的伤害，不做过度检查，不做过度治疗。

故本题选 D。

**6. 尊重患者知情同意权，其正确的做法是**
    A. 婴幼患儿可以由监护人决定其诊疗方案
    B. 家属无承诺，即使患者本人知情同意也不得给予手术
    C. 对特殊急诊患者的抢救都同样对待
    D. 无须做到患者完全知情
    E. 只经患者同意即可手术
    考点：权利与义务

解析：知情同意权是指患者有权知悉自己的病情并可以对医务人员所采取的医疗防治措施、药物使用等决定取舍。从完整意义上来说，知情同意权包括了解权、被告知权、拒绝权和同意权，是患者充分行使自主权的前提和基础，所以婴幼患儿可以由监护人决定其诊疗方案是尊重患者知情同意权。故本题选 A。

**7. 下列各项不属于医患间非技术关系的是**
    A. 道德     B. 诊疗
    C. 心理     D. 经济
    E. 法律
    考点：医患关系

解析：医患间非技术方面的关系是指医患交往过程中在社会、法律、道德、心理、经济等方面建立起来的人际关系。如医患间的道德关系、经济关系、价值关系、法律关系等。故本题选 B。

**8. 1976 年美国学者提出的医患关系基本模式是**
    A. 主动 - 被动型，互相 - 合作型，平等参与型
    B. 主动 - 合作型，相互 - 指导型，共同参与型
    C. 主动 - 配合型，指导 - 合作型，共同参与型
    D. 主动 - 被动型，指导 - 合作型，共同参与型
    E. 主动 - 被动型，共同参与型，父权主义型
    考点：医患关系的模式

解析：1976 年美国学者提出的医患关系基本模式是主动 - 被动型，指导 - 合作型，共同参与型。故本题选 D。

**9. 不属于正确处理医务人员之间关系的道德要求的是**
    A. 互相理解     B. 互相尊重
    C. 互相支持     D. 互相监督

    E. 互相学习
    考点：正确处理医务人员之间关系的道德原则

解析：正确处理医务人员之间关系的道德要求包括：互相尊重、互相支持、互相监督、互相学习。故本题选 A。

**10. 不属于临床诊疗道德原则的是**
    A. 知情同意原则
    B. 身心统一原则
    C. 最优化原则
    D. 保密原则
    E. 生命价值原则
    考点：临床诊疗的道德原则

解析：临床诊疗的道德原则：最优化原则、知情同意原则、保密原则、生命价值原则。故本题选 B。

**11. 在临床诊疗中，诊疗方案要以最小的代价获得最大效益的决策原则，属于**
    A. 最优化原则     B. 知情同意原则
    C. 保密原则     D. 生命价值原则
    E. 维护病人利益原则
    考点：临床诊疗的道德原则

解析：最优化原则指在临床诊疗中诊疗方案要以最小的代价获得最大效益的决策原则，也叫最佳方案原则。其内容为：疗效最佳，安全无害，痛苦最小，耗费最少。最优化原则是最普通、最基本的治疗原则。知情同意原则是指患者或者家属有权知晓患者的病情，并对医务人员采取的防治措施决定取舍的自主权。保密原则是指医务人员在防病治病中应当保守医疗秘密，不得随意泄露病人的疾病情况等个人隐私，以防对病人造成不必要的伤害。生命价值原则提出尊重人的生命并且要尊重生命的价值，关心生命的质量而不仅仅是数量，人的生命是珍贵的、有价的，如果生命质量低劣，就没有义务加以保护与保存。故本题选 A。

**12. 在使用辅助检查手段时，不适宜的是**
    A. 认真严格地掌握适应证
    B. 可以广泛积极地依赖各种辅助检查
    C. 有利于提高医生治病的能力
    D. 必要检查能尽早确定诊断和进行治疗
    E. 应从患者的利益出发决定该做的项目
    考点：辅助检查的道德要求

解析：辅助检查的道德要求：①目的明确，诊治需要。②知情同意，尽职尽责。③综合分

析，切忌片面。④密切联系，加强协作。使用辅助检查手段时应看到，它在客观反映疾病方面存在着一定的局限性，所以不应该过分依赖辅助检查，以免给患者带来不同程度的痛苦和损伤。故本题选 B。

**13.** 下列各项，不符合道德要求的是
A. 尽量为患者选择安全有效的药物
B. 要严格遵守各种抗生素的用药规则
C. 尽可能开患者要求的好药、贵重药
D. 对婴幼患儿、老年病人的用药应该谨慎，防止肾功能损害
E. 钻研药理知识，防止粗疏和盲目用药

考点：药物治疗的道德要求★

解析：药物治疗中的道德要求：①对症下药，剂量安全。必须首先明确疾病的诊断和药物的性能、适应证和禁忌证，然后选择治本或标本兼治的药物。剂量要因人而异，既要看到近期效果，也要注意远期不良影响。②合理配伍，细致观察。要达到合理配伍，首先要掌握药物的配伍禁忌，其次要限制药味数。在用药过程中，不管是联合还是单独用药，都应细致观察，了解药物的疗效和毒副作用，并随着病情的变化调整药物种类、剂量，以取得较好的治疗效果和防止药源性疾病的发生。故本题选 C。

**14.** 下面关于用药治疗的道德要求中，不正确的是
A. 不准开人情方
B. 不准搭车取药
C. 对症用药，确保无误
D. 注意节约，减轻病人负担
E. 尽量联合用药，减轻药物的毒副作用对病人的危害

考点：药物治疗的道德要求★

解析：参见 13 题。故本题选 E。

**15.** 心理治疗应遵循的道德要求是
A. 掌握和运用心理治疗的知识、技巧去开导病人
B. 要用焦虑、热切的心态去影响病人
C. 医务人员必须把自己的情感加在解决病人问题中
D. 医疗情况下病人的秘密和隐私权无须保护
E. 无须回答患者问题

考点：心理治疗的道德要求

解析：心理治疗的道德要求：①掌握和运用

心理治疗的知识、技巧，给病人以心理支持；②以健康、稳定的心理状态去影响和帮助病人；③为病人的隐私保密。故本题选 A。

**16.** 人体器官移植的伦理原则不包括
A. 尊重原则
B. 知情同意原则
C. 禁止商品化原则
D. 保密原则
E. 安全和有效原则

考点：人体器官移植的伦理原则

解析：人体器官移植的伦理原则：知情同意原则、尊重原则、效用原则、禁止商品化原则、保密原则、伦理审查原则。安全和有效原则属于人类胚胎干细胞研究和应用的伦理原则。故本题选 E。

**17.** 在进行人体试验时首要的道德原则是
A. 安神定志　　B. 认真负责
C. 保守医密　　D. 知情同意
E. 尊重患者

考点：人体试验的道德原则

解析：人体试验的道德原则：①知情同意原则：受试者本人或家属知晓研究的目的、过程、可能承担的风险后同意参加试验是人体试验的必要前提。②维护病人利益原则。③医学目的原则。④伦理审查与科学审查统一原则。故本题选 D。

## 【B1 型题】

A. 操作质量　　B. 根本质量
C. 主要质量　　D. 内在价值
E. 外在价值

**18.** 生命质量的标准中，智商属于

**19.** 生命质量的标准中，个人的身体状态属于

考点：生命质量论

解析：生命质量的标准：主要质量（人体的身体和智力状态）、根本质量（生命的目的、意义及与其他人在社会、道德上的相互作用）和操作质量（如智商、测量智能方面的质量）。生命价值论的标准：内在价值（生命本身的质量是生命价值判断的前提和基础，如体力和重力）、外在价值（某一生命对他人、社会的贡献，是生命价值的目的和归宿）。故 18 题选 A，19 题选 C。

A. 知情同意

B. 支持医学科学发展

C. 病人利益至上

D. 医德境界

E. 干涉权

**20.** 属于患者权利的是

**21.** 属于医务人员权利的是

考点：权利与义务

解析：患者权利包括：平等享有医疗的权利；获得自己所患疾病真实情况、共同参与诊断和医疗方案的制订和实施等知情同意的权利；监督医疗过程的权利；有要求对个人隐私保密的权利；拒绝治疗、拒绝参加临床试验的权利。医务人员的权利具有一定的自主性。自主性包括：有权对患者的疾病做出判断，采取必要的治疗措施；有权根据病情的需要开具诊断证明；有权要求患者或患者家属配合诊治。在特殊情况下，医师还享有干涉权。如患者的自主选择意向违背社会利益、他人利益、其自身根本利益时，医师可干涉患者的权利，使患者的自主选择无效。故20题选A，21题选E。

A. 医学关系中的主体在道义上应享有的权利和利益

B. 医学关系中的主体在道义上应履行的职责和使命

C. 医学关系的主体对应尽义务的自我认识和自我评价的能力

D. 医学关系中的主体因履行道德职责受到褒奖而产生的自我赞赏

E. 医学关系中的主体在医疗活动中对自己和他人关系的内心体验和感受

**22.** 作为医学伦理学基本范畴的良心是指

**23.** 作为医学伦理学基本范畴的情感是指

考点：情感与良心

解析：医学道德良心是指医务人员在履行义务的过程中形成的道德责任感和自我评价能力。医学道德情感是指医务人员对患者、对医疗卫生工作的职业态度和内心体验，是建立在对患者的生命和健康高度负责基础上的。主要包括同情感、责任感和事业感。故22题选C，23题选E。

A. 医患关系是一种民事法律关系

B. 医患关系是医学伦理学的核心问题和主

要研究对象

C. 医患关系是一种商家与消费者的关系

D. 医患关系是包括非技术性和技术性方面的关系

E. 医患关系是患者与治疗者在诊疗和保健中所建立的联系

**24.** 概括医患关系内涵的是

**25.** 概括医患关系内容的是

考点：医患关系

解析：医患关系是医疗活动中首要的关系，是医学伦理学的核心问题和主要研究对象。医患关系内容可分为技术方面的关系和非技术方面的关系两部分。医患关系是患者与治疗者在诊疗和保健中所建立的联系为医患间技术方面的关系。故24题选B，25题选D。

A. 合理配伍，细致观察

B. 节约费用，公正分配

C. 对症下药，剂量安全

D. 关心体贴，细致入微

E. 知情同意，保守医密

**26.** 明确疾病的诊断和药物的性能，选择治本或标本兼治的药物符合

**27.** 根据病情的轻重缓急，进行全面考虑，合理使用药物符合

考点：药物治疗的道德要求★

解析：参见13题。故26题选C，27题选B。

A. 内心信念　　B. 社会舆论

C. 传统习俗　　D. 真诚信仰

E. 科学标准

**28.** 医德品质构成的基本要素是

**29.** 医德评价中最普遍、最具有影响力的方式是

考点：医学道德评价的方式

解析：医学道德评价的方式：①内心信念：指医务人员发自内心地对道德义务的深刻认识、真诚信仰和强烈的责任感；是医务人员对自己的行为进行善恶评价的内在动力，是医德品质构成的基本要素，也是医德评价的重要方式。②社会舆论：指公众对某种社会现象、行为和事件的看法和态度，即公众的认识。社会舆论可以形成强大的精神力量，调整人们的行为，指导人们的道德生活，是医德评价中最普遍、最具有影响力的方式，在医德评价中发挥重要作用。③传统习

俗：指人们在长期的社会生活中逐步积累和形成的普遍的、稳定的、世代相传的行为方式、行为规范和道德风尚。传统习俗被社会广泛承认，并根深蒂固地存在于人们的观念之中。医德传统是传统习俗的一个组成部分，体现着医学职业特点的价值观。故28题选A，29题选B。

医学伦理学

# 卫生法规

## 【A1 型题】

**1. 已颁布的卫生行政法规是由哪一级机构制定和颁布的**

    A. 卫生部        B. 国务院

    C. 最高人民法院    D. 地方人民政府

    E. 人民代表大会

    考点：卫生法的渊源

    解析：卫生行政法规是由国务院制定和颁布的。<u>故本题选 B。</u>

**2. 国务院卫生行政部门单独或者与国务院有关部门联合制定发布的规范性文件，属于**

    A. 地方性卫生法规

    B. 自治条例

    C. 卫生标准

    D. 卫生部门规章

    E. 卫生行政法规

    考点：卫生法的渊源

    解析：国务院卫生行政部门单独或者与国务院有关部门联合制定发布的规范性文件，称为卫生部门规章。地方性卫生法规在卫生法法源中也占有重要地位，它是由省、直辖市、自治区人民代表大会及其常务委员会制定的规范性文件。自治条例、单行条例：根据《宪法》规定，民族自治地方的人民代表大会有权依照当地民族的政治、经济、文化特点，制定自治条例、单行条例。卫生标准是指以技术标准形式发布的与卫生相关的规范性文件。由于卫生法具有技术控制和法律控制的双重性质，因此卫生标准、卫生技术规范和操作规程就成为卫生法渊源的重要组成部分。卫生行政法规：国务院根据宪法和法律制订行政法规，由总理签署国务院令公布。<u>故本题选 D。</u>

**3. 下列关于卫生法的基本原则，错误的是**

    A. 公平原则

    B. 尊重原则

    C. 预防为主原则

    D. 卫生保护原则

    E. 患者自主原则

    考点：卫生法的基本原则

    解析：卫生法的基本原则：①卫生保护原则；②预防为主原则；③公平原则；④保护社会健康原则；⑤患者自主原则。<u>故本题选 B。</u>

**4. 根据违法行为的性质和危害程度的不同，卫生法中的法律责任分为**

    A. 赔偿责任、补偿责任、刑事责任

    B. 经济责任、民事责任、刑事责任

    C. 行政处分、经济补偿、刑事责任

    D. 行政处罚、经济赔偿、刑事责任

    E. 民事责任、行政责任、刑事责任

    考点：卫生法律责任

    解析：卫生法中的法律责任分为卫生民事责任、卫生行政责任、卫生刑事责任。<u>故本题选 E。</u>

**5. 目前，我国卫生法涉及的民事责任主要承担方式是**

    A. 恢复原状        B. 赔偿损失

    C. 停止侵害        D. 消除危险

    E. 支付违约金

    考点：卫生民事责任的承担方式

    解析：我国卫生法所涉及的民事责任以"赔偿损失"为主要形式。<u>故本题选 B。</u>

**6. 行政处分和行政处罚共同的方式是**

    A. 罚款        B. 记过

    C. 降级        D. 没收非法所得

    E. 警告

    考点：卫生行政处罚、卫生行政处分的种类

    解析：行政处分包括警告、记过、记大过、降级、撤职、开除等。行政处罚方式包括警告、罚款、没收非法财物、没收违法所得、责令停产停业、暂扣或吊销有关许可证等。两者共同的方式是警告。<u>故本题选 E。</u>

**7.** 下列哪项不是我国刑法规定的刑罚

    A. 有期徒刑        B. 撤职

    C. 管制             D. 罚金

    E. 没收财产

考点：实现刑事责任的方式

解析：我国刑法规定的刑罚包括主刑和附加刑。主刑有管制、拘役、有期徒刑、无期徒刑、死刑。附加刑有罚金、剥夺政治权利、没收财产。撤职属于卫生行政处分的种类。<u>故本题选 B。</u>

**8.** 已经通过执业医师考核，但未经注册取得执业证书的

    A. 不得从事医师执业活动

    B. 可在预防机构从事医师执业活动

    C. 可在保健机构从事医师执业活动

    D. 可在执业医师指导下，在预防、保健机构从事医师执业活动

    E. 可在执业医师指导下，从事医师执业活动

考点：执业医师注册的条件及办理（2001 ~ 2005）

解析：已经通过执业医师考核，但未经注册取得执业证书的不可从事医师执业活动。<u>故本题选 A。</u>

**9.** 受理申请医师注册的卫生健康主管部门除《医师法》规定不予注册的情形外，应当自收到申请之日起多少工作日内准予注册

    A. 15           B. 20

    C. 30           D. 40

    E. 45

考点：执业医师注册的条件及办理

解析：《医师法》第十三条：除有本法规定不予注册的情形外，卫生健康主管部门应当自受理申请之日起二十个工作日内准予注册，将注册信息录入国家信息平台，并发给医师执业证书。<u>故本题选 B。</u>

**10.** 医师在执业活动中享受的权利是

    A. 保护患者隐私

    B. 履行医师职责

    C. 从事医学研究

    D. 遵守技术规范

    E. 恪守职业道德

考点：执业医师的权利

解析：执业医师的权利：①在注册的执业范围内，按照有关规范进行医学诊查、疾病调查、

医学处置、出具相应的医学证明文件，选择合理的医疗、预防、保健方案。②获取劳动报酬，享受国家规定的福利待遇，按照规定参加社会保险并享受相应待遇。③获得符合国家规定标准的执业基本条件和职业防护装备。④从事医学教育、研究、学术交流。⑤参加专业培训，接受继续医学教育。⑥对所在医疗卫生机构和卫生健康主管部门的工作提出意见和建议，依法参与所在机构的民主管理。⑦法律、法规规定的其他权利。其他选项属于执业医师的义务。<u>故本题选 C。</u>

**11.** 医师签署有关医学证明文件，必须亲自诊查、调查，并按照规定及时填写医学文书，对医学文书及有关资料，不得

    A. 与同行讨论    B. 用电脑打印

    C. 随身携带    D. 向主管医生报告

    E. 隐匿、伪造、篡改或者擅自销毁

考点：医师执业规则

解析：医师实施医疗、预防、保健措施，签署有关医学证明文件，必须亲自诊查、调查，并按照规定及时填写医学文书，不得隐匿、伪造、篡改或者擅自销毁。<u>故本题选 E。</u>

**12.** 制定《药品管理法》的目的不包括

    A. 保证药品质量

    B. 增进药品疗效

    C. 维护用药者的经济利益

    D. 保障用药安全

    E. 维护人体健康

考点：《药品管理法》的立法目的

解析：为加强药品监督管理，保证药品质量，保障公众用药安全和合法权益，保护和促进公众健康，特制定《药品管理法》。<u>故本题选 B。</u>

**13.** 下列不按照假药论处的是

    A. 国务院药品监督管理部门规定禁止使用的药品

    B. 变质的药品

    C. 被污染的药品

    D. 所标明的适应证或者功能主治超出规定范围的药品

    E. 更改有效期的药品

考点：禁止生产（包括配制）、销售假药

解析：有下列情形之一的药品，为假药：①药品所含成分与国家药品标准规定的成分不符；②以非药品冒充药品或者以他种药品冒充此种药品；③变质的药品；④药品所标明的适应证或者功能主治超出规定范围。更改有效期的药品属

于劣药。故本题选 E。

**14. 除特殊需要外，第一类精神药品的处方，每次不超过多少日常用量**

  A. 1 日    B. 3 日

  C. 5 日    D. 7 日

  E. 14 日

  考点：精神药品管理的相关规定

  解析：精神药品管理规定除特殊需要外，第一类精神药品的处方每次不超过 3 日常用量。故本题选 B。

**15. 药品的每张处方不得超过**

  A. 1 日常用量  B. 2 日常用量

  C. 3 日常用量  D. 5 日常用量

  E. 7 日常用量

  考点：处方的管理规定

  解析：《处方管理办法》第十九条规定：处方一般不得超过 7 日常用量。故本题选 E。

**16. 下列属于乙类传染病，但是采取甲类传染病的预防、控制措施的是**

  A. 艾滋病

  B. 肺炭疽

  C. 流行性出血热

  D. 登革热

  E. 血吸虫病

  考点：法定传染病的分类★

  解析：对乙类传染病中传染性非典型肺炎、炭疽中的肺炭疽、新型冠状病毒肺炎，采取《中华人民共和国传染病防治法》所称甲类传染病的预防、控制措施。其他乙类传染病和突发原因不明的传染病需要采取本法所称甲类传染病的预防、控制措施的，由国务院卫生行政部门及时报经国务院批准予以公布、实施。故本题选 B。

**17. 《传染病防治法》规定应予以隔离治疗的是**

  A. 疑似传染病病人

  B. 甲类传染病病人

  C. 甲类传染病病人和病原携带者

  D. 乙类传染病病人和病原携带者

  E. 除艾滋病病人、炭疽中的肺炭疽以外的乙类传染病病人

  考点：医疗机构发现传染病时应采取的措施

  解析：医疗机构发现甲类传染病时，应对病人、病原携带者予以隔离治疗，隔离期限根据医学检查结果确定。故本题选 C。

**18. 必须按照国务院卫生行政部门的有关规定，**

严格执行消毒隔离制度，防止发生院内感染和医源性感染的机构是

  A. 疾病控制中心

  B. 卫生监督所

  C. 预防保健机构

  D. 医疗保健机构

  E. 卫生行政管理机构

  考点：各级医疗机构和疾病预防控制机构在传染病预防控制中的职责

  解析：各级医疗机构必须严格按照国务院卫生行政部门规定的管理制度、操作规范，防止传染病的医源性和医院感染。故本题选 D。

**19. 《突发公共卫生事件应急条例》规定，突发事件工作应遵循的原则是**

  A. 完善并建立监测与预警手段

  B. 预防为主，常备不懈

  C. 积极预防，认真报告

  D. 及时调查，认真处理

  E. 监测分析，综合评价

  考点：突发公共卫生事件应急工作的方针及原则

  解析：《突发公共卫生事件应急条例》规定，突发事件工作应遵循的原则为预防为主，常备不懈。故本题选 B。

**20. 在突发公共卫生事件应急处理工作中，有关单位和个人不配合有关专业技术人员调查、采样、技术分析和检验的，对有关责任人给予**

  A. 警告

  B. 吊销执照

  C. 降级或者撤职的纪律处分

  D. 行政处分或者纪律处分

  E. 追究刑事责任

  考点：在突发事件处理工作中有关单位和个人未履行职责应承担的法律责任

  解析：在突发事件应急处理工作中，有关单位和个人未依照《突发公共卫生事件应急条例》的规定履行报告职责，隐瞒、缓报或者谎报，阻碍突发事件应急处理工作人员执行职务，拒绝国务院卫生行政主管部门或者其他有关部门指定的专业技术机构进入突发事件现场，或者不配合调查、采样、技术分析和检验的，对有关责任人员依法给予行政处分或者纪律处分。故本题选 D。

**21. 发生医疗纠纷需要进行尸检的，尸检时间应在死亡**

A. 12 小时内　　　B. 24 小时内
C. 36 小时内　　　D. 48 小时内
E. 72 小时内

考点：病历资料、现场实物等的封存与处理

解析：发生医疗纠纷需要进行尸检的，尸检时间应在死亡 48 小时内。故本题选 D。

**22. 卫生主管部门自受理之日起完成医疗纠纷的行政调解时限是**

A. 30 个工作日内

B. 15 个工作日内

C. 10 个工作日内

D. 5 个工作日内

E. 3 个工作日内

考点：医疗纠纷的行政调解

解析：医患双方申请医疗纠纷行政调解的，应当参照人民调解的规定向医疗纠纷发生地县级人民政府卫生主管部门提出申请。卫生主管部门应当自受理之日起 30 个工作日内完成调解。需要鉴定的，鉴定时间不计入调解期限。超过调解期限未达成调解协议的，视为调解不成。故本题选 A。

## 【B1 型题】

A. 劣药　　　　B. 假药
C. 残次药品　　D. 仿制药品
E. 特殊药品

**23. 药品成分含量不符合国家药品标准的是**

**24. 药品所含成分与国家药品标准规定的成分不符合的是**

考点：禁止生产（包括配制）、销售劣药、假药★

解析：劣药是指药品成分含量不符合国家药品标准。假药是指药品所含成分与国家药品标准规定的成分不符合。仿制药是指与商品名药在剂量、安全性和效力、质量、作用以及适应证上相同的一种仿制品。麻醉药品、精神药品、医疗用毒性药品、放射性药品等属于特殊管理药品。故 23 题选 A，24 题选 B。

A. 2 日极量　　　B. 4 日极量
C. 2 日常用量　　D. 3 日常用量
E. 7 日常用量

**25. 毒性药品每次每张处方不超过**

**26. 第一类精神药品除注射剂、控缓释剂外，其他剂型每次每张处方不得超过**

考点：精神药品、医疗用毒性药品管理的相关规定

解析：《医疗用毒性药品管理办法》第九条规定：医疗单位供应和调配毒性药品，凭医师签名的正式处方，每次处方剂量不得超过 2 日极量。第一类精神药品注射剂，每张处方为一次常用量；控缓释制剂，每张处方不得超过 7 日常用量；其他剂型，每张处方不得超过 3 日常用量。故 25 题选 A，26 题选 D。

A. 6 个月　　　　B. 1 年
C. 2 年　　　　　D. 3 年
E. 4 年

**27. 急诊处方的保存期是**

**28. 麻醉药品处方的保存期是**

考点：处方的管理规定

解析：《处方管理办法》第十五条规定：处方由调剂处方药品的医疗机构妥善保存。普通处方、急诊处方、儿科处方保存期限为 1 年，医疗用毒性药品、第二类精神药品处方保存期为 2 年，麻醉药品和第一类精神药品处方保存期为 3 年。故 27 题选 B，28 题选 D。

A. 鼠疫　　　　　B. 流行性感冒
C. 百日咳　　　　D. 麻风病
E. 流行性腮腺炎

**29. 属于甲类传染病的是**

**30. 属于乙类传染病的是**

考点：法定传染病的分类★

解析：鼠疫属于甲类传染病。百日咳属于乙类传染病。流行性感冒、麻风病、流行性腮腺炎属于丙类传染病。故 29 题选 A，30 题选 C。

A. 在必要时可以采取停工、停业、停课等措施

B. 承担本单位及负责地段的传染病预防、控制和疫情管理工作

C. 对甲类传染病疫区实施封锁管理

D. 承担责任范围内的传染病监测管理工作

E. 对违反《中华人民共和国传染病防治法》的行为给予行政处罚

**31. 各级各类卫生防疫机构按照专业分工应**

**32. 各级各类医疗保健机构设立的预防保健组织或人员应**

考点：各级医疗机构和疾病预防控制机构在

传染病预防控制中的职责

解析：各级各类卫生防疫机构按照专业分工应承担责任范围内的传染病监测管理工作。各级各类医疗保健机构设立的预防保健组织或人员应承担本单位及负责地段的传染病预防、控制和疫情管理工作。故31题选D，32题选B。

A. 1 小时        B. 2 小时

C. 4 小时        D. 8 小时

E. 12 小时

**33.** 卫生行政部门发现暴发性传染病，向本级人民政府报告的时限是

**34.** 医疗机构发现不明原因的群体性疾病，向有关机构报告的时限是

考点：突发公共卫生事件应急报告制度与报告情形

解析：突发事件监测机构、医疗卫生机构和有关单位发现有下列情形之一的，应当在2小时内向所在地县级人民政府卫生行政主管部门报告；接到报告的卫生行政主管部门应当在2小时内向本级人民政府报告，并同时向上级人民政府卫生行政主管部门和国务院卫生行政主管部门报告：①发生或者可能发生传染病暴发、流行的；②发生或者发现不明原因的群体性疾病的；③发生传染病菌种、毒种丢失的；④发生或者可能发生重大食物和职业中毒事件的。故33题选B，34题选B。